Rudi Beiser

# Kraft und Magie der Heilpflanzen

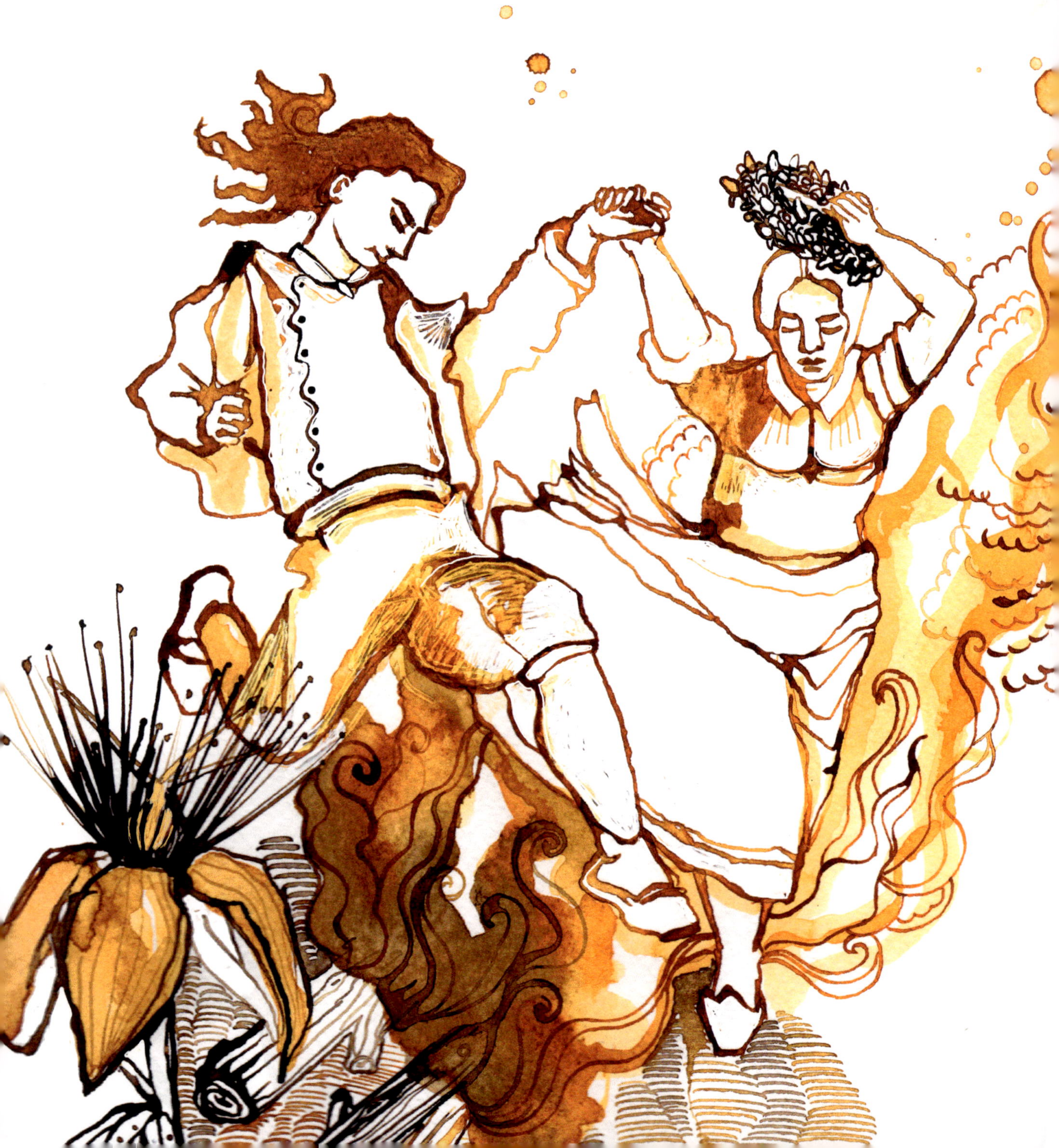

Rudi Beiser

# Kraft und Magie der Heilpflanzen

## Kräuterwissen, Brauchtum und Rezepte

Mit Illustrationen von Stephanie Böhm

Ulmer

# Das steckt im Buch

## Pflanzenmagie seit Urzeiten

*Pflanzenmagie ist uralt und geheimnisvoll. Wir können sie erst verstehen, wenn wir uns Lebensweise und Glaubensvorstellungen unserer Vorfahren vor Augen führen. Denn die Wurzeln des Pflanzenbrauchtums liegen in der menschlichen Urgeschichte. Mit dem geschichtlichen Hintergrund können wir dann begreifen, warum Pflanzenmagie einst eine so bedeutende Rolle innehatte.*



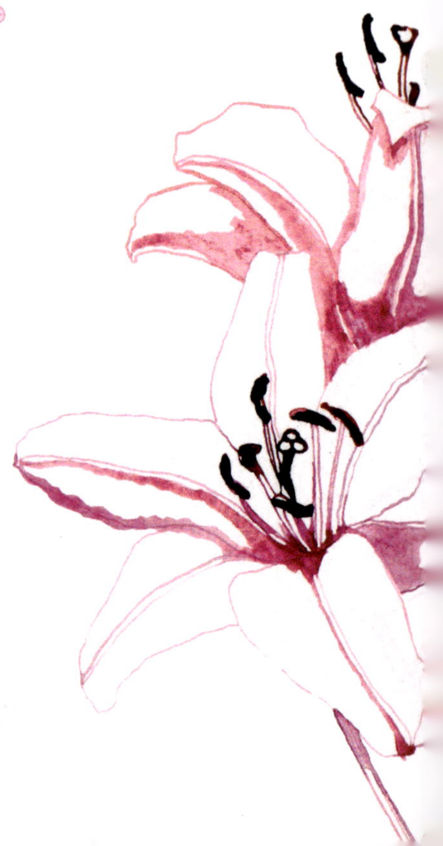

## Magische Ernte- und Sammelrituale

*Seit Urzeiten sind Magie und Heilkunde eng verbunden. Erst das magische Ritual machte eine Pflanze zur Zauberpflanze. Der Zauberglaube verlangte schon beim Sammeln und dann auch bei der Anwendung der Heilpflanzen besondere Rituale. So ließ sich die Heil- und Zauberkraft der Kräuter vermehren.*



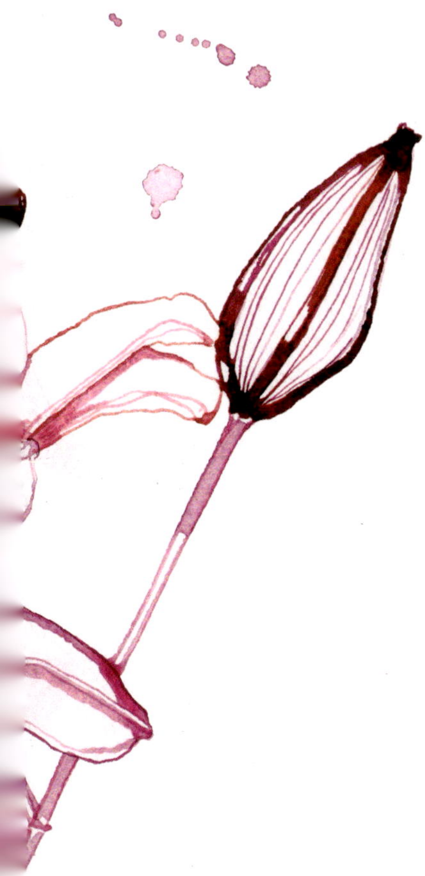

## Magisches Kräuterbrauchtum heute

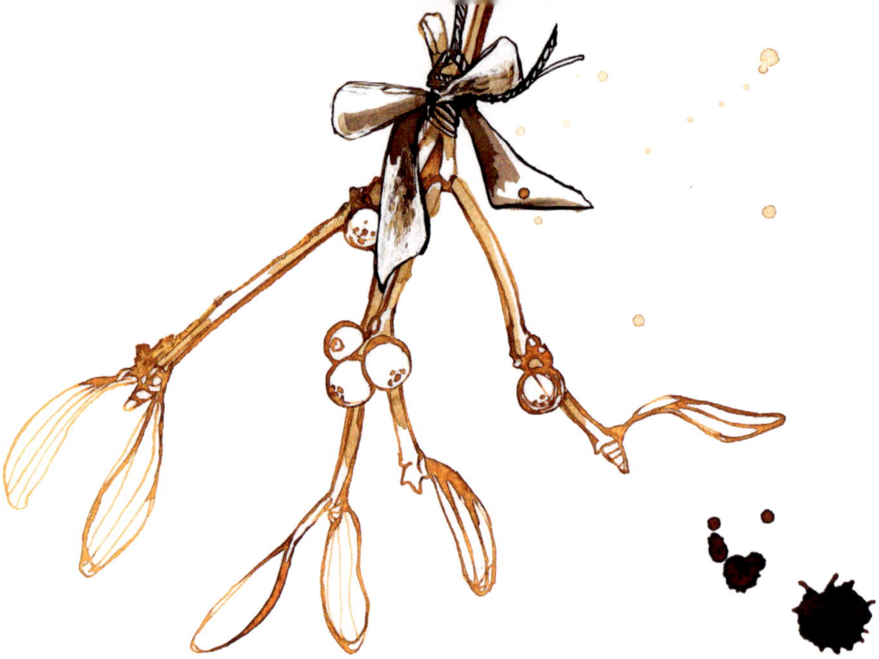

## Kräuterbrauchtum rund ums Jahr

*Bräuche und Rituale mit Kräutern sind meist mit den Jahrekreisfesten verankert. Warum stellen wir an Weihnachten einen Tannenbaum auf und weshalb essen wir am Gründonnerstag eine Kräutersuppe? Mit einem Gang durch das Jahresrad entdecken wir uraltes Pflanzenbrauchtum und lernen seine Bedeutung kennen.*

## Mit Kräutern durch das ganze Leben

*Kräuterbrauchtum steckt auch im Zyklus eines Menschenlebens. Die zauberkräftigen Pflanzen begleiteten unsere Vorfahren bei Geburt, Taufe, Hochzeit und Tod. Mit ihrer Hilfe versuchte man bei entscheidenden Übergängen böse Mächte fernzuhalten und Glück herbeizuzwingen.*



## Service



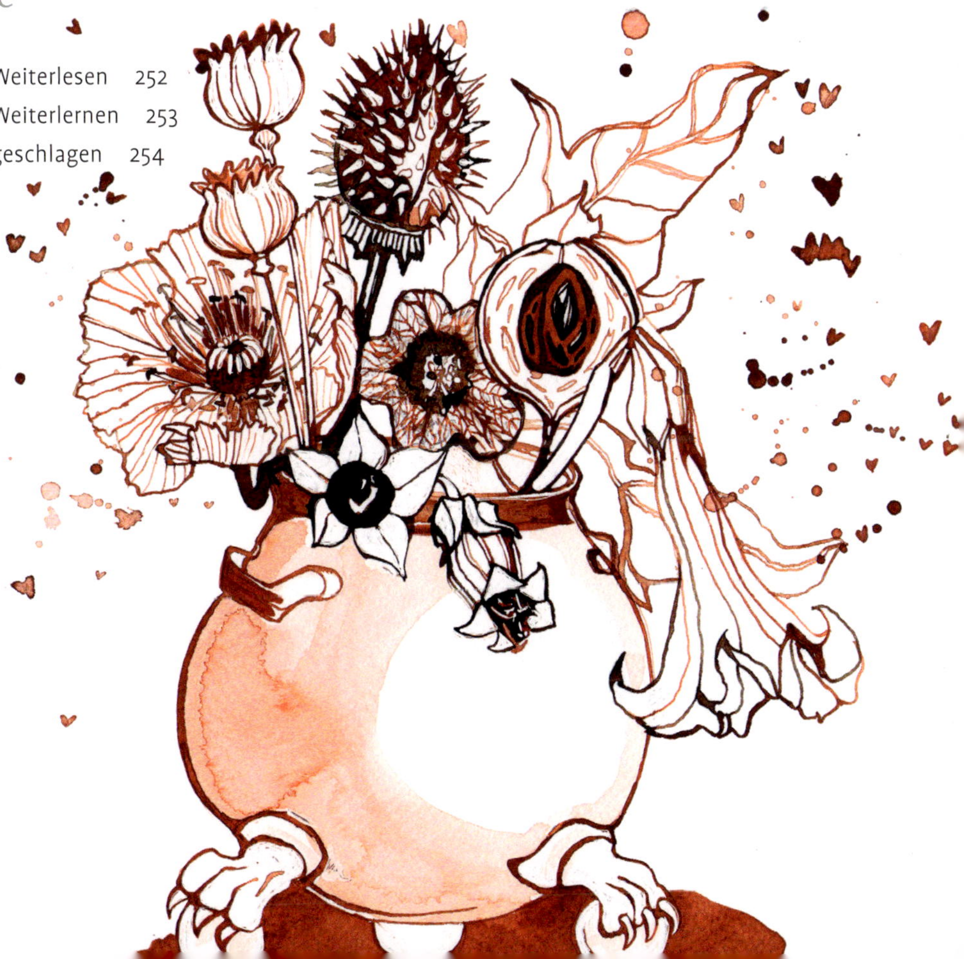

# Pflanzenzauber und Zauberpflanzen

Pflanzenbrauchtum und Pflanzenzauber finden sich zu unterschiedlichsten Zeiten und in verschiedensten Ländern. In nahezu allen Kulturen war man überzeugt, dass Pflanzen geheimnisvolle Kräfte besitzen. Die Rituale, mit denen man die Zauber- und Heilkraft der Kräuter sichern wollte, ähneln sich weltweit. Deshalb muss es sich um uraltes Wissen handeln, das bis in die Anfangszeit der Menschheitsgeschichte zurückreicht.
Kräuter konnten nicht nur Krankheiten vertreiben, sondern auch vor Unheil schützen, Glück bringen oder die Liebe erwecken. An den Holunder beispielsweise gab man sein Fieber ab, das Johanniskraut sollte Blitzeinschläge verhindern und mit dem Dost hoffte man, dem Teufel so manches Schnippchen zu schlagen. Wer in Kräuterbüchern schmökert, stößt deshalb immer wieder auf solch kuriose Geschichten und altes Brauchtum, deren tieferer Sinn sich uns heute meist nicht mehr erschließt. Im Gegenteil, man ist geneigt, das Tun unserer Vorfahren als primitiven Aberglauben und lächerlichen Unsinn abzutun. Dabei handelt es sich um Reste alter Naturkulte und Religionen und in Vergessenheit geratener Heilsysteme. Im Mittelalter war die ursprüngliche Bedeutung des Pflanzenbrauchtums meist schon verloren gegangen. Im Zuge der Christianisierung wurde alles Heidnische entweder bekämpft und dämonisiert oder es bekam einen christlichen Rahmen.

Aber Gebräuche sind sehr beständig und beharrlich, sie ändern sich nur langsam. Deshalb wurden sie noch Jahrhunderte lang ausgeübt, teils heimlich, teils geduldet, teils verfolgt. Erst Aufklärung und Industrialisierung räumten dann endgültig mit dem Pflanzen-Aberglauben auf. Nur wenige Gebräuche überlebten in Nischen, in abgelegenen Gebieten, wo die Tradition bis heute bewahrt wurde.
In diesem Buch möchte ich das überlieferte Pflanzenbrauchtum beschreiben, aber auch entschlüsseln. Uralte Pflanzenrituale werden erklärt, gedeutet und eingeordnet und durch die neun ins Buch eingestreuten „magischen" Pflanzenporträts vertieft und mit Leben erfüllt.
Das Brauchtum, das sich über Jahrtausende rund um die Pflanzen entwickelte, war wichtiger Bestandteil im Leben unserer Vorfahren. Es ist ein Spiegelbild der damaligen Weltsicht. Rituale und Bräuche boten die Möglichkeit, selbst in den Lauf der Dinge einzugreifen. Sie gaben dem Menschen Orientierung, Halt, Kraft und Hilfestellung beim Bewältigen von Krisensituationen. Sie begleiteten ihn durch den Rhythmus der Jahreszeiten, durch das landwirtschaftliche Geschehen und die entscheidenden Entwicklungsstufen seines Daseins. Um diese zyklischen Abläufe gruppieren sich die meisten pflanzenspezifischen Rituale und Gebräuche. Deshalb werden diese Themen im Mittelpunkt unserer Betrachtung stehen. Um das alte Pflanzenbrauchtum zu verstehen, müssen wir uns einen Einblick in die Vorstellungswelt unserer Vorfahren verschaffen.

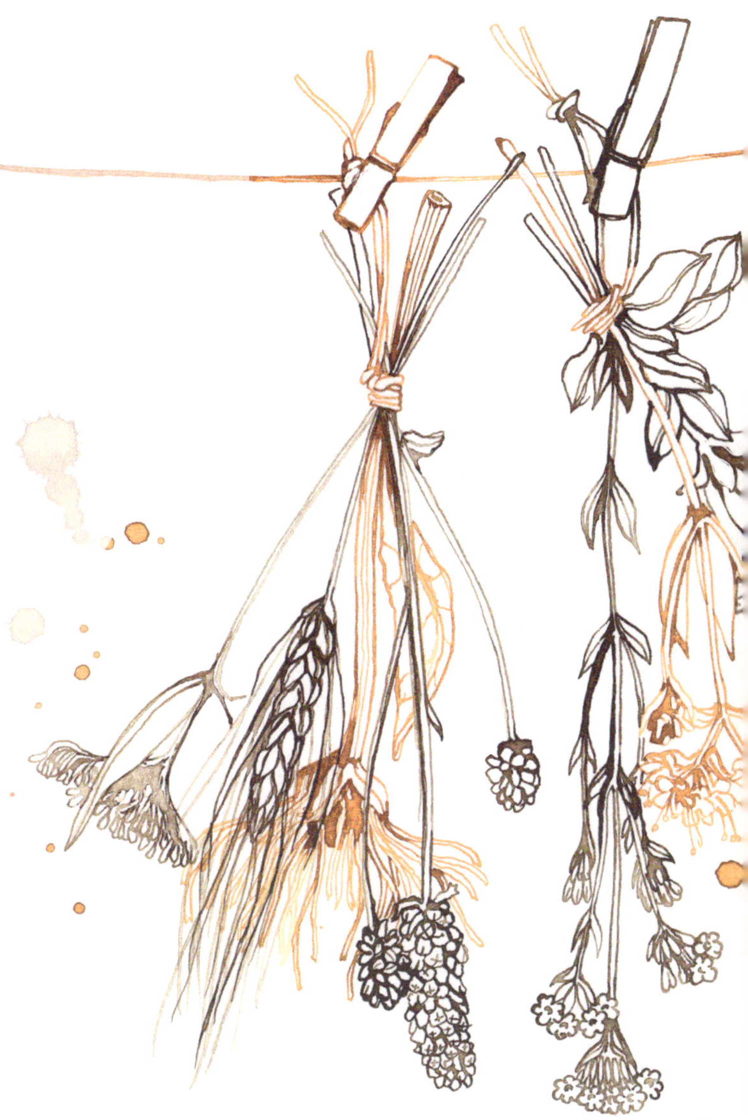

Ein kleiner Streifzug durch die Kulturgeschichte der Heilpflanzen zu Beginn des Buches wird uns die magische Weltanschauung früherer Zeiten näherbringen. Viel abergläubisches Tun mit Pflanzen stellt sich dabei als sinnvolles Handeln heraus.
Auch die für Heil- und Zauberkunst unentbehrlichen magischen Ernterituale werden ausführlich beleuchtet, denn hinter den meisten dieser Bräuche stecken eine tiefe Symbolik und Bedeutung, deren Entschlüsselung auch heute noch lohnt: Die alten Weisheiten können auch in unserer digitalisierten Welt einen Platz finden, denn schließlich sind sie der Schlüssel zu unseren kulturellen Wurzeln.
Rituale wie beispielsweise die Jahreskreisfeste verbinden uns mit dem ewigen Kreislauf der Natur und können uns einen respektvollen Umgang mit Umwelt und Pflanzen lehren. Deshalb werden im Buch immer wieder Ideen eingestreut, wie altes Brauchtum auch in der heutigen Zeit genutzt und belebt werden kann.
In einer Welt, in der wir den Kontakt zu unserer Umwelt immer mehr verlieren und in der Liebeszauber und Pflanzenmagie keinen Platz zu haben scheinen, können wir von unseren Vorfahren lernen. Begeben Sie sich also mit mir auf eine Reise in die magische Welt des Kräuterbrauchtums, in der viele spannende Entdeckungen auf uns warten.

Rudi Beiser

# Pflanzenmagie seit Urzeiten

*Pflanzenmagie ist uralt und geheimnisvoll. Wir können sie erst verstehen, wenn wir uns Lebensweise und Glaubensvorstellungen unserer Vorfahren vor Augen führen. Denn die Wurzeln des Pflanzenbrauchtums liegen in der menschlichen Urgeschichte. Mit dem geschichtlichen Hintergrund können wir dann begreifen, warum Pflanzenmagie einst eine so bedeutende Rolle innehatte.*

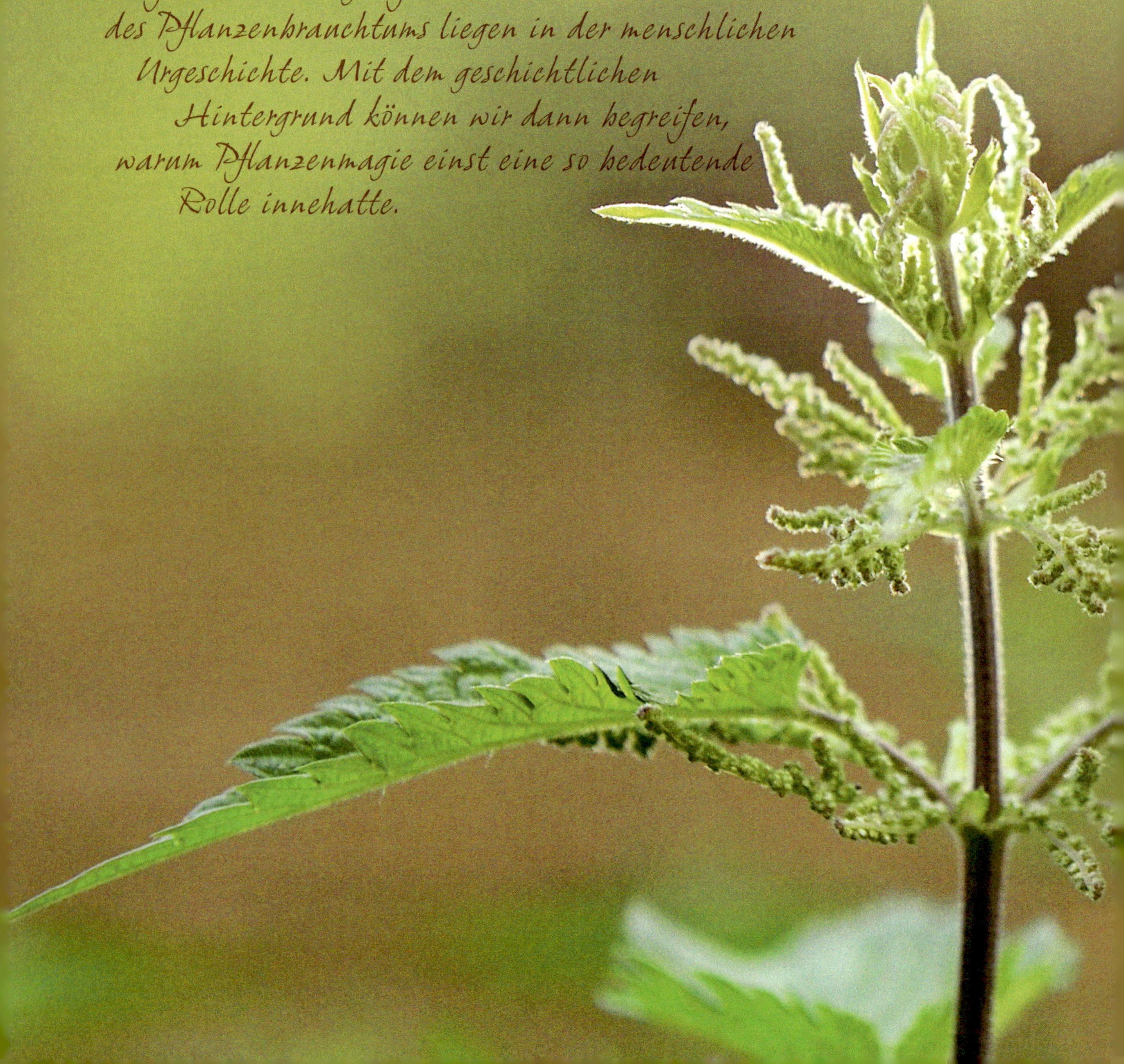

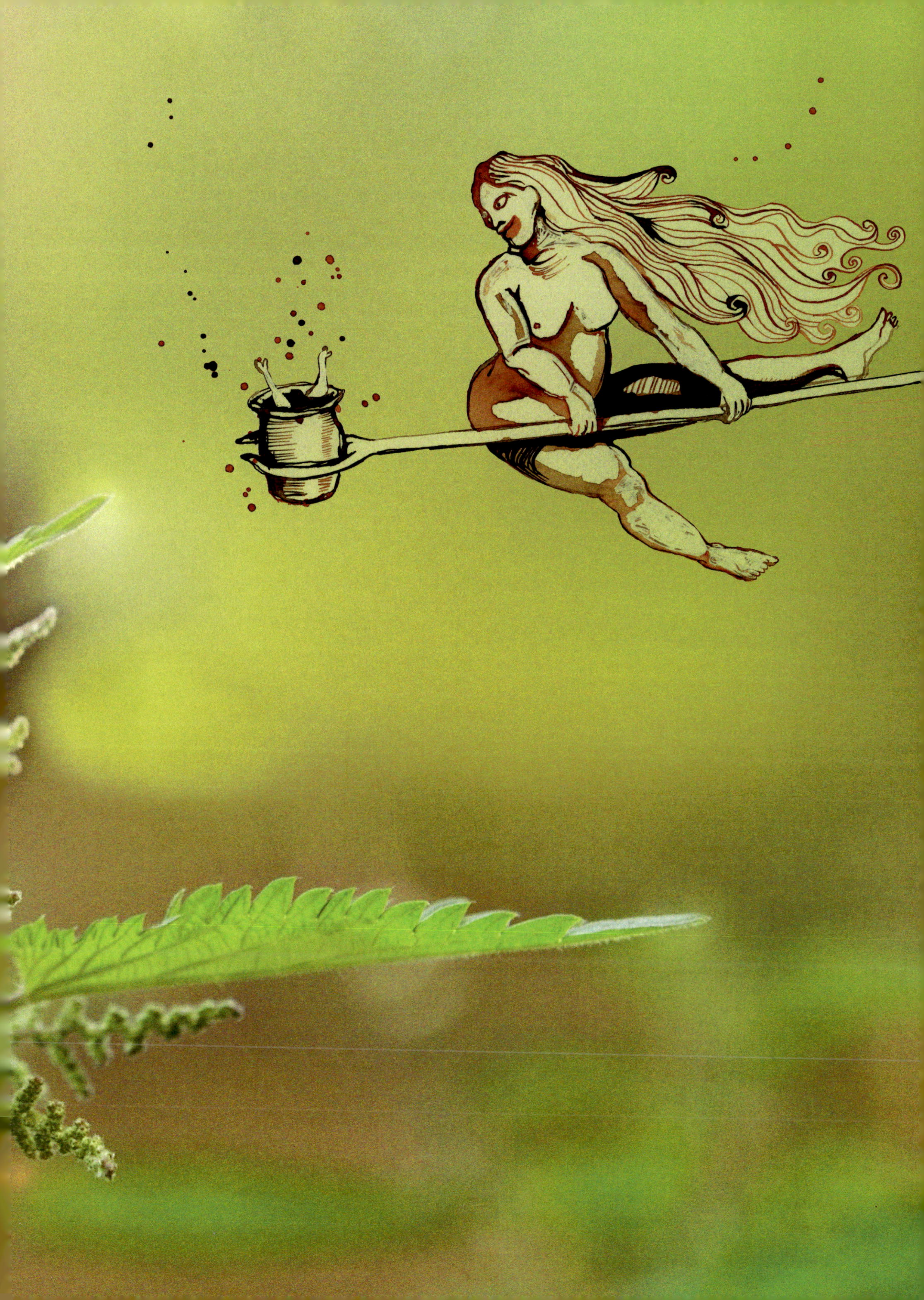

# Altsteinzeit – ohne Frauen läuft nichts

Die Medizingeschichte ist voller Männernamen. Man könnte den Eindruck bekommen, Frauen seien nicht zum Heilen geboren. Doch dies ist nur die Sicht von Historikern, die in einer Zeit lebten, in der Frauen kaum etwas zu sagen hatten. Wir werden nach und nach entdecken, dass die historische Realität etwas anders aussieht, sobald wir in die Urgeschichte der Menschheit eintauchen.

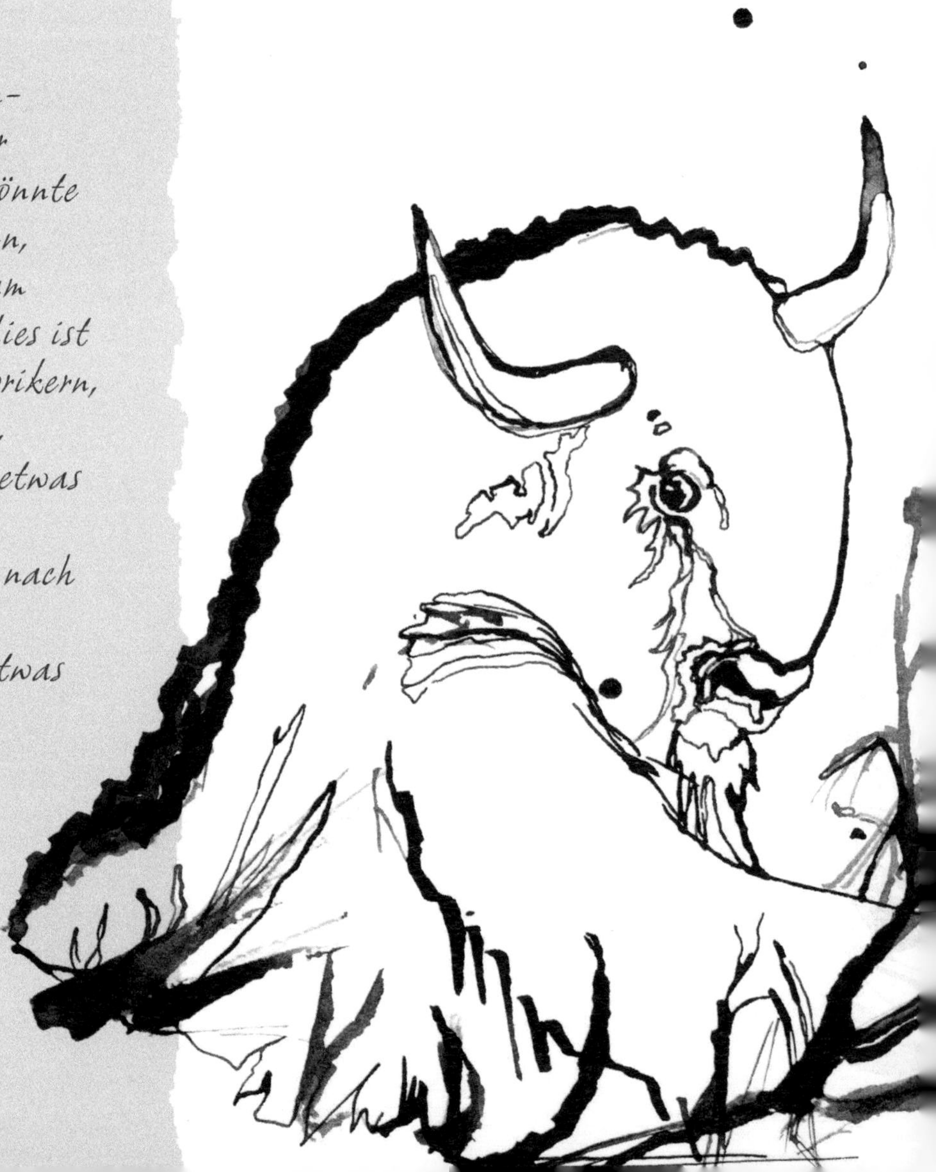

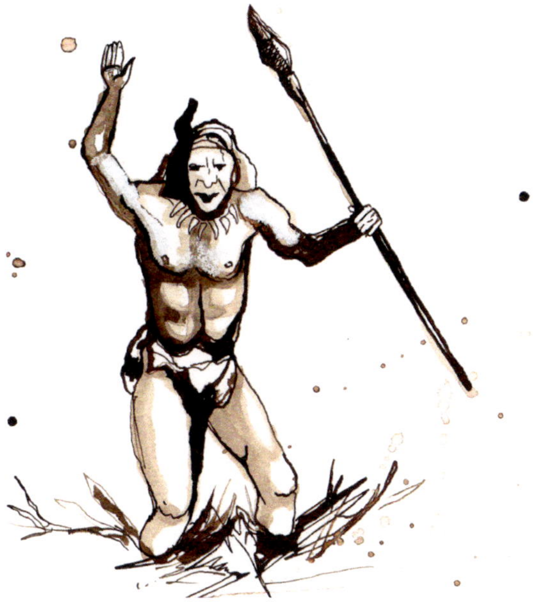

## Pflanzenmedizin – so alt wie die Menschheit

Archäologische Funde zeigen es: Die heilende Wirkung von Pflanzen war schon vor 370 000 Jahren bekannt. Aus dieser Zeit fand man an Siedlungsplätzen in Thüringen unter anderem Reste von Buchs, Holunderbeeren und Schlehen, die in der Volksheilkunde schon immer als Heilpflanzen genutzt wurden. Im heutigen Irak entdeckte man das 60 000 Jahre alte Grab eines Neandertalers, der auf blühenden Heilkräuterbüscheln gebettet war. Schafgarbe, Beifuß, Flockenblume und Eibisch waren darunter, in besonders großen Mengen aber fand sich Meerträubel, den man womöglich wegen seiner stimulierenden Wirkung schätzte. Mit Sicherheit ist die Heilkunde aber noch wesentlich älter, als diese Funde nahelegen.
Da erkrankte Tiere nachweislich Arzneimittelpflanzen suchen und diese gezielt bei bestimmten Beschwerden fressen, kann man davon ausgehen, dass schon die ersten aufrecht gehenden Primaten „Kräuterkenntnisse“ besaßen. So verzehren Schimpansen beim Befall mit Fadenwürmern bestimmte Pflanzen, die sonst als Nahrung nicht in Frage kommen. Gorillas zerkauen andere Pflanzen, um die Paste auf verletzte Stellen zu schmieren. *Manche Tiere suchen sogar gezielt stimulierende Rauschdrogen auf:* Elefanten lieben vergorene alkoholhaltige Früchte, Rentiere knabbern an Fliegenpilzen und Katzen wälzen sich in Katzenminze und Baldrian. Und so wie diese Tiere hatten mit Sicherheit auch unsere Urahnen, die vor mehr als zwei Millionen Jahren erstmals Werkzeuge aus Stein herstellten, Kenntnisse von der Heilkraft der Pflanzen.

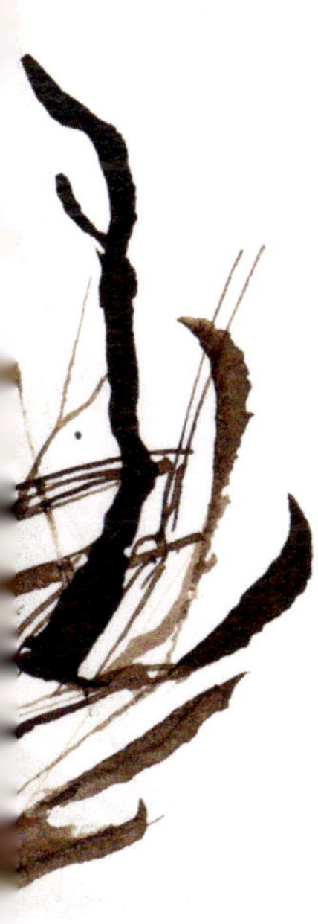

## Sammlerinnen entdecken die Wirkung von Kräutern

In der Altsteinzeit, dem Zeitraum bis zur Entdeckung des Ackerbaus, lebten die Urmenschen noch als Nomaden, die in kleinen Gruppen von 20 bis 40 Personen an jahreszeitlich wechselnden Plätzen lagerten. Wenn sie an einem Platz nicht mehr genug Nahrung fanden, zog die Gruppe weiter.

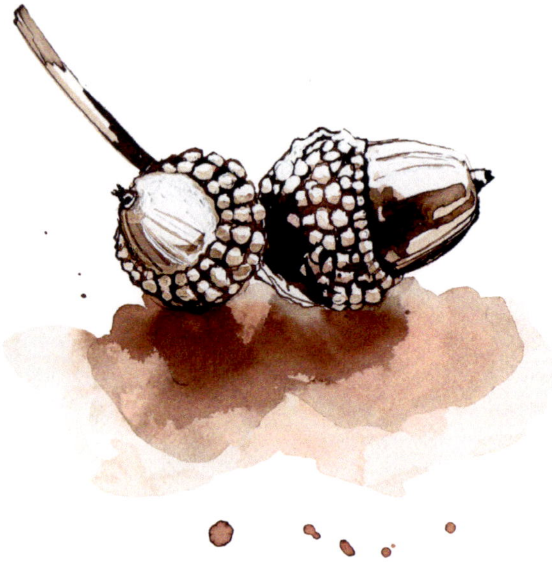

Man umschreibt die damalige Lebensform mit dem Begriff „Jäger und Sammler". Eigentlich müsste es richtig heißen: „Sammler und Jäger" oder noch korrekter „Sammlerinnen und Jäger". Denn das Sammeln war Sache der Frauen, die damit das Überleben der Gruppe sicherten. Die damalige Ernährung wurde zu 80 Prozent aus gesammelten Wurzeln, Früchten, Samen, Kräutern, Beeren und Nüssen sowie aus Pilzen, Honig, Eiern und Insekten gedeckt. *Der Beitrag der jagenden Männer zum Lebensunterhalt wurde also lange Zeit überschätzt.* Während die Männer für die Jagd und den Schutz der Gruppe verantwortlich waren, erwarben die sammelnden Frauen Kenntnisse von genießbaren und giftigen Pflanzen. Da ein großer Teil der für die Nahrung nutzbaren Wildpflanzen zugleich eine Heilwirkung hat, entdeckten die Frauen durch ihre Sammeltätigkeit auch die heilende Kraft der Pflanzen. Sie nutzten diese, um Schmerzen zu lindern und Verletzungen zu heilen, und sie setzten sie zur Förderung der Fruchtbarkeit und zur Geburtserleichterung ein. Auch psychoaktiv wirkende Pflanzen, die Rauschzustände und Halluzinationen auslösten, wurden verwendet. Die Frauen blieben an den Lagerplätzen zurück und halfen einander bei den Geburten, betreuten Kinder, Kranke und Alte. Ihr Heilwissen gaben sie an Töchter und Enkelinnen weiter, und es wuchs von Generation zu Generation. Hier wurde die Basis für die Kenntnisse gelegt, die wir heute von Heilpflanzen besitzen. Die Leserinnen können es sich auf der Zunge zergehen lassen: *Die Entdeckung und Entwicklung der Pflanzenmedizin ist eine Kulturleistung der Frauen.* Die Tatsache, dass die Pflanzenheilkunde uralt und weiblich ist, wird uns noch wichtige Erklärungen für das Verständnis des Pflanzenaberglaubens liefern. Noch Hunderttausende Jahre später sind in der Heilmagie des Mittelalters Spuren dieser weiblichen Wurzeln zu erkennen. Diesen Spuren, zum Beispiel die Vorschrift, Heilkräuter mit der linken Hand zu pflücken, werden wir im Kapitel „Magische Ernte- und Sammelrituale" (siehe Seite 72) auf den Grund gehen.

## Naturverbundenheit und Intuition statt Hightech

Es stellt sich die Frage, wie die Sammlerinnen ohne Hilfe moderner Analysetechniken die heilende Kraft der Kräuter erkennen konnten. Die meisten heute genutzten Heilpflanzen sind schon seit Jahrtausenden bekannt; *die modernen biochemischen Labore konnten diesem alten Wissensschatz trotz ihrer Hightech-Methoden kaum noch etwas hinzufügen.* Was machte diese Leistung möglich?

Die Entdeckung der Heilwirkung geschah bestimmt nicht zufällig durch Ausprobieren. In der Altsteinzeit lebten nur wenige Zehntausend Menschen zur gleichen Zeit. Das Durchprobieren aller giftigen Pflanzen hätte dieser kleinen Population recht schnell ein Ende bereitet. Die Sammlerinnen müssen vielmehr essbare Pflanzen mit instinktiver Sicherheit von den giftigen unterschieden haben. Durch eine Art Eingebung („sechster Sinn") scheinen sie auch die Heilimpulse der Pflanzen wahrgenommen zu haben. Um das zu verstehen, müssen wir uns vor Augen halten, dass der Urmensch mit seiner Umwelt viel intensiver verbunden war, als wir es uns heute vorstellen können. Er lebte eingebettet in die Natur, eng verbunden mit den Pflanzen, die ihm Nahrung, Werkzeug, Wohnung und Heilmittel bereitstellten. Dementsprechend war sein Gespür für die ihn umgebenden Pflanzen so ausgeprägt, dass einige Ethnologen diese sensitive Begabung als Naturhellsichtigkeit bezeichnet haben. Während wir heute die Heilpflanzen mit wissenschaftlichen Methoden im Labor entschlüsseln, gab es also in der Frühzeit der Menschheit einen ganz anderen Zugang zu den Geheimnissen der Natur. *Damals waren Instinkt, Spürsinn und Intuition wesentlich stärker ausgeprägt als heute.* Doch mit dem Sesshaftwerden und der zunehmenden „Entfremdung von der Natur" sind diese intuitiven Fähigkeiten immer mehr verloren gegangen.

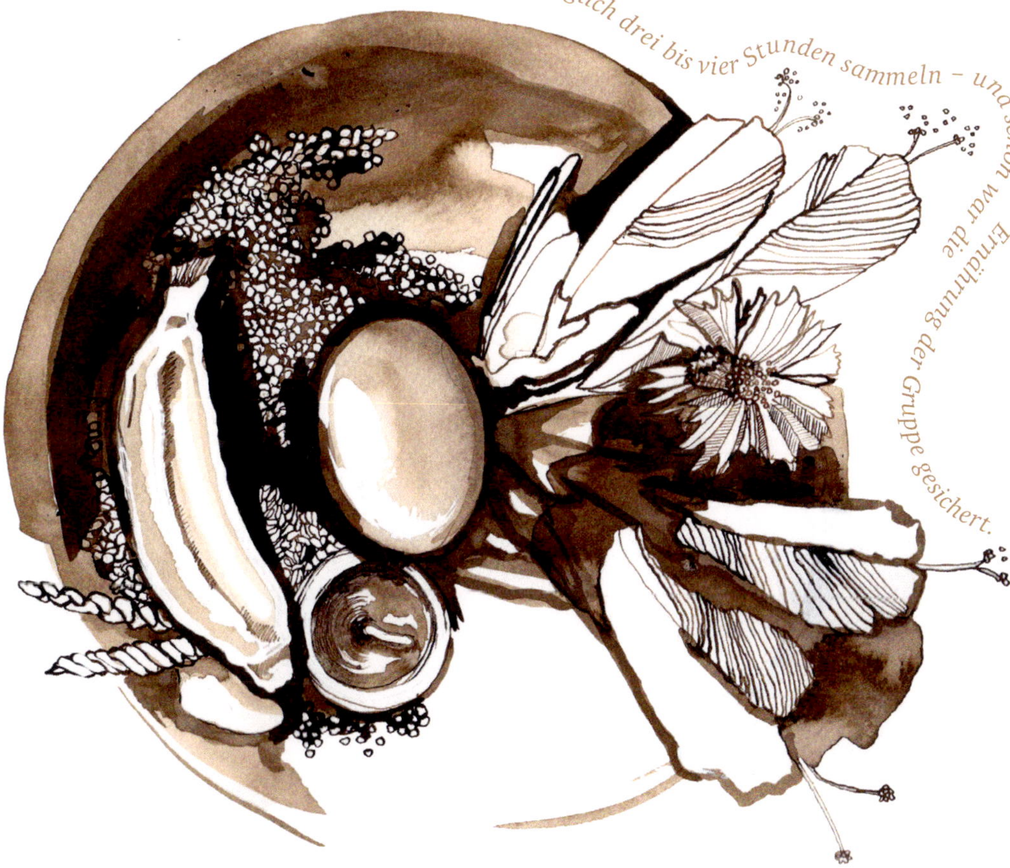

*Täglich drei bis vier Stunden sammeln – und schon war die Ernährung der Gruppe gesichert.*

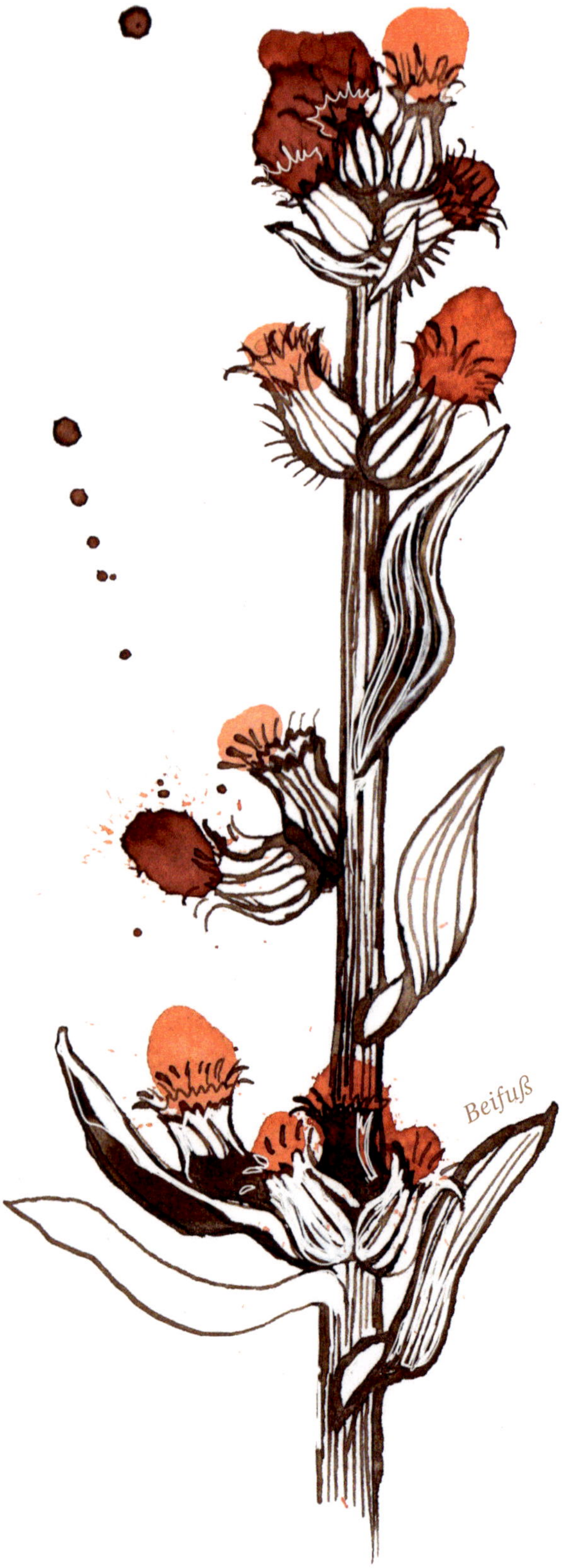


## Animismus: die Natur ist voller Geister

Dieser intensiven Verbindung von Mensch und Pflanze entsprach auch die damalige Weltsicht. Die gesamte Natur wurde als belebt wahrgenommen. *Pflanzen, Bäume, Berge, Felsen, Wasser und Erde galten als beseelte Wesen.* Hier liegen auch die Wurzeln für den Volksglauben an Naturgeister, wie Elfen, Feen und Kobolde, der sich in späteren Zeiten entwickeln sollte. Diese Geistwesen der Natur besaßen in der Vorstellung der Menschen Zugang zu einer „göttlichen Energie". Mittels magischer Rituale konnte man sich von ihnen Kraft, Schutz und Hilfe erbitten. So kam es, dass Pflanzen mit besonderen Kräften oder Merkmalen als heilig galten. Um sie wohlgesinnt zu stimmen, brachte man ihnen Opfer dar und beschwor sie mit Sprüchen und Gesängen. Diese Weltanschauung, derzufolge alle Erscheinungen der Natur mit Lebenskraft und Empfindungsvermögen ausgestattet sind, wird als Animismus bezeichnet (lat. *anima* für „Seele"). Die Welt war in ihm ein ausbalanciertes System, in dem alle Elemente miteinander verbunden waren, und der Mensch bildete einen Teil davon. *Durch den Einklang mit der Natur entstand eine Spiritualität, eine Art Glaube, der den gesamten Kosmos als lebendigen Organismus verstand.*
Diese Vorstellungen sind noch heute bei einigen Naturvölkern anzutreffen. Auch die Gaia-Hypothese (Gaia = Erdmutter) des Biologen Lovelock, die unseren Planeten Erde als lebendigen Organismus beschreibt, knüpft letztendlich an jenes sehr alte Weltbild an.
Der Animismus ist ein weiterer wichtiger Aspekt zum Verständnis des Pflanzenaberglaubens. Nur wer ihn kennt, versteht, warum Pflanzen angesprochen, beschworen, verehrt oder gar mit

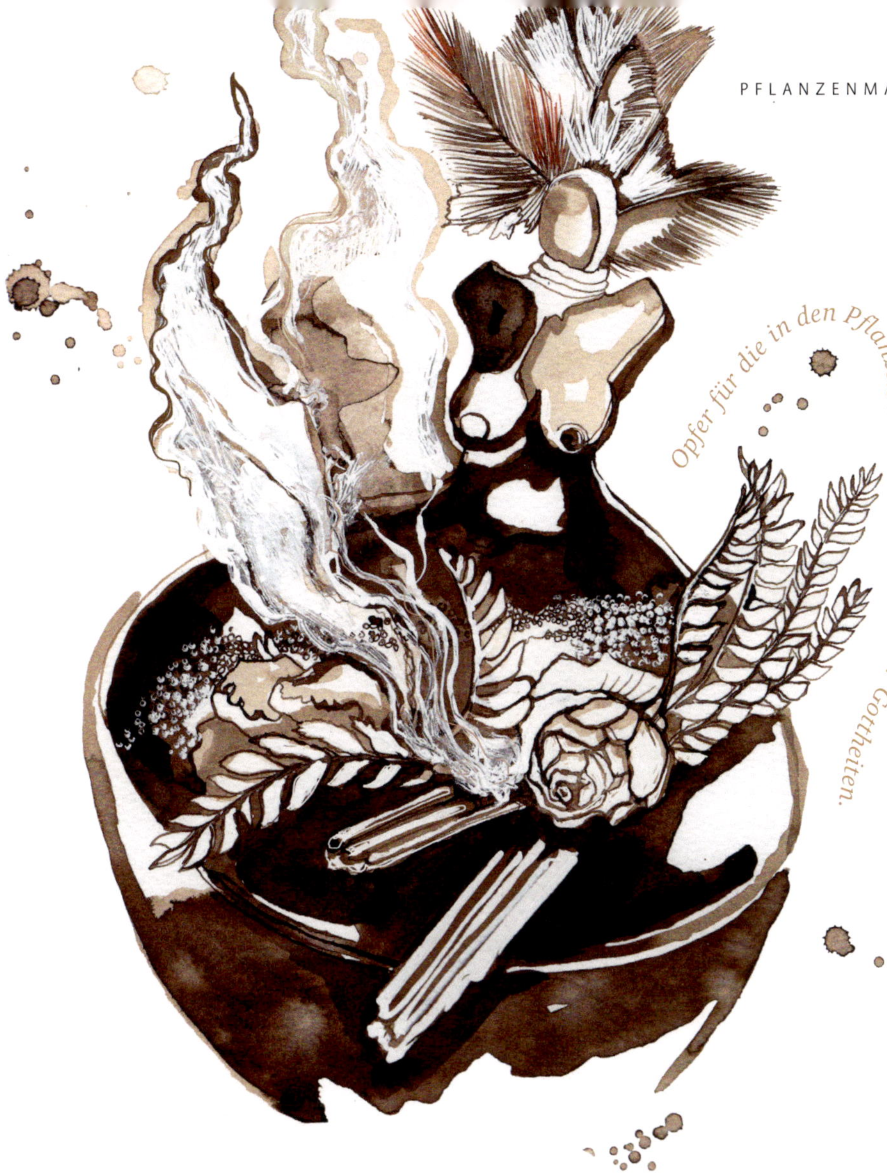
Opfer für die in den Pflanzen vermuteten Geister oder Gottheiten.

menschlich anmutenden Namen benannt wurden. Man sprach in Volksliedern, Heilsprüchen oder Kinderreimen von Frau Holler (Holunder), Frau Hasel oder Frau Kranewitt (Wacholder). Man bat sie um Hilfe bei Krankheiten oder in Liebesdingen und brachte ihnen aus Dankbarkeit Opfer dar. Der Zorn des Pflanzengeistes kommt über jeden, der einem Baum Schaden zufügt – glaubten viele Menschen bis ins 19. Jahrhundert.

## Totemglaube – Verwandtschaft mit Naturwesen

Die einst enge Verbindung der Menschen zur beseelten Natur zeigt sich auch im Totemglauben, der in vielen indianischen Völkern noch heute zu finden ist. Das Wort „Totem" stammt aus einer indianischen Sprache und bedeutet „Verwandtschaftsbeziehung". Totemwesen waren also Naturverwandte einer Gemeinschaft (Clan, Sippe, Stamm) und dienten als deren Erkennungszeichen. Es konnten Tiere, Pflanzen, aber auch Berge oder Quellen sein. Vom Totem leiteten der Stamm oder die Sippe ihre Herkunft ab, er war sozusagen ihr mythischer Urahne.

Hier liegt auch der Ursprung der ältesten Schöpfungsmythen der Menschheit, die besagen, dass Pflanzen oder Tiere die Eltern der Menschen sind. Der Mensch, der zum Bären-Clan gehörte, hatte demnach den gleichen Ahnen wie der wilde Bär. Der Bär stand somit unter dem Schutz des Clans, galt als heilig und wurde verehrt. Auf diese Weise entwickelten sich Kraft- und Kultplätze, heilige Bäume, Quellen, Pflanzen und Krafttiere. Aber nicht nur in indianischen Kulturen existierte dieses Totemsystem. Der Animismus war ein weltumfassender Glaube. *Auch in unserer mitteleuropäischen Kultur kann man Spuren des Totemglaubens entdecken. Die Namen alter Wirtshäuser etwa*, wo man sich zum „Stamm-Tisch“ traf:

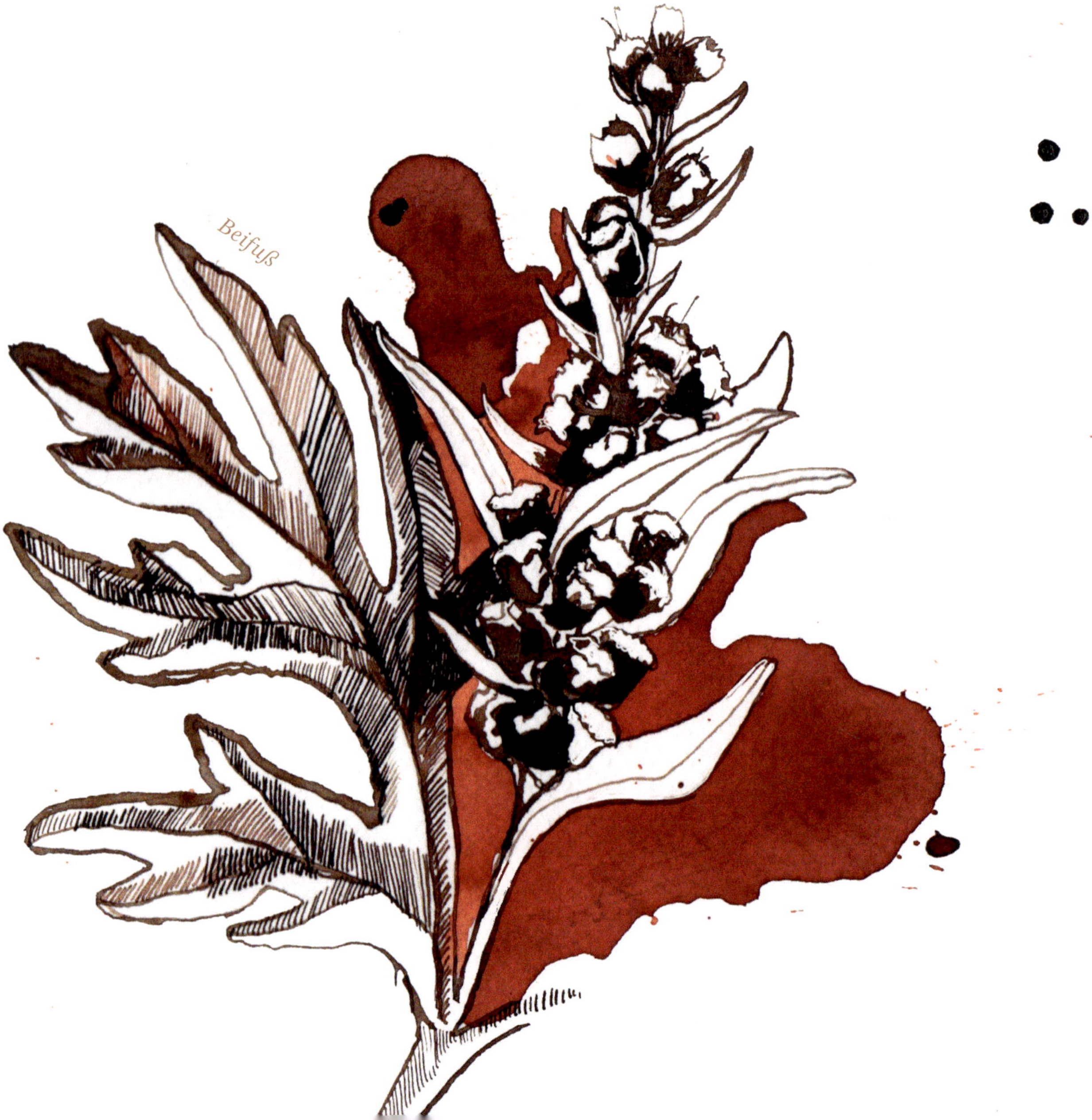

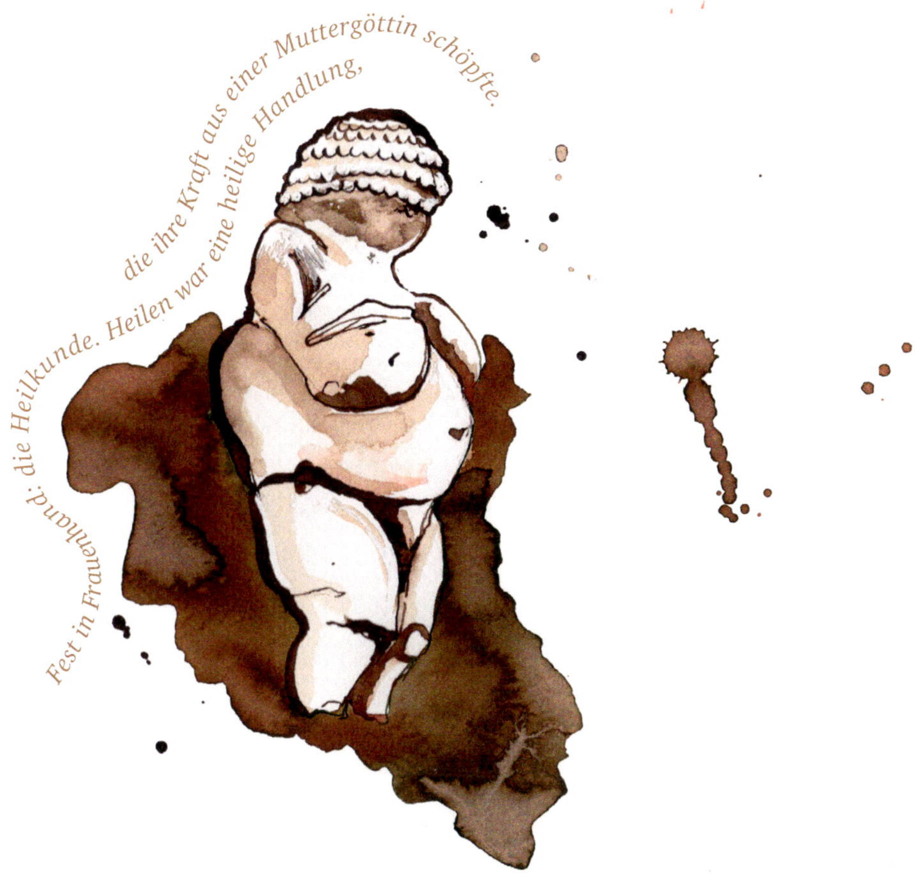
Fest in Frauenhand: die Heilkunde. Heilen war eine heilige Handlung,
die ihre Kraft aus einer Muttergöttin schöpfte.

Adler, Bär, Hirsch, Lamm, Falke, Schwan, Rössl, Ochse, Grüner Baum, Linde, Eiche, Tanne. Das alles waren ehemals Totems: Tiere und Pflanzen, die dem Stamm als Kraftquelle dienten. An diesen heiligen Plätzen wurden Versammlungen abgehalten und kultische Trinkfeste gefeiert.

## Heilen kommt von heilig

Vermutlich gab es unter den steinzeitlichen Sammlerinnen besonders intuitiv veranlagte Frauen, die außerordentliches Gespür beim Entdecken pflanzlicher Heilwirkungen besaßen. *Noch heute spricht man ja von „weiblicher Intuition“.* Diese Frauen waren sozusagen die Urmütter der Schamaninnen und Zauberinnen späterer Zeiten. Sie kannten magische Rituale, Beschwörungsformeln und die Wirkungen pflanzlicher Heilmittel. Magie und Heilen waren von Anfang an untrennbar miteinander verknüpft. Die Pflanzen wurden als Medizin, aber auch als Räucherwerk oder Amulett benutzt. Auch bewusstseinsverändernde Pflanzen, wie Schamanen sie noch heute verwenden, gehörten zum Repertoire der Heilerinnen.

Ebenso wie die Pflanzen selbst war auch das Wissen um deren geheimnisvolle Kräfte etwas Heiliges. Die kräuterkundigen Medizinfrauen standen mit unsichtbaren Mächten und Welten in Kontakt. Denn schließlich konnten Krankheitsdämonen nur mithilfe göttlicher oder magischer Kräfte ausgetrieben werden. Auf diese enge Verbindung der Heilkunde mit dem Bereich des Heiligen weist auch schon der gleiche Wortstamm von „heilen“ und „heilig“ hin. Deshalb war die Berufung zum Heilen jahrtausendelang mit dem Priesteramt verbunden.

Als Sammlerinnen waren die Frauen mit den Wirkungen der Pflanzen vertraut. Aber frei ausüben konnten sie die Heilkunst nur deshalb, weil auch die herrschende Gottheit und das Priestertum weiblich waren, ein wichtiger Punkt, der uns im Folgenden noch beschäftigen wird. Erst viel später wurde die Leben spendende Muttergöttin durch einen männlichen Gott ersetzt, wodurch der Mann als Heiler in den Vordergrund trat.

*In vielen Märchen, Mythen und Sagen finden wir noch immer Hinweise auf die weiblichen Wurzeln der Heilkunde.* Es sind dort vor allem Hexen, Feen und Zauberinnen, die die Geheimnise der Zauber- und Liebestränke und der tödlichen Gifte kennen. Weil die Kosmologie einer Gesellschaft darüber entschied, welches der Geschlechter die Heilkunde ausüben durfte, sollten wir uns die „Religion“ der Steinzeit etwas näher anschauen.

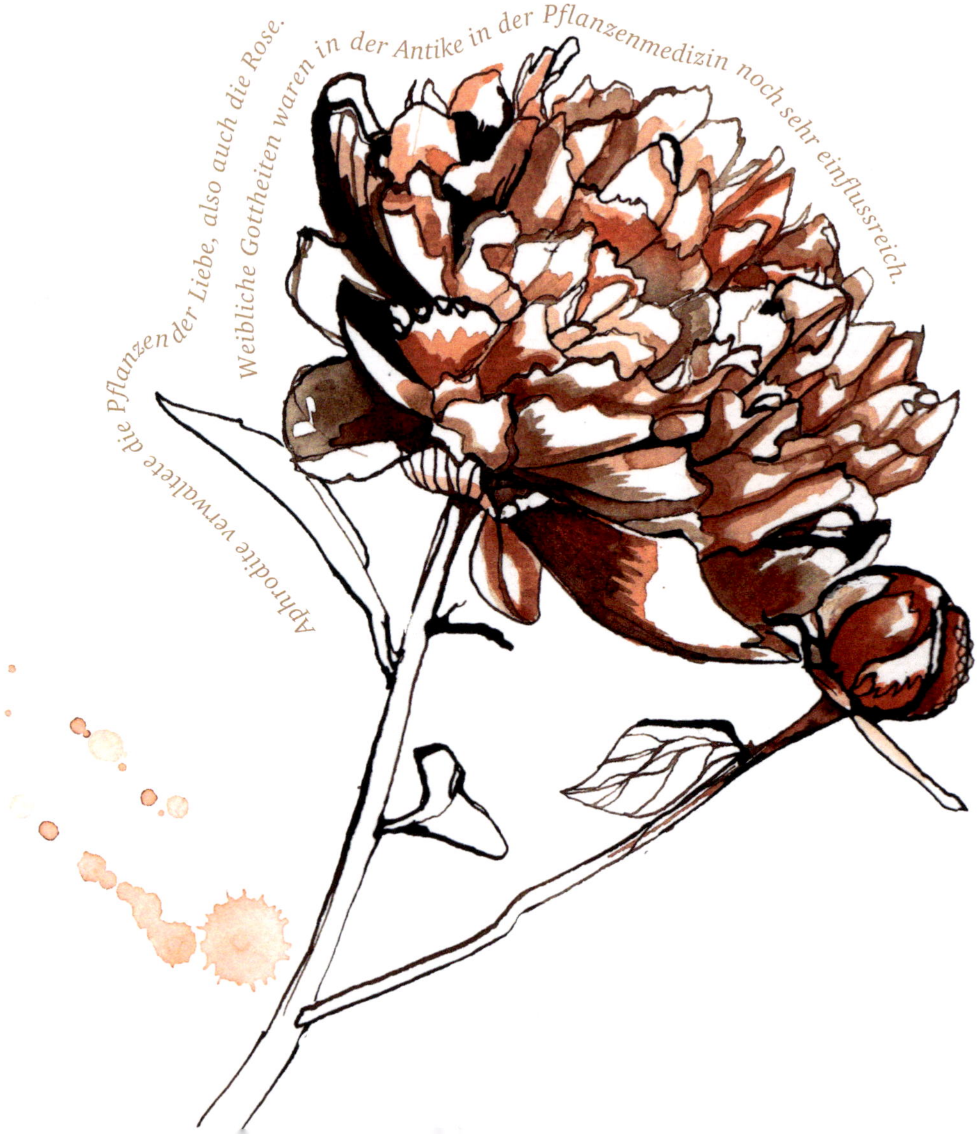
Weibliche Gottheiten waren in der Antike in der Pflanzenmedizin noch sehr einflussreich.
Aphrodite verwaltete die Pflanzen der Liebe, also auch die Rose.

## Die Frau als Heilerin und Priesterin

Man kann es heute kaum mehr leugnen: Die Urgeschichte der Menschheit war vor allem durch die Frau geprägt. Das Wunder, Leben schenken zu können und die Neugeborenen durch den eigenen Körper zu ernähren, war für die frühen Menschen geheimnisvoll und mächtig und die Verehrung des Weiblichen als Quelle des Lebens damit vorgezeichnet, denn die Rolle des Mannes bei der Zeugung war damals nicht bekannt. Es zählte nur die Herkunft aus dem mütterlichen Schoß. Zudem hatten Frauen durch ihre Rolle bei der Nahrungsbeschaffung und der Ausübung der Heil- und Zauberkunde eine besondere Stellung im sozialen Gefüge der Gemeinschaft. Die ältesten Schöpfungsmythen beinhalten den Glauben an eine Welt, die ohne Zutun eines männlichen Partners aus einer Göttin geboren wurde. In der gesamten Frühphase der menschlichen Kultur fehlt deshalb die Gestalt eines Vatergottes. *Ursprünglich war Gott also eine Frau!* Der Schöpfungsmythos der Bibel, bei dem Gott Eva aus Adams Rippe erschuf, entstand erst viel später in patriarchaler, durch männliche Erbfolge bestimmter Zeit. Es überrascht also nicht, dass die Archäologin Marija Gimbutas an rund 3000 steinzeitlichen Fundstätten über 30 000 Miniaturskulpturen von Göttinnen fand!
Im Mittelpunkt des religiösen Kultes stand die Verehrung einer Großen Muttergöttin, der Fruchtbarkeitsgeberin und Spenderin allen Lebens. Sie wurde vertreten von den Heilerinnen des Stammes, die somit auch die Funktion der Priesterinnen innehatten. Die Sozialordnung der steinzeitlichen Gesellschaft wird matrizentrisch genannt, also um die Mütter (lat. *mater*) herum organisiert. Die Sippenstruktur und Verwandtschaftsrechnung war darin auf Mütter und Großmütter ausgerichtet.

Die Dominanz des Mannes begann erst vor etwa 5000 Jahren. Zum selben Zeitpunkt setzte die schriftliche Überlieferung ein, die daher ebenfalls von Männern dominiert war, während die Epoche des Matriarchats weitgehend schriftlos blieb. Dennoch finden sich Spuren weiblich geprägter Gesellschaftsstrukturen in allen Kulturen der Welt. Sie haben sich in Mythen, Märchen, Volksbräuchen und in der Sprache erhalten. *Auch im Pflanzenbrauchtum finden sich viele Hinweise auf die einstige Rolle der Frau* als Lebens- und Fruchtbarkeitsspenderin. So ließ man im Mittelalter schwangere Frauen die jungen Obstbäume umarmen, damit diese besonders reiche Ernten brachten.

## Wiedergeburt und Seelenwanderung

Der Glaube an eine Leben spendende Göttin war eng verbunden mit der Vorstellung, in der eigenen Sippe wiedergeboren zu werden. Wiedergeburt und Ahnenkult waren Bestandteil des damaligen Glaubens. Die Ahnengeister blieben mit dem Stamm in Verbindung und traten bei einer Geburt erneut in den Kreislauf des Lebens ein. *Der Tod war nur der Durchgang zu neuem Leben.* Deshalb trugen die Kinder oft die Namen der Großväter und Großmütter, nicht zum Andenken, sondern weil sie als Wiedergeburt dieser Ahnen galten. Das Wort „Enkel“ bedeutet übrigens „kleiner Ahne“. Die Hebamme, einst „Hebe-Ahnin“ genannt, hob die Ahnen wieder ins Leben zurück. Damit war sie Mittlerin zwischen jenseitiger und diesseitiger Welt.

Die Erde als Große Mutter war somit zugleich Geburts- und Totengöttin. Sie nahm die Seelen der Toten zu sich und schenkte ihnen neues Leben. Angeregt wurde diese Vorstellung vermutlich durch die endlosen Zyklen von Tod und Erneuerung in der Natur, die sich nicht nur in der Pflanzenwelt, sondern auch am Lauf von Mond und Sonne zeigten.

*Die Wiedergeburt war nur denkbar durch die Frau.* Sie allein konnte Leben spenden und stand deshalb im Zentrum dieses Kults. Doch die weiblichen Kulte bezogen sich nicht nur auf die menschlichen Nachkommen, sie galten ebenso für Pflanzen, Tiere und Gestirne, weshalb Frühlingsfeste und Mondfeste eine uralte Tradition besitzen.

Der frühe Glaube an die Wiedergeburt lässt sich gut an den religiösen Bestattungsriten ablesen: der Bettung der Toten in Embryonalstellung, dem Bestreuen mit rotem Ocker als Symbol für die Leben spendende Kraft des Blutes, den um die Toten herum arrangierten Kaurischnecken mit ihrer eindeutigen Vulvasymbolik und den Grabbeigaben, die die Reise ins Jenseits erleichtern sollten.

Beim Seelenglauben kommt auch die enge Verbindung des Vorzeitmenschen zu den Pflanzen ins Spiel. Aus diesem Grund finden sich sehr häufig Überlieferungen, bei denen Pflanzen als Wohnort der Seelen galten. An den Wuchsorten dieser Pflanzen warteten die Seelen auf die Wiedergeburt. Holunder, Linde, Buchs und Buche waren zum Beispiel typische „Kinderbäume", die Schwangere und Frauen mit Kinderwunsch aufsuchten, um durch sie „beseelt" zu werden. Ähnliche Vorstellungen umgaben Brunnen und Quellen oder etwa den Storch. Anfangs galten die Bäume als Sitz der Ahnengeister, später dienten sie auch den Göttinnen als Heimstatt, die die Wiedergeburt der Seelen regelten.

## Jagdzauber bei den Männern

Die Tatsache, dass die Frau in der menschlichen Frühgeschichte zentrale Positionen innehatte, bedeutet nicht dass Männer aus Religion und Magie ausgeschlossen waren. Zwar war die Heilmagie in Frauenhand, aber bei den Männern entwickelten sich aus der Jagdtätigkeit ebenfalls magische Rituale: der Jagderfolg wurde mit Tänzen, Tierverkleidungen und jagdzauberischen Idolen beschworen. Das Wild sollte durch magische Handlungen angezogen werden, die jährliche Wiederkehr der wandernden Wildherden musste sichergestellt werden. Auch mussten die gejagten und getöteten Tiere mit Ritualen und Opfern versöhnt werden, damit sie keine Rache an den Menschen nahmen. Dies war die Aufgabe männlicher Schamanen.

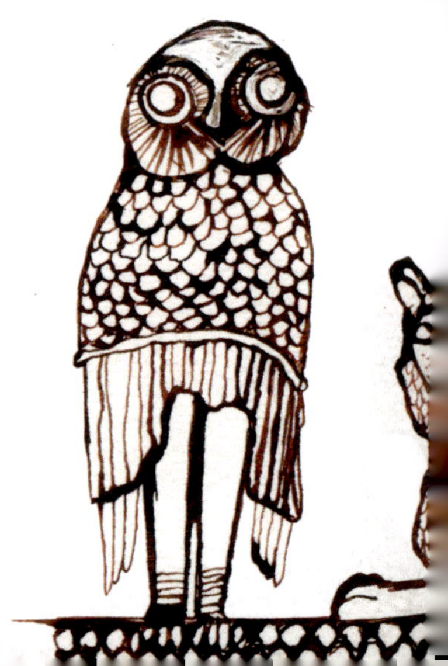

## Bedeutende Heil- und Kultpflanzen der Altsteinzeit

Bärentraube,
Bärlapp,
Beifuß,
Bilsenkraut (psychoaktiv),
Birke,
Buchs,
Eibe,
Eiche,
Faulbaum,
Fliegenpilz und
andere halluzinogene Pilze,
Holunder,
Meerträubel (psychoaktiv),
Schafgarbe,
Schlehe,
Sumpfporst (psychoaktiv),
Tanne,
Wacholder.

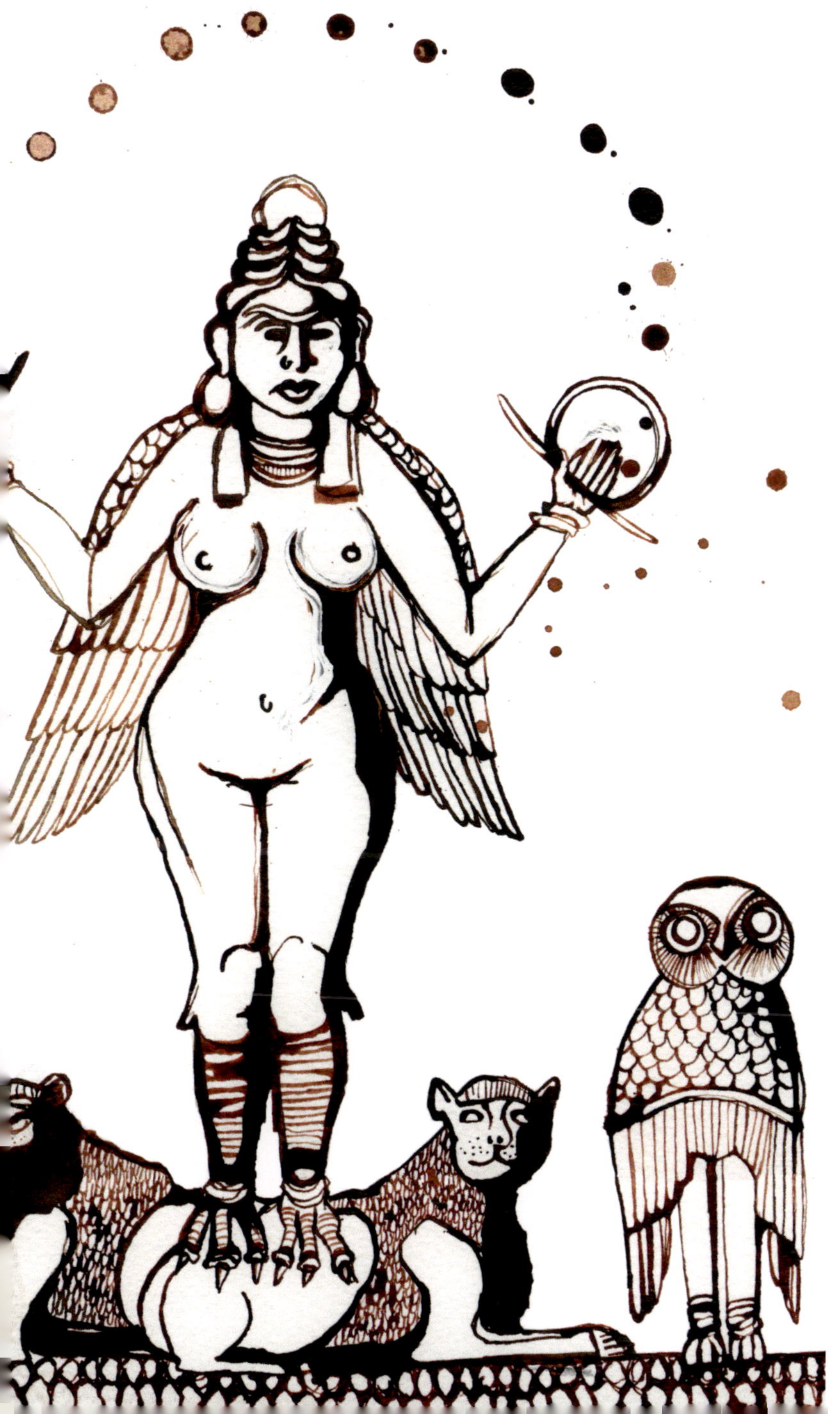

# Schamanismus: die Heilkunst der Steinzeit

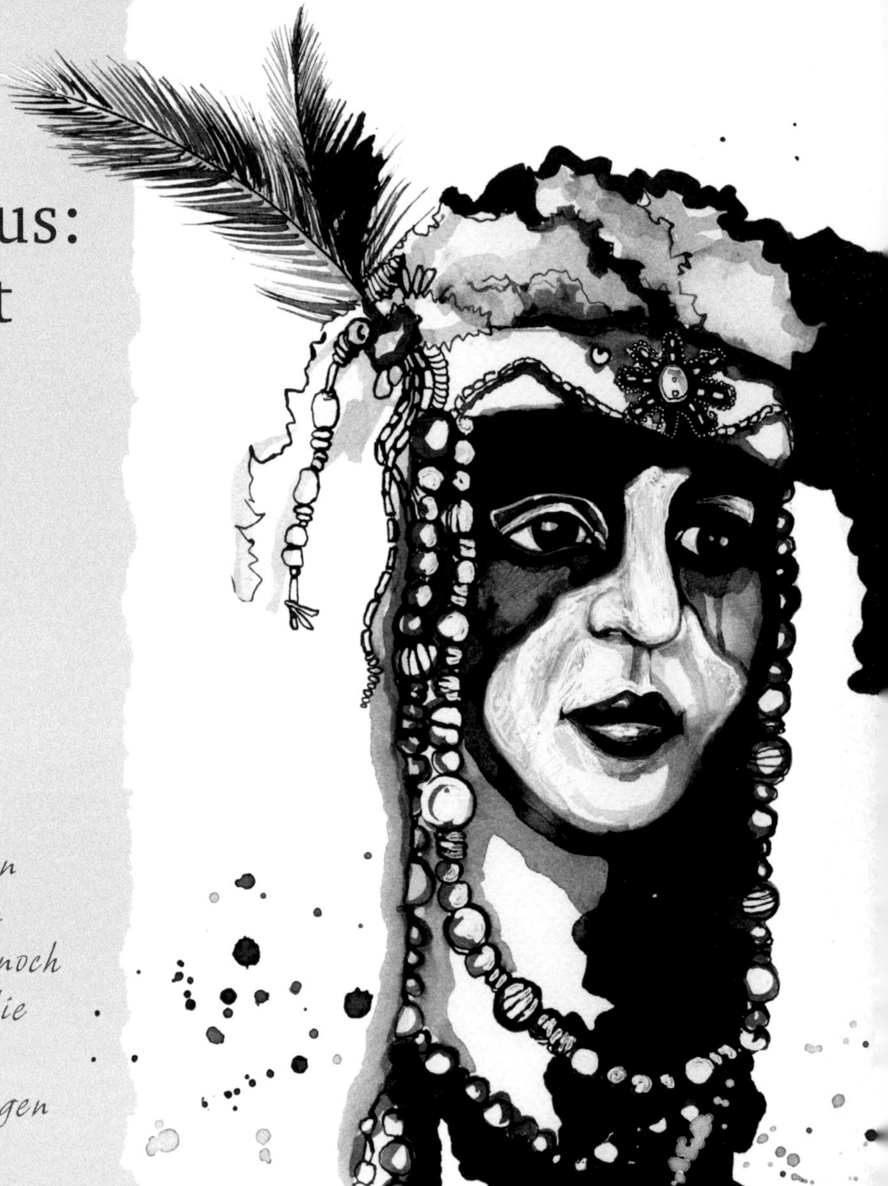

Einen Einblick in die Steinzeitmedizin erlaubt uns auch heute noch der Schamanismus, denn die damaligen Heilrituale dürften jenen der heutigen Schamanen sehr ähnlich gewesen sein. Schamanismus ist keine Religion, sondern eine magische Praxis, die noch weltweit bei vielen Völkern zu finden ist. Funktionen und Techniken der Schamanen gleichen sich dabei in erstaunlicher Weise. Daran lässt sich ablesen, wie alt der Schamanismus ist.

## Die weiblichen Wurzeln des Schamanentums

Hinweise, dass sich das Heilen ursprünglich ganz in weiblicher Hand befand, finden wir auch im Schamanismus. *Einige Schamanengruppen leiten noch heute ihre Kunst von einer sagenhaften „Großmutter" oder „Schamanenmutter" her.* In anderen Legenden wird berichtet, der erste Schamane sei eine Frau gewesen, die einen Sohn gebar, von welchem alle weiteren Schamanen abstammen. Weil die Heilenergie als weiblich gilt, tragen manche Schamanen bei ihren Ritualen Frauenkleidung. In einigen Ländern, wie Korea oder Nepal, üben noch immer fast ausschließlich Frauen den Schamanismus aus. In Europa verschwand diese Urmedizin im Zuge der Christianisierung. Spuren davon lassen sich jedoch im mittelalterlichen Hexenglauben finden.

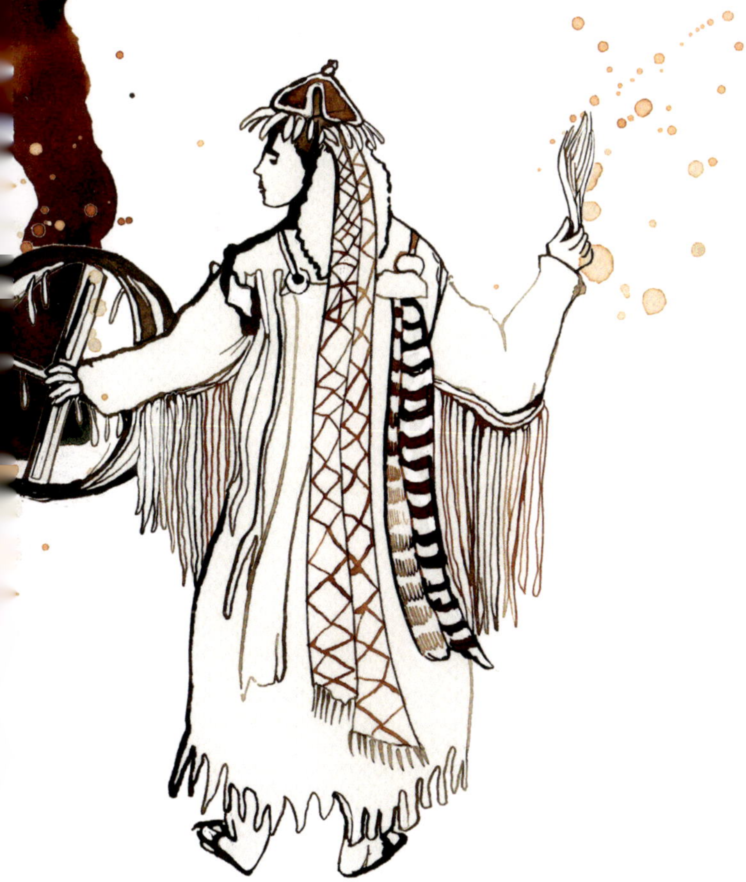

## Flug in die Anderswelt – die Schamanenreise

Um schamanisches Heilen zu verstehen, muss man sich von allen naturwissenschaftlichen Modellen der Krankheitsentstehung lösen. Viren und Bakterien spielen im Schamanismus keine Rolle. Krankheiten werden dort vielmehr durch Zauberei, Magie oder Geister (Geisterpfeile!) ausgelöst. Weitere Ursachen liegen in der Verletzung von Tabus oder in Nachlässigkeiten gegenüber dem kosmischen Ordnungssystem. *Entscheidend ist im Schamanismus die Beherrschung bestimmter Techniken, um in Trance zu fallen.* Ähnlich wie im heutigen Schamanismus begaben sich die Schamaninnen der Altsteinzeit in einen veränderten Bewusstseinszustand, um sich um Krankenheilung und Geisterabwehr, aber auch um die Seelen der

Verstorbenen, um Weissagung und das Bewahren mythischen Wissens zu kümmern.
Bei ihrer Tätigkeit rief die Schamanin „Hilfsgeister“ an, die häufig aus dem Tier- und Pflanzenreich stammten (Schutztiere, Krafttiere, Pflanzenhelfer). Die Trance ermöglichte die Reise in andere Welten, wo übersinnliche Erkenntnisse möglich wurden. Meist äußerte sie sich in einer Art Flugerlebnis. Das Wort Trance kommt übrigens vom lateinischen *transire* für „hinübergehen“.
Die Methoden, um in Trance zu fallen, waren vielfältig: Rhythmische Musik mit Trommeln oder Rasseln spielte eine Rolle, aber auch Gesang, spezielle Atemtechniken und rituelle Körperhaltungen oder Tanz. Häufig waren halluzinogene Pflanzen oder Pilze mit von der Partie. *Mit Alraune, Ayahuasca, Stechapfel, Hanf, Bilsenkraut, Fliegenpilz oder Peyotl kann die Tür zur Geisterwelt auch heute noch geöffnet werden.* Trancevisionen wurden aber auch durch Einsamkeit und mehrtägiges Fasten ausgelöst. Die biblischen Propheten gingen dazu in die Wüste und ganz ähnlich verlief die Visionssuche der nordamerikanischen Indianer.
Die Schamanin durchbrach bei ihrer Trancereise die Grenze zwischen den Welten. Sie war in diesem Zustand ein Wanderer zwischen jenseitiger und diesseitiger Welt. In der „Anderswelt“ verrichtete sie die eigentliche Heilarbeit und holte sich Rat von den Geistern und Ahnen. So konnte sie die Krankheit im Körper lokalisieren, ihre Urheber erkennen und die geeignete Heilpflanze finden. Auf ihrer magischen Reise verfolgte und besiegte sie die Dämonen der Krankheit und führte so die Heilung herbei.
Vielleicht klingt das in unseren Ohren sehr seltsam, aber es wäre falsch, dies alles als Hokuspokus und primitiven Aberglauben abzutun. *Es gibt inzwischen viele verblüffende Belege für die Heilkraft dieser magischen Methoden.* Die Erfolgsstatistik der Schamanenmedizin ist im Vergleich zur modernen Medizin gar nicht so schlecht.

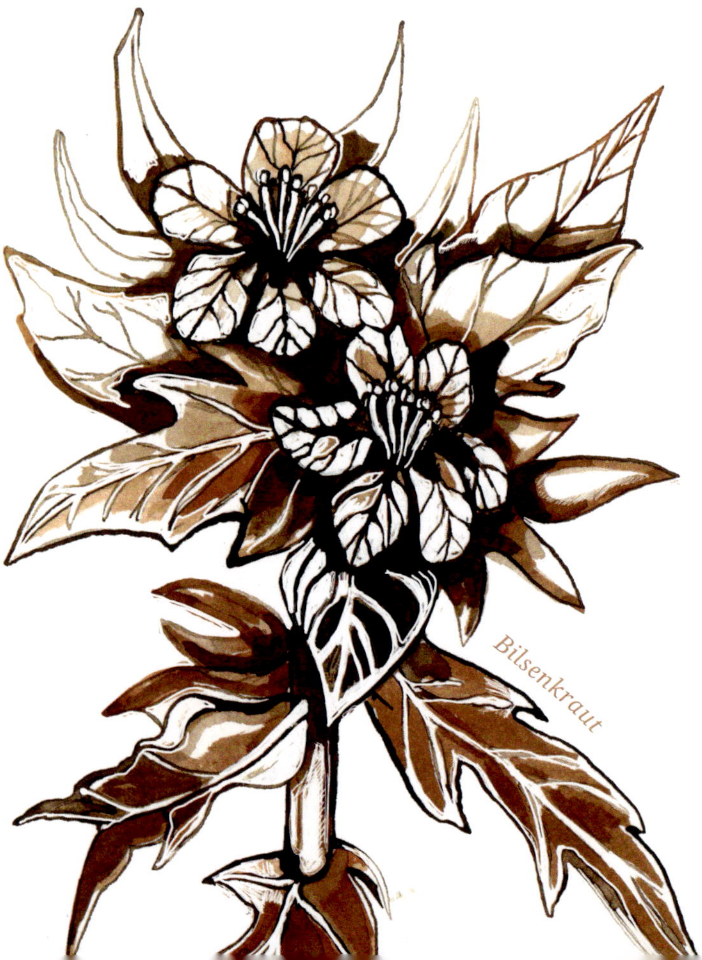
Bilsenkraut

## Heilen verbindet sich mit Magie

Neben dem medizinischen Pflanzenwissen der Schamaninnen hatte vor allem die symbolisch-rituelle Handlung Einfluss auf die Heilung. Das hat sich im Schamanentum bis heute erhalten: Obwohl zum Beispiel ein erfahrener Indioheiler viele Hundert verschiedene Arzneipflanzen kennt, spielen sie in seiner Heilkunst nur eine Nebenrolle. Im Zeitalter der Analytik fällt es schwer, den entscheidenden Aspekt des Schamanismus zu verstehen: die Verkettung von Heilkunst mit magischen Ritualen. Bei Naturvölkern kann man diese Verflechtung noch heute beobachten.

*Heilung bewirkt der Schamane in erster Linie durch das Ritual.* Das kann ein Sammelritual, das Heraussaugen der Krankheit aus dem Körper, eine Opferhandlung, eine Räucherung oder ein Reinigungsritual sein, aber auch ein Zauberspruch, eine Geisterbeschwörung, ein Kraftlied, ein Kreistanz, das Handauflegen oder das Umhängen eines Amulettes. Der Kranke wird durch das Ritual „umgestimmt“ und öffnet dadurch seinen Selbstheilungskräften die Tür.

## Der Zauber des Wortes oder Heile, heile Segen

Auch in unserem Kulturkreis wurde vor Jahrhunderten noch nach Schamanenart geheilt. Ein altes Sprichwort erinnert daran: „Es heilt Wort und Wurz.“ Das Wort steht für die Beschwörung, den Zauberspruch oder das Gebet. Seiner Bedeutung gemäß wird es als Erstes genannt. Die Wurz, damit sind die Heilkräuter gemeint, erhält erst durch das Wort ihre heilende Kraft. Magische Sprüche und Gesänge begleiteten deshalb das Sammeln einer Pflanze ebenso wie die Zubereitung eines Heiltrunks oder einer Salbe.
Wieso sprach man damals von Wurz und nicht von Kräutern? *Früher wurde die Heilwirkung der Pflanze hauptsächlich in der Wurzel gesucht.* Mit der Wurzel war sie in der Erde verankert, dem Wohnort der fruchtbaren Erdgöttin, in ihr symbolisierte sich das Wunder des Werdens und Vergehens. Deshalb hießen die Kräuterkundigen einst Wurzelkundige. In der Antike nannten sie sich *rhizothomoi*, also Wurzelschneider. Ihre Bücher waren keine Kräuterbücher, sondern *rhizothomika* (Wurzelbücher). Der Kräutergarten hieß im Mittelalter noch Wurzgarten, die Kräuterhändler nannte man Wurzkrämer. Auch in „Gewürz“ steckt noch das alte „Wurz“.

## Schamanenmedizin im mittelalterlichen Aberglauben

Die magischen Rituale der Schamanen dienten dazu, die Zauber- und Heilkraft der Pflanzen zu verstärken. *Viele der im Mittelalter noch gebräuchlichen Heilrituale sind Reste uralter Schamanenmagie.* Sie haben in der Volksmedizin und in den Volksbräuchen bruchstückhaft überlebt. Es gab unzählige Vorschriften, die schon beim Sammeln der Pflanzen zu beachten waren. Zauberpflanzen mussten zu bestimmten Zeiten geerntet werden und bei ihrem Gebrauch war Zahlenzauber von größter Bedeutung.
Nicht nur bei den Sammelvorschriften, sondern auch bei anderen Heilritualen können wir Spuren der altsteinzeitlichen Schamanenmedizin entdecken. Dazu gehört das Anfertigen von Amuletten, das Räuchern, die Krankheitsbeschwörung, aber auch das Übertragen von Krankheiten auf Pflanzen.

In Windeseile haben wir nun zwei Millionen Jahre Menschheitsgeschichte durchschritten und dabei die Ursprünge der Heilpflanzenkunde und des Pflanzenaberglaubens aufgedeckt. Wenn wir im Folgenden das Pflanzenbrauchtum näher kennenlernen, werden wir uns immer wieder zur Erklärung auf das Weltbild der Altsteinzeit berufen können. Animismus und Naturverehrung, weibliche Religion und matriarchale Gesellschaftsstruktur, Ahnenkult und Wiedergeburtsglaube sowie die schamanische Verknüpfung von Heilen und Magie sind Schlüssel, alte Pflanzengebräuche und Rituale zu enträtseln.

# Holunder
## Zauberpflanze der Steinzeit

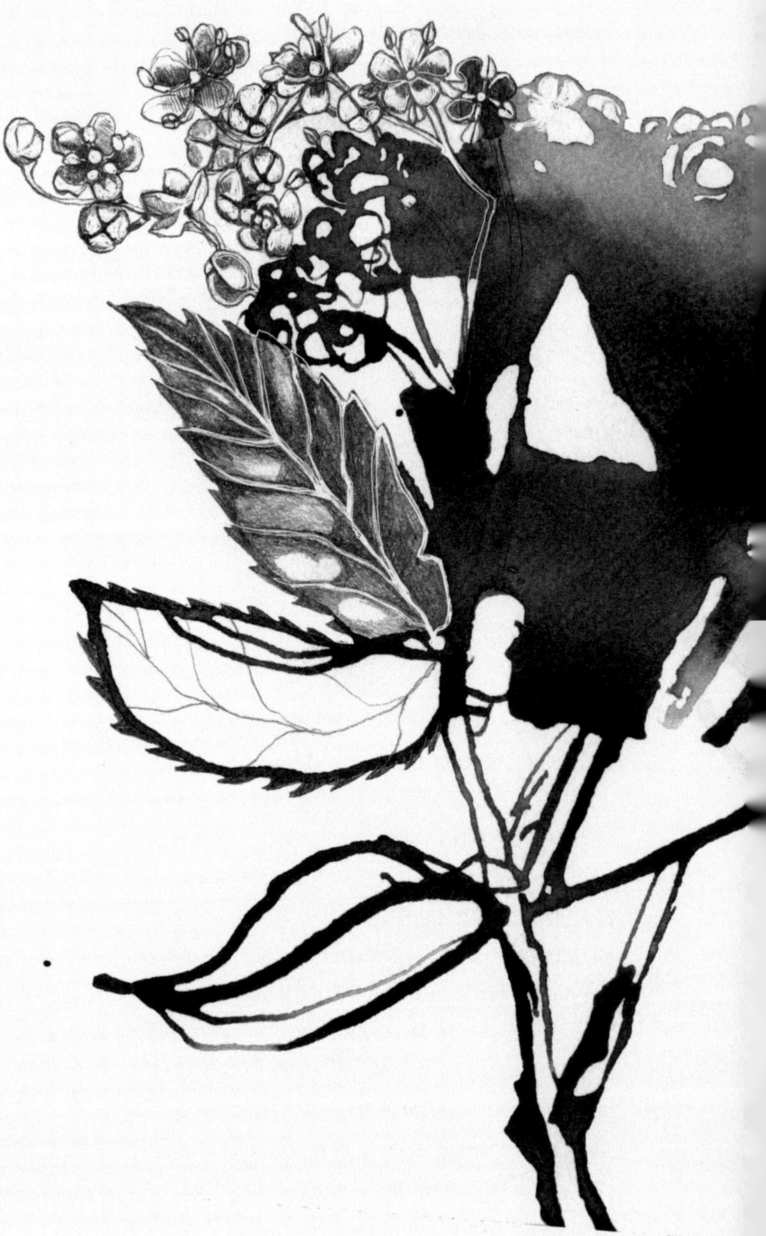

### Uralte Heilpflanze

Archäologische Funde weisen darauf hin, dass man den Holunder bereits in der Altsteinzeit benutzte. *Er dürfte somit zu den ältesten Heilpflanzen der Menschheit zählen.* Seine uralte Tradition offenbart sich in einem Ernteritual, das in Mitteleuropa, aber auch in Russland, Sibirien und bei einigen Indianerstämmen Nordamerikas gebräuchlich war. Überall nutzte man dazu folgende Analogie: Schabte man nach Entfernen der grauen Außenrinde die grüne Bastrinde des Holunders nach oben, bewirke sie bei Einnahme Erbrechen, nach unten geschabt führe sie hingegen zu Durchfall.
*Bei diesem Analogiezauber kam der Psyche des Patienten große Bedeutung zu,* denn die Holunderrinde hat sowohl eine Brechreiz erzeugende als auch eine abführende Wirkung. Das Aufwärts- oder Abwärtsschaben gibt suggestiv die Richtung an, in der die Entladung stattfinden soll. Hier zeigt sich, dass nicht der Wirkstoff allein die Heilwirkung der Pflanze ausmacht, sondern auch der Glaube daran eine wichtige Rolle spielt.

Dass sich das Ritual bei verschiedenen Völkern so ähnelt, ist übrigens ein Indiz dafür, dass die Indianer bei ihrer Einwanderung nach Amerika Heilpflanzenkenntnisse aus ihrer nordasiatischen Heimat mitbrachten. Da die Landbrücke zwischen Sibirien und Alaska, die Beringstraße, nach der letzten Eiszeit verschwand, muss sich das Ritual schon vor 20 000 Jahren in ihrem Reisegepäck befunden haben.

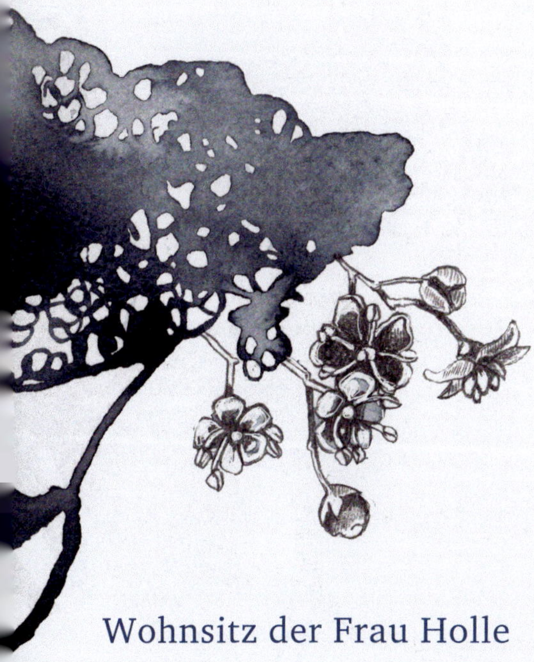

## Wohnsitz der Frau Holle

*Keine andere Pflanze ist so sehr von Sagen und Mythen umwoben wie der Holunder.* Und da in Märchen, Mythen und Brauchtum altes Wissen, wenn auch meist verschlüsselt, überliefert wird, gewinnt man so auch einen Einblick in die Vorstellungswelt unserer Vorfahren. Der Holunder galt als Wohnstätte verschiedener, den Menschen freundlich gesinnter Geister und Gottheiten. Eine dieser Gottheiten schien besonders mit ihm verknüpft zu sein: Die germanische Göttin Holla oder Holda. Als dreifache Göttin symbolisierte sie alle Zyklen des menschlichen Lebens und der Natur: Sie war jugendliche Frühjahrsgöttin (Holla), fruchtbare Sommer- und Liebesgöttin (Freya) und alte Wintergöttin (Perchta) zugleich. Als Perchta oder Hel repräsentierte sie den dunklen Aspekt der Göttin, den Tod. Sie galt als Hüterin der Seelen der Verstorbenen; mit ihrem „Wilden Heer" brauste sie durch die winterlichen Raunächte.

Die Göttin Holla wohnte im Holunderbaum. Im Märchen der Gebrüder Grimm erscheint sie uns als Frau Holle. Holla oder Holda haben den gleichen Ursprung wie die Worte „hold" und „heilen". Daran können wir sehen, dass es sich um eine freundliche Göttin handelte, die die Menschen vor Unglück beschützte. *Holla wachte über Haus, Hof und Äcker und begleitete den Menschen bei Geburt, Ehe und Tod.* Schon deshalb war es Sitte, einen Holunderbusch in nächster Nähe des Hauses zu haben. Daher auch der alte Name *Husholler*.

## Heil- und Schutzbaum

Als heiliger Baum bot der Holunder Schutz und spendete Heilmittel und Nahrung. Er galt als „Hausapotheke der Bauern". Dafür wurde er geachtet und verehrt. In manchen Gegenden war es üblich, sich vor dem blühenden Holunder zu verneigen oder vor ihm den Hut zu ziehen. „Vor dem Holunder, zieh den Hut herunter", heißt ein alter Spruch.

*Zu der Zeit, als man noch an Frau Holle glaubte, brachte es Unheil, einen Holunderbusch zu fällen.* Man konnte damit seine Gesundheit oder gar sein Leben riskieren. Womöglich gingen aber auch die Pferde im Stall zugrunde oder die Hühner hörten auf zu legen. Musste doch einmal ein Holunder gefällt oder geschnitten werden, waren Versöhnungsrituale unbedingt vonnöten. Man kniete in einer

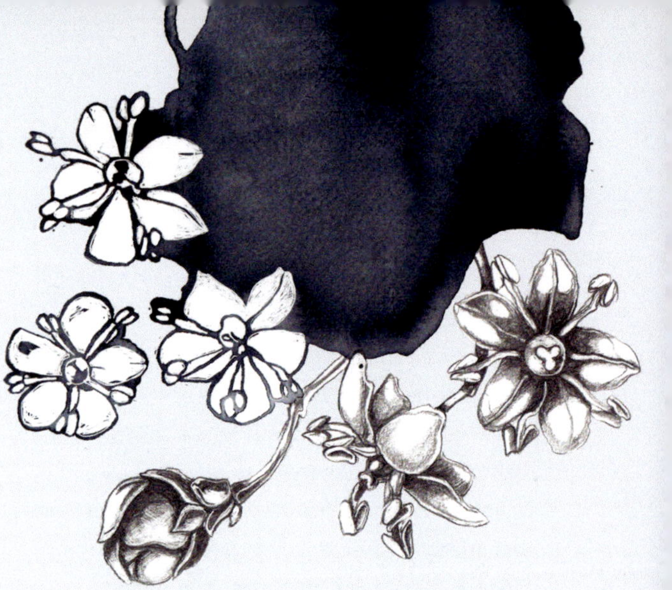

Vollmondnacht vor dem Baum, entblößte sein Haupt und sprach mit gefalteten Händen: „Frau Ellhorn, gib mir von deinem Holze, dann will ich dir auch von meinem geben, wenn es wächst im Walde." Von diesem Brauch berichtet ein Pastor aus Nordschleswig im Jahre 1703. In ganz Nordeuropa wurde der Holunderbaum mit Hochachtung als Frau Ellhorn, Frau Holler, Frau Else oder Holdermutter angesprochen. Daran erkennt man, dass die Menschen damals glaubten, der Baum sei beseelt oder bewohnt.
In Dänemark hieß es, wer den Baum der Hollenmutter beschädige, bekomme die „Hollenkrankheit", es sei denn, er versöhne sie mit einem Speiseopfer. Hierzu goss man Milch an die Wurzeln des heiligen Baums.

## Dämonisierungsversuche

Nach der Einführung des Christentums wurde der alte Brauch, an Bäumen zu opfern, ausdrücklich verboten. *Der heidnische Holunder sollte abgewertet werden, der Wohnort der Göttin wurde zum Baum des Teufels.* Da Christus nach einer frommen Erzählung mit Holunderzweigen ausgepeitscht wurde, sagte man der Rinde des Holunders plötzlich nach, sie habe wie die Haut des Herrn unzählige Schrunden. Weil sich der Verräter Judas an einem Holunderbaum erhängt haben soll, erinnerte der Duft der Blüten manche nun an Leichengeruch. Und ein am Holunder vorkommender Pilz wurde als „Judasohr" bezeichnet. Allerdings war der Versuch, den Holunder zu verteufeln, nicht sehr erfolgreich, denn die bäuerliche Bevölkerung hatte weiterhin großen Respekt vor dem heilkräftigen Baum.
Wie lange sich die Hollaverehrung trotz Christianisierung in der Bevölkerung hielt, können wir anhand eines Beichtspiegels aus dem 11. Jahrhundert erkennen: „Hast du geglaubt, dass manche gottlose, vom Teufel geblendete Weiber vorgeben, nachts mit der angeblichen Göttin Holda und vieler Unmenge von Weibern auf Tieren zu reiten, ihr als einer Göttin gehorchen und zu ihrem Dienste in anderen Nächten berufen werden?" Aus der holden Göttin ist hier ein Unhold geworden! In dieser Beschreibung lässt sich schon das Hexenbild späterer Zeiten erahnen.

## Todesbaum und Lebensbaum

Als archaische Erdgöttin war Frau Holle (Perchta) die Herrin über Leben und Tod. Sie war die Gebieterin der Unterwelt. Die heidnischen Friesen begruben ihre Toten unter dem *Ellhorn* nahe beim Haus. *Der Hofholunder war der Baum der verstorbenen Ahnen.* Dort opferte man ihnen Milch, Brot oder Bier. Lange Zeit war er deshalb auch als Friedhofsbaum beliebt.
Es gab viele Bräuche, die den Todesaspekt des Holunders unterstrichen. So durften Kinderwiegen nicht aus Holunderholz gefertigt sein, sonst würde das Kind bald ins Jenseits geholt. Wenn der Hofholunder verdorrte, stand der Tod eines Familienmitglieds bevor. Den Verstorbenen wurden oftmals Holunderzweige mit ins Grab gegeben. In Tirol war es Sitte, den Leichenzug mit einem Kreuz aus frisch geschnittenem

Holunderholz anzuführen und es dann am Grab in die Erde zu stecken. Schlugen die Zweige aus und wurzelten, galt dies als Zeichen, dass der Verstorbene selig geworden war.
Die Eigenschaft des Holunders, schnell wieder auszutreiben, nachdem er abgeschlagen wurde, machte ihn zugleich zum Symbol der Wiedergeburt. Er war also auch ein Baum des Lebens, der wie die Große Göttin sowohl für den Tod als auch für die Geburt stand. Denn im alten Glauben war der Tod die Vorbedingung zur Wiedergeburt. *Werden und Vergehen gehörten untrennbar zusammen, und im Holunder war beides miteinander verschränkt.*
Holla wurde nicht nur am Holunder, sondern auch an Brunnen, Quellen, Teichen und Mooren verehrt. Brunnen und andere Gewässer galten als Zugang zur Unterwelt, waren aber gleichzeitig Orte der Fruchtbarkeit, an denen die Kinderseelen auf Inkarnation warteten. Frauen mit Kinderwunsch brachten an diesen Plätzen Opfer dar. Nach den Vorstellungen unserer Vorfahren nahm die Göttin die Seelen der Verstorbenen in ihr unterirdisches Reich auf. Zur Wiedergeburt entließ sie die Kinderseelen dann aus Teichen, Quellen oder Höhlen und manchmal auch aus Bäumen. Der Holunder war solch ein Kinderbaum. Er wurde von Schwangeren umarmt, weil er reichen Kindersegen versprach und die Entbindung erleichtern sollte.
In Österreich gab es den Ausdruck „die Kinder vom Hollerbaum herabbeuteln". Man glaubte, in den Holunderästen warteten die Seelen der Kinder auf ihre Mutter. Eine schwangere Frau musste nur den Baum berühren, schon huschte ihr ein Kindlein in den Schoß. Deshalb war der Holunder der Sippenbaum. In ihm warteten die Seelen der Verstorbenen auf ihre Wiedergeburt.

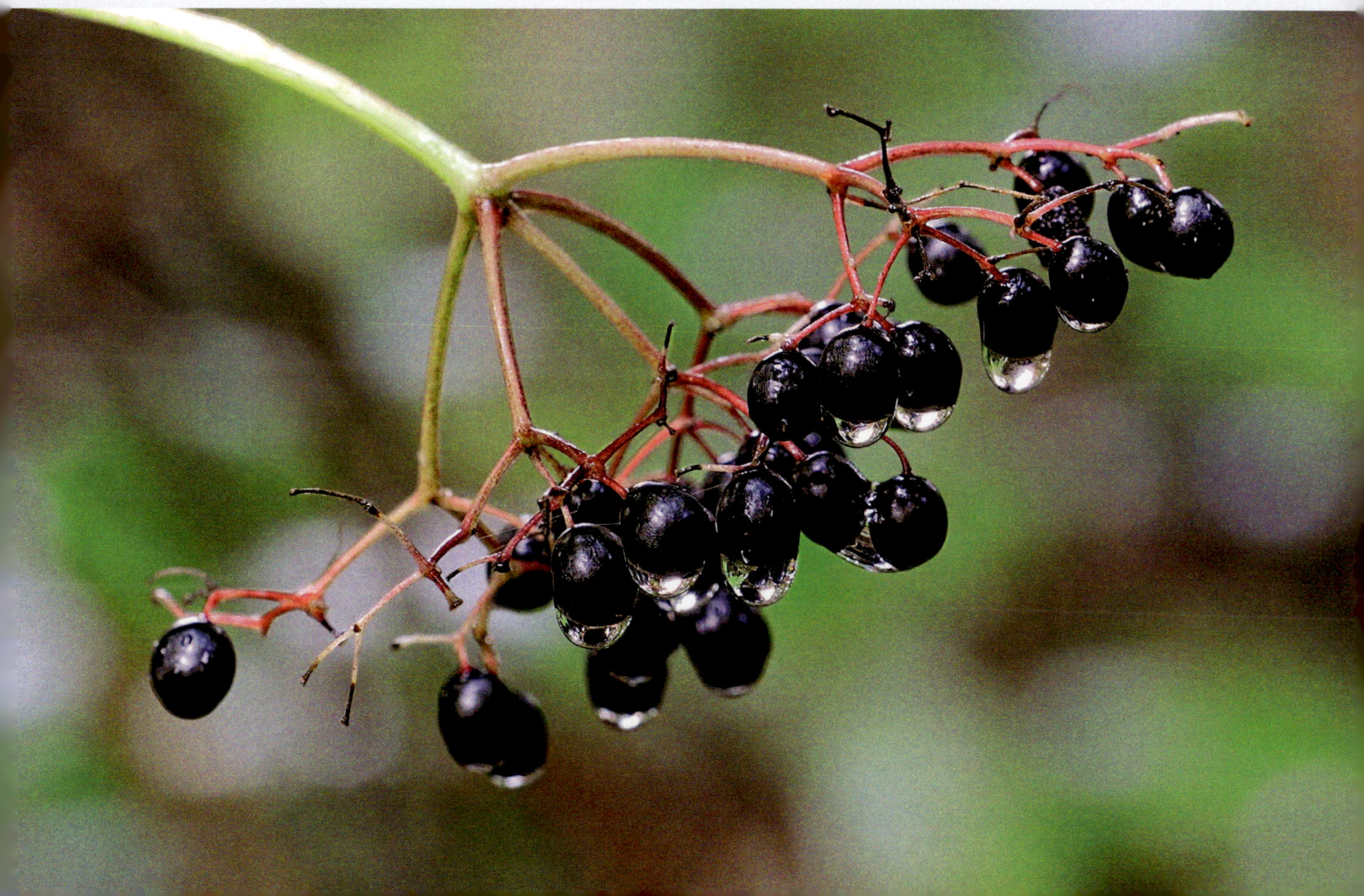

Bis es eine Schwangerschaft innerhalb der Sippe gab, waren die Seelen sozusagen bei Frau Holle „zwischengelagert“. *Dass sich die Seelen Verstorbener in Pflanzen aufhalten, ist auch ein häufiges Motiv in Märchen.* So sitzt zum Beispiel die Seele von Aschenputtels Mutter im Haselstrauch.

Einen interessanten Aberglauben notierte im Jahre 1250 Frater Rudolphus: „Frauen tun das was sie ihre Blüte (Menstruationsblut) nennen zum Holunder und sprechen: ‚Trage du für mich, ich blühe für dich.‘ Außerdem heißt es, dass Frauen Holunderblüten von sich werfen, um kinderlos zu bleiben‘.“ Dies waren eindeutig Rituale zur Empfängnisverhütung, wobei der Kinderbaum Holunder als Verstärkung genutzt wurde, frei nach dem Motto: „Behalte du deine Kinderseelen, ich behalte meine Menstruation.“

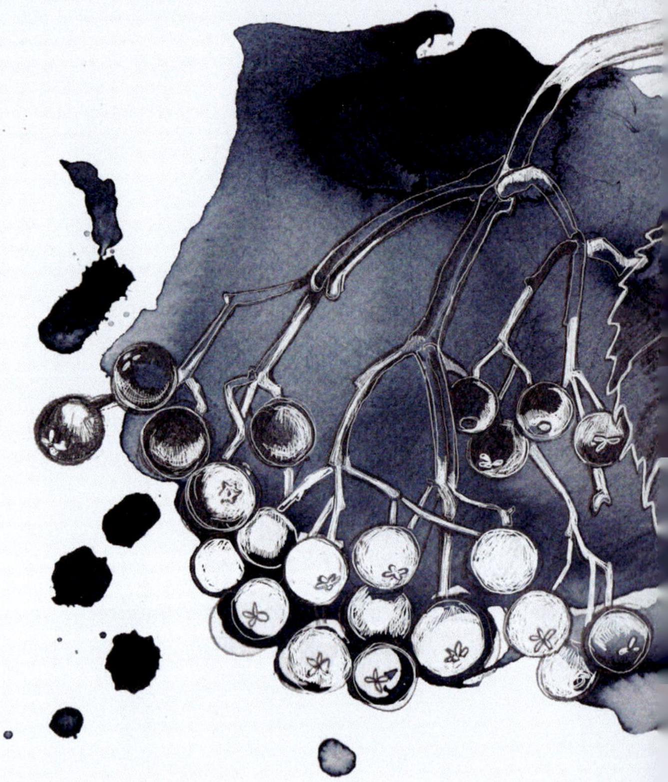

## Liebeszauber zur Sommersonnwende

Im Holunderbrauchtum begegnen uns also die drei wichtigsten Stufen des menschlichen Daseins: Geburt, Liebe und Tod. *Dementsprechend stand der Holunder als Baum der Sommergöttin auch mit der Liebe in Verbindung.*

„Holderstock“ war früher ein Kosename für den Geliebten, möglicherweise verbirgt sich hier eine Phallussymbolik. In Thüringen sagte man: „Auf Johanni blüht der Holler, da wird die Liebe noch doller.“ Deshalb hieß der 24. Juni (Johanni) auch Holdertag.

Auch junge Frauen, die sich nach einem Partner sehnten, konnten in der Johannisnacht beim *Hollerbaum* Hilfe finden: „Hollerbaum ich schüttel dich, Heiliger Johannis ich bitte dich, Lass mir den im Traum erschein, Welcher dass mein Mann wird sein.“

## Zauberrituale zum Übertragen von Krankheiten

Die Schamaninnen vorchristlicher Zeiten übertrugen Dämonen, die sie aus den Körpern der Kranken heraussaugten, häufig auf Bäume. Je stärker der Baum und der darin wohnende Geist, desto besser überstanden diese die Übertragung. Das schamanische Heilritual des Abstreifens und Übertragens hat sich im Aberglauben erhalten. *Der Holunder schien besonders geeignet, Unheil und Krankheiten anzuziehen* und in die Unterwelt abzuleiten. Vor allem Fieber und Gicht wurden ihm sehr häufig angehängt. Diese zwei Krankheiten korrespondieren interessanterweise eng mit der volksmedizinischen Wirkung des Holunders: Die Blüten sind fiebersenkend und die Blätter gelten als entwäs-

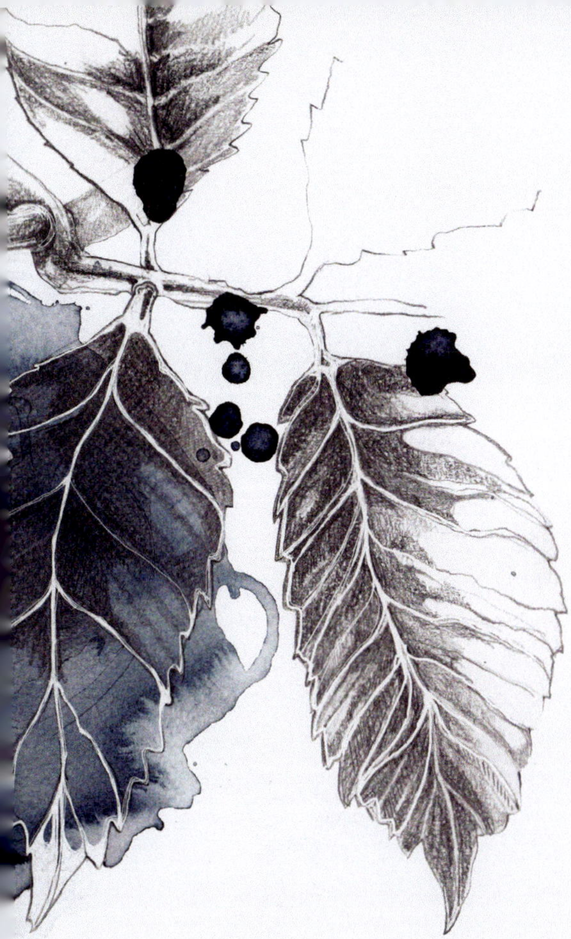

sernd und stoffwechselanregend, was der Gicht entgegenwirkt.

*Der Kranke gab die Krankheit durch bestimmte Sprüche oder Rituale an den Strauch weiter*, der dabei immer direkt angesprochen und beschworen wurde. So gingen Gichtkranke beispielsweise an drei Tagen hintereinander vor Sonnenaufgang zu einem Holunderbaum, umfassten ihn und sprachen: „Flieder ich habe die Gicht, du hast sie nicht, nimm sie mir ab, so hab ich sie nicht.“ *Flieder* ist einer der vielen Volksnamen für den Holunder.

Fieberkranke banden in der Nacht bei abnehmendem Mond einen Bindfaden um den Holunderstamm und sprachen: „Guten Morgen Herr Flieder, / Ich bringe dir mein Fieber, / Ich binde es an, / Nun geh ich in Gottes Namen davon.“ Beim folgenden Ritual wurde die Krankheit förmlich am Holunder abgerieben. An Neumond vor Sonnenaufgang ging der Kranke um den *Holler* herum, rieb sich dann mit dem Rücken daran und sprach: „Grüß di Gott, du Hollerherr / I hab die Auszehrung gar so sehr / Grüß di Gott, du geistlich Herr / Daß i die Auszehrung hab nimmer mehr!“

Man hängte auch eitrige Verbände und Kleider von Kranken an die Zweige oder vergrub sie unter den Wurzeln, damit der Holunder die Krankheitsgeister an sich band. Teilweise wurden die Krankheiten im Holunder verpflockt oder verkeilt. Um Zahnschmerzen zu kurieren, schnitt man einen Holzspan aus dem Holunderstamm, ritzte damit das Zahnfleisch am schmerzenden Zahn blutig und setzte den Span dann wieder zurück an seinen alten Platz. Beim Schneiden sagte man: „Lieber Hölder, leih mir ein Spälter, den bring ich Euch wieder!“ Der Schmerz, so hoffte man, war durch das Einsetzen des Spans im Holunder gebannt.

## Anwendung heute

*Der Schwarze Holunder wächst an Waldrändern sowie in Hecken und Gärten. Die Blüten können ab Mai geerntet werden. Sie wirken schweißtreibend und schleimlösend. Ein Tee daraus hilft bei fiebrigen Erkältungen, Husten und Schnupfen. Die Holunderbeeren wirken immunstärkend und gegen Viren. Die vitaminreichen Früchte werden auch zu Säften und Fruchtaufstrichen verarbeitet. Sie müssen dabei allerdings erhitzt werden, da sie roh leicht giftig sind.*

# Jungsteinzeit – der erste Gärtner war eine Frau

*Vor etwa 12 000 Jahren begann eine neue Phase der Menschheitsgeschichte, die das Leben auf der Erde revolutionierte. Man spricht deshalb auch von „neolithischer Revolution". Zwei Millionen Jahre sammelte und jagte der Mensch, dann änderte er seine Lebensweise. An die Stelle des Sammelns trat der Ackerbau, aus Nomadentum wurde Sesshaftigkeit. Mit diesem einschneidenden Wandel begann die Jungsteinzeit, die um 3000 v. Chr. mit der Metallzeit endete.*

## Die Revolution beginnt im Nahen Osten

Ab 10 000 v. Chr. vollzog sich allmählich der Übergang vom Sammeln und Jagen zu Ackerbau und Viehhaltung. Die Wiege dieser neuen Lebensweise wird im heutigen Irak vermutet, in der besonders fruchtbaren Gegend an den Flüssen Euphrat und Tigris, auch Fruchtbarer Halbmond genannt. Hier entstanden die ersten Städte. Ihre herrlich blühenden Gärten mit Mohn, Rosen, Lilien und Datteln faszinierten den durch die Wüste ziehenden Nomadenstamm der Israeliten so sehr, dass er diese Eindrücke in seine Paradiesvorstellungen integrierte. *Der Ausdruck „Paradies“ ist nichts anderes als das altpersische Wort für „Garten“.* Ausgehend vom Fruchtbaren Halbmond breitete sich die bäuerliche Lebensweise langsam nach Mitteleuropa aus. Um 5500 v. Chr. war sie auf dem Gebiet des heutigen Deutschlands angekommen.

## Sammlerinnen werden Gärtnerinnen

Auch bei der neolithischen Revolution hatten die Frauen eine Schlüsselrolle inne. Sie entwickelten aus der Sammelkultur zuerst den Garten- und schließlich den Ackerbau. Die sammelnden Frauen entdeckten die Regenerationsfähigkeit der Pflanzen. Vermutlich beobachteten sie das Auskeimen von Samenvorräten. Vielleicht fiel ihnen aber auch keimender Grassamen an Plätzen auf, wo sie ihn der Großen Muttergöttin als Dank für die Nahrung geopfert hatten, die sie ihnen Jahr für Jahr spendete. Etwas Geheimnisvolles offenbarte sich den Sammlerinnen: Aus einem winzigen Samenkorn wuchs eine stattliche Pflanze. Dieses Wunder musste ein Geschenk der Erdgöttin sein und man nahm es freudig an. Der Vorteil lag auf der Hand: Dicht an einem Ort ausgesät waren die Pflanzen leichter zu ernten als verstreut in der Gegend wachsend. Samen und Knollen wurden nun bewusst gesetzt und mit Hacke und Grabstock gepflegt. Aus Wildgräsern züchteten die Frauen durch systematische Auslese die ersten Getreidesorten Emmer, Einkorn und Gerste. Die frühesten Gärtner waren also Gärtnerinnen! Wie auch schon die ersten Heiler und die ersten Priester Frauen waren.

Die altsteinzeitliche Große Göttin, Hüterin der Totenseelen, wurde durch den Ackerbau mehr und mehr zur fruchtbaren Erdmutter. Die Bedeutung der Frau als Lebensspenderin wuchs in dieser Phase der Menschheitsgeschichte und mit ihr die Rolle weiblicher Gottheiten. In die Jungsteinzeit fiel die Hochphase des Matriarchats.

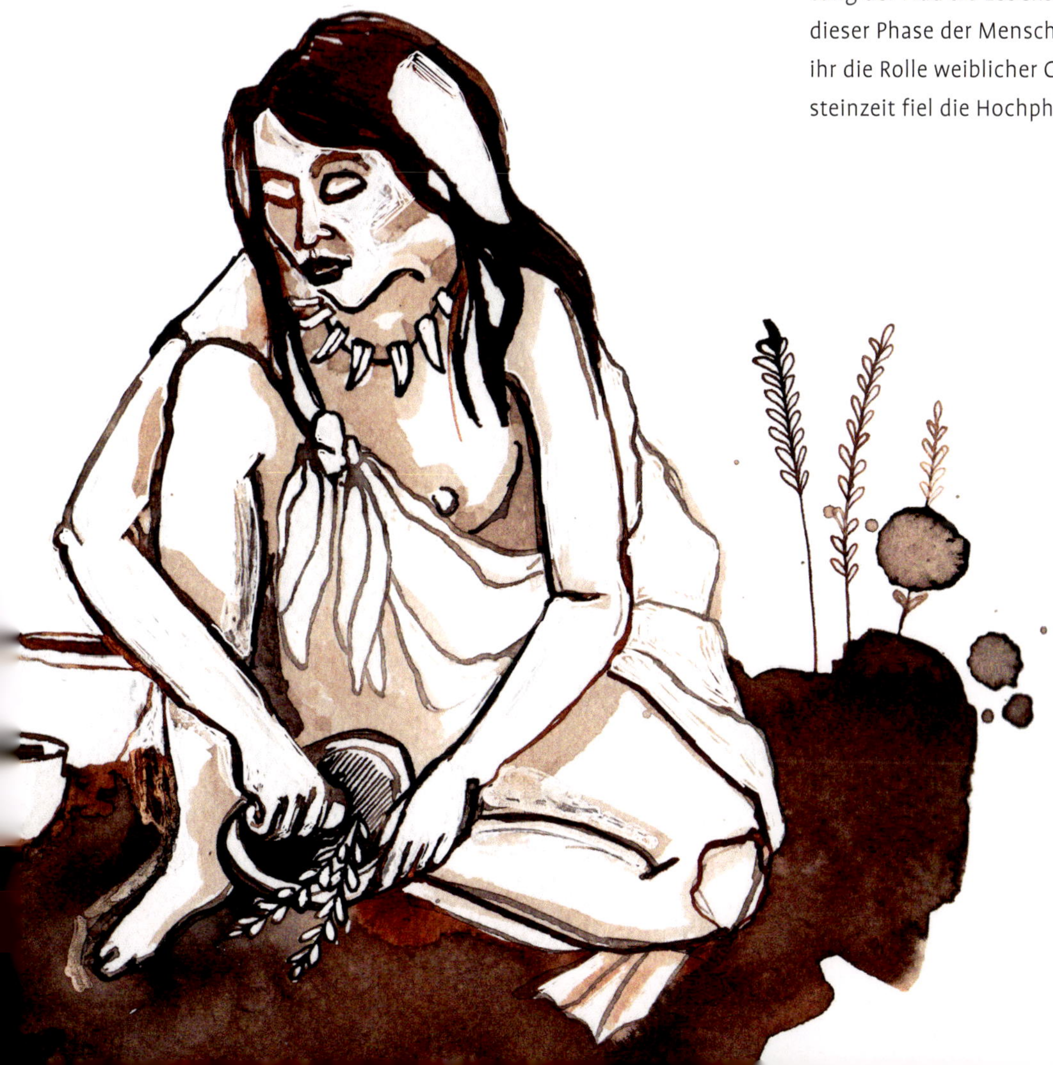

In Mesopotamien und Anatolien entstanden die ersten Städte und Hochkulturen, in denen man der Großen Göttin huldigte. Uralte Brettspiele, wie Dame oder Schach, die schon zu jener Zeit entstanden, symbolisieren den hohen Rang der Königin und damit die große Bedeutung der Frauen.

## Gartenland in Frauenhand

Dass der Ackerbau eine Entdeckung und die Domäne der Frauen war, spiegelt sich auch im Götterhimmel wider: Die griechische Demeter sorgte als Göttin des Ackerbaus für das Gedeihen des Getreides und der Kulturgemüse, Athene galt als Entdeckerin des Olivenbaumes und Erfinderin des Pfluges. Auch die ägyptische Göttin Isis wurde als Lehrmeisterin des Ackerbaus gepriesen. Einige Indianerstämme Nordamerikas riefen drei göttliche Schwestern an, die den Hauptnahrungsmitteln Mais, Bohne und Kürbis entsprachen.

*Noch heute ist in den meisten Naturvölkern der Gartenbau ausschließlich in Frauenhand.* Selbst in Deutschland sind noch historische Spuren aus dieser Zeit zu finden. So gehörten im Mittelalter nach geltendem Recht der Garten und die Gartenerträge der Frau. Das Gemüse im Garten und die Vorratskammer fielen ihr als Witwenerbe zu. Auch sprachwissenschaftlich gibt es enge Beziehungen zwischen dem Wort „Garten“ (geschützter, umhegter Ort) und der den Frauen zugeschriebenen Eigenschaft, Schutz und Frieden zu gewähren. *So ist etwa die Silbe „gard“ häufig in alten germanischen Frauennamen enthalten*: Hildegard, Friedegard, Irmgard, Liebgard.

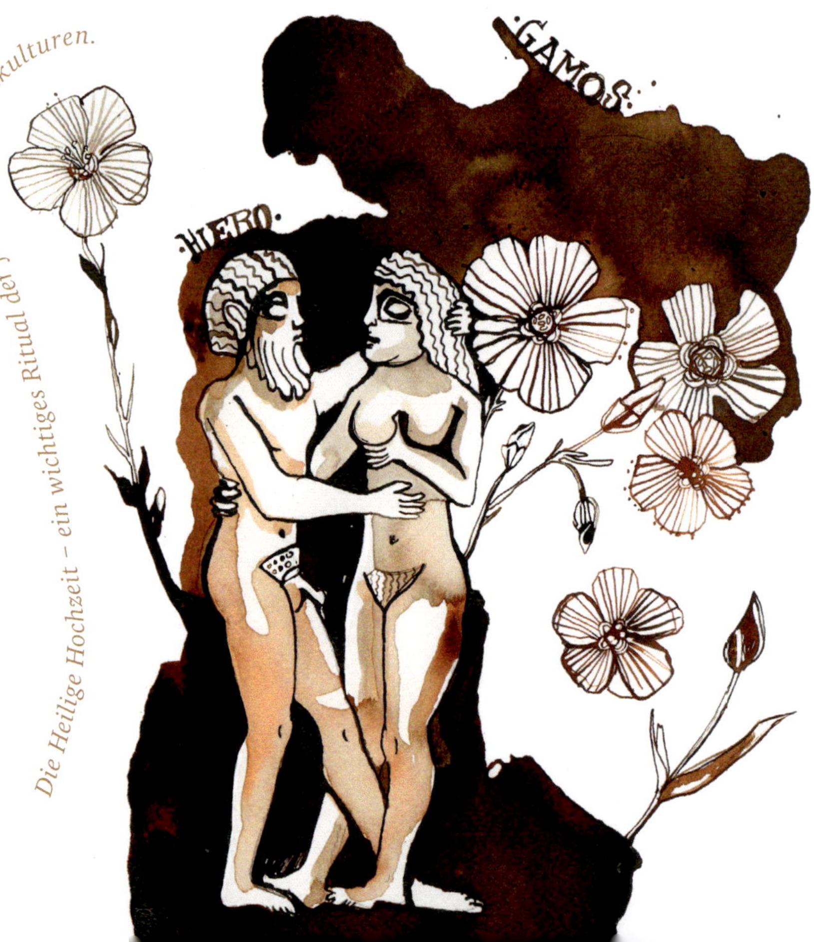


*Die Heilige Hochzeit – ein wichtiges Ritual der frühen Ackerbaukulturen.*

### Bedeutende Heil- und Kultpflanzen der Jungsteinzeit

Alraune (psychoaktiv)
Bärlauch
Beifuß
Bilsenkraut (psychoaktiv)
Blutwurz
Breitwegerich
Brennnessel
Dost
Eisenkraut
Fliegenpilz (psychoaktiv)
Weißer Gänsefuß
Guter Heinrich
Gundermann
Hanf (psychoaktiv)
Holunder
Johanniskraut
Kamille
Leinsamen
Malve
Mistel
Schlafmohn (psychoaktiv)
Rainkohl
Schafgarbe
Schlüsselblume
Vogelknöterich
Weide

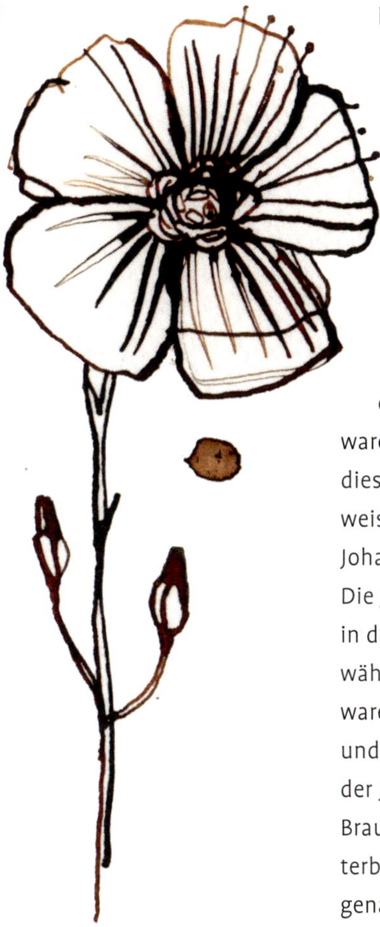

## Kultische Begleitung des landwirtschaftlichen Jahres

Mit dem Sesshaftwerden wuchs die Abhängigkeit von einem guten Ernteergebnis. Die wachsende Bevölkerung musste ernährt werden. Dadurch gewannen Jahreszeiten, Wettereinfluss und die Fruchtbarkeit des Bodens an Bedeutung.

*Man glaubte, die Natur brauche Unterstützung durch Opfer und Rituale*, um gute Ernten zu garantieren und ihren Rhythmus zu bewahren. Der jungsteinzeitliche Mensch hatte durchaus Angst, Sonne, Frühling oder Regen könnten ausbleiben, wenn die jahreszeitlichen Opferfeste nicht gefeiert würden.

Das Wachsen und Reifen der Vegetation wurde deshalb im Kult vorgelebt, damit sich die Natur Jahr für Jahr erneuerte. Solche unterstützenden Rituale waren die Jahreskreisfeste, die von einem reichen Pflanzenbrauchtum begleitet waren. Manche Kräuter waren untrennbar mit diesen Festen verbunden. So wurden beispielsweise Johanniskraut, Holunder und Beifuß als Johanniskräuter (Johanni, 24. Juni) bezeichnet. Die Jahreskreisfeste waren so stark und mächtig in der Bevölkerung verwurzelt, dass sie auch während der Christianisierung nicht auszurotten waren. Sie wurden größtenteils übernommen und entsprechend überformt. Die Bedeutung der Jahreskreisfeste und das damit verbundene Brauchtum werden wir uns im Kapitel „Kräuterbrauchtum rund ums Jahr“ ( ab Seite 116) genauer ansehen.

## Die Heilige Hochzeit

Ohne Opfer konnte die jährlich sterbende Sonne keine neue Kraft erlangen, um wiederaufzuerstehen. Bei den Opferhandlungen wurde nicht nur Getreide geopfert; archäologische Funde weisen auch auf Menschenopfer hin. Die zahlreichen Mythen über die Entstehung des Ackerbaus deuten ebenfalls auf eine blutige Opferung. Ein solches Opferritual findet sich bei den frühen Ackerbaukulturen im archaischen Kult der „Heiligen Hochzeit“. Dieses Ritual sollte die Frucht-

barkeit des Bodens sicherstellen. Im Mythos vereinigt sich die Große Göttin mit dem jungen Vegetationsgott. Stellvertretend für die Göttin vollzog die Hohe Priesterin mit dem von ihr erwählten Jahreskönig die rituelle geschlechtliche Vereinigung. *Einhergehend mit dem Sterben der Vegetation musste nach der Ernte der König geopfert werden.* Mit dem Opfer verband sich die Hoffnung auf die Wiedergeburt der Vegetation im Frühling. Und direkt daran gekoppelt war das große Mysterium der Wiedergeburt der menschlichen Seele.
Je nach Breitengrad, Klima und Kalendermodell wurde die Heilige Hochzeit entweder zur Sommersonnwende oder an den Maifesten gefeiert. Der nach der Ernte geopferte Vegetationsgott feierte dann seine Auferstehung entsprechend zur Frühjahrstagundnachtgleiche oder zur Wintersonnwende.
Die Opferungen hatten noch einen weiteren Hintergrund: Der Ackerbau wurde ursprünglich als Gewaltakt gegen die Erdmutter empfunden. Das Roden und Pflügen des wilden Landes galt als Frevel an der Großen Göttin, deren Verletzungen gesühnt werden mussten.
Das anfangs reale Opfer des Jahreskönigs wurde später durch Tieropfer ersetzt. Im Mittelalter zerriss man dafür symbolisch Strohpuppen und streute sie über die Felder. Auch im Brauchtum von Maikönigin und Maikönig finden sich Anklänge an die Heilige Hochzeit (siehe Seite 170).

## Landwirtschaftliches Brauchtum entsteht

Die Einbindung der Menschen ins landwirtschaftliche Jahr ließ sehr viel neues Brauchtum entstehen. Die Aussaaten mussten gelingen und die Ernten sollten möglichst üppig ausfallen. In vielen Gegenden glaubte man, Lein dürfe nur von Frauenhand gesät werden. Die weibliche Fruchtbarkeit sollte die Aussaat begünstigen. Einen ähnlichen Hintergrund hatte das Brautlager auf dem Acker. Das Sich-Lieben und -Wälzen von Paaren auf der Erde sollte diese fruchtbar machen. Die Symbolik des Pfluges (Phallus) und der Ackerfurche (Vulva) ist uralt und in allen Ackerbaukulturen zu finden.
Umgekehrt konnte die Erde auch Heilung und Fruchtbarkeit geben: Kranke wurden zur Genesung auf die bloße Erde gelegt. Unfruchtbare Frauen sollten barfuß auf ihr tanzen. Um das Wetter oder das Ernteergebnis vorherzusehen, gab es Pflanzen, die sich als Orakel eigneten, und andere Pflanzen wurden eingesetzt, um Gewitter fernzuhalten oder Regen heraufzubeschwören. Mit Hauswurz auf dem Dach und Johanniskraut am Fenster konnte man sich bei Unwetter sicher fühlen. Ebenso wichtig war den Ackerbauvölkern die Gesunderhaltung des Viehs. Dementsprechend gab es viele Pflanzenrituale die dafür sorgten, dass die Milch der Kühe, Schafe und Ziegen nicht versiegte. Der Gundermann (siehe Seite 162) war beispielsweise eine klassische Milchzauberpflanze.

## Sesshaftigkeit bringt viele Neuerungen

Im Zuge der neolithischen Revolution stiegen die Bevölkerungszahlen wie nie zuvor. Töpferei, Korbflechterei und Weberei entwickelten sich. Fast gleichzeitig mit dem Ackerbau entstand auch die Viehhaltung mit gezähmten Wildziegen und Wildschafen. Die jungsteinzeitlichen Familien in Mitteleuropa lebten in großen, hölzernen Bauernhäusern, in denen auch das Vieh untergebracht war. Es entstanden kleine dörfliche Siedlungen. In den Regionen, in denen die Sesshaftigkeit ihren Anfang genommen hatte,

gab es zur gleichen Zeit schon Städte mit mehreren Tausend Einwohnern und Häusern, die aus Lehmziegeln gebaut waren.
Doch nicht alle neu entstandenen Ackerbaugruppen blieben sesshaft. Aus einigen entwickelten sich in einem langsamen Prozess nomadisierende Hirtenvölker. Sie züchteten Rinder, Ziegen und Schafe und zogen mit großen Herden umher. Die Viehzucht war wie einst die Jagd Männeraufgabe. Ihr Status wurde durch die Überschüsse an Fleisch und Häuten stark aufgewertet, wodurch erste patriarchale Gesellschaftsstrukturen entstanden. Auf diese Hirtennomaden kommen wir später noch zu sprechen, denn sie lösten Tausende Jahre später den Sturz der weiblichen Gottheiten aus.

## Ackerbau im dichten Wald

In Mitteleuropa begann das Sesshaftwerden erst 6000 v. Chr. Hier kam die Ausbreitung des landwirtschaftlichen Lebens langsamer voran, denn dichter Urwald bedeckte das Land. *Wie Inseln lagen die Rodungen der jungsteinzeitlichen Bauernsiedlungen im Waldmeer.*
Die Rodungen waren durch Hecken und Zäune von der Wildnis abgetrennt. Dorniges Gestrüpp wie Wildrose, Schlehe, Weißdorn, aber auch Hasel und Holunder fanden am Rand der Siedlungen eine ökologische Nische. Die dichte Hecke war ein lebendiger Zaun, der durch seine Dornen das Eindringen wilder Tiere und das Ausbrechen der Schafe, Ziegen und Rinder verhinderte.

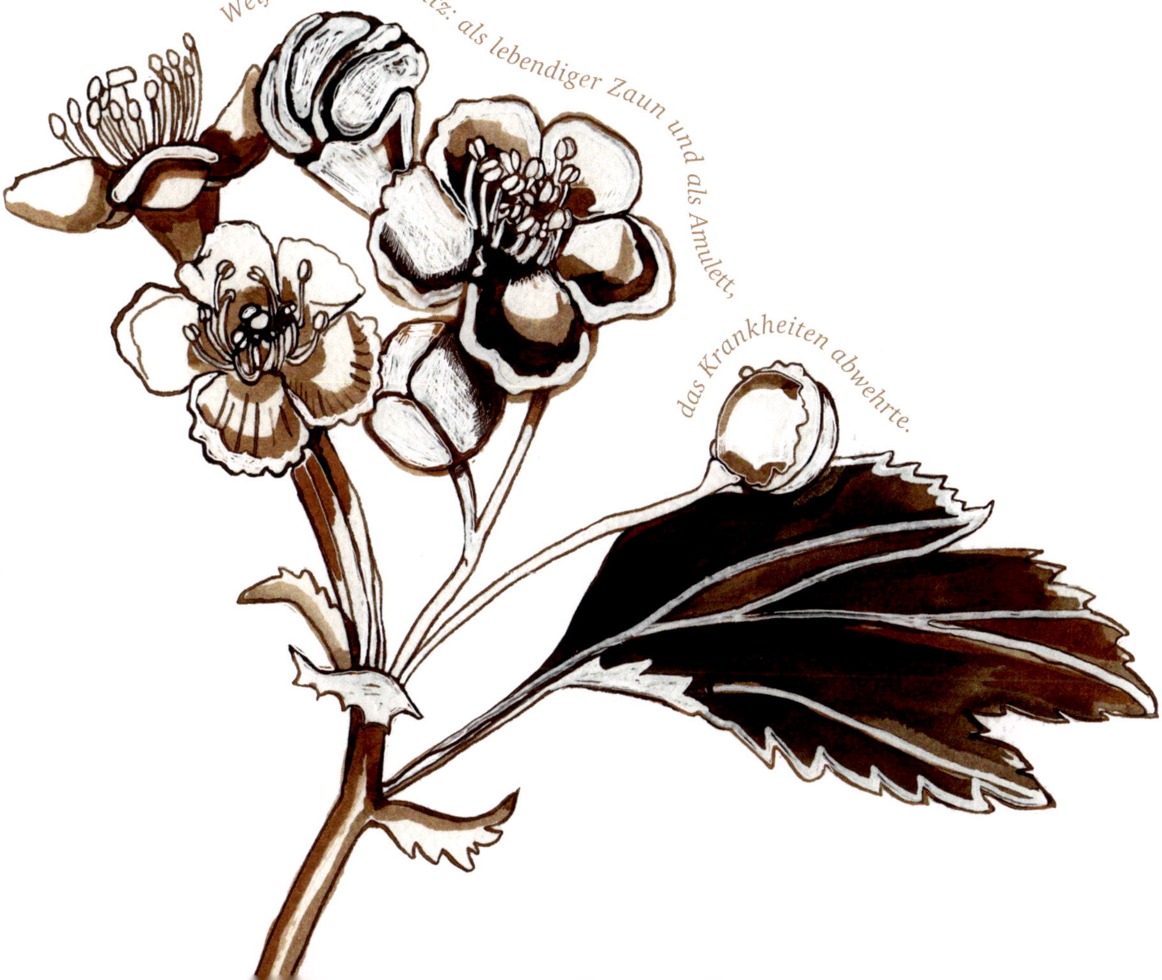

*Weißdorn bot Schutz: als lebendiger Zaun und als Amulett, das Krankheiten abwehrte.*

Die bepflanzte Erde war also von Hecken „umgürtet“. *So entstand aus „Gürtel“ das Wort „Garten“.*
Außerhalb des kultivierten Landes, hinter der Hecke, begann der dichte Urwald, ein Ort, an dem viel Unheimliches vermutet wurde. In dieser Wildnis lebten nicht nur wilde Tiere, hier war auch das Reich der Naturgeister: Elfen, Feen, Zwerge, Trolle, Kobolde und Dämonen. Aber es gab zu jener Zeit auch Menschen, die den Ackerbauern unheimlich waren: die letzten kleinen Gruppen, die als Sammlerinnen und Jäger durch die Wildnis streiften. Sie waren das Vorbild für die vielen Sagen über die „Wilden Leute“ oder „Waldmenschen“, die auch „Moosfräulein“ oder „Holzweiblein“ genannt wurden.
Die neue Lebensweise der Ackerbaukulturen brachte nicht nur eine Entfremdung von der wilden Natur mit sich, sondern auch deutliche Änderungen im Speiseplan. Die ursprüngliche Vielfalt der Nahrungspflanzen reduzierte sich auf wenige angebaute Kulturpflanzen. *Auch das Wissen um die Heilpflanzen war nicht mehr so umfangreich* wie bei den Sammlerinnen der Altsteinzeit. Man orientierte sich vor allem an den Heilpflanzen, die unmittelbar im Siedlungsbereich und auf den Feldern wuchsen.

## Die Hexe – Heilerin und Schamanin

Jede größere Siedlung hatte eine Heilerin, die auch Geburts- und Liebeskräuter kannte. Halluzinogene Zauberkräuter nutzte sie, um zu den Geistern und Ahnen zu reisen. Diese kräuterkundige Frau war Dorfhebamme und Heilerin für Mensch und Vieh. Sie heilte in schamanischer Tradition mit Zaubersprüchen und Zauberpflanzen. Krankheitsdämonen konnte sie wegblasen,

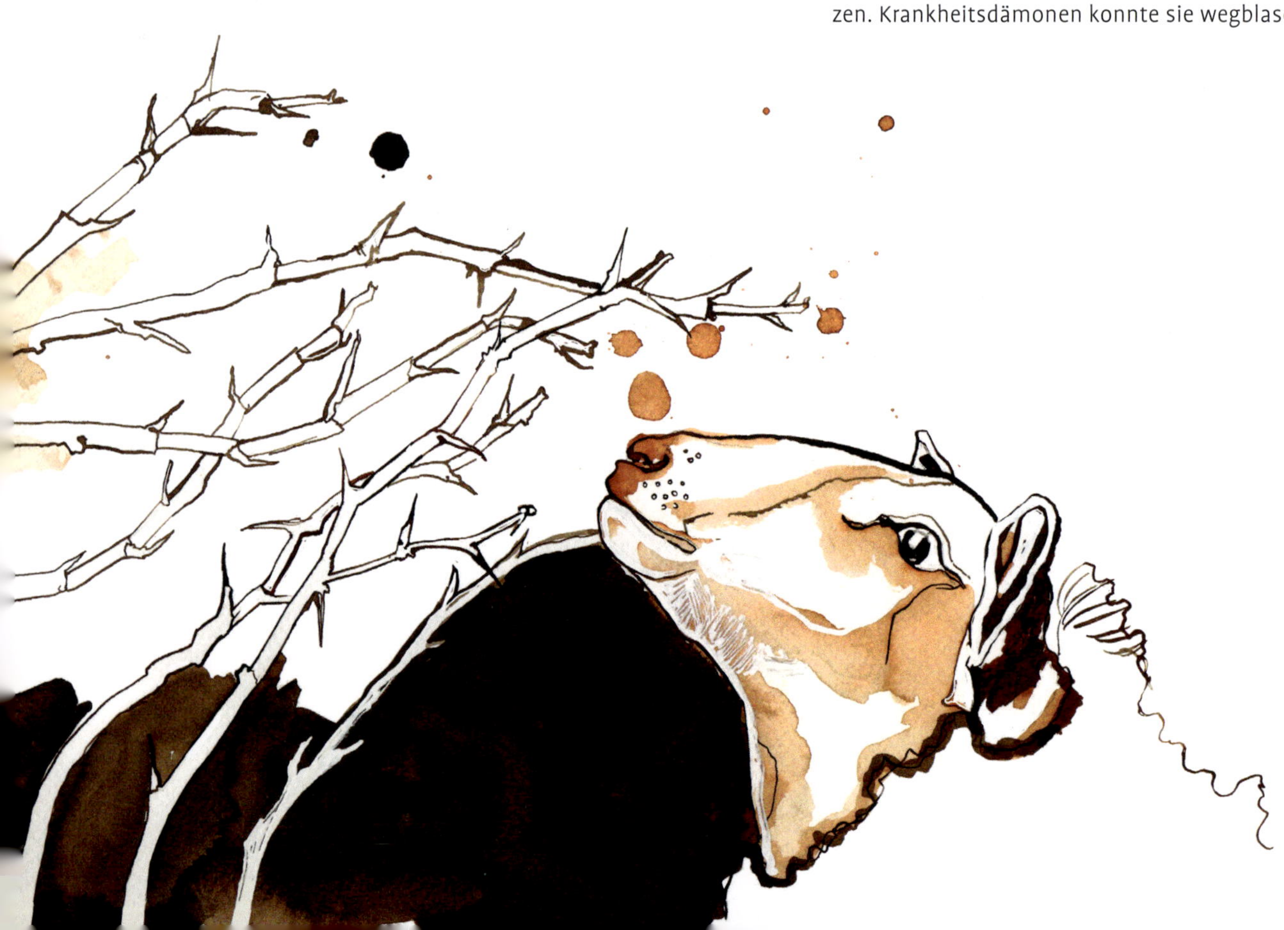

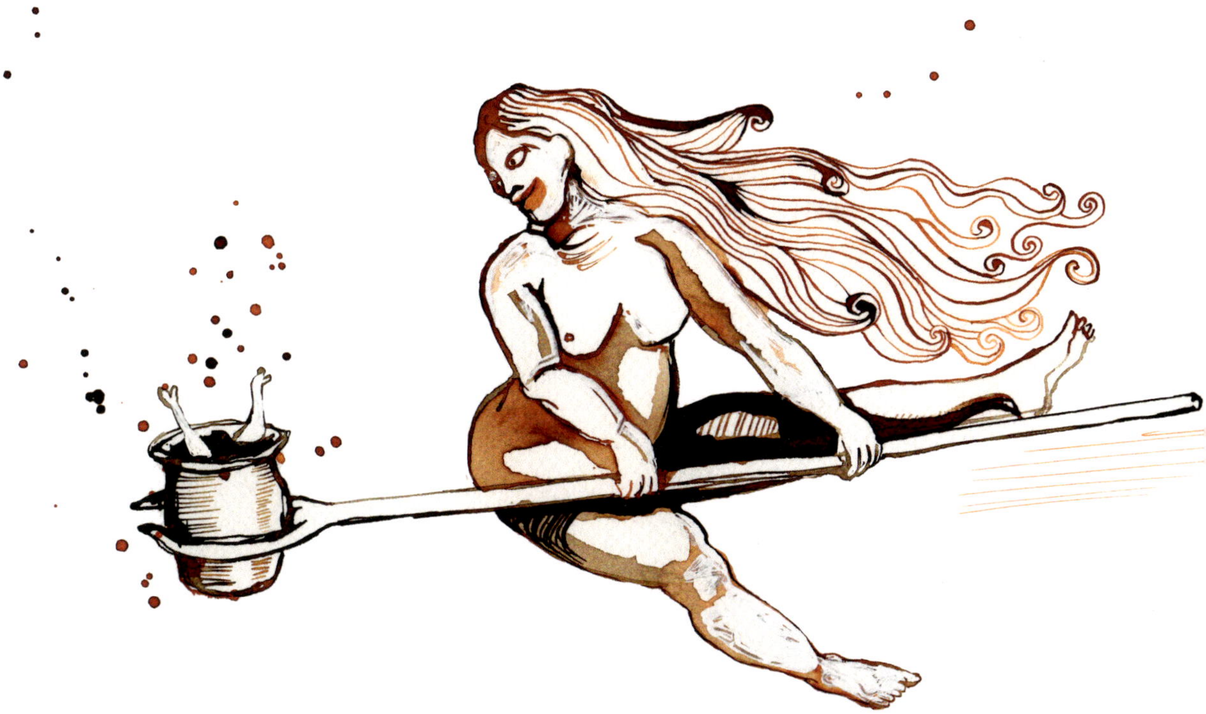

aussaugen oder fortsingen. Aber sie beherrschte nicht nur Heilkunde und Schamanenreise, sondern galt auch als Seherin und Weissagerin. Die „Weise Frau" wohnte meist am Rande der Siedlung, nahe der Wildnis, wie es auch heute noch bei Dorfschamanen üblich ist. Daher rührt wohl auch ihr alter Name Hagazussa (Weib im Hag), denn die Siedlungen waren mit Hecken und Flechtwerk umgeben. Aus „Hagezusse" entwickelte sich das Wort „Hexe". Es sind viele Namen für „Hexe" überliefert, die alle deutlich auf die Tätigkeiten hinweisen, die sie einst ausführte. *Worte bewahren ja oft eine ursprüngliche Tradition.* Man nannte sie Besenreiterin, Zaunreiterin, Wahrsagerin, Seherin, Weise Frau oder Giftmischerin. Das englische „*witch*" kommt von „wissen, weise" und entstammt den gleichen Wurzeln wie „*wisdom*" (Weisheit). Die Hexe war also eine wissende, weise Frau.
Der Hag (Zaun/Hecke) symbolisierte die Schwelle zwischen Wildnis und Garten, aber auch zwischen der Welt der Geister und jener der Menschen. Die Zaunreiterin ritt auf einem Zaunstecken, der später zur Ofengabel und zum Besen wurde. *Der nächtliche Hexenflug auf dem Stecken entspricht der Seelenreise des Schamanen* auf einem Stab in eine andere Welt. Wie der Schamane übertrat die Hexe im Trancezustand die Schwelle zwischen den Welten, um zu heilen oder zu weissagen. Dazu nutzte sie auch psychoaktive Pflanzen, wie sie später in den berüchtigten „Hexensalben" eingesetzt wurden. Andere den Hexen zugesprochene Fähigkeiten, wie das Wettermachen oder das Vorhersagen der Zukunft, entstammen ebenfalls schamanischer Tradition. Das dunkle Kapitel der Hexenverfolgung, in deren Verlauf Tausende von Frauen auf dem Scheiterhaufen endeten, wollen wir später noch aufgreifen (siehe Seite 60).

## Aufruhr im Götterhimmel

Die ersten Berichte über männliche Gottheiten fallen in die Zeit des beginnenden Ackerbaus. Das hängt sicherlich damit zusammen, dass die Beteiligung des Mannes an der Zeugung inzwischen bekannt war. Das anfänglich ausgeglichene Nebeneinander von Göttern und Göttinnen begann sich dann gegen Ende der Jungsteinzeit (3500 v. Chr.) immer mehr auf die männliche Seite zu verschieben, was mit der Abwertung der Großen Göttin und letztendlich mit der Unterdrückung der Frau endete. Nach und nach wurden Frauen aus dem religiösen Kult gedrängt und durch männliche Priester ersetzt. Da das Heilige und das Heilen miteinander gekoppelt waren, verloren die Frauen damit auch das Recht, Heilberufe auszuüben.
Die Priester der neuen Ordnung schrieben die Mythen und Religionen um und die Muttergöttin wurde entthront und durch ein männliches Gegenstück ersetzt. Im Zuge dessen degradierte man die Göttinnen meist zu Gemahlinnen oder Töchtern der neu emporgestiegenen Götter. Häufig wurden weibliche Gottheiten in ein schlechtes Licht gerückt; man unterstellte ihnen Hinterlistigkeit. Auch die weiblichen Sakraltiere wurden verachtet und beschimpft: *Die dumme Ziege, die blöde Gans, die böse Schlange, das dreckige Schwein – sie alle waren ursprünglich heilige Tiere* und alles andere als böse oder schmutzig. Da die göttliche Ebene sich in der menschlichen spiegelte, ging es den Frauen auf Erden nicht besser! „Der Mann aber soll herrschen über Dich“, heißt das Schicksal der Frauen nach der Vertreibung aus dem Paradies. Die Durchsetzung des Patriarchates in den alten Gesellschaften war ein langsamer Prozess, der sich in einem Zeitraum von rund 2000 Jahren vollzog. Warum die Frau danach so massiv erniedrigt wurde, bleibt letztlich unergründet.

## Nomaden überfallen die Ackerbauern

Die Umbruchphase von der matrizentrischen zur patriarchalen Gesellschaft begann mit dem Einfall kriegerischer Indoeuropäer aus den Steppengebieten nördlich des Schwarzen Meeres. Zu diesen Völkern gehörten beispielsweise die Dorer, Kelten und Germanen. Was die Invasion letztendlich auslöste, liegt im Dunkel der Geschichte. Die einfallenden Völker waren jene patriarchalen Hirtennomaden und Viehzüchter, von denen schon die Rede war (siehe Seite 39). Zwischen 4000 und 2500 v. Chr. kamen die Invasoren in mehreren Wanderungswellen, die erbitterte Kriege auslösten. Die eindringenden Nomadenstämme hatten einschneidende Neuerungen entwickelt, mit denen sie den sesshaften Bauernvölkern haushoch überlegen waren: Pferde als Transport- und Reittiere, Streitwagen und Bronzewaffen. Nach und nach wurden die einheimischen Agrargesellschaften unterdrückt und beherrscht. Mit dem Eindringen der Indoeuropäer kam es zum Zusammenprall zweier unterschiedlicher Kulturen und Religionen: Kriegerische, männliche Himmelsgötter verehrende Hirtennomaden stießen auf friedliche, weiblichen Erdgottheiten huldigende Agrarvölker.

## Tief greifende gesellschaftliche Veränderungen

Die eindringenden Nomaden wurden in den eroberten Gebieten sesshaft. Es gab einen tief greifenden Wandel in der Gesellschaft. Die egalitäre Steinzeitgesellschaft mit ihrem ausgeprägten Gleichheitssinn und dem Gemeinschaftseigentum musste einem hierarchischen Herrschaftssystem weichen. *In dieser Epoche liegen die Ursprünge von Königsherrschaft,*

*Sklaverei, Frauenunterdrückung und Privateigentum.*

Obwohl die Religion der Eindringlinge dominierte, begannen die Kulturen sich zu mischen, was man in den Mythologien erkennen kann. In der germanischen Mythologie handelte es sich bei den Asen um die kriegerischen Götter der eingewanderten Nomaden, während die Wanen die Agrargottheiten der Alteuropäer darstellen. Der Krieg, den sie gegeneinander führen, spiegelt den tatsächlichen Konflikt.

Auch die griechisch-römischen Mythologien sind Mischformen. Bei manchen Völkern konnten sich die alten Strukturen stärker behaupten (etwa bei Germanen und Kelten), bei anderen wurden sie stark überlagert (wie bei Römern und Griechen). Dementsprechend behielten die keltischen und germanischen Frauen mehr Rechte und konnten auch noch in der Heilkunde tätig sein! Die neuen Mythenversionen und Götterlehren wurden vor allem in der herrschenden Oberschicht der königlichen Beamten, Krieger und Priester gepflegt. Im gemeinen Volk dagegen war die alte Religion der Muttergöttinnen noch lange populär. Es waren vor allem die Frauen, die diese Tradition bewahrten.

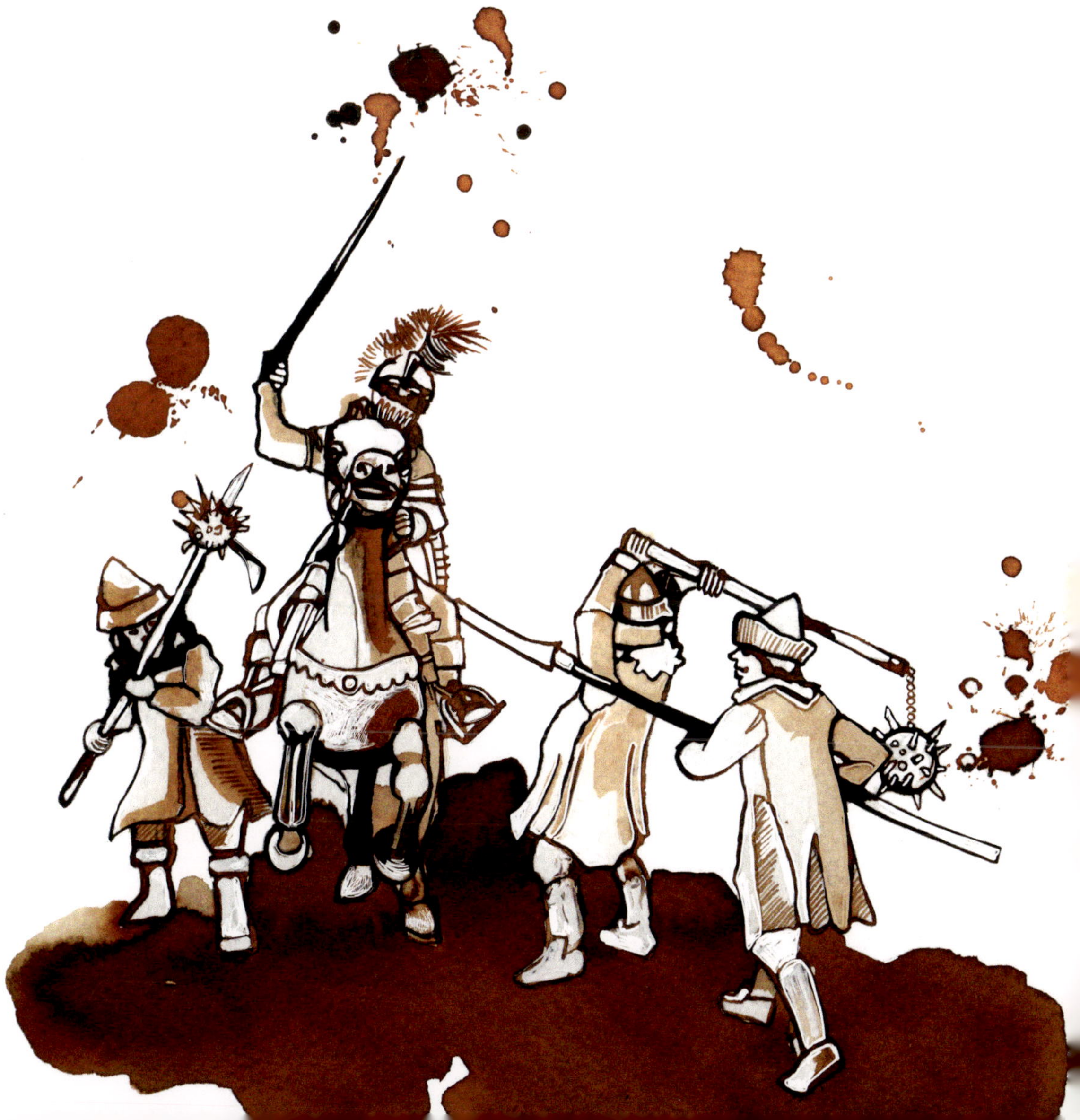

# Wegerich
## Schamanenblatt und Wegbeherrscher

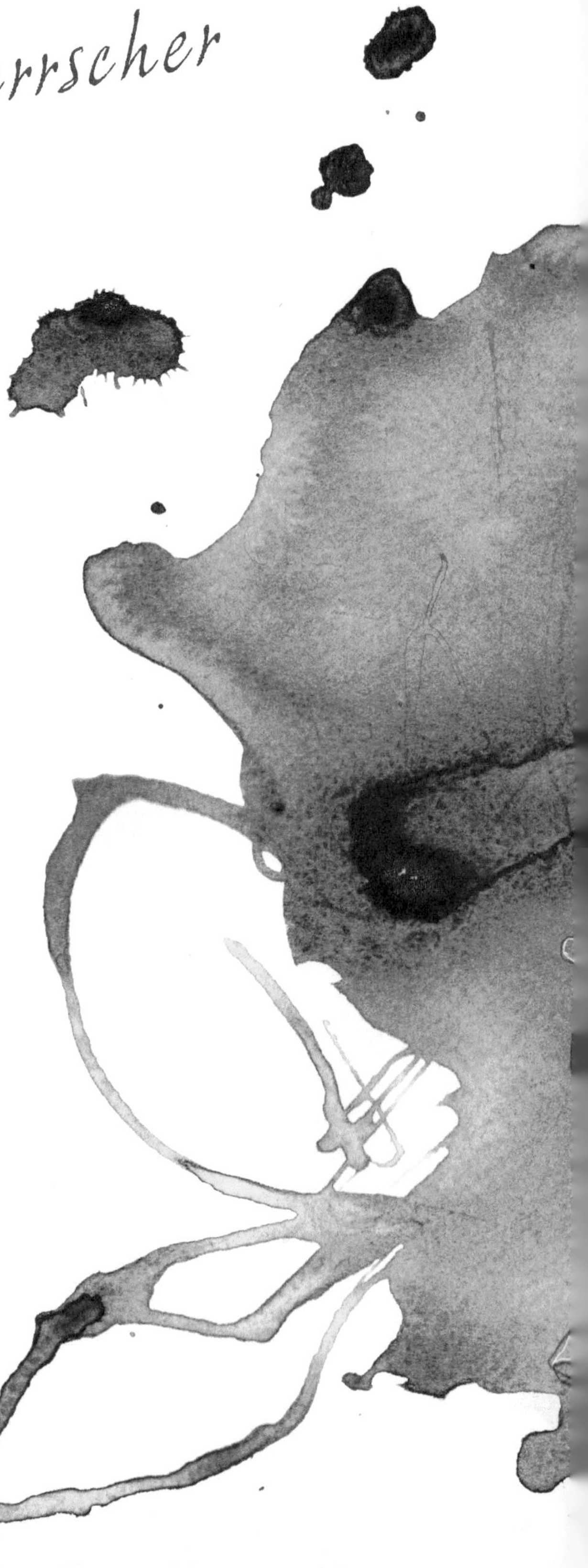

### Wirksam gegen allerlei Gift

Der Wegerich ist ein uraltes Heilmittel, das schon in der Jungsteinzeit verwendet wurde. Auch bei den Griechen, Römern und Germanen genoss er hohes Ansehen. Alte nordische Namen wie *Lachsnerblatt* weisen darauf hin, dass er in germanischer Zeit eine wichtige Wundheilpflanze war. Lachsner ist eine alte Bezeichnung für den schamanischen Heiler. In der heutigen Pflanzenheilkunde spielt nur noch der Spitzwegerich eine Rolle. Damals war es aber vor allem der Breitwegerich, der in Zauberei und Heilkunde genutzt wurde. Er galt als vorzügliches Mittel bei blutenden Hautverletzungen und als Gegengift bei Bissen und Stichen giftiger Tiere. Laut Plinius (23 – 79 n. Chr.) sollte der Saft des Wegerichs sogar Skorpionstiche heilen können. Eine kuriose Geschichte, die vermutlich die Wirksamkeit des Breitwegerichs als Gegengift untermauern sollte, erzählt uns der Arzt Hieronymus Braunschweig (1450 – 1512) in seinem Destillierbuch. Ein Priester hatte ihm berichtet, er habe zusammen mit anderen in seinem Sommerhaus eine Kröte beobachtet, die aus dem Garten ins Haus gekrochen kam. Als sie auf der Türschwelle saß, ließ sich von oben eine Spinne zu ihr herab und biss zu. Die verletzte Kröte kroch sofort zu einem Breitwegerich und fraß davon.

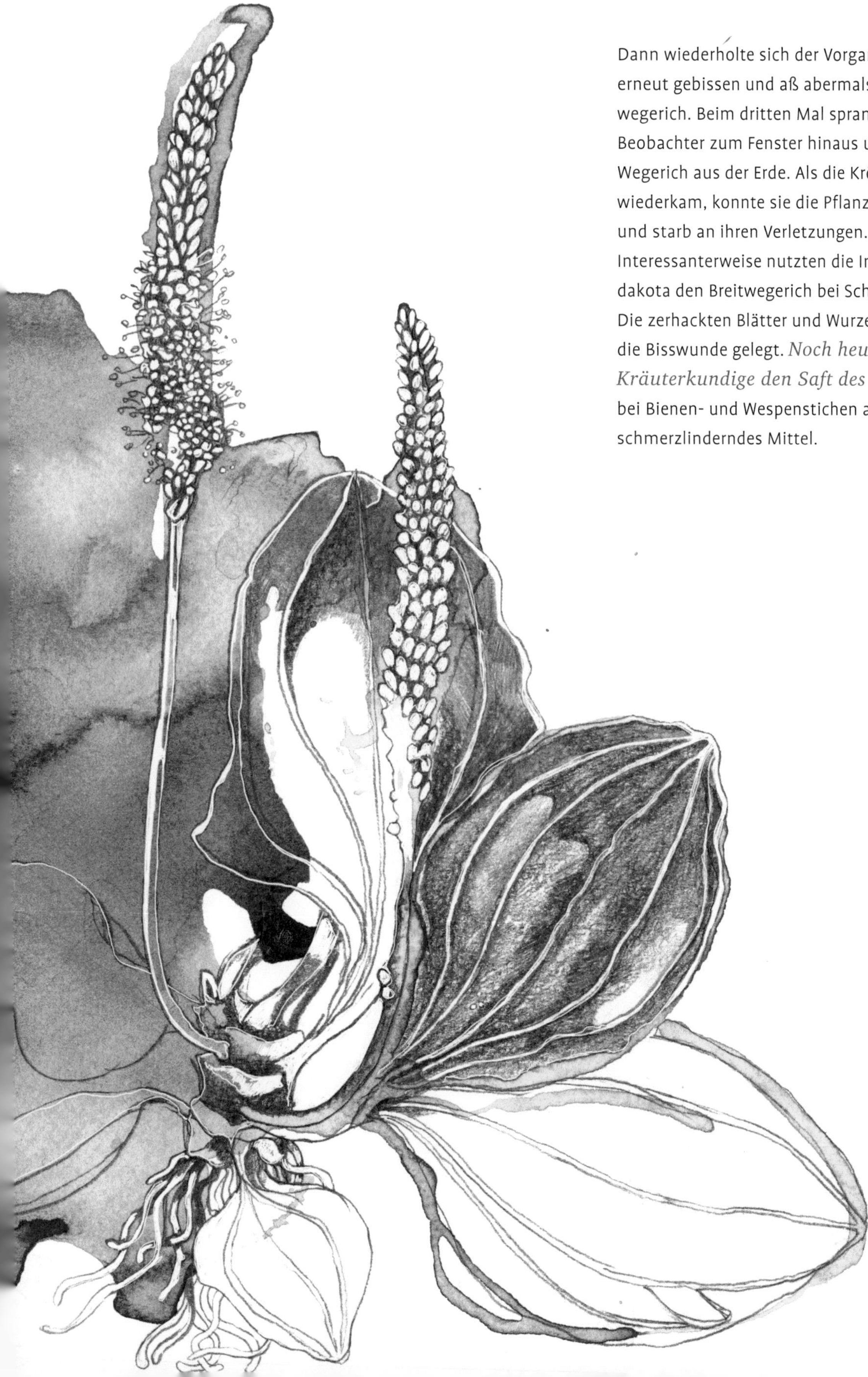

Dann wiederholte sich der Vorgang, sie wurde erneut gebissen und aß abermals vom Breitwegerich. Beim dritten Mal sprang einer der Beobachter zum Fenster hinaus und riss den Wegerich aus der Erde. Als die Kröte diesmal wiederkam, konnte sie die Pflanze nicht finden und starb an ihren Verletzungen.
Interessanterweise nutzten die Indianer in Norddakota den Breitwegerich bei Schlangenbissen. Die zerhackten Blätter und Wurzeln wurden auf die Bisswunde gelegt. *Noch heute empfehlen Kräuterkundige den Saft des Wegerichs* bei Bienen- und Wespenstichen als kühlendes, schmerzlinderndes Mittel.

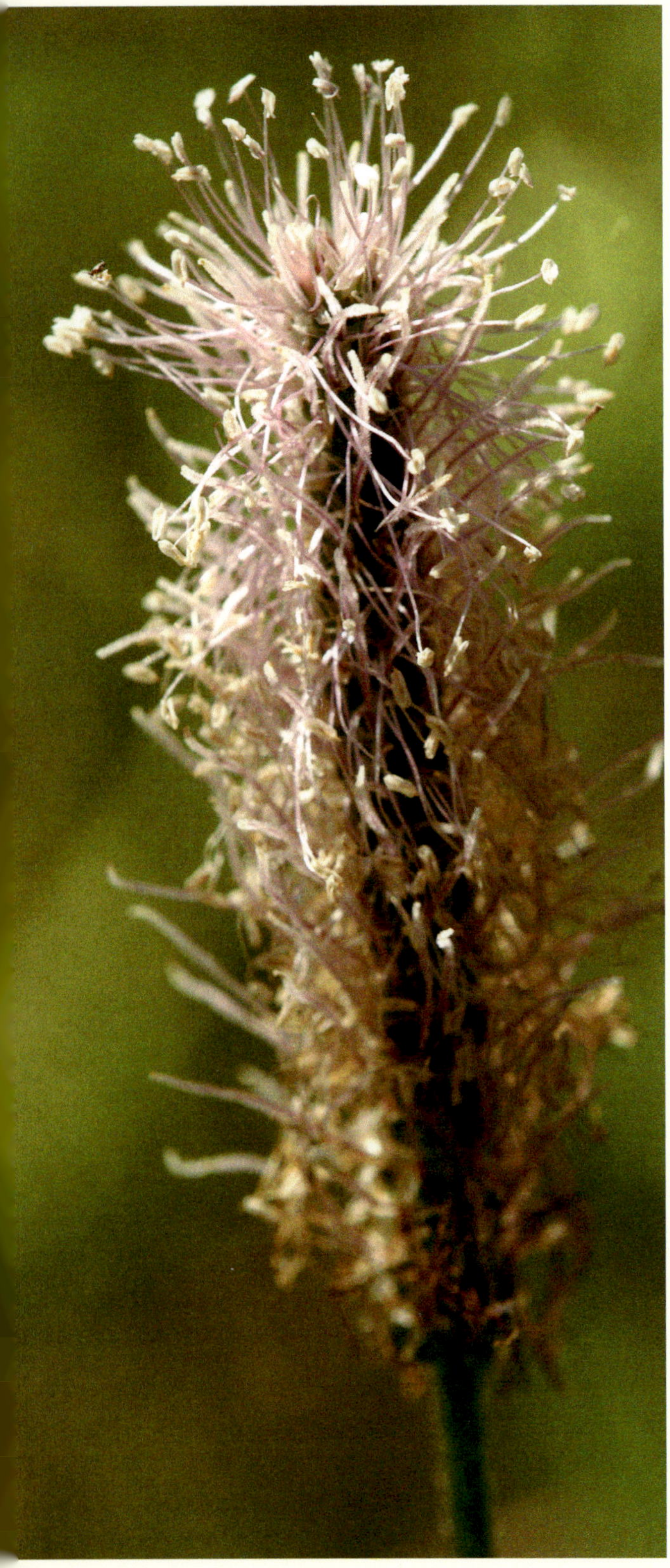

## Allerlei Liebeszauber

Hildegard von Bingen (1098–1179) empfahl den Wegerich als Mittel, um sich von angezauberter Liebe zu befreien: „Und auch wenn ein Mann und eine Frau Liebeszauber isst oder trinkt, dann soll man Wegerichsaft ohne Wasser oder mit Wasser zu trinken geben, und danach nehme er irgendeinen starken Trank, und er wird innerlich gereinigt werden, und nachher wird er sich leichter fühlen." Mit dem starken Trank war ein Mittel gemeint, das durch Erbrechen oder Durchfall den Körper reinigen sollte. Daneben gab es aber auch Rezepte, in denen man mit dem Wegerich die Liebe erzwingen wollte. Nach einem französischen Rezept aus dem 17. Jahrhundert musste man an Johanni vor Sonnenaufgang den Samen des Wegerichs sammeln, ihn sorgsam pulverisieren und dann vermengt mit zwei Tropfen Weihwasser in den Kiel einer Gänsefeder füllen. Wer diese Feder bei sich trug, wurde von allen unweigerlich geliebt!

*Sehr verbreitet waren im Mittelalter Liebesorakel mit dem Breitwegerich,* die sich zum Teil bis ins 20. Jahrhundert gehalten haben. Dazu riss man das Blatt der Pflanze quer durch. Nun ragten an der Rissstelle die Leitbündel als Fäden heraus. An der Zahl der sichtbaren Fäden konnte die junge Frau ablesen, wie viele Frauen ihr Schatz vor ihr schon geküsst hatte, mit wie vielen er bereits im Bett gewesen war oder wie viele Kinder sie mit ihm bekommen würde. Das Ergebnis war glücklicherweise nach oben hin begrenzt, denn in der Regel besitzt die *Siebenrippe* nur sieben Blattnerven. Aber nicht nur um die Liebe wurde orakelt; man konnte auch feststellen, wie oft jemand am jeweiligen Tag schon gelogen oder gesündigt hatte. Vielleicht wurde der Wegerich deshalb in manchen Regionen *Sündenkraut* oder *Lügenblatt* genannt.

## Herrscher des Weges

Die Indianer nannten den Breitwegerich *Fußstapfen des weißen Mannes*. Die Pflanze war in Amerika bis zum Eintreffen der ersten europäischen Siedler unbekannt. Die bei Feuchtigkeit klebrig werdenden Früchte hafteten an Pferdehufen und Wagenrädern und verbreiteten sich so entlang der Wege. *Eigentlich hätte er den Indianern zum traurigen Sinnbild für den Verlust ihres angestammten Landes werden müssen.*

Auch in Europa dominierte er die Wege. Nicht umsonst bedeutet sein germanischer Name „Herrscher des Weges". Der unverwüstliche *Wegetritt* fiel dadurch auf, dass er Wagenrädern und Fußtritten trotzte. Weil er dem allem widerstand, wurde er im angelsächsischen Neunkräutersegen, einem kraftvollen Heilgesang aus dem 11. Jahrhundert, angerufen, um mit seiner Hilfe „dem Gift und der Ansteckung und dem Übel, das über das Land hinfährt" widerstehen zu können.

Die Wege durch die Felder der jungsteinzeitlichen Siedlungen hatten eine kultische Bedeutung. Auf ihnen wurden die feierlichen Umzüge zu Ehren der Erdgöttin zelebriert, um durch ihren Segen die Fruchtbarkeit des Landes zu erhalten. Es musste auffallen, dass der Wegerich so gehäuft „in den Spuren" der Göttin gedieh. War er gar ein Geschenk von ihr an ihre Kinder? Vielleicht war er deshalb einst eine der heiligsten Pflanzen. Er gehörte auch zu der kultischen Frühjahrsspeise, mit der die Wiedergeburt der Vegetation gefeiert wurde. Neun Kräuter wurden an den Frühlingsfesten zu Ehren der Frühjahrsgöttin zubereitet und gegessen.

Der Wegerich hatte als Wegpflanze auch immer eine Beziehung zu den Füßen. Wer so häufig mit ihnen in Berührung kam, musste auch ihre Leiden heilen können. Wanderer legten sich die

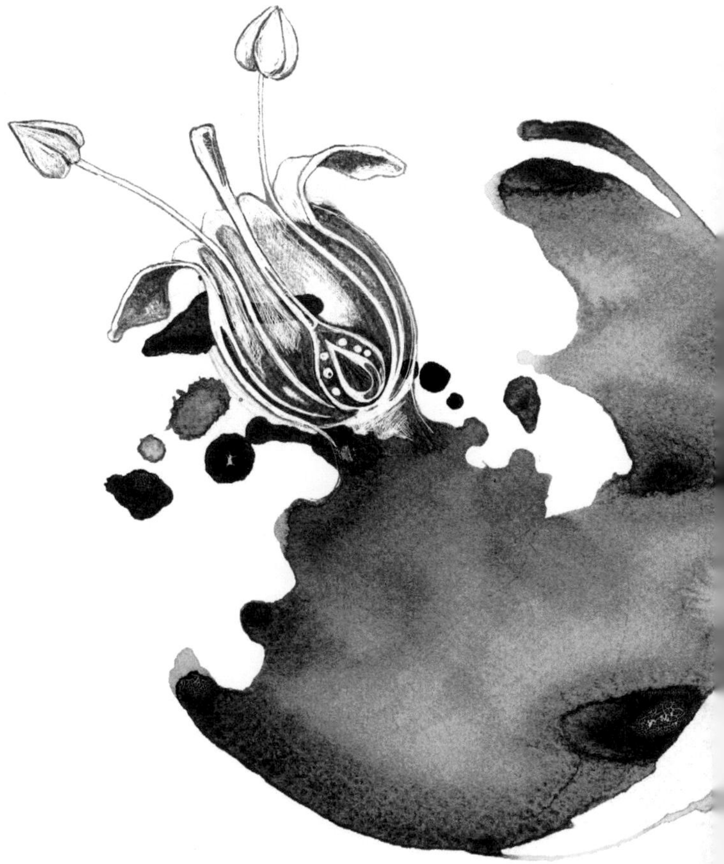

Blätter des *Wegebreit* in die Schuhe, was vor Ermüdung und Wundlaufen schützen sollte. Schmerzende Füße bestrich man sich mit Wegerichsaft.

## Die Pflanze der Großen Göttin als Blutstiller

In einer Beschwörung aus dem 11. Jahrhundert wird der Wegerich „Kraut der Proserpina" genannt und angefleht, den Blutstrom einer Frau zu stillen. Der Spruch selbst stammt wohl ursprünglich aus der Mittelmeerregion, aus einer Zeit, in der die Christianisierung noch nicht abgeschlossen war. „Wegerich! Kräutlein der Proserpina! Tochter des Königs Orkus! Wie du das Maultier unfruchtbar gemacht hast, so verschließe auch die Blutwelle aus dem Leib dieses Weibes!" Proserpina ist die römische Variante der griechischen Unterweltsgöttin Persephone, und mit dem König Orkus ist niemand anderer gemeint als ihr Gemahl Pluto (gr. Hades). Die Totengöttin Persephone ist eine Erscheinungsform der Großen Göttin. Vermutlich sprachen Hebammen den Spruch bei der Entbindung. Dass sie mit ihm die Hüterin der Seelen anriefen, erstaunt nicht, denn diese beseelte auch die Neugeborenen. Seine blutstillende Kraft entfaltete der Heilwegerich in diesem Fall schon dann, wenn die Frau die Wurzel in der linken Hand hielt. Die großen Blätter oder auch ein daraus hergestellter Brei nutzte man auch als Auflage bei blutenden Verletzungen. Dabei wurden Beschwörungsworte gesprochen, die meist mit der Anrede „Blut vergeh" begannen.

In einem Kräuterbuch aus dem 13. Jahrhundert wird erzählt, wie der große persische Arzt Avicenna (980–1037) die Wundheilkraft des Wegerichs entdeckt haben soll: Avicenna sah eine Schlange, die gerade von einem Pferdewagen überrollt worden war. Sie kroch mit letzter Kraft zu einem Wegerich, biss ein Stück davon ab, kaute es zu Brei und versorgte damit ihre Wunden. Verblüfft beobachtete der Arzt, wie die todgeweihte Schlange durch die Behandlung wieder gesund wurde. Diese Art der Erzählung war damals weit verbreitet. Man versuchte die Heilwirkung einer Pflanze einprägsam zu machen und auch zu verstärken, indem man sie mit Göttern, Heiligen oder berühmten Persönlichkeiten in Verbindung brachte.

## Hilfreich gegen Pest und Fieber

Bei der Nutzung der Wegerichwurzeln waren viele magische Rituale im Spiel, die schon beim Ausgraben begannen. In einem alten englischen Rezept gegen Kopfweh heißt es: „Grabe vor Sonnenaufgang den Wegerich ohne Eisen aus, binde die Wurzel zusammen mit Kreuzwurz um das Haupt vermittels eines roten Fadens." Wegerichwurzeln wurden häufig als Amulett genutzt. Angeblich ließ sich damit sogar die Pest abwehren. Otto Brunfels schrieb 1532 in seinem Kräuterbuch: „Etlich tragen sie an dem hals / für die pestilentz / gegraben zwischen den zweien unserer Frauen tagen." Mit den zwei Frauentagen sind Maria Himmelfahrt (15. August) und Maria Geburt (8. September) gemeint. Dieser Zeitraum galt als besonders günstig zum Kräutersammeln.

Sehr häufig wurde der Breitwegerich gegen Fieber eingesetzt. Zahlenmagie sollte die Wirksamkeit erhöhen. 3, 7, 77 oder 99 Wurzeln musste man ausgraben und dem Fieberkranken um den Hals hängen oder sie ihn einnehmen lassen. Jede dieser Wurzeln sollte gegen eine der vielen Fieberarten helfen, die man damals unterschied, zum Beispiel gegen Blutfieber, Fleckfieber, kaltes Fieber oder Kopffieber. Manchmal wurden die Wurzeln in kleine „Fieberpackerl" genäht und dem Kranken von 7 Uhr abends bis 7 Uhr morgens um den Hals gebunden. In einem anderen Rezept musste der Wegerich auf einem Kreuzweg geerntet werden. Als Amulett wurde er dann zwölf Stunden auf dem Rücken getragen. Dann stellte man sich mit dem Gesicht gegen die Fließrichtung des Wassers auf eine Brücke und warf die Wurzel zusammen mit dem Fieber in den Bach. Dabei sprach man ein Gebet und durfte sich keinesfalls umschauen. Und siehe da: Das Fieber war verschwunden!

## Verwendung heute

Der Breitwegerich wächst häufig auf Feldwegen und an Wegrändern. Genutzt werden die Blätter von Mai bis August. Medizinisch anerkannt ist nur der Spitzwegerich, der Breitwegerich ist Bestandteil der Volksmedizin. Er wirkt schleimlösend, harntreibend, reizlindernd und blutstillend. Tee und Tinktur sind daher ideal bei grippalen Infekten mit Husten. Äußerlich wird der frische Saft bei Insektenstichen und kleinen Verletzungen aufgetragen. Die Blätter nutzt man auch in der Wildkräuterküche.

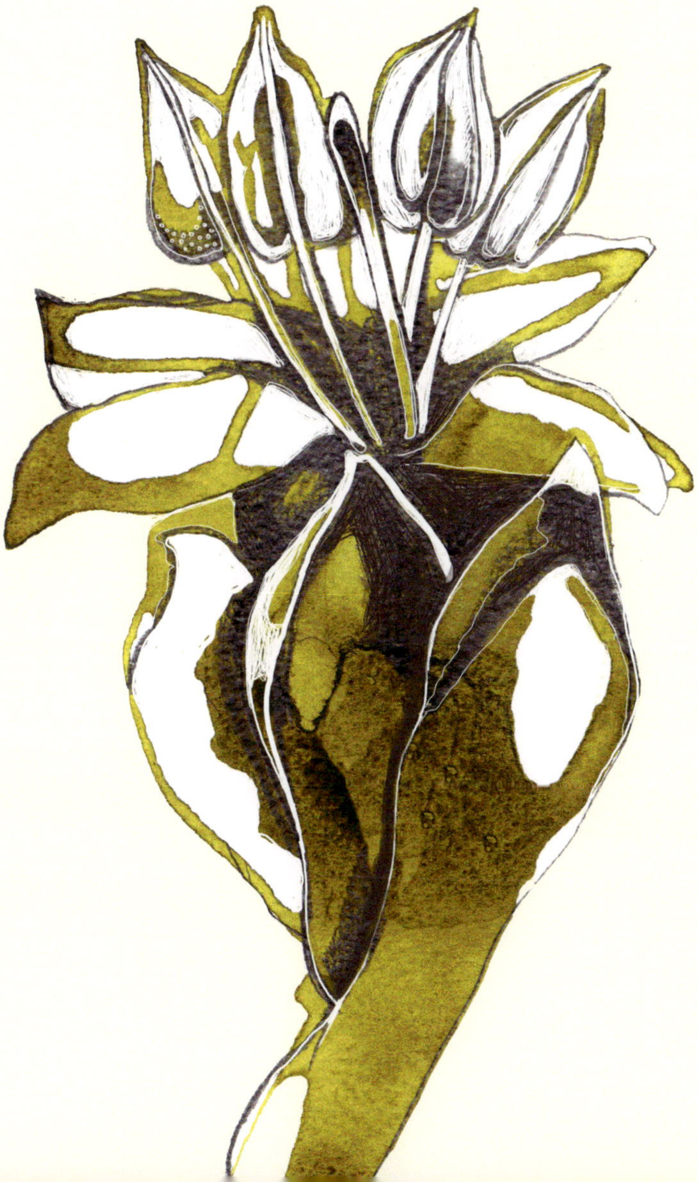

# Die Hochkulturen – Männer in Frauenberufen

*Etwa 3000 v. Chr. begann die sogenannte historische Zeit mit den ersten schriftlichen Überlieferungen. Hier setzt üblicherweise die offizielle Geschichte der Heilpflanzenkunde ein, obwohl inzwischen schon fast alles entdeckt worden war, was die Pflanzenwelt an Heilendem zu bieten hatte. Trotzdem wollen wir einen kleinen Blick auf die Heilkunst der Hochkulturen werfen.*

## Das Ende der weiblichen Heilkunst

Die ersten Hochkulturen entstanden in Mesopotamien, von wo die Sesshaftwerdung ihren Ausgang nahm. Das Land war von den Sumerern besiedelt, in deren Tempel die Große Göttin Innana oder Ischtar verehrt wurde. Die Siedlungsgebiete der Sumerer mit den bedeutenden Städten Uruk, Ur und Babylon gelten als Wiege des Ackerbaus, der Schrift und der Astrologie. Hier finden sich auch die ältesten auf Tontafeln niedergeschriebenen Heilrezepte. Mehrere Hundert Heilpflanzen sind erwähnt, unter anderem Granatapfel, Hanf, Lorbeer, Myrrhe, Schlafmohn, Süßholz und Thymian. Die Tempelpriesterinnen heilten nicht nur mit Kräutern, sondern wie schon die steinzeitlichen Schamaninnen mit Beschwörungen und Zauberritualen. Auch Opfergaben und Gebete gehörten zu den Heilritualen. Die Heilkunde umfasste magische, astrologische

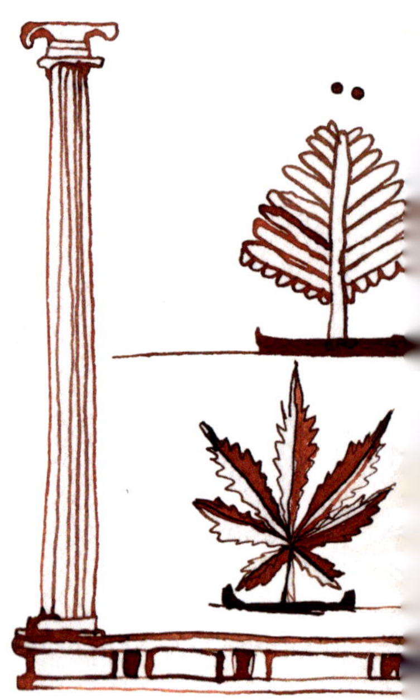

und medizinische Aspekte. *Aus dieser Epoche stammt der heute noch verbreitete Glaube an Horoskope.* Alles Pflanzenbrauchtum, das mit den Gestirnen und Tierkreiszeichen in Verbindung steht, hat hier seinen Ursprung. Die gesellschaftlichen Umbrüche erreichten auch die blühenden Städte zwischen Euphrat und Tigris. Das Ende der weiblichen Vorrangstellung in Kult und Religion bedeutete auch das Ende der Frau als Heilerin. In Mesopotamien war es der babylonische König Hammurabi, der die matrizentrische Tradition beendete und die Frauen offiziell von Priesteramt und Heilkunde ausschloss (1760 v. Chr.).

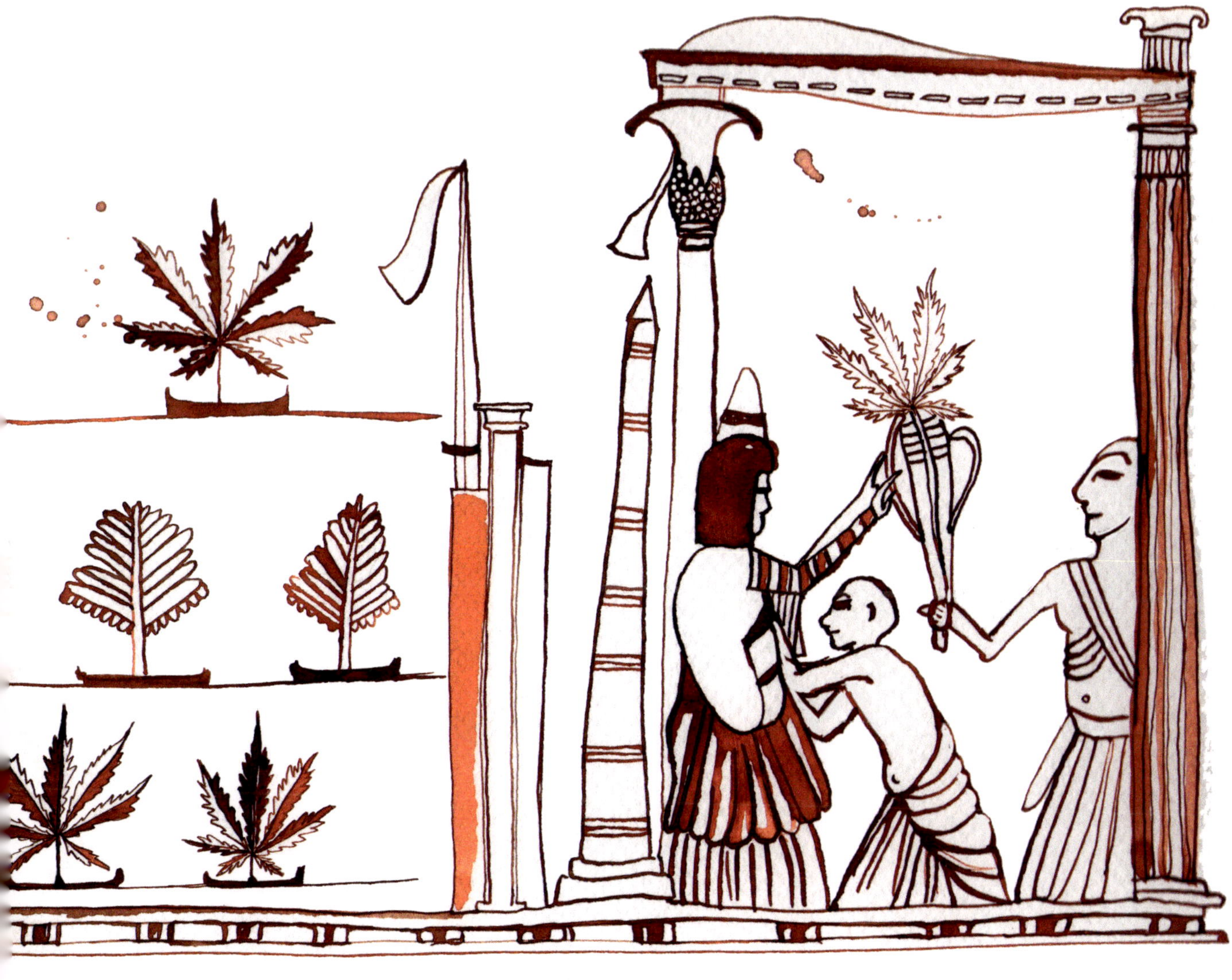

Die Kulte und Riten der Steinzeit hatten sich inzwischen zu organisierten Religionen gewandelt. In den Hochkulturen entwickelte sich das Priestertum mehr und mehr zu einer elitären Kaste, die sich immer weiter vom Volk entfernte. Die Tempelpriester waren einflussreich und mächtig geworden. Sie bildeten ein wichtiges Element im politischen System und waren eng mit dem herrschenden Königtum verbunden. Aus den Tempelstädten und Stadtstaaten Mesopotamiens entwickelten sich langsam die ersten Staatengebilde.

## Heilkunde und Magie in Priesterhand

Im alten Ägypten entstand eine weitere Hochkultur, deren Größe sich an den faszinierenden Pyramiden ablesen lässt. Hier hatten die Frauen im Gegensatz zu anderen Hochkulturen eine geachtete Stellung. Die einst weibliche Heilkunde war aber auch hier überwiegend in die Hände einer männlichen Priesterkaste gelangt, die sich vor allem um den Pharao und seine

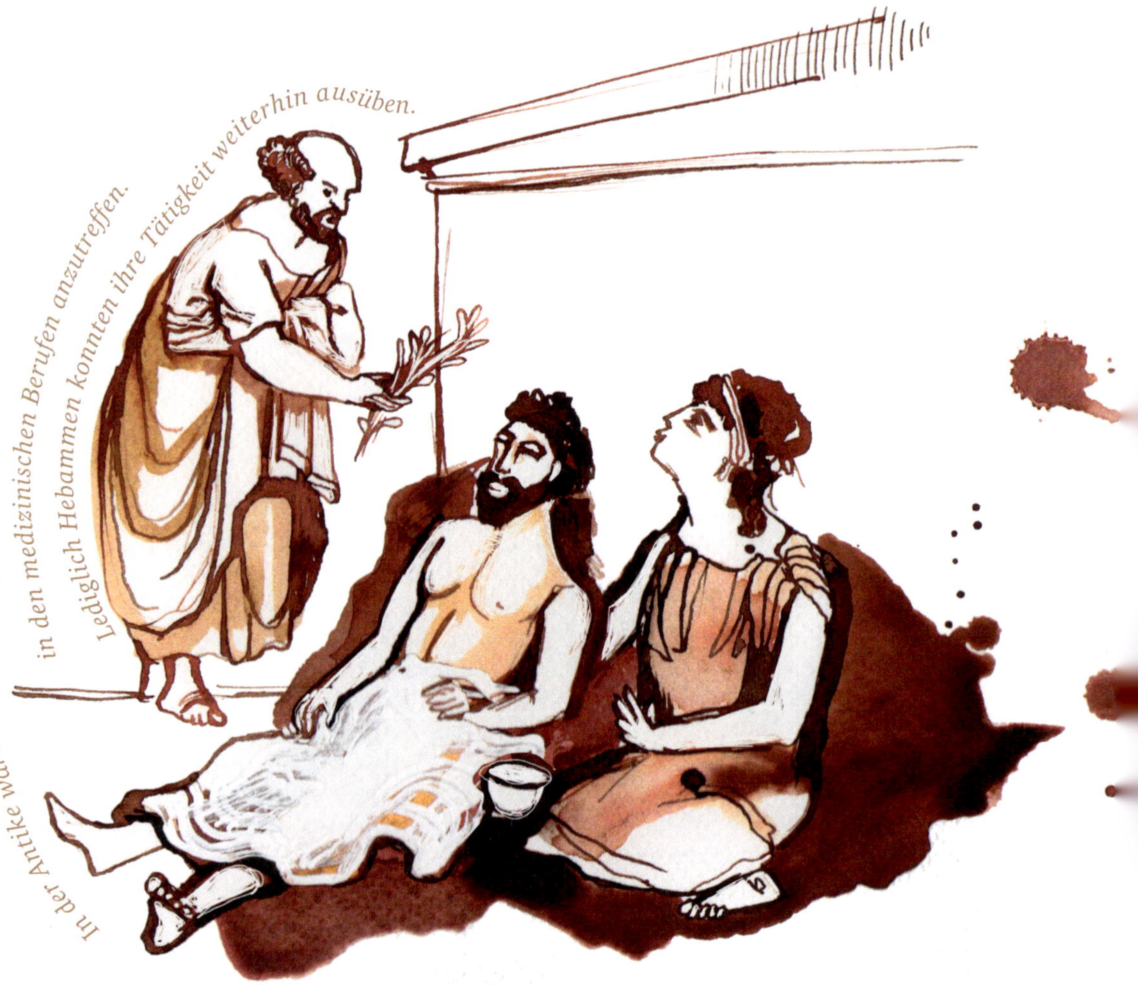

In der Antike waren nur noch Männer in den medizinischen Berufen anzutreffen. Lediglich Hebammen konnten ihre Tätigkeit weiterhin ausüben.

Hofbeamten kümmerte. In ihren Tempelgärten wuchsen zum Beispiel Aloe, Alraune, Fenchel, Hanf, Knoblauch, Kreuzkümmel, Rizinus, Schlafmohn, Senna, Thymian, Weihrauch, Wermut und Zwiebel. Die Magie war nach wie vor ein wichtiger Bestandteil der Medizin. Im Papyrus Ebers, einer fast 20 Meter langen Schriftrolle aus der Zeit um etwa 1500 v. Chr., heißt es: „Wirksam ist der Zauber zusammen mit dem Heilmittel, wirksam ist das Heilmittel zusammen mit dem Zauber." Der Papyrus Ebers enthält neben Zaubersprüchen und Beschwörungen über 800 Heilpflanzenrezepturen. Zauberei und Magie begleiten die Heilkunde bis ins 19. Jahrhundert.
In allen Hochkulturen, ob in Indien, China oder im vorklassischen Griechenland, kam es zu den gleichen gesellschaftlichen Umwälzungen, in deren Folge Heilkunde und Religion in Männerhand gelangten. *Mit tendenziöser Geschichtsschreibung wurden die Spuren der weiblichen Kulturleistung verwischt.*
Ein typisches Beispiel für die Hochstapelei der Schreiber findet man in den chinesischen Legenden über den göttlichen Kaiser Shen-Nung (2737 v. Chr.): Er schrieb ein berühmtes Heilpflanzenbuch mit 365 Heilmitteln und soll die Heilpflanzenkunde entdeckt haben. Außerdem gilt er als Erfinder des Grüntees und Begründer der chinesischen Teekultur. Angeblich hat er auch die Grundlagen der Landwirtschaft gelegt, weshalb er den Titel „der göttliche Ackerbauer" trug. Er soll den Anbau von Reis, Hirse und Soja begründet und die Zimtbaum- und Medizinalrhabarberkultur erdacht haben. Sogar die Erfindung des Pfluges wurde ihm angedichtet. Wir wissen inzwischen jedoch, dass Heilkunde und Ackerbau wesentlich älter sind und als Kulturleistungen der Frauen gelten können. Schon 4500 Jahre bevor Shen-Nung das Licht der Welt erblickte, legten sie in Südchina Reis- und Hirsekulturen an.

## Heilkunde in der Antike

Die antiken Völker der Griechen (ab 800 v. Chr.) und Römer (ab 500 v. Chr.) waren schon durch und durch patriarchale Gesellschaften, in denen die Frauen nicht mehr viel zu sagen hatten. *In der schriftlich überlieferten Heilkunde spielen nur noch Männer ein Rolle:* Hippokrates, Pythagoras, Plinius, Dioskurides, Galen. Dass es nicht immer so war, zeigt ein Blick in den damaligen Götterhimmel, wo die weiblichen Gottheiten inzwischen zwar nicht mehr in „Führungspositionen" saßen, aber im Bereich der Heilkunde noch große Bedeutung hatten: Aphrodite verwaltete die Pflanzen der Liebe, Artemis hütete die Geheimnisse der Hebammenkräuter, Hekate war profunde Kennerin der Giftpflanzen, um nur einige zu nennen. Auch in der Weissagung wurden den Frauen noch besondere Fähigkeiten nachgesagt, berühmt war zum Beispiel die Orakelstätte in Delphi.
Im antiken Griechenland galten Frauen kaum mehr als bessere Sklavinnen. In medizinischen Berufen waren sie nicht mehr anzutreffen.
Doch es gab noch Nischen, in denen sie sich vorerst als Heilerinnen halten konnten. Ihnen war hauptsächlich der Bereich der Geburtshilfe (Hebammen) vorbehalten. Die medizinische Versorgung der Oberschicht war zwar ganz in Männerhand, die arme Bevölkerung suchte jedoch weiterhin die Hilfe von heil- und zauberkundigen Frauen.
Der berühmte Arzt Hippokrates (460–375 v. Chr.) gilt als Vater der Medizin. *Wir wissen inzwischen aber, dass die Medizin eine Mutter hatte!* Hippokrates begründete die Vier-Elemente-Lehre. Sie orientiert sich an den Elementen Erde, Luft, Feuer und Wasser.

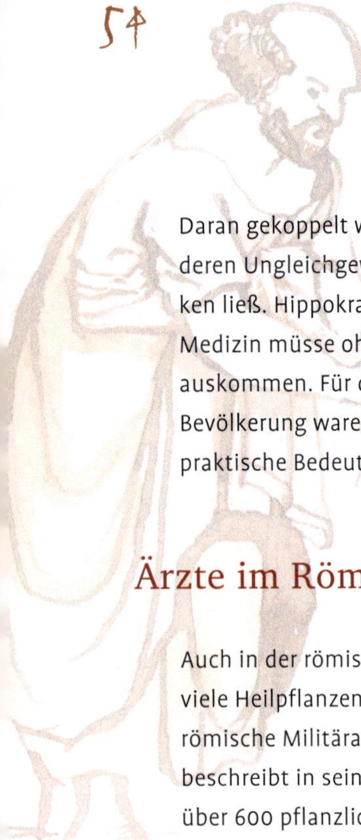

Daran gekoppelt waren die vier Körpersäfte, deren Ungleichgewicht den Menschen erkranken ließ. Hippokrates vertrat auch die Meinung, Medizin müsse ohne Magie und Zauberei auskommen. Für die Mehrheit der damaligen Bevölkerung waren seine Lehren allerdings ohne praktische Bedeutung.

## Ärzte im Römischen Reich

Auch in der römischen Medizinkunde waren viele Heilpflanzen in Gebrauch. Der berühmte römische Militärarzt Dioskurides (40–90 n. Chr.) beschreibt in seinem fünfbändigen Kräuterbuch über 600 pflanzliche Arzneimittel, vor allem Pflanzen aus der Mittelmeerflora. Seine Arzneimittellehre war bis ins 16. Jahrhundert richtungsweisend für alle Heilkundigen, doch seine niedergeschriebenen Erfahrungen stammen zweifellos aus der jahrtausendealten Heiltradition der Frauen!
Zur gleichen Zeit veröffentlichte der römische Feldherr Plinius (23–79 n. Chr.) seine *Historia naturalis*, eine 37-bändige Enzyklopädie, die auf über 2000 Schriften der damaligen Zeit basierte. Im Werk von Plinius, der beim Ausbruch des Vesuvs in Pompeji starb, findet sich sehr viel Pflanzenbrauchtum der antiken Welt. Die antiken Überlieferungen sind für die Analyse des mittelalterlichen Pflanzenaberglaubens von Bedeutung, denn sie fanden über die Klostermedizin Eingang in das Brauchtum jenseits der Alpen. Sie befanden sich sozusagen im Reisegepäck der Mönche. Deshalb gibt es im mittelalterlichen Aberglauben sehr viele magische Pflanzenrituale aus südlichen Ländern. So spielte beispielsweise die Alraune eine große Rolle im Zauberglauben, obwohl sie in Mitteleuropa gar nicht wächst. Aber auch bei Salbei oder Rosmarin entdecken wir viele Geschichten aus ihren Herkunftsländern. Der Rosmarin, einst der griechischen Liebesgöttin Aphrodite geweiht, wurde auch in Mitteleuropa für Hochzeitsrituale und Liebeszauber wichtig.
Der römische Arzt Galen (131–201 n. Chr.), Leibarzt von Kaiser Marc Aurel, verfeinerte die Viersäftelehre des Hippokrates. Das System der Säftelehre war von nun an 1500 Jahre lang medizinische Praxis und Leitidee der männlich dominierten Medizin. Galen und auch Plinius erwähnten in ihren Schriften einige Heilrezepte von Frauen, was darauf hinweist, dass die Römerinnen (zumindest die vermögenden) im Gegensatz zu ihren griechischen Schwestern etwas mehr Freiheiten genossen.

## Die Säfte müssen ins Gleichgewicht

Den vier Elementen Luft, Wasser, Feuer und Erde wurde in der Säftelehre jeweils ein entsprechender Körpersaft und je ein Organ und eine Jahreszeit zugeordnet (siehe Tabelle). Das Überwiegen eines der Säfte führt zur Ausprägung der vier Charaktere: Sanguiniker, Phlegmatiker, Choleriker und Melancholiker. Außerdem galt Luft als warm und feucht, Wasser als kalt und feucht, Feuer als heiß und trocken, während Erde kalt und trocken war. Anhand dieser Qualitäten wurden die Heilpflanzen ausgesucht: So war beispielsweise Bohnenkraut „warm und trocken“ und wurde zum Ausgleich der Primärqualitäten „kalt und feucht“ des Phlegmatikers benötigt. Das Gleichgewicht der Säfte bot die Voraussetzung für ein gesundes Leben.

## Säfte und Eigenschaften

| Element | Jahreszeit | Organ | Körpersaft | Temperamente | Primärqualität | Krankheiten |
|---|---|---|---|---|---|---|
| Luft | Frühling | Herz | Blut | Sanguiniker | Warm und feucht | Erschöpfung, Kopfschmerzen |
| Wasser | Winter | Gehirn | Schleim | Phlegmatiker | Kalt und feucht | Schnupfen, niedriger Blutdruck |
| Feuer | Sommer | Leber | Gelbe Galle | Choleriker | Heiß und trocken | Bluthochdruck, Arthritis |
| Erde | Herbst | Milz | Schwarze Galle | Melancholiker | Kalt und trocken | Gicht, Sklerosen |

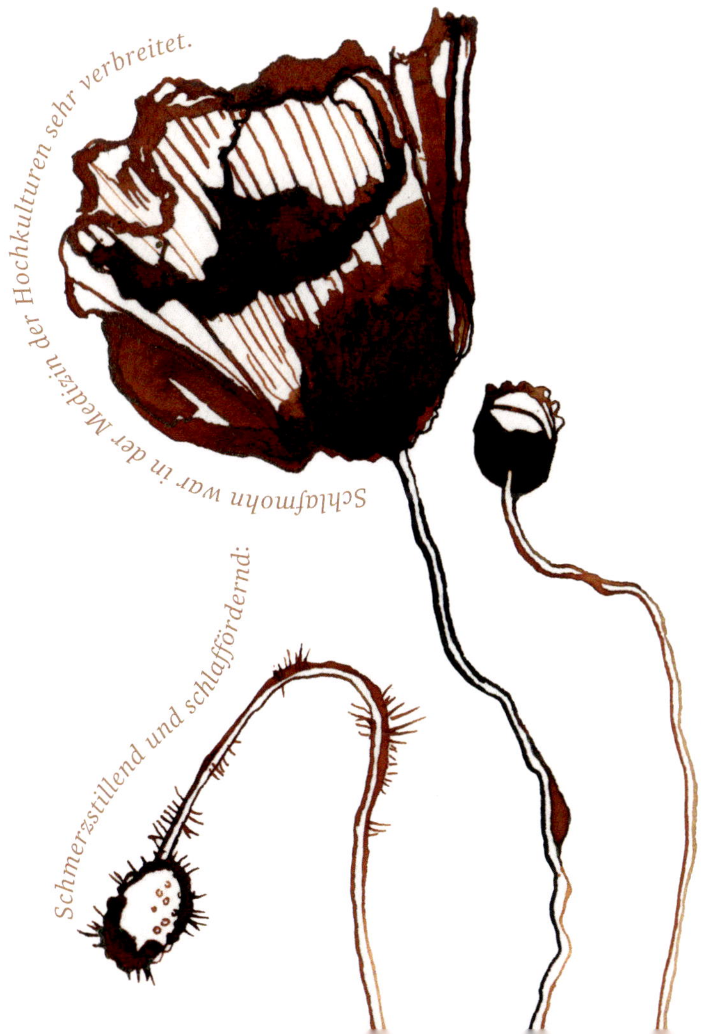

# Heilkunde in der Hand der Mönche

*Als das Römische Reich unter dem Druck der Völkerwanderungen zusammenbrach, herrschte in Europa Chaos. Unglaublich viele kulturelle Leistungen und eine Menge an schriftlich überliefertem Wissen gingen verloren. Es war ein Glücksfall, dass zu diesem Zeitpunkt die ersten Benediktinerklöster gegründet wurden, hinter deren Mauern ein Teil des antiken Wissens über Medizin und Gartenbau ins mittelalterliche Europa hinübergerettet wurde.*

## Die Entstehung der Klosterheilkunde

Zunächst sah es gar nicht danach aus, als würden sich aus christlichen Orden Zentren der Bildung und Wissenschaft entwickeln. Im Gegenteil, die ersten christlichen Mönchsorden waren geprägt von der Vorstellung, Jesus Christus würde bald wiederkehren und das Jüngste Gericht abhalten. Diesem Ereignis wollte man rein und unbescholten begegnen. Deshalb standen Askese, Gebet und Selbstkasteiung im Vordergrund. Außerdem galt den frühen Mönchen die Heilkunde als heidnisches Gedankengut, denn der einzig wahre Arzt war Jesus Christus. *Krankheiten waren gottgewollt und die Strafe für ein sündhaftes Leben.*
Der heilige Benedikt († 547 n. Chr.), der in Monte Casino in Süditalien ein Kloster gründete, bewirkte mit seinen Ordensregeln eine revolutio-

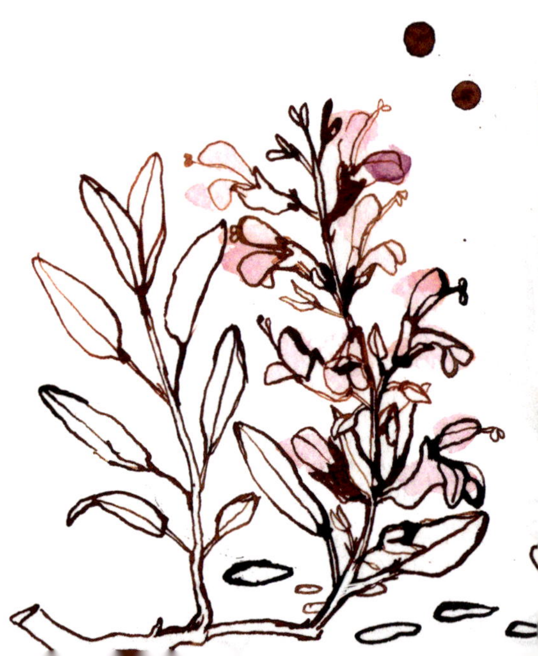

närere Wende. Er stellte mit dem Ausspruch „*ora et labora*“ neben das Beten die Arbeit. In deren Mittelpunkt stand als höchste Aufgabe die Versorgung der Kranken. Diese Regel führte letztendlich zur Geburt der Klosterheilkunde, denn zur Heilung benötigte man Kräuter und medizinisches Wissen. In den Benediktinerklöstern entwickelten sich somit die ersten Klostergärten und durch die Verarbeitung der Heilpflanzen zu Arzneimitteln auch die ersten Apotheken. Fortan wurden die alten Heiltraditionen der Antike neu belebt. Da sich die Klostermedizin an den Schriften der antiken Ärzte orientierte, stand die damals populäre Viersäftelehre im Zentrum. Aber nicht nur Krankenpflege und Gartenarbeit, auch Bildung (Lesen und Schreiben) war Bestandteil des Klosterlebens. Aus diesem Grund stiegen die Klöster immer mehr zu Zentren der Medizin und Kultur auf. Die damaligen Herrscherhäuser waren auf die Mönche angewiesen, denn nur sie konnten Urkunden lesen und Briefe schreiben. Deshalb spielten sie eine große Rolle in Verwaltung und Politik und wurden reichlich mit Ländereien beschenkt.

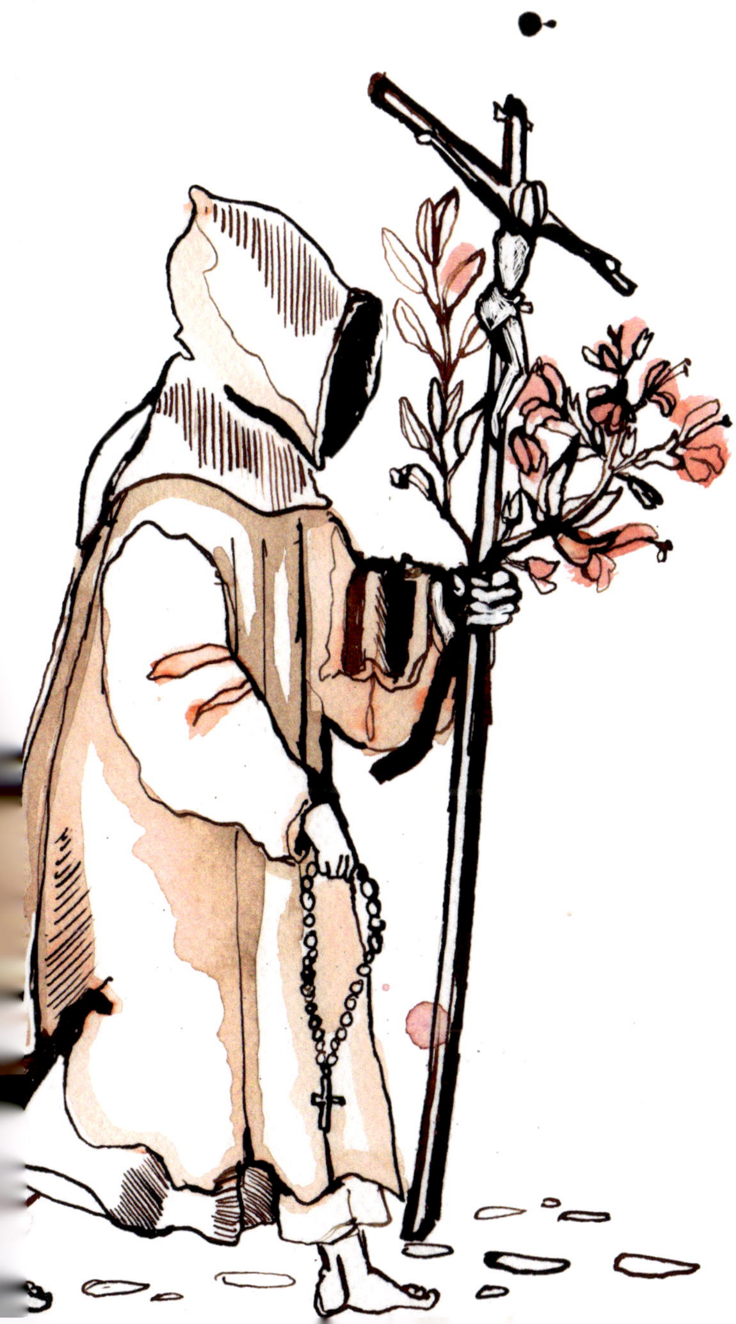

*Den Benediktinermönchen verdanken wir die Verbreitung vieler südeuropäischer Heilpflanzen in unseren Gefilden.* Man kann die Pflanzen, die sich im Reisegepäck der italienischen Mönche befanden, sehr schön am Namen erkennen. Sie haben keinen eigenständigen deutschen Namen, vielmehr wurde ihr lateinischer Name eingedeutscht. So enstand aus *salvia* Salbei, aus *thymus* Thymian, aus *rosmarinus* Rosmarin oder aus *melissa* Melisse. Von den Klostergärten ausgehend verbreiteten sich diese Südländer rasch in den Bauerngärten.

## Heidnische Einflüsse

Doch unumstritten waren die heilkundlichen Umtriebe in den Benediktinerabteien nicht. Anfangs gab es Kritik von Kirchenmännern, die meinten, der Glaube allein müsse genügen. Außerdem stammten sämtliche medizinischen Quellen aus der Antike. Sie waren deshalb „heidnisches Gut“ und durchzogen von Aberglauben. Eines der großen Werke der Klostermedizin, das sogenannte Lorscher Arzneibuch aus dem 8. Jahrhundert, beginnt interessanterweise mit einer Rechtfertigung und Verteidigung der Medizin, was zeigt, dass konservative Geistliche die Heilkunde damals ablehnten.
Anteile der magischen Heilkunde aus den antiken Arzneibüchern fanden tatsächlich auch Eingang in klösterliche Werke. So wurden sehr häufig tierische Bestandteile, wie die Asche von Nacktschnecken oder in Öl zerriebene Mäuse, eingesetzt. Auch bei der Äbtissin und Mystikerin Hildegard von Bingen (1098–1179) sind nur knapp zwei Drittel der aufgeführten Heilmittel pflanzlicher Natur, der Rest sind Tiere und Edelsteine. Besonders die Edelsteinmedizin spielte bei ihr eine große Rolle, obwohl diese eigentlich als Therapieform der heidnischen Römer verpönt war. Hildegards Rezepturen machten auch nicht Halt vor Liebeszauber und „Hexenkräutern“ wie Bilsenkraut und Alraune. Selbst das mythische Einhorn wird zur Herstellung von Heilmitteln herangezogen. Ihre großartigen theologischen Schriften und die Tatsache, dass sämtliche Niederschriften angeblich von Gott inspirierte Visionen waren, bewahrten sie davor, in der männerdominierten Kirche in Ungnade zu fallen. 400 Jahre später wäre sie zweifellos Gefahr gelaufen, als Hexe diffamiert zu werden. Sie hatte zudem das Glück, dass gerade im 12. Jahrhundert ein Hauch von Emanzipation möglich war. Jedoch beklagte sich Hildegard selbst über diesen „Ausbruch des weibischen Zeitalters“. Deshalb sollte sie nicht zur Revolutionärin hochstilisiert werden, denn sie war auch Befürworterin der schrecklichen Kreuzzüge und sprach sich vehement gegen die Aufnahme von Nichtadeligen ins Kloster aus. Ihre medizinischen Schriften waren übrigens zu ihren Lebzeiten kaum bekannt. Sie kamen erst vor einigen Jahrzehnten zur Blüte und trieben dabei auch einige seltsame (Geschäfts-)Blüten.

## Ein schwangerer Herzog und 14 Nothelfer

Zu den Diagnosemitteln der Klosterheilkunde gehörte auch die Harnschau. Anhand von Farbe und Zusammensetzung des Harns wurden Rückschlüsse auf die Erkrankung gezogen. Dazu gibt es eine nette Anekdote über den Benediktinerarzt Notker, der im 10. Jahrhundert im Kloster St. Gallen lebte. Der Bayernherzog Heinrich ließ ihm anstelle des eigenen Urins den Harn seiner Kammerjungfer überbringen. Ob dies ein Scherz sein sollte oder eine Überprüfung der Kompetenz des Arztes, ist nicht überliefert. Jedenfalls diagnostizierte der Mönch ein medizinisches Wunder und ließ die frohe Botschaft überbringen, der Herzog sei im 8. Monat schwanger. Die Magd soll tatsächlich kurz darauf entbunden haben.
Die Menschen verließen sich aber nicht nur auf kompetente Klosterbrüder, sondern hofften auch auf Unterstützung durch die Heiligen. *Jeder Heilige hatte die Aufgabe, bei ganz bestimmten Krankheiten zu helfen.* Derartige „Nothelfer“ waren etwa der heilige Blasius bei Halsleiden, der heilige Veit bei Epilepsie, die heilige Margarethe bei Geburten und die heilige Katharina bei Kopfschmerzen. Im Bedarfsfall wurden ihnen eine oder mehrere Kerzen geopfert.

## Ärzte ersetzen die Klostermedizin

Im Jahre 1130 wurde auf dem Konzil von Clermont den Mönchen die Ausübung der Heilkunde, vor allem der Chirurgie verboten. Kirchliche Reformbewegungen forderten eine Abwendung vom weltlichen Geschehen, und für das klösterliche Leben bedeutete die ärztliche Tätigkeit zu viel Störung und Ablenkung. *Damit begann der Niedergang der Klosterheilkunde*, obwohl der Dienst an den Armen und Todkranken noch weiter bestand. Im 13. Jahrhundert verlor die Klosterheilkunde endgültig an Bedeutung. Zum einen übernahmen Medizinschulen (zum Beispiel Salerno) und Universitäten die Vormachtstellung, zum anderen begannen die wachsenden Städte Krankenhäuser mit angestellten Ärzten einzurichten. Eine bedeutende Frau an der berühmten Schule von Salerno war Trotula († 1097), die ein gynäkologisches Standardwerk verfasste. Sie gehört zu den wenigen Frauen, die ihren Namen in die männerdominierte Medizingeschichte einbringen konnten.

*Eiche*

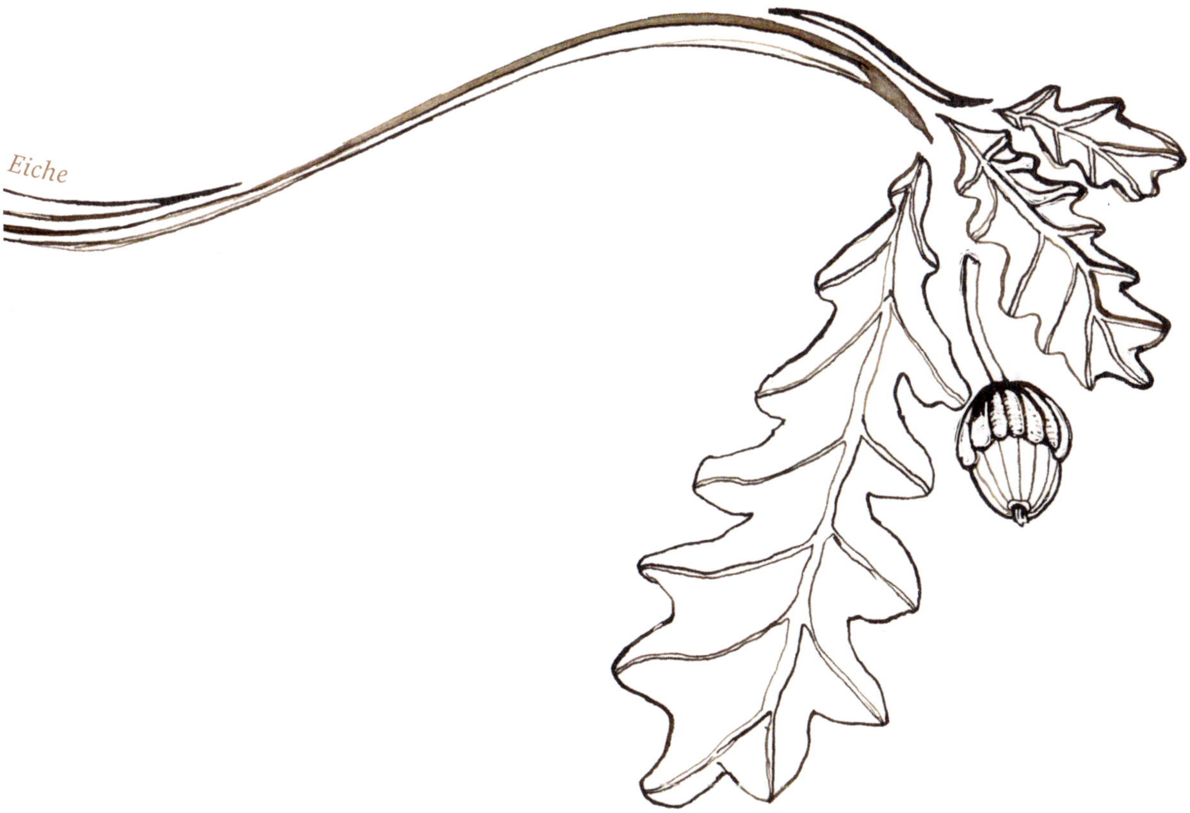

# Hexenverfolgung: schwere Zeiten für Frauen

*Wer sich mit mittelalterlichem Kräuterbrauchtum beschäftigt, kommt an den Hexen nicht vorbei. Jegliche Zauberei mithilfe von Pflanzen und Magie ist eng mit ihnen verbunden. Das Bild der „bösen Hexe" entwickelte sich vor allem während der Christianisierung. Die Priesterinnen und Heilerinnen der heidnischen Völker lieferten den Stoff für dieses Zerrbild.*

## Geachtete Heilerin und gefürchtete Hexe

In vorchristlicher Zeit war Hexenmagie noch positiv belegt, der Vorwurf der schädigenden Zauberei entwickelte sich erst später. Ursprünglich hatte die Dorfschamanin eine wichtige soziale Funktion. Vor allem in Krisenzeiten, bei Krankheit, Geburt und Tod waren ihre magischen Kenntnisse gefragt. Die Heilerinnen kannten seit Jahrtausenden die heilende wie auch die schädigende Macht der Kräuter. *Und wer Zauberkräfte besaß, um Gutes zu tun, der konnte sie auch nutzen, um zu schaden.* Deshalb traute man den Zauberinnen auch zu, sie könnten das Wetter beeinflussen und anderen Krankheiten anhexen. Ihre Liebestränke brachten „Eisberge" zum Schmelzen. Sie kannten allerdings auch Mittelchen, mit denen man die Männerwelt ängstigen konnte: Sie wussten, wie man die Triebe der Ehemänner dämpfte und den Männern sogar das komplette Glied wegzaubern konnte.

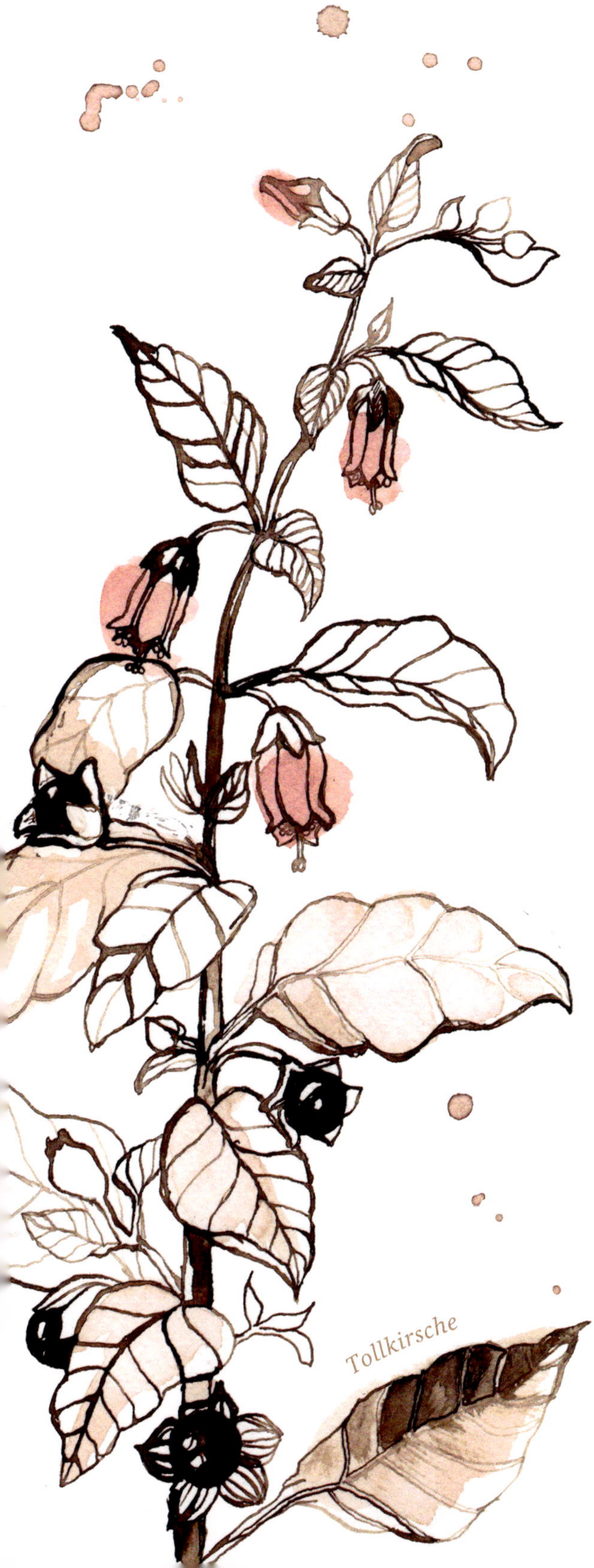


Die Hexenkräuter werden oft reduziert auf die narkotisch wirkenden Giftpflanzen, die in den sogenannten Hexensalben verarbeitet wurden. Mit diesen Salben rieb man sich selbst oder den „Flugbesen" ein und glaubte, dadurch fliegen zu können. In Wirklichkeit schickte die Hexe ihre Seele auf Schamanenreise, während ihr Körper in einen todähnlichen Schlaf fiel. Aber die Hexen kannten nicht nur Schlafmohn, Schierling, Bilsenkraut und Stechapfel. Selbstverständlich nutzten sie alle ihnen bekannten Heilkräuter und die damit verbundenen schamanischen Heilrituale. Das Wissen um Giftpflanzen, Rauschdrogen und Zauberpflanzen, aber auch um empfängnisverhütende und abtreibend wirkende Pflanzen wurde den Hexen während der Christianisierung zunehmend gefährlich. Sie befanden sich in einer Zwickmühle: Einerseits wurde ihre Hilfe regelmäßig in Anspruch genommen, andererseits waren sie wegen ihrer Zauberkräfte immer wieder Verdächtigungen ausgesetzt.

## Heidnischer Aberglaube trotz Christianisierung

Für die vorchristlichen Völker war die Welt erfüllt mit Göttern und Dämonen. *Behexen und Verzaubern waren im Weltbild der damaligen Menschen selbstverständliche Realität.* Magie war seit Urzeiten Bestandteil schamanischer Tradition. Auch das Wahrsagen gehörte zu den Tätigkeiten der Stammesschamaninnen. Es war lebensnotwendig zu wissen, ob es Naturkatastrophen, Missernten oder Krieg geben würde. Kam jedoch jemand durch die magischen Rituale zu Schaden, wurde diese „schwarze Magie" bestraft. Wer Schadenszauber betrieb, wurde genauso angeklagt wie ein Dieb oder Mörder. Die christlichen Missionare, die ab dem 7. Jahrhundert die germanischen Völker bekehrten, waren bis weit ins Mittelalter hinein mit heidnischen Glaubensvorstellungen und Ritualen konfrontiert. Offiziell war die Missionierung zwar abgeschlossen, doch es lag noch vieles im Argen. Davon zeugen die Beschlüsse der Konzile und Synoden, die sich immer wieder mit dem heidnischen Aberglauben auseinandersetzten. Noch 1310 verbot das Konzil von Trier Zauberei, Wahrsagen und Liebestränke. Die Bekämpfung von Baum- und Quellkulten ist von vielen Kirchenkonzilen dokumentiert. Zwar wurden damals die alten Götter nicht mehr direkt verehrt. Aber aus Sicht der Bevölkerung raste im Winter noch immer das Wilde Heer, angeführt von Wodan und Perchta, durch die Lüfte. In Wäldern, Flüssen und Bergen tummelten sich in ihrer Vorstellung noch unzählige Elfen, Feen, Zwerge, Kobolde und Dämonen. Man trug heimlich heidnische Amulette, betrieb Wahrsagerei, nutzte Zauberkräuter für allerlei Abwehr- oder Liebeszauber und zündete an den alten Jahresfesten „kirchenschänderische Feuer“ an. *Viele der heidnischen Praktiken versteckten sich schließlich unter christlichem Gewand,* was anfänglich von der Kirche nicht gerne gesehen wurde.

## Geduldete Zauberei

Die Kirche prangerte den Aberglauben an, aber Hexerei und Zauberei waren dennoch weitgehend geduldet. Im Jahr 500 erkannte ein Gesetz der salischen Franken das Recht der Hexen auf Ausübung der Heilkunst an. Wurde einer Hexe nachgewiesen, dass sie Schaden verursacht hatte, erhob man für den Gegenwert des Schadens ein Bußgeld. Wenn sie dieses jedoch nicht zahlen konnte, drohte ihr die Todesstrafe. Aber auch, wer jemanden ungerechtfertigt als Hexe bezeichnete, hatte ein hohes Bußgeld zu bezahlen.

Wie die Kirche des frühen Mittelalters mit Hexerei umging, lässt sich eindrücklich im *Canon episcobi* (900 n. Chr.) nachlesen. In ihm werden die Bischöfe ermahnt, in ihren Diözesen gegen den Glauben an die Zauberei vorzugehen. Ausführlich werden darin „verbrecherische Weiber“ beschrieben, die sich im Schlaf einbildeten, mit der heidnischen Göttin Diana auszufahren und weite Strecken, angeblich auf dem Rücken von Tieren, durch die Luft zurückzulegen. Dieser „Unholdenflug“ wurde aber ausdrücklich als reine Fantasie und Illusion bezeichnet, und wer daran glaubte, sollte aus der Kirche ausgestoßen werden. Der Glaube an Hexen müsse bestraft werden, aber nicht die Hexe selbst, da es sie ja gar nicht gebe. Eine wirkliche Hexenverfolgung gab es deshalb damals noch nicht. Wenn es doch einmal zu Übergriffen kam, stellte sich die Kirche durchaus auf die Seite der vermeintlichen Hexen. Im Jahr 1090 beispielsweise hatte die Bevölkerung in Freising drei Frauen der Hexerei beschuldigt und ohne Gerichtsurteil verbrannt. Die ansässigen Benediktiner verurteilten diese Lynchjustiz und bezeichneten die Frauen posthum als unschuldig. Sie würden es gar verdienen, als Märtyrer geehrt zu werden!

## Gefährlich ist anders

*Teufel und Hexen galten im frühen Mittelalter noch nicht als sonderlich gefährlich.* Sie mochten die Menschen plagen, hatten aber fürchterliche Angst vor schützenden Kräutern. Mit Baldrian, Engelwurz, Johanniskraut, Raute, Dost, Dill und Weihwasser ließen sie sich fast immer überlisten. „Baldrian, Dost und Dill / kann die Hex nit wie sie will“, hieß ein alter Spruch. Deshalb wurden all diese Kräuter in Haus und Stall aufgehängt und an heiligen Tagen verräuchert.

*Die Teufelsgestalten der damaligen Zeit waren eher vergleichbar mit den dämonischen Natur- und Waldgeistern*, die den Menschen hin und wieder einen bösen Streich spielten. So existieren unzählige Sagen, wie der Teufel vor der Macht der Kräuter den Schwanz einziehen musste. In einer davon hatte er sich an eine hübsche junge Bäuerin herangemacht. Er erschien ihr als schmucker Jägersbursche und wollte ihre Seele ergaunern. Doch die Frau schöpfte Verdacht, weil sie meinte, an ihrem Verehrer einen Bocksfuß erkannt zu haben. Auf den Rat einer alten Frau hin steckte sie sich Raute und Widertat, wohl ein zauberkräftiges Moos, ins Mieder. Als er wieder zu Besuch kam, roch er sogleich den Braten und schrie: „Raut und Widertat, ham mi um mei Dirndl bracht." Er ließ sich nie wieder blicken! Erst mit der Aufwertung des Teufels durch den „Teufelspakt" wurde aus dem harmlosen „Volksteufel" der gefährliche Gegenspieler Gottes.

## Neue Vorwürfe: der Teufelspakt

Hatte die Kirche die Existenz von Hexen zunächst noch als Aberglaube abgetan, kam es im 13. Jahrhundert zu einem entscheidenden Wandel. Den theoretischen Unterbau lieferte der Kirchenlehrer Thomas von Aquin (1225–1264). Neu war nun die Vorstellung, Schadenszauber könne nur mithilfe eines Teufelspaktes praktiziert werden. Thomas von Aquin vertrat die Meinung, der Teufel könne menschliche Gestalt annehmen und habe vor allem mit den leicht verführbaren Frauen Geschlechtsverkehr. Auf seine Lehre ging der Glaube zurück, Hexen würden ihre Zauberkraft und ihr Kräuterwissen erst durch den Teufelspakt und die Teufelsbuhlschaft erlangen.
Hexerei war nun Realität geworden und wer sie leugnete, stellte sich gegen die Kirche. Somit wurde die Zauberei zur Ketzerei. Ketzer waren Feinde des Glaubens und der Kirche und wurden erbarmungslos verfolgt, und das schon lange vor der Hexenverfolgung. Zu Beginn des 13. Jahrhunderts rottete die Inquisition Albigneser, Katharer und Waldenser erbarmungslos aus. Man unterstellte ihnen, sie würden auf ihren als „Sabbat" denunzierten Versammlungen Christus verleugnen, Hostien schänden und mit dem Teufel des Nachts sexuelle Orgien feiern. Genau diese Vorwürfe wurden nun auch auf die Zauberer und Hexen übertragen. Man warf ihnen vor, einer Sekte von Teufelsanbetern anzugehören. So wurde der Schadenszauber bereichert durch schwerwiegende Anklagepunkte: Ketzerei, Teufelspakt, Teufelsbuhlschaft und Hexensabbat. *Damit stieg Hexerei zum wahren Superverbrechen auf.* Die Grundlage für die Hexenverfolgung war gelegt, doch es sollten noch 200 Jahre vergehen, bis das Inferno endgültig ausbrach.

## Die Vernichtung beginnt

Im Jahr 1484 beklagte sich Papst Innozenz VIII. in der sogenannten Hexenbulle (Bulle = päpstliche Urkunde), ihm sei zu Ohren gekommen, „dass in einigen Teilen Deutschlands viele Personen beiderlei Geschlechtes, ihr eigenes Heil vergessend und vom katholischen Glauben abfallend, mit den Teufeln als Männern und Frauen Missbrauch treiben ..."

Ins Ohr geflüstert hatte ihm dies vermutlich der berüchtigte Inquisitor Heinrich Kramer. Kramer, der sich selbst Institoris nannte, war ein Dominikanermönch aus dem Elsass. 1478 war er zusammen mit seinem Ordensbruder Jakob Sprenger zum Ketzerinquisitor für den Süden Deutschlands berufen worden. Doch sein Hass galt vor allem den Hexen. Mit der von ihm selbst angeregten Hexenbulle fühlte er sich autorisiert, ein schreckliches Buch voll perverser Fantasien zu verfassen. Der *Hexenhammer* (*Malleus maleficarum*) erschien zwischen 1487 und 1669 in sagenhaften 29 Auflagen. Jakob Sprenger, obwohl als Mitautor genannt, hatte mit dem Machwerk nichts zu tun. Sein Name wurde von Kramer dazugemogelt, um dem Werk noch mehr Beachtung zu verschaffen. *Mit diesem äußerst sadistischen und frauenfeindlichen Buch wurde Heilen und Zaubern zum todeswürdigen Verbrechen,* zumindest wenn eine Frau es ausübte. Denn da Frauen offiziell nicht studieren durften, konnten sie ihr medizinisches Wissen nur vom Teufel haben! Der Hexerei verdächtigte man vor allem das weibliche Geschlecht. Denn Frauen seien schließlich von Natur aus boshaft, glaubensschwach und sexsüchtig und damit eine leichte Beute für den Teufel.

Der *Hexenhammer* galt den weltlichen Richtern als Leitfaden für das Verhören einer Hexe. Hier konnte man nachlesen, wie sie angeblich vorgeht, woran man sie erkennen kann und wie sie zu foltern und zu bestrafen sei. Die weltliche Strafjustiz war von Anfang an maßgeblich an der Hexenverfolgung beteiligt. In der Kirche war der *Hexenhammer* durchaus umstritten, ebenso wie sein Verfasser Kramer selbst, doch das Werk fand leider fruchtbaren Boden.

*Die Hexenverfolgung geschah nicht im finsteren Mittelalter, sondern zur Zeit der Aufklärung.* Zwischen 1450 und 1750 wurden in ganz Europa etwa 70 000 Hexen hingerichtet. Der Höhepunkt ihrer Verfolgung lag zwischen 1550 und 1650, die letzte Hinrichtung fand 1782 in der Schweiz statt. Über 50 Prozent der Fälle spielten sich im deutschsprachigen Raum ab und über 80 Prozent der Opfer waren Frauen. Kein Wunder, dass man vor allem sie verdächtigte, denn wie wir gesehen haben, waren Heilkunde, Zauberei und Weissagung seit Urzeiten weibliche Tätigkeiten.

Damals gab es noch viele Frauen, die alte Heil- und Zauberrituale kannten und einsetzten. Doch nur ein Teil der Opfer hatte wirklich etwas mit der Heilkunde zu tun, war Kräuterfrau oder Hebamme. Viele hatten einfach nur das Pech, Frau zu sein in einer krankhaft frauenfeindlichen Zeit. *Mit der Hexenverbrennung wurden die letzten Überreste einer alten schamanischen Tradition ausgerottet.* Nur wenige der Hexenrituale überdauerten in Volksmedizin und Volksmagie der armen Bevölkerung.

## Katastrophen begünstigten den Hexenwahn

Wie konnte es zu dieser Hexenhysterie kommen? Einige äußere Umstände begünstigten die Hexenverfolgung. Die sogenannte Kleine Eiszeit sorgte im 16. und 17. Jahrhundert für eine Wetterverschlechterung. Die Winter wurden strenger und häufige Regenfälle im Sommer lösten Missernten und Hungersnöte aus. Wer eignete sich da besser zum Sündenbock als die wettermachenden Hexen? Gleichzeitig waren in Europa weitere Schreckgespenste aufgetaucht: Mehrfach kam es zu Pestepidemien und der Dreißigjährige Krieg (1618–1648) verschärfte die Notsituation der Bevölkerung. Kein Wunder, dass sich in der ohnehin schon gebeutelten Unterschicht eine hochexplosive Atmosphäre aus

Angst und Verzweiflung entwickelte. Das Ende der Welt schien greifbar nahe. Im Volk herrschte ein Klima der Verdächtigungen und Beschuldigungen, des Neids und der Missgunst. *Eine regelrechte Hexenpanik griff um sich.* So konnte sich das Feuer, das die kirchlichen Inquisitoren gelegt hatten, zu einem Flächenbrand ausweiten, der mehrere Hundert Jahre lodern sollte. Egal ob Hagel, Frost oder Gewitter die Ernte vernichtet hatten, der Ehemann impotent war oder das Neugeborene starb, das Korn nicht wachsen wollte oder die Kuh keine Milch mehr gab: Immer fand sich eine Hexe, der man böse Absichten unterstellen konnte. Verendete ein Pferd oder starb gar ein Mensch, stand plötzlich die Nachbarin in Verdacht, die beim letzten

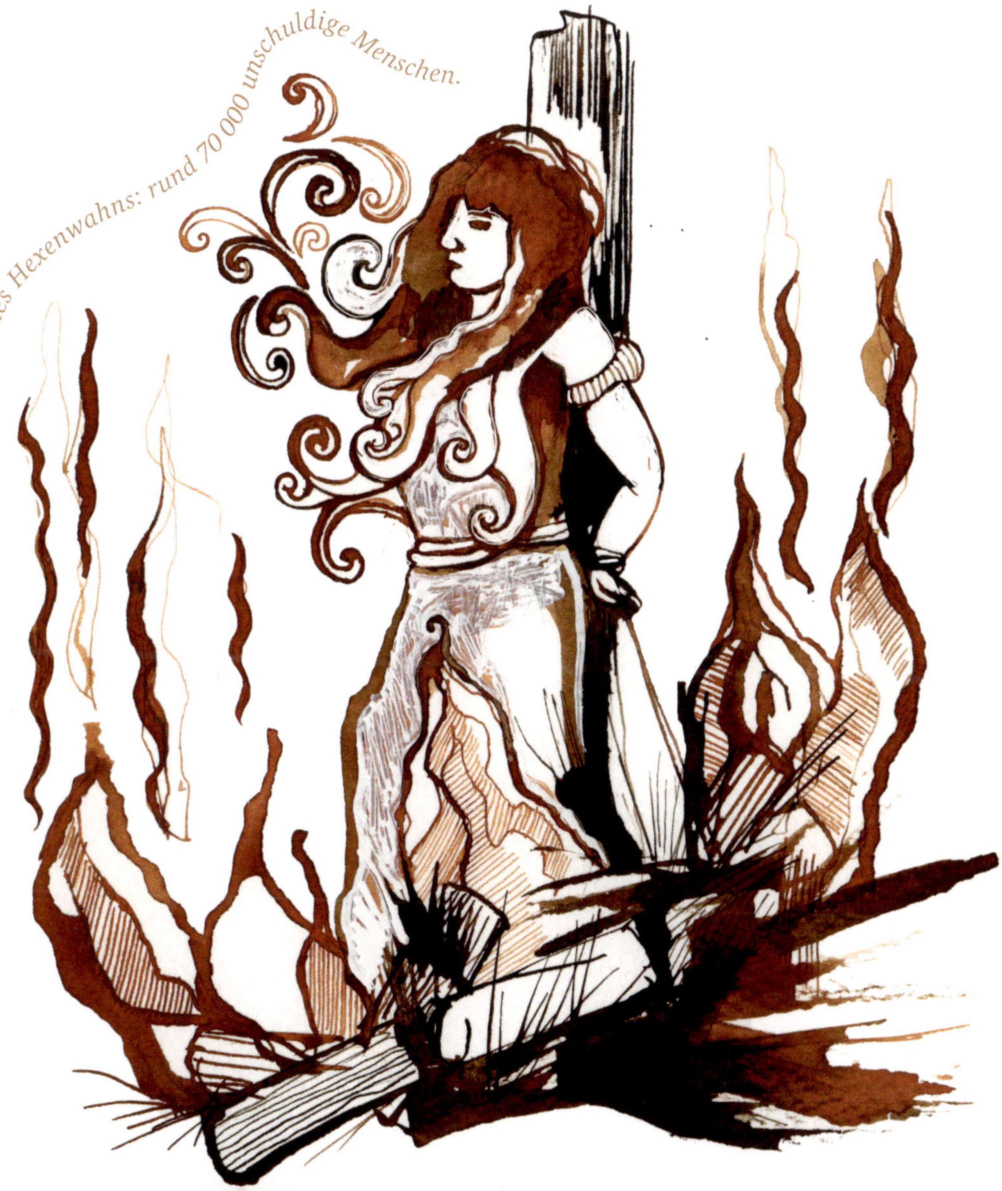

*Das Ende eines Hexenprozesses: der Scheiterhaufen. Die schreckliche Bilanz des Hexenwahns: rund 70 000 unschuldige Menschen.*

Streit heftige Verwünschungen ausgestoßen hatte. Nicht selten kamen die Anklagen aus der Nachbarschaft oder gar der eigenen Verwandtschaft. Häufig wurde die Hexenjagd von der Bevölkerung gefordert und teils sogar selbst von ihr organisiert.
*Wer heute über einen Hexenschuss klagt, ahnt vermutlich nicht, dass dieses Wort aus jener Zeit stammt.* Man glaubte, böse Frauen hätten einem diesen Schmerz angehext. Der Schuss wurde mit einem Zauberpfeil vollführt. So predigte Martin Luther 1526: „... über eine Entfernung von einer Meile und mehr machen sie mit ihren Zauberpfeilen Hinkende, dass niemand heilen kann ...“ Martin Luther organisierte zwar selbst keine Jagd auf Hexen, aber er glaubte an deren Existenz und rief von der Kanzel herab zu ihrer Tötung auf.
Bei den meisten Überlieferungen überwiegt das Bild der bösen Hexe, die Tier und Mensch Schaden brachte. Kein Wunder, denn von den Hexen selbst gibt es keine schriftlichen Zeugnisse, sodass wir über ihre „Taten“ nur von ihren Verfolgern und Mördern wissen.

## Der Hexenprozess – eine Farce

Auf die Denunziation, der meist nur ein Gerücht zugrunde lag, folgten Anklage und Inhaftierung. *War die tödliche Maschinerie erst in Gang gesetzt, ließ sich das Unheil kaum mehr aufhalten.* Zunächst wurde die Angeklagte vollständig entkleidet und rasiert, damit sie kein Zaubermittel mehr verstecken konnte und man das „Teufelsmal“ fand. An den intimsten Stellen der Frauen sollte es sich verbergen. Es galt als Zeichen des Teufels, mit dem er den Pakt besiegelte. Bei der „Nadelprobe“ stach man dann in vorgefundene Hautveränderungen wie Leberflecken oder Warzen. Angeblich waren Hexen dort unempfindlich gegen Schmerz und der Einstich blutete nicht.
Führte die Befragung nicht zum erhofften Ziel, folterte man so lange weiter, bis man ein Geständnis hatte. Die Folterinstrumente waren außerordentlich grausam. Am gebräuchlichsten waren die Streckbank sowie Daumenschrauben und Spanische Stiefel. Bei letzteren beiden quetschte man Finger oder Beine zwischen Metallplatten zusammen, bis die Knochen brachen. Die vor Schmerzen fast bewusstlosen Opfer bestätigten ihren Peinigern alles, was sie von ihnen hören wollten. *Selbst der Wortlaut des Geständnisses wurde ihnen in den Mund gelegt.* Man glaubte damals allen Ernstes, unter Folter spreche man in jedem Fall die Wahrheit. Lag das Geständnis vor, begann der verhängnisvolle Teil der Folter: die Befragung nach weiteren Hexen. So wurde die Liste der Verdächtigen immer länger und es entwickelte sich eine regelrechte Prozesswelle. In manchen Gegenden wurden dadurch ganze Dörfer entvölkert.

## Kulturepochen der Menschheit

| Epoche | Zeitspanne | Religion, Weltbild | Persönlichkeiten | Errungenschaften |
|---|---|---|---|---|
| **Steinzeit** (99,8 % der Menschheitsgeschichte) unterteilt in: | begann vor ca. 2,5 Mio. Jahren | | | gekennzeichnet durch die Nutzung von Steinwerkzeugen |
| Altsteinzeit | vor ca. 2,5 Millionen Jahren bis etwa 10 000 v. Chr. | Matriarchat, Animismus, Schamanismus, Wiedergeburtsglaube | Neandertaler, → Blumengrab in Shanidar (ca. 60 000 Jahre alt) | Nutzung von Feuer, Heilpflanzenkunde, Höhlenmalereien, Kleidung aus Fellen, Musikinstrumente |
| Jungsteinzeit | 10 000 bis 3000 v. Chr. | Steinkulte – Megalithkulturen (Menhire, Steinkreise), Blütezeit des Matriarchats | Ötzi (lebte am Ende der Jungsteinzeit) | Gartenbau, Ackerbau, Viehhaltung, erste Stadtkulturen, Keramik, Erfindung von Rad, Wagen und Pflug |
| **Metallzeit** (0,2 % der Menschheitsgeschichte) | begann ab 3000 v. Chr. (zunächst Bronze, dann Eisen) | | | gekennzeichnet durch die Verarbeitung von Bronze und Eisen (1000 v. Chr.) |
| Altertum (Antike) | 3000 v. Chr. bis 500 n. Chr. | Etablierung des Patriarchats, Polytheismus, männliche Gottheiten dominieren | Kaiser Shen-Nung, Hippokrates, Pythagoras, Aristoteles, Plinius, Dioskurides, Galen | Hochkulturen in Mesopotamien, Ägypten, Kreta, Griechenland und Rom, Erfindung der Schrift und Beginn der schriftlichen Überlieferung |
| Mittelalter | 500 n. Chr. bis 1500 n. Chr. | Monotheismus (Christentum, Islam) | Trotula, Hildegard von Bingen | Klosterheilkunde, Buchdruck, erste Universitäten |
| Neuzeit | ab 1500 n. Chr. bis heute | Aufklärung → aber gleichzeitig Hexenverfolgung! | Otto Brunfels, Hieronymus Bock, Leonhart Fuchs, Paracelsus | „Entdeckung" Amerikas, industrielle Revolution |

# Dost schlägt Hexen in die Flucht

## Ein Heilmittel, das fröhlich macht

Die Römer und Griechen des 1. Jahrhunderts nutzten den Dost als Lagerstreu, weil sie glaubten, er halte giftige Tiere wie Schlangen und Skorpione fern. In Wein getrunken gehörte er damals zu den klassischen Gegengiften nach dem Biss von solch einem Tier.
Im mittelalterlichen Europa war der Dost ein Universalheilmittel, was sich in einem Spruch aus dem Kinzigtal erhalten hat: „Nimm Doste on Johannesblout (Johanniskraut) / Diä sai für alle Kranket (Krankheit) gout!" Außerdem sprach man ihm eine aufheiternde Wirkung zu, weshalb er auch den Namen *Wohlgemut* trug. Man nahm ihn entsprechend bei Traurigkeit und Schwermut.
Wer Dost für Heil- und Zauberzwecke ernten wollte, musste ihn zunächst besprechen: „Dost ich dich brich / drei gute Wort ich über dich sprich / das erst ist der Vater / das ander ist der Sohn / das dritt ist der Heilige Geist / was du Dost wohl weißt." Die Christianisierung konnte der heidnischen Magie letztendlich keinen Einhalt gebieten. Unter dem Deckmantel der Dreifaltigkeit wurde sie weiterhin ausgeübt.

## Erfolgreich das Böse abwehren

Dost, auch Wilder Majoran genannt, gilt seit Urzeiten als antidämonische Pflanze, was vermutlich auf seinen aromatischen Geruch zurückzuführen ist. Vor allem duftende Kräuter, die sich entsprechend gut zum Räuchern eigneten, galten als Abwehrpflanzen. Im deutschen Aberglauben spielte der Dost eine herausragende Rolle als Mittel gegen Hexen und den Teufel. *Es genügte, das Kraut zu berühren, und schon verschwanden alle Hexen, Druden und sonstiges Geistergesindel.* Deshalb wurde das Kraut gerne büschelweise in Stall und Haus gehängt. Vor allem an Tür- und Fensteröffnungen sollte er dem Bösen den Eintritt verwehren. Da besonders Kinder als gefährdet galten, legte man ihn in die Wiege und ins Kindsbett. In der Zeit der Hexenverfolgung wurden die eingekerkerten Frauen häufig mit Dost und Johanniskraut beräuchert. Dadurch, so hoffte man, nehme der Teufel, der das Geständnis verhinderte, Reißaus.
Es wird die Legende erzählt, Maria habe aus Dost ein Lager für das Jesuskind bereitet, woher sich aus christlicher Deutung der alte Name *Jungfrauenbettstroh* herleitet. Mit den Bettstrohkräutern (siehe Seite 222), wozu auch der Dost gehörte, wurde die Bettmatratze der schwangeren und gebärenden Frauen ausgestopft, um sie vor negativen Einflüssen zu schützen. Dost war auch immer Bestandteil der an Maria Himmelfahrt (15. August) geweihten Kräuterbüschel, die man meist zur Abwehr von Unheil einsetzte. Bei Gewitter wurden die Büschel verräuchert; daher auch der alte Name *Donnerkraut*.

## Keine Chance für Hexen und Teufel

Zahlreiche Sprüche berichten von den unglaublichen Abwehrerfolgen des aromatischen Dosts. Häufig wird er zusammen mit einer anderen zauberkräftigen Pflanze genannt, ganz nach dem Motto „Doppelt hilft besser". Meist sind es Johanniskraut und Dorant, eine Pflanze, bei der es sich wohl um Leinkraut (*Linaria vulgaris*) oder Löwenmaul (*Antirrhinum orontium*) handelt. Einige der Sprüche lauten so:

*„Hättest du nicht Dorant und Dosten / Tät's dich dein Leben kosten."*

„Dost, Harthau (Johanniskraut) und weiße Heidt (Heidekraut) / Tun dem Teuffel vil Leidt."

„Hardenau (Johanniskraut) on Dusch (Dost) / Vertriebt em Deiwel (Teufel) alle Luscht."

„Roter Dost und Dorant / Ist den Hexen ihr Untergang."

Daneben bescheinigen auch zahlreiche Sagen dem Dost allerbeste Eignung zur Dämonen-

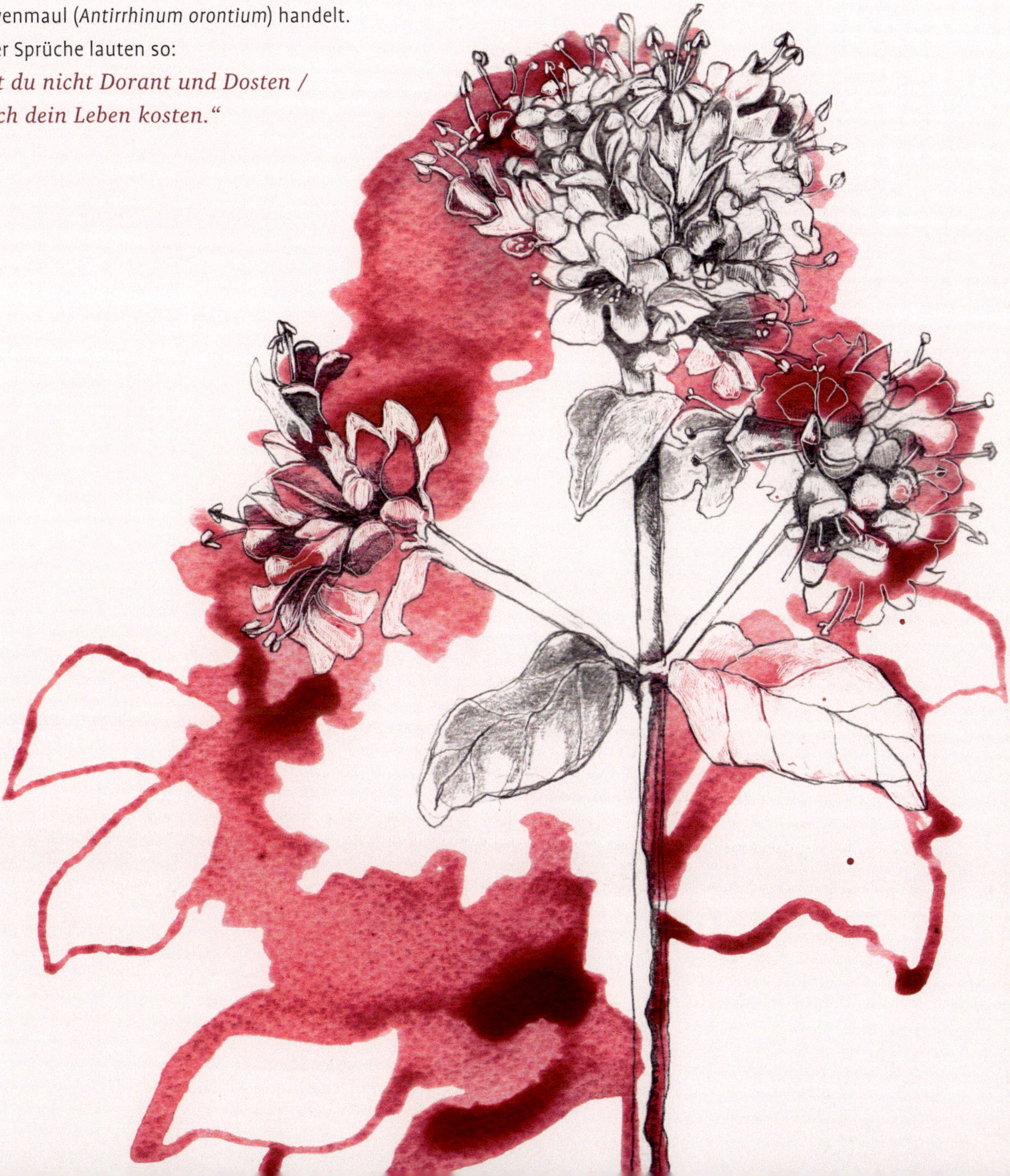

abwehr. Aus Sachsen ist eine Geschichte überliefert, in der das Kraut dem Teufel so richtig ins Handwerk pfuschte. Eine alte Hexe hatte ein junges Mädchen in der Lehre, um ihr die Zauberkunst beizubringen. Eines Tages kündigte die Hexe ihrem Lehrling den Besuch des Teufels an. Ängstlich erzählte das Mädchen seiner Mutter davon, die natürlich nicht besonders erfreut war. Anstatt aber ihre Tochter im Haus zu behalten, schickte sie sie zur angegebenen Stunde zur Hexe. Doch zuvor räucherte sie sie kräftig mit Dost ein und stopfte ihr das aromatische Kraut in sämtliche Taschen ihrer Kleidung. Als nun der Teufel bei der Hexe eintrat, schnupperte er in die Luft und schrie erbost: „Roter Dost! / Hätt ich dich gewost (gewusst) / Hätt ich dich vernomme / Wär ich nit daher gekomme.“ *Dann verschwand er auf Nimmerwiedersehen, unter fürchterlichem Schwefelgestank.*

In Thüringen ging einst eine Wöchnerin in den Keller, um Bier zu holen. Da erschien ihr ein böser Geist. Zum Glück hatte sie Dost und Dorant bei sich (welch ein Zufall!). Da schrie der Geist erbost: „Hättest du nit Dorant und Dosten, / Solltest du's Bierle nit kosten!“ Mit anderen Worten: Ansonsten hätte er sie getötet und sie wäre nicht mehr zum Biertrinken gekommen. Variationen dieser Geschichte gibt es auch beim Wein- oder Wasserholen.

Im Badischen wurde die Geschichte überliefert, dass eine Hexe ihrer Schülerin den Schadzauber beibringen wollte. Sie sollte lernen, wie man Mäuse und Gewitter hext. Dazu war auch der lüsterne Teufel eingeladen. Zum Glück hatte die Mutter dem Mädchen heimlich Dost und Johanniskraut in die Kleider genäht. Als der Teufel das merkte, schrie er: „Dosten und Johanniskraut / entführen mir meine Braut!“

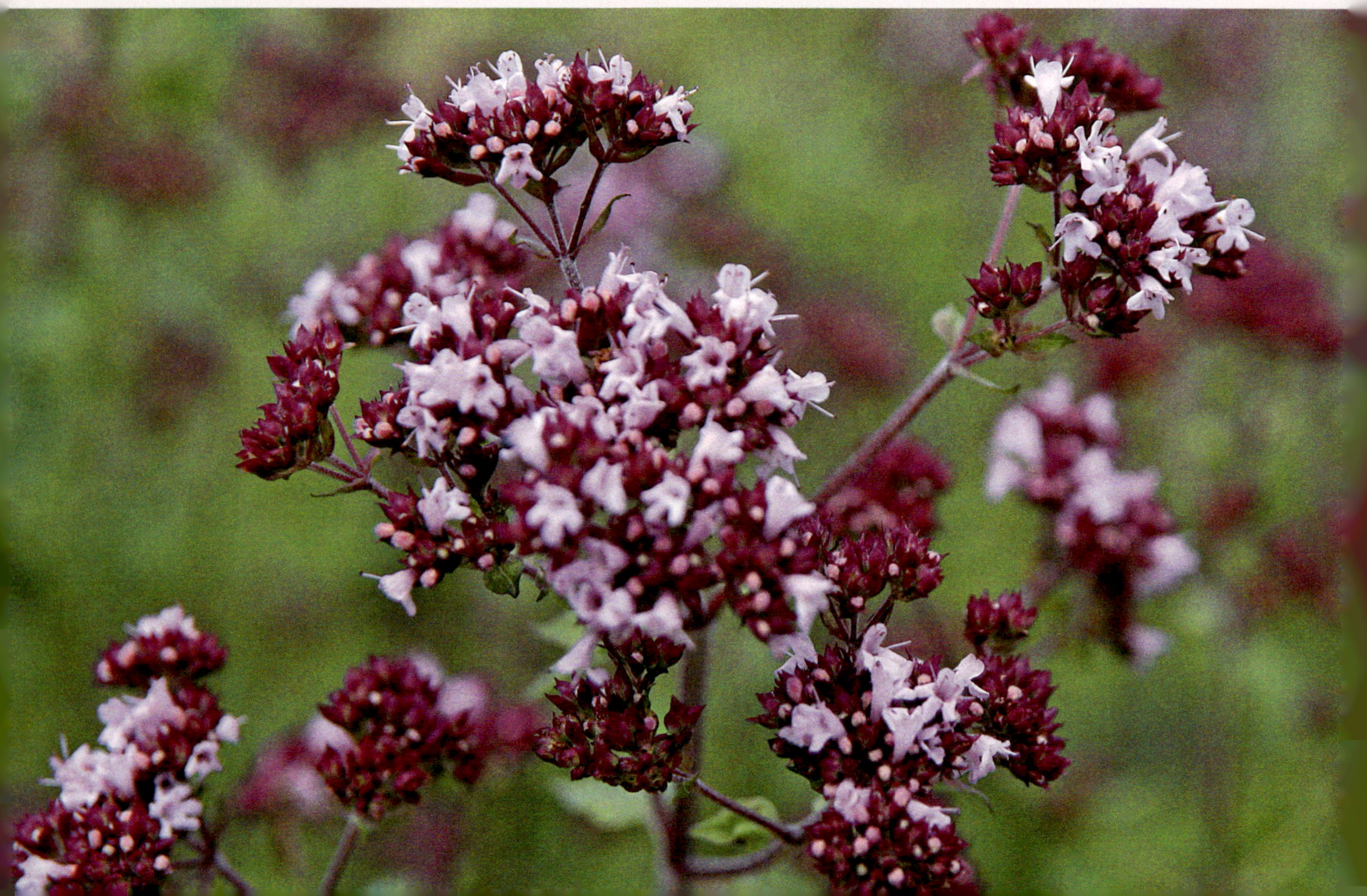

## Verführung – nein danke!

Häufig tritt der Teufel in den Sagen auch als Verführer junger Mädchen auf. Eine Legende aus der Oberpfalz lautet folgendermaßen: Ein Mädchen ging täglich zum Grasholen. Da traf sie unterwegs einen hübschen jungen Burschen, der gestand ihr seine Liebe und das gefiel ihr auch gut. Eines Tages holte sie wieder Gras und hatte dabei unbemerkt Dost und Widritad (vermutlich das Moos *Polytrichum commune*) mit aufgenommen. Da traf sie wieder den jungen Mann, doch auf einmal hatte er Hörner und Geißfüße. *Der Dost hatte sie hellsichtig gemacht.* Sie erschrak sich fast zu Tode, aber der Böse machte sich mit den Worten aus dem Staub: „Wohlgemut und Widritad / Hat mich um mei fein Lieb gebracht."
An den Zimmerfenstern der heiratsfähigen Mädchen wurden dementsprechend Doststräußchen aufgehängt, um dem als jungen Burschen verkleideten Teufel den Einstieg zu verwehren. So wurden die alten Liebesbräuche des „Kiltens" (Schweiz) und „Fensterlns" (Bayern) dämonisiert. Darunter verstand man den heimlichen nächtlichen Besuch des Freiers in der Schlafkammer der Geliebten. Bis zum Morgengrauen dauerte der „Kennenlernbesuch" und nicht selten landete man dabei gemeinsam unter der Decke. Dieses Brauchtum war noch bis vor 100 Jahren sehr verbreitet.

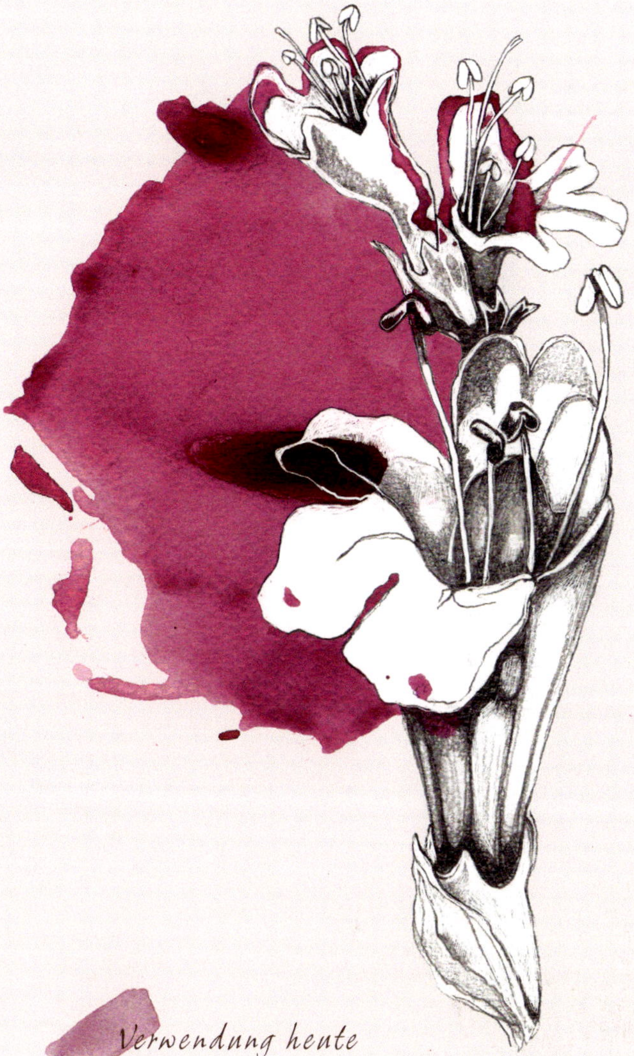

### Verwendung heute

*Dost wächst häufig an sonnigen Hängen und Böschungen. Gesammelt werden Blätter und Blüten von Juni bis August. Ein Tee daraus wirkt krampflösend, verdauungsfördernd und schleimlösend. Deshalb trinkt man ihn in der Volksmedizin bei Appetitlosigkeit, Magen-Darm-Beschwerden, Husten und Erkältung. Er ist sehr wohlschmeckend und kann daher auch zum reinen Genuss getrunken werden. Die blühenden Triebspitzen schmecken zudem als Pizza- oder Salatgewürz.*

# Magische Ernte- und Sammelrituale

*Seit Urzeiten sind Magie und Heilkunde eng verbunden. Erst das magische Ritual machte eine Pflanze zur Zauberpflanze. Der Zauberglaube verlangte schon beim Sammeln und dann auch bei der Anwendung der Heilpflanzen besondere Rituale. So ließ sich die Heil- und Zauberkraft der Kräuter vermehren.*

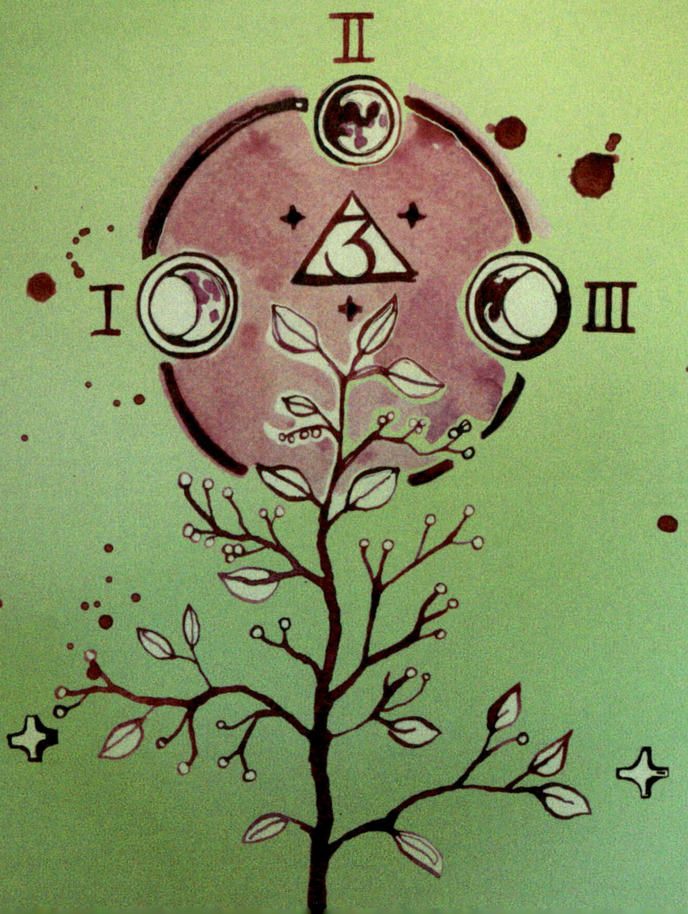

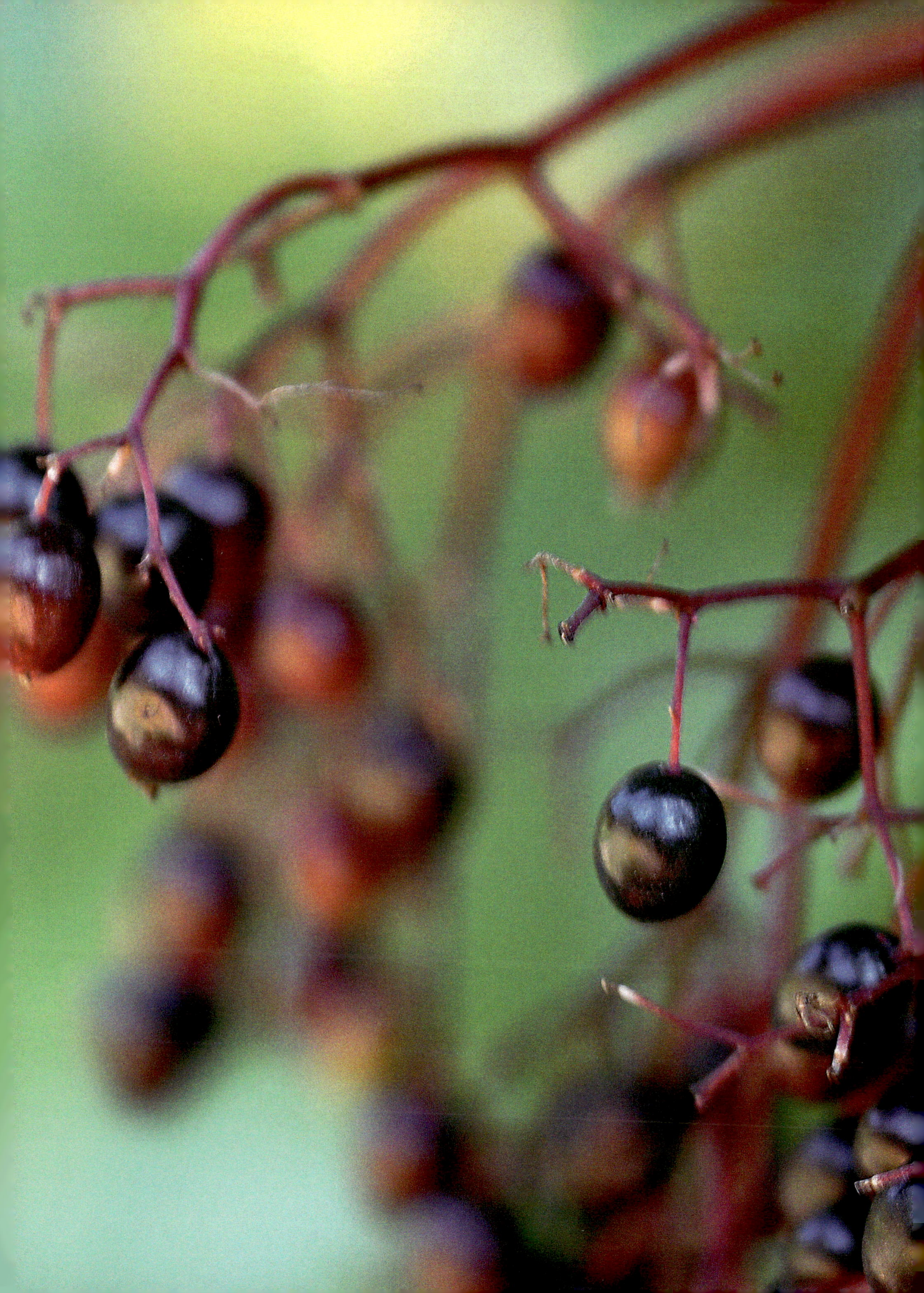

# Rituale garantieren den Erfolg

Rituale sind Handlungen mit genau festgelegtem Ablauf. Ein Ritual kann Teil eines Kultes oder einer Religion sein. Es gibt Schutz-, Dankes-, Heilungs- und Zauberrituale, aber auch eine Fülle von persönlichen und ganz alltäglichen Ritualen, die trotz ihrer Einfachheit Kraft, Heilung und Geborgenheit geben können. Dazu gehört die Gutenachtgeschichte für unsere Kinder ebenso wie ein Dankgebet.

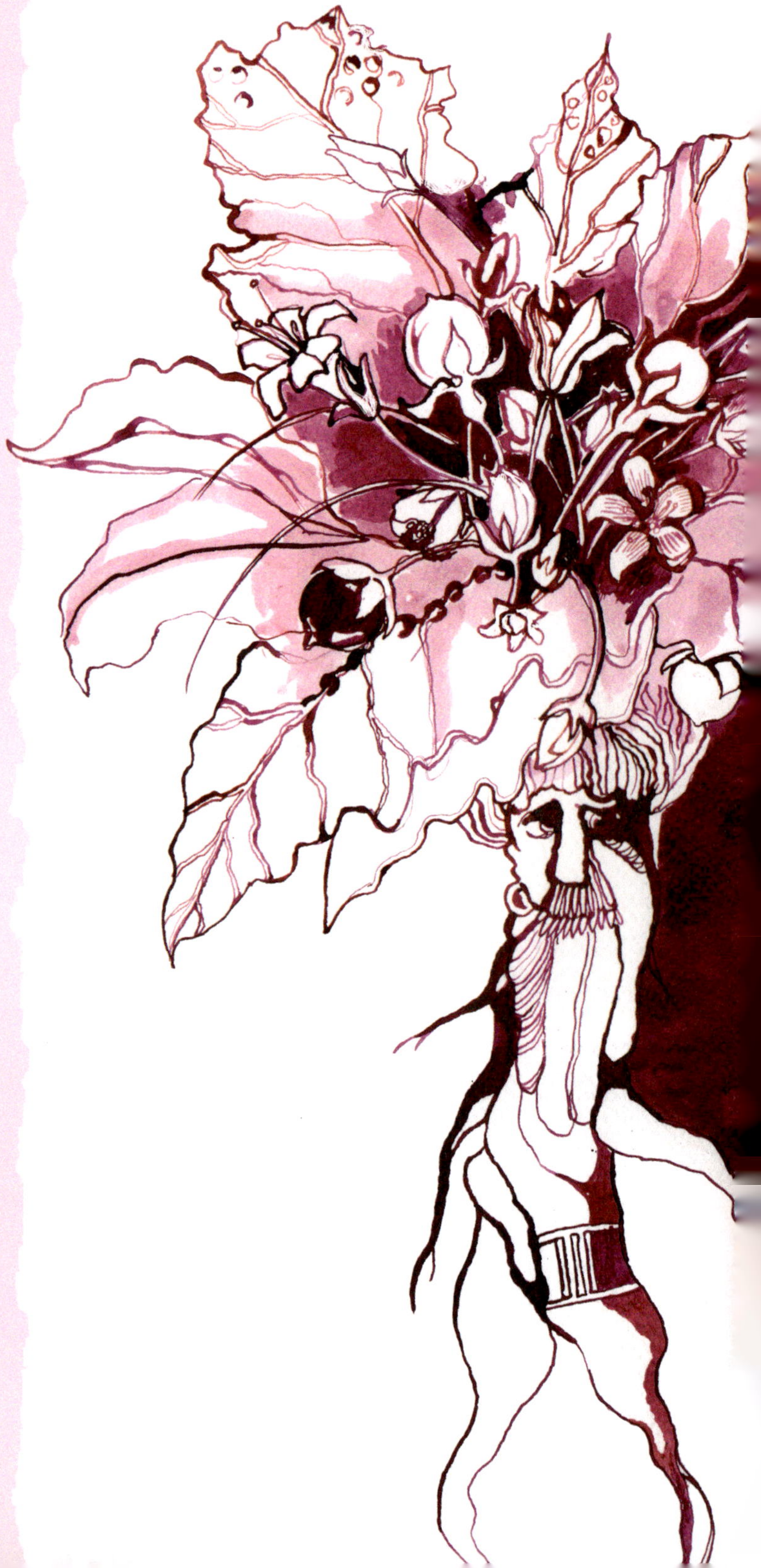

## Sammeln und ernten streng nach Vorschrift

Die Sammelrituale aus alten Kräuterbüchern sind voll von Vorschriften, die uns heute sehr merkwürdig erscheinen. Dabei haben sie alle eine ganz besondere Bedeutung. Oft handelt es sich um Reste einer magisch-schamanischen Heilkunde, die in der Volksmedizin und in den Volksbräuchen bruchstückhaft überlebt hat. Auch wenn der Bevölkerung im christianisierten Mittelalter die ursprüngliche Bedeutung der Rituale nicht mehr bekannt war, glaubte man, dass nur die genaue Einhaltung der Vorschriften den Erfolg ermögliche. Wir wollen uns zunächst anhand der Alraune und anderer „Zauberpflanzen“ einige dieser komplizierten Sammelrituale ansehen und anschließend versuchen, deren Sinn zu entschlüsseln.

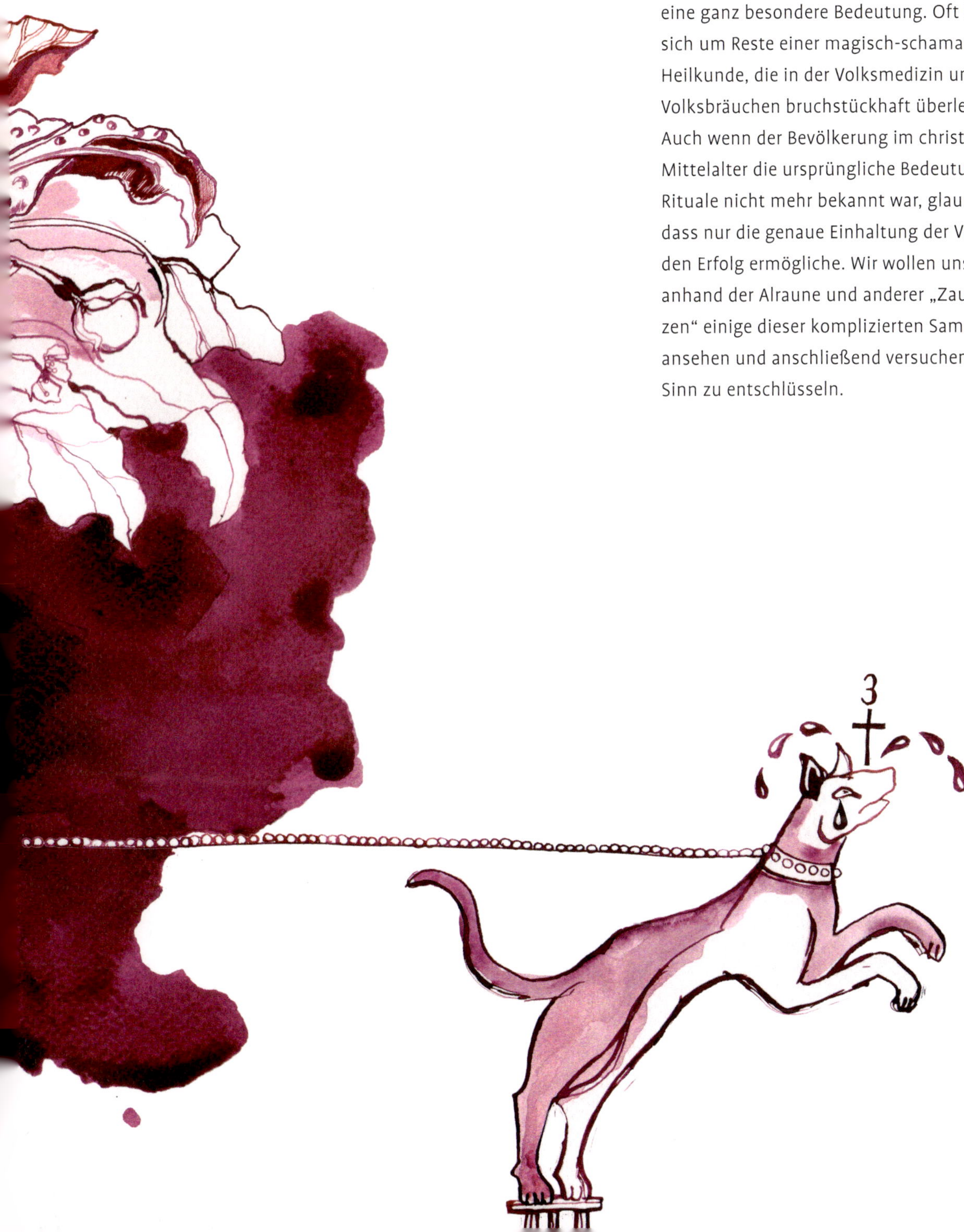

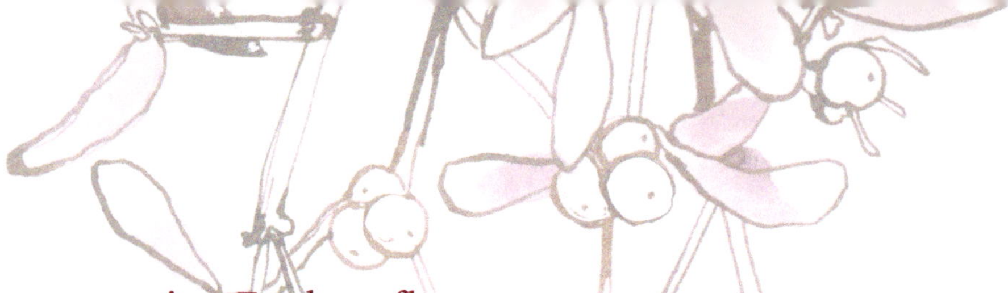

## Alraune – eine Zauberpflanze par excellence

Das berühmteste aller Zauberkräuter ist wohl die Alraune, auch Mandragora genannt. Obwohl dieses Nachtschattengewächs nur im Mittelmeergebiet zu finden war, geisterten unglaubliche Geschichten durch die deutsche Kräuterliteratur des Mittelalters. Die Alraune oder der Alraun (man glaubte nämlich, es gäbe Männlein und Weiblein) hat oft eine gespaltene Wurzel, in der man mit viel Fantasie eine menschliche Gestalt erkennen kann. Diese mächtige Pflanze zu ernten war angeblich lebensbedrohlich, wenn die Regeln nicht genauestens beachtet wurden. Um an die Wurzel zu gelangen, musste man sich *an einem Freitag vor Sonnenaufgang* auf den Weg machen. Man glaubte, beim Herausziehen aus der Erde würde sie so entsetzlich schreien, dass man auf der Stelle starb. Deshalb verstopfte man sich vorsichtshalber die Ohren mit Baumwolle, Pech oder Wachs. Manche Wurzelgräber hatten auch ein Horn bei sich, um damit den todbringenden Schrei zu übertönen. Zunächst legte man den Wurzelhals ringsum etwas frei, dann musste man *die Pflanze dreimal umgehen* oder man zog mit einem Schwert ebenso oft einen Kreis darum. Nach der Christianisierung schlug man ersatzweise dreimal das Kreuz über der Alraune oder betete drei Vaterunser. Im Anschluss daran band man einen hungrigen *schwarzen Hund* mit dem Schwanz an die Wurzel, lege ihm in einiger Entfernung ein Stück Fleisch auf den Boden und lief eilig davon. Der gierige Hund schnappte nach dem Fleisch und zog dabei die Wurzel heraus. Durch den Schrei des Alrauns, so glaubte man, starb der Hund auf der Stelle! Falls die Alraunewurzel dem Liebeszauber diente, musste während des Ausgraberituals ein zweiter Wurzelgräber im Kreise tanzen und erotische Begriffe sprechen. Manche behaupteten gar, die Zauberwurzel könne nur aus der Erde gezogen werden, wenn man sie zuvor mit dem Urin einer menstruierenden Frau begoss.

Hatte man die Mandragora schließlich eingesammelt, verfügte man über eine unglaublich starke Zauberpflanze für Liebeszauber, oder um Glück und Reichtum zu erlangen, Dämonen und Krankheiten zu vertreiben oder unverwundbar zu werden. Allerdings musste die Zauberkraft der Wurzel fortwährend durch Rituale erneuert werden. Deshalb wurde sie regelmäßig freitags in rotem Wein gebadet und in rote Seide gehüllt. Sie zu besitzen war allerdings nicht ungefährlich. Die Alraune galt zur Zeit der Hexenprozesse als Teufelspflanze und wurde so der Jungfrau von Orleans (1412–1431) zum Verhängnis. Ihr wurde der Besitz einer Alraune zur Last gelegt.

## Harte Strafen für Fälscher

„Der grabt Alrauna undrem Gricht, loufft weg, das ers hört schreien nicht." Dieser alte Spruch aus dem Jahre 1575 verweist auf den Aberglauben, demzufolge die Alraune unter dem Galgen (Gricht = Richtstätte) wachse und aus dem Sperma eines gehängten Diebes oder Betrügers hervorgehe. Dieser unheimliche Fundort trug noch zusätzlich zum magischen Ruf der Pflanze bei.

Vielleicht handelte es sich bei dem Gehängten gar um einen Fälscher der seltenen und damit wertvollen echten Alraunenwurzel, die auch Galgenmännchen genannt wurde. Denn Betrüger schnitzten sie gerne aus der heimischen Zaunrübe (*Bryonia dioica*), der Schwertlilie oder gar aus Karotten. Im Jahr 1570 wurden in Schaffhausen drei Landstreicher gehängt, weil sie Karotten als Alraune verkauft hatten. Solch dreiste Fälschungen waren wohl nur deshalb möglich, weil kaum jemand wusste, wie die in

Südeuropa vorkommende Pflanze wirklich aussah. Im obigen Alraune-Sammelritual finden sich einige kultische Vorschriften, die im Volksglauben immer wieder auftauchen und deshalb wohl besondere Bedeutung haben: der Freitag als Sammeltag, die Tageszeit vor Sonnenaufgang, die Zahl drei, die schwarze Farbe des Hundes. Bevor wir zur Aufklärung schreiten, betrachten wir noch zwei weitere Rituale, die ebenfalls Vorschriften enthalten, welche für das Gelingen des Zaubers unverzichtbar scheinen.

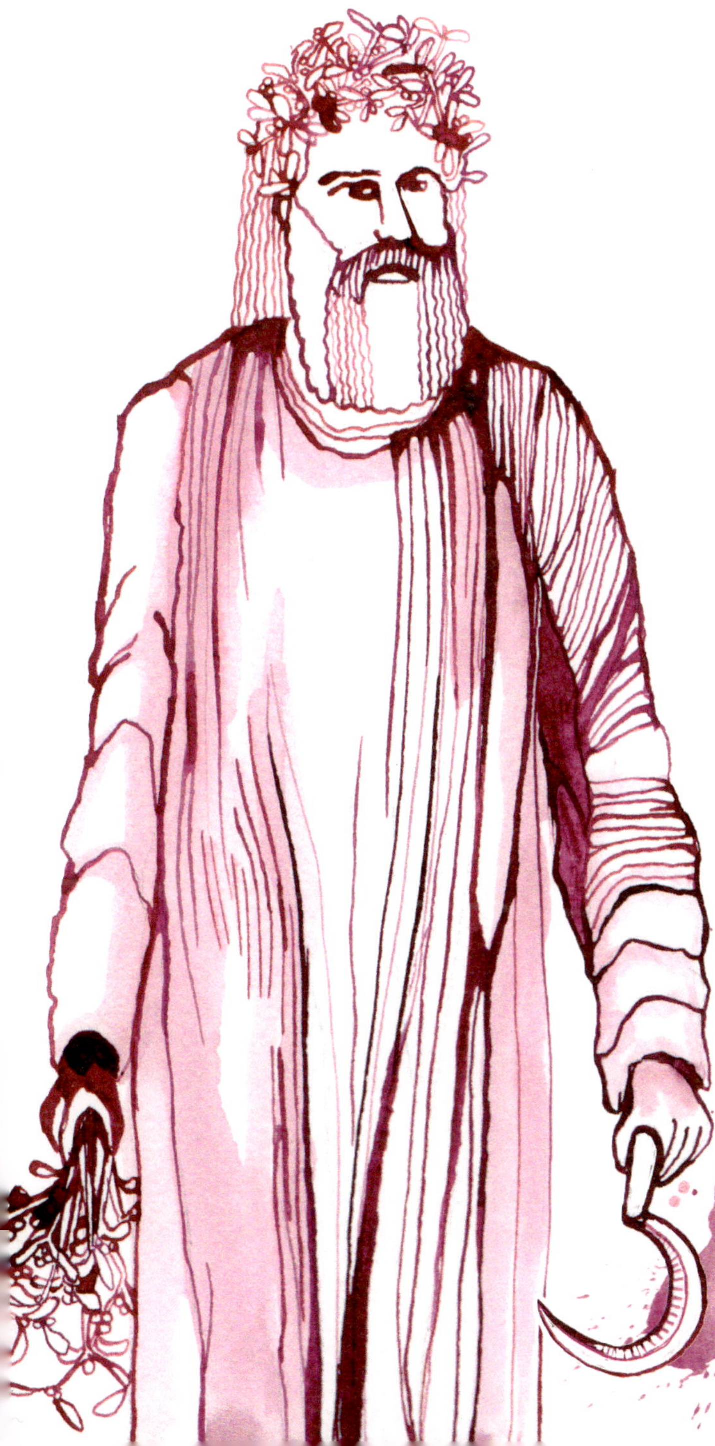

## Misteln für den gallischen Zaubertrank

Wer kennt sie nicht, die unbesiegbaren Gallier Asterix und Obelix. Ihre Kraft hatten sie von einem Zaubertrank, den der Druide Miraculix braute. Dazu benötigte er auch die Mistel, eine wichtige Heil- und Zauberpflanze der keltischen Druiden. Sie wurde die „Alles Heilende“ genannt. Auf einer *Eiche* musste sie wachsen und sie durfte nur mit einer *goldenen Sichel* geschnitten werden und auf keinen Fall die Erde berühren. In einem *weißen Tuch* oder mit der *linken Hand* fing man sie auf. Zwei weiße Stiere musste man opfern, damit die Pflanze ihre Wirkung entfalten konnte.

Die beste Erntezeit war *am sechsten Tag nach einem Winterneumond*. In einen Trank gegeben sollte sie unfruchtbare Tiere fruchtbar machen und gegen alle Krankheiten und Gifte wirksam sein. Die Mistel war auch bei den Germanen eine bedeutende Kultpflanze, obwohl sie im Mythos für den Tod des Frühlingsgottes Balder verantwortlich war.

## Königskerze – wirksam nur mit Gold

Aus dem Jahr 1693 stammt folgende Anweisung zum Ausgraben einer Königskerzenwurzel, die als Amulett dienen sollte. Von Frauen getragen, wirkte das Wurzelamulett angeblich empfängnisverhütend, bei Männern sollte es den „Schlagfluß“ (Schlaganfall) verhindern. „Man sammelt sie aber an einem Freytag vor Aufgehen der Sonnen / zwischen dem 15. Augusti und 8. Septembr bey abnehmendem Mond“, heißt es dort. Außerdem sollte die Wurzel mit einem Goldstück, also einem *Grabwerkzeug ohne Eisen* ausgegraben werden. Das Amulett wurde in rote Seide gehüllt und in Höhe des Herzens getragen. Die Königskerze war eine der Hauptpflanzen des an Maria Himmelfahrt geweihten Kräuterbüschels. Mit diesem Büschel wurde, sozusagen unter dem Schutz Marias, der magischer Zauber auch in die christliche Kirche eingeschmuggelt.

Beim Studium der überlieferten Sammelrituale fällt auf, dass sich viele der Regeln wiederholen. Wo liegen Bedeutung und Ursprung all der Vorschriften, die für das Gelingen der Heilung oder Zauberei so wichtig waren? Um das zu verstehen, werden wir uns die einzelnen Vorschriften (siehe Seite 79) genauer ansehen.

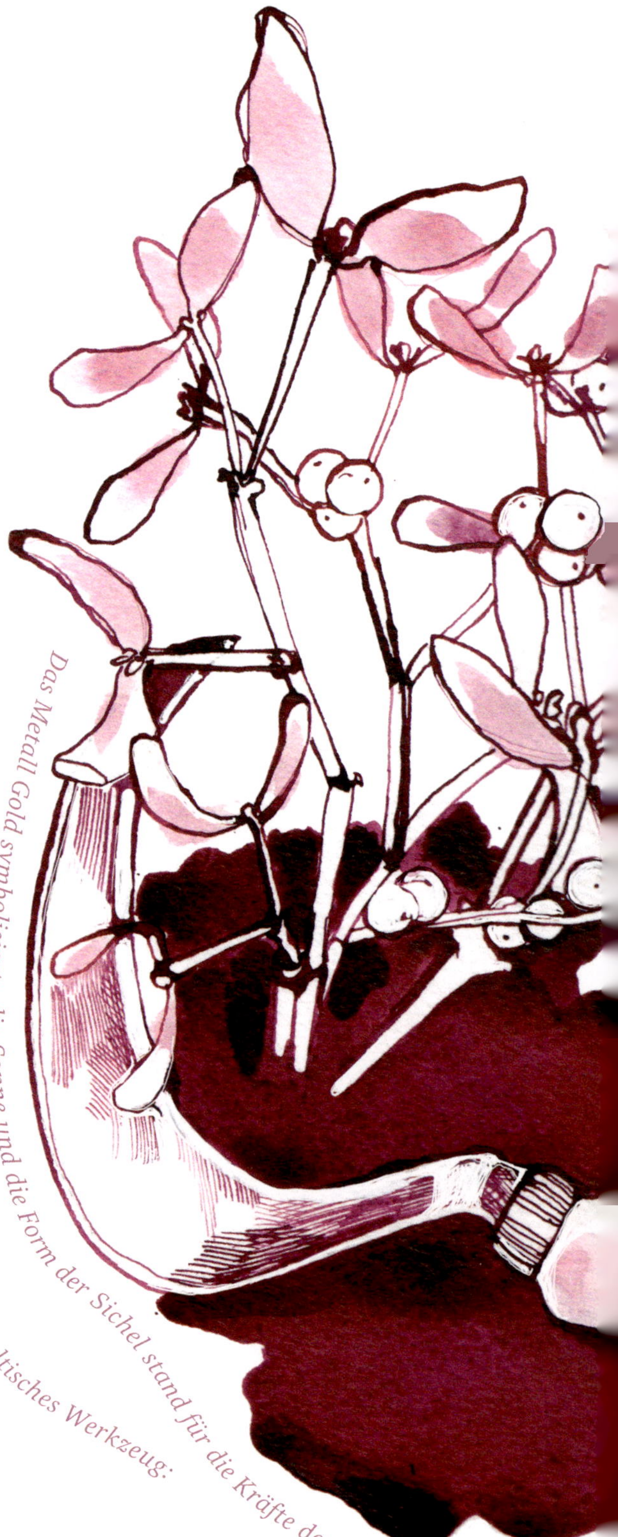

*Die Sichel war ein kultisches Werkzeug: Das Metall Gold symbolisierte die Sonne und die Form der Sichel stand für die Kräfte des Mondes.*

## Vorschriften und Regeln beim Sammeln zauberkräftiger Pflanzen

Sammeln nur an bestimmten Wochentagen
Besonders günstig sind bestimmte Kulttage
Ebenso bestimmte Tageszeiten
Die Mondphasen müssen beachtet werden
Magische Orte verstärken die Heilwirkung
Die Himmelsrichtungen spielen eine Rolle
Magische Zahlen bestimmen das Ritual
Farbensymbolik beeinflusst die Zauberwirkung
Das Sammeln muss „unbeschrien" oder „unberufen" vonstatten gehen
Rituale werden „nüchtern und keusch" ausgeführt
Gesammelt wird nackt oder barfuß
Die linke Hand bricht die Kräuter
Gegraben oder geschnitten wird ohne Eisen
Beschwörungen und Gebete erhöhen die Heilkraft
Dankesopfer an Pflanze oder Pflanzengeist sind unerlässlich

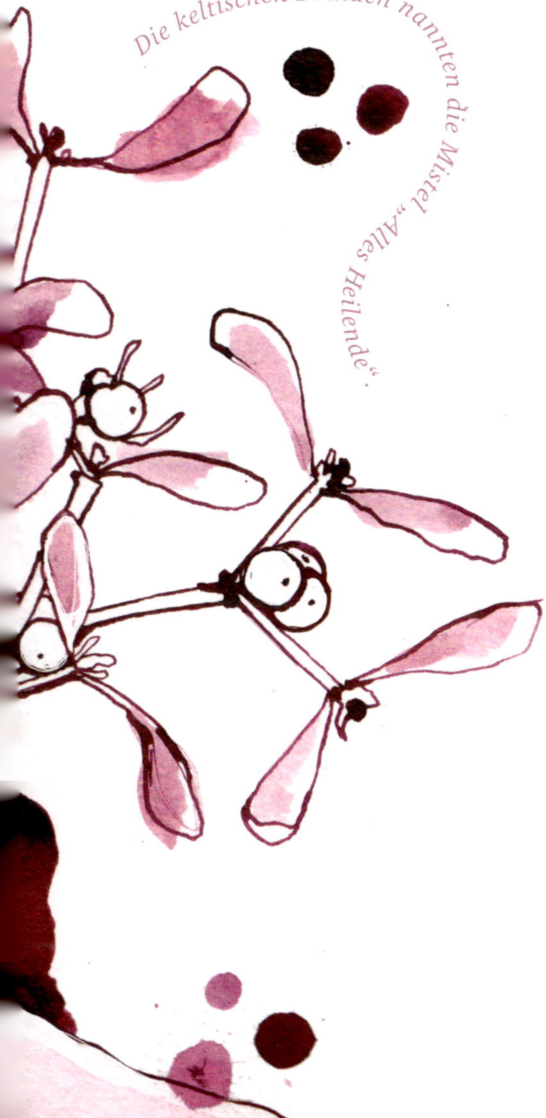

Die keltischen Druiden nannten die Mistel „Alles Heilende".

# Der richtige Zeitpunkt

Mit dem Kräutersammeln an bestimmten Tagen, zu besonderen Zeiten oder bei prägnanten Mond- und Sonnenständen meinten unsere Vorfahren, die Wirkung der Heilpflanze oder Zaubermedizin zu beeinflussen. In dem Glauben an den Einfluss magischer Zeiten finden sich eindeutige Spuren der einst universellen schamanischen Heilweise, die das Ritual als verstärkenden Teil der Heilanwendung begreift.

## Magische Sammeltage

Das Ritual der Tagwählerei kam erst mit den Kalendersystemen der Hochkulturen Mesopotamiens und Ägyptens in Gebrauch. Seither hatten die Wochentage eine besondere Bedeutung, weil sie alle einer bestimmten Gottheit zugeordnet waren. Die Entstehung der Wochentage fällt in die Zeit des aufkommenden Patriarchats, weshalb männliche Gottheiten dominierten. Basis für die Wocheneinteilung waren die damals bekannten sieben Himmelskörper Sonne, Mond, Saturn, Jupiter, Mars, Venus und Merkur. Je nach-

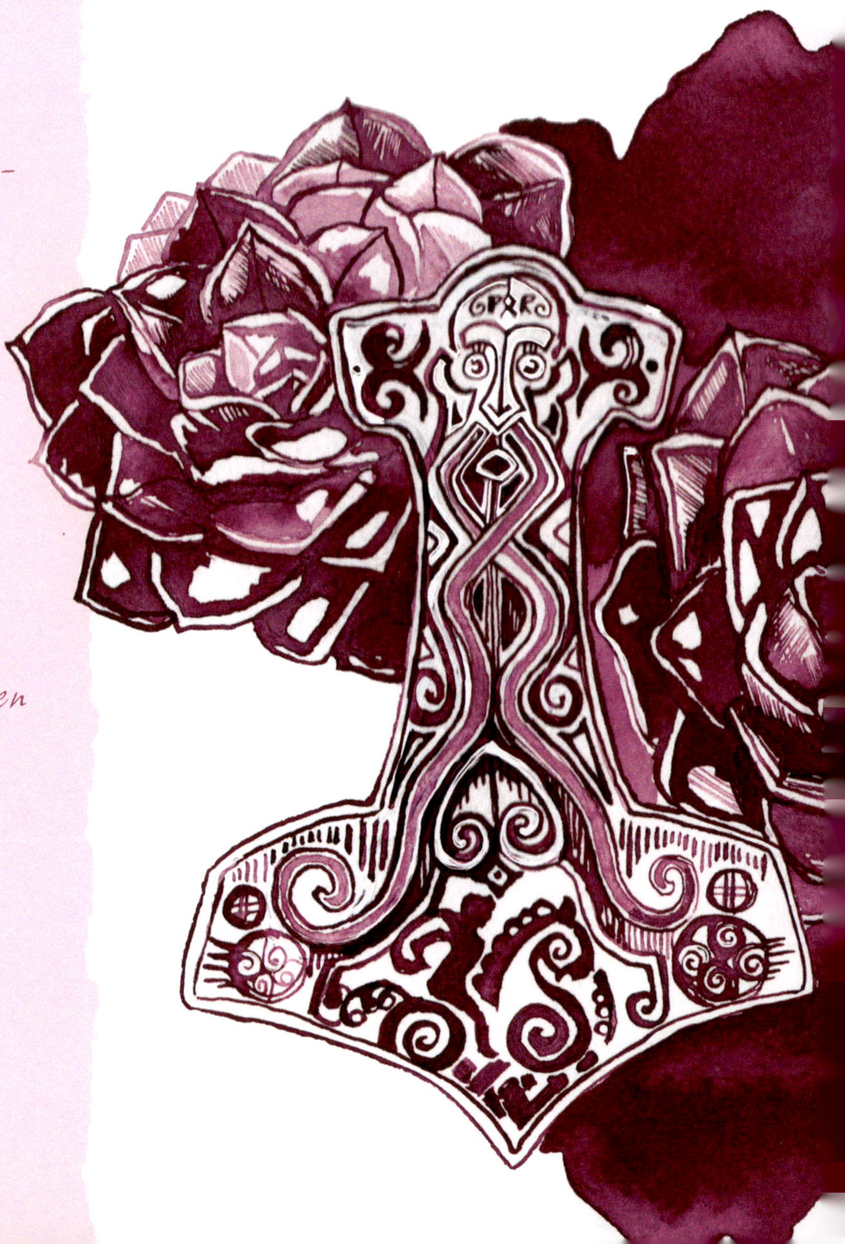

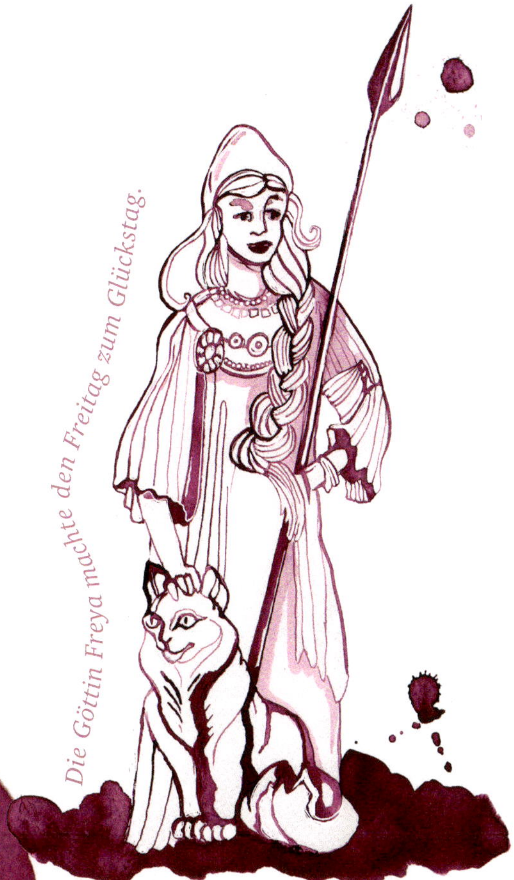

Die Göttin Freya machte den Freitag zum Glückstag.

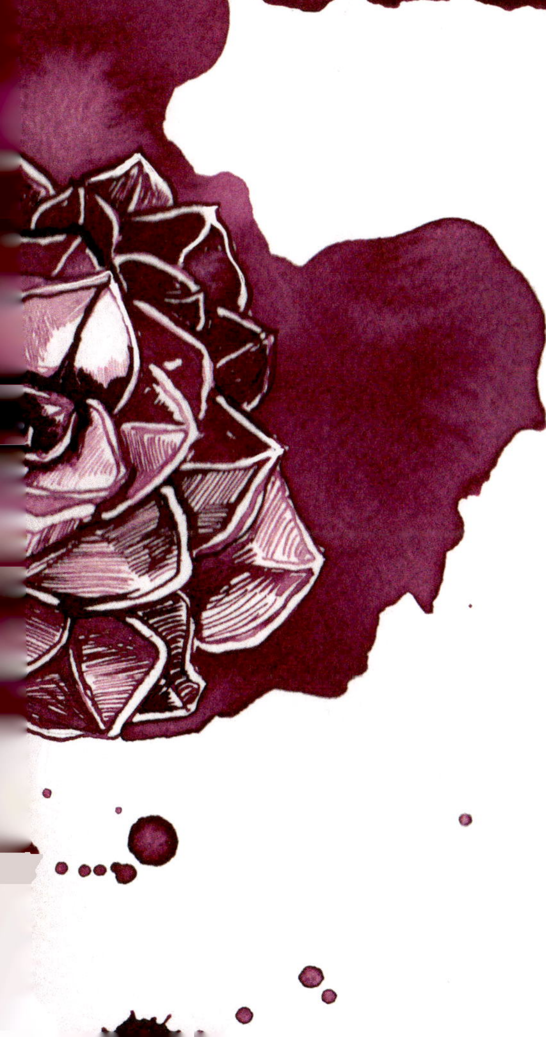

dem welche Gottheit den Tag regierte, waren bestimmte Tätigkeiten besonders günstig oder ungünstig. *Der Tag begann damals übrigens mit der Nacht des Vortags und der Sonntag war der erste Tag der Woche.* Zwei Wochentage wurden in Verbindung mit Heilpflanzen und Heilritualen auffallend oft genutzt: Donnerstag und Freitag. Nicht nur Wochentage, sondern auch bestimmte Kult- oder Festtage spielten eine Rolle, wenn es um Pflanzenzauber ging (siehe Seite 125).

## Donar: Der Donnerer

Der Donnerstag entwickelte sich aus „Donars-Tag", dem Tag des germanischen Wettergottes Donar. Von manchen Stämmen wurde er auch Thor genannt, was sich noch im englischen *thursday* zeigt. Die Römer verehrten an diesem Tag den Himmels- und Wettergott Jupiter, dessen Name sich im französischen *jeudi* verbirgt. Thor (Donar) war ein Gott aus dem Geschlecht der Asen, der patriarchalen Götter der indoeuropäischen Einwanderer (siehe Seite 42). Diese wurden vor allem von männlichen Kriegern verehrt. Mit seinem mächtigen Hammer Mjöllnir löste Thor den Donner aus. Mjöllnir war der Blitzschlag, der die Erde befruchtete, und galt als Sinnbild für die männliche phallische Kraft. Der Donnergott war zudem für seine außergewöhnliche Ess- und Trinklust bekannt. Er konnte ganze Ochsen verschlingen und fässerweise Met saufen. Außerdem liebte er Kriege und Schlachten. *Deshalb war Donar bei den germanischen Männern der beliebteste Gott.* Er war zuständig für die Hochzeiten und die Fruchtbarkeit der Felder und des Viehs. Der Braut wurde während der Hochzeitszeremonie ein Hammer in den Schoß gelegt, um die Fruchtbarkeit zu segnen. Auch als Heilgott war Donar geschätzt, wobei er vor allem bei den männertypischen Kampfverletzungen angerufen wurde.

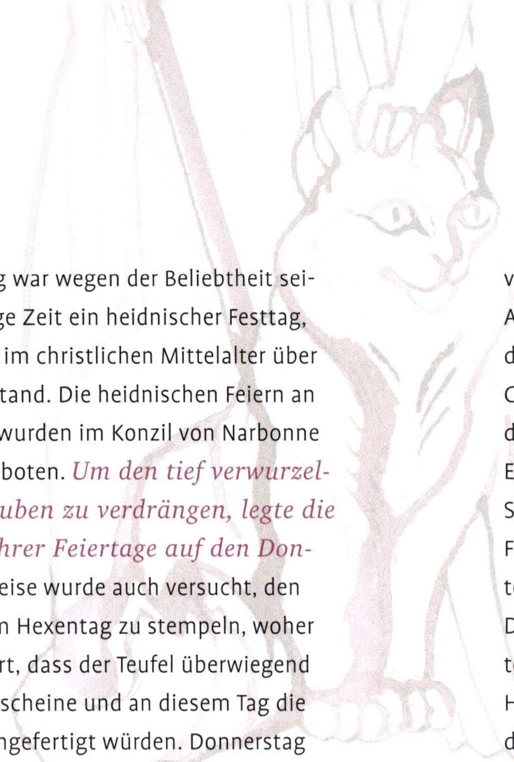

Der Donnerstag war wegen der Beliebtheit seines Gottes lange Zeit ein heidnischer Festtag, der sogar noch im christlichen Mittelalter über dem Sonntag stand. Die heidnischen Feiern an Donnerstagen wurden im Konzil von Narbonne (589 n. Chr.) verboten. *Um den tief verwurzelten Donarglauben zu verdrängen, legte die Kirche viele ihrer Feiertage auf den Donnerstag.* Teilweise wurde auch versucht, den Tag Donars zum Hexentag zu stempeln, woher der Glaube rührt, dass der Teufel überwiegend donnerstags erscheine und an diesem Tag die Hexensalben angefertigt würden. Donnerstag galt deshalb als guter Tag für Magie und Zauberei. Auch Pflanzen gegen Verzauberung, wie die Alantwurzel, mussten donnerstags gegraben werden. Alle Gewitterschutzpflanzen wurden am Tag des Blitzgottes gesammelt und im Haus aufgehängt. So etwa die als Donnerkraut bezeichnete Hauswurz, die man gerne als Blitzschutz auf Dächer pflanzte.

## Freya: Die Herrin

Aus dem Freitag ist „Freyas Tag" noch gut herauszuhören, ebenso aus dem englischen *friday*. Die germanische Freya wurde mit der römischen Liebesgöttin Venus gleichgesetzt, deren Name noch im französischen *vendredi* verewigt ist.
Die antike Wochentagseinteilung wurde im 3. Jahrhundert auch von den germanischen Völkern aufgegriffen. Der Freitag galt schon bei den Griechen als Geburtstag der Aphrodite. In vorislamischer Zeit war der Freitag auch in arabischen Ländern der höchste Wochentag. Es war der heilige Glückstag der altorientalischen Göttin Aruba.
Die germanische Freya war die Stammgöttin der Wanen, die Göttin der Bauernvölker des alten Europa. Ihr Name bedeutet Herrin. Sie förderte Fruchtbarkeit, Pflanzenwachstum und Sexualität. Das Geschlecht der Wanengötter herrschte vor der Ankunft Odins, Thors und der anderen Asengötter. Die Wanengötter waren eng verbunden mit den Naturgeistern, Elfen, Feen, Zwergen, Gnomen und Riesen. Freya war vor allem bei den Frauen eine beliebte Göttin. Sie war als Erdgöttin für viele Bereiche zuständig: für die Seelen der Verstorbenen und die Geburt, für Fruchtbarkeit, Liebe und Ehe, aber auch für Wetter und Zauberei.
Der Tag der Göttin war natürlich der beste Erntetag für Heil- und Zauberpflanzen, denn die Heiltradition stand ja seit Jahrtausenden unter dem Schutz einer weiblichen Gottheit. Deshalb war freitags vor Sonnenaufgang die magische Kräutersammelzeit. *Vor allem Pflanzen, die eine Verbindung zu Liebe und Fruchtbarkeit besaßen, waren am Tag der Liebesgöttin besonders wirksam.* Der Freya-Tag wurde deshalb gerne für Liebeszauber genutzt und war ein sehr beliebter Tag zum Heiraten! Letzteres galt später in patriarchalen Zeiten zwar auch für den Donnerstag; die Hochzeitsnacht jedoch gebührte allein der Liebesgöttin, denn Freyas Tag begann nach alter Rechnung ja schon mit der Dämmerung am Donnerstagabend.

## Dämonisierung oder Vereinnahmung

War der Freitag in vorchristlicher Zeit noch ein außergewöhnlicher Glückstag, verkehrte sich dies nach der Christianisierung ins Gegenteil. Vor allem die Beziehung Freyas zur weiblichen Sexualität machte sie zu einer dämonischen Gefahr. *Der Tag der Göttin wurde zum Unglückstag, zum teuflischen Hexentag.* Für das Unglück fanden sich in der christlichen Mythologie genügend Gründe: Jesus wurde an einem Freitag gekreuzigt, Judas erhängte sich an einem Freitag und abermals an einem Freitag wurde Jesus vom Teufel versucht. Kein anderer Tag wurde nach der Christianisierung so sehr mit dem Unglück in Verbindung gebracht. Man sollte

keine Reise antreten, keine Wäsche waschen, kein Brot backen und möglichst auch keine Kinder gebären. Lediglich bei der Gewinnung von Heilmitteln blieben die positiven Aspekte des weiblichen Freitags erhalten.
Mit der Umdeutung der Symbolik bekämpfte die Kirche die heidnische Verehrung. Zu Beginn der Christianisierung hielten die Menschen zunächst hartnäckig an ihren alten Kulten fest. Das Verbieten und Verteufeln hatte nur teilweise Erfolg. Die Kirche erkannte schon früh, dass ein Ausrotten aller heidnischen Bräuche kaum möglich war. So empfahl schon der große Kirchenlehrer Augustinus (354–430 n. Chr.): „Man rotte die Heiden nicht aus, man bekehre sie; man fälle die heiligen Bäume nicht, man weihe sie Jesus Christus." Um 600 n. Chr. gab Papst Gregor der Große die Anweisung, heidnische Kultorte zu übernehmen und umzugestalten: „Es sollen nur die Götzenbilder, die darin sind, vernichtet werden, dann sollen die Tempel mit Weihrauch besprengt, Altäre gebaut und Reliquien darin niedergelegt werden." *Deshalb finden Archäologen unter Kirchen häufig heidnische Verehrungsorte.* Zur gleichen Zeit wurden die heidnischen Feste umgewidmet. Immer wenn die Kirche mit Verboten scheiterte, wählte sie das Mittel der Vereinnahmung. Auf diese Weise gingen viele Elemente der heidnischen Religionen ins christliche Brauchtum über und haben sich so bis heute erhalten.
Die Göttin Freya reiste mit einem von Wildkatzen gezogenen Wagen umher und besaß ein Falkengewand, mit dessen Hilfe sie fliegen konnte. Ihr Begleittier, die Katze, wurde zur unheilbringenden Gefährtin der Hexen. Daher verbrannte man Katzen häufig zusammen mit den Hexen! Auch das Schwein wurde mit Freya in Verbindung gebracht. In allen alten Bauernkulturen war das Schwein ein heiliges Tier und wurde erst mit der Umdeutung der Werte zur „dreckigen Sau". Nicht besser erging es dem schwarzen Hund, der zum „dreckigen Köter" wurde.
Die irdischen Vertreterinnen Freyas nannte man „Völvas", die Stabträgerinnen. Sie trugen Kleidung aus Katzenfellen und praktizierten eine Art Schamanismus, wobei sie für ihre Weissagungen und Beschwörungen berühmt waren. Sie zogen mit ihren Wagen von Dorf zu Dorf, versetzten sich in Trance und sagten die Zukunft vorher. Nach der Christianisierung wurden sie dann als Hexen diffamiert.

## Wodan: Der Schamane

Vereinzelt spielte auch der Mittwoch im Pflanzenbrauchtum eine Rolle. Ursprünglich war es Wodans Tag, was sich noch im englischen *wednesday* erhalten hat. Wodan, von manchen Stämmen auch Odin genannt, war der Vatergott der germanischen Götterwelt. Er stammte aus dem Geschlecht der Asen, der kriegerischen Himmelsgötter. *Wodan war der Gott der Schamanen und Zauberer.* Psychoaktive Schamanenpflanzen, wie der Fliegenpilz, waren ihm deshalb geweiht. Zwei Raben standen ihm als Verbündete und Hilfsgeister zur Seite. Im römischen Götterhimmel entsprach ihm der Gott Merkur, was sich noch im französischen *mercredi* erahnen lässt. Da Wodan/Odin ein bedeutender Gott der Germanen war, wurde der Mittwoch im Rahmen der Christianisierung zu einem Unglückstag gemacht. Mittwochskinder waren nun Unglückskinder, Mittwochs-Ehen wurden unglücklich und mittwochs hatten die Hexen besonders viel Macht. Das einst Wodan geweihte Bingelkraut (*Mercurialis perennis*) musste für Zauberzwecke mittwochs gegraben werden. Lein hingegen durfte nicht mittwochs gesät werden, weil man Angst hatte, Wodans achtbeiniges Pferd Sleipnir würde die Saat zertreten. Die Aussaat von Hirse und Gerste wiederum versprach an diesem Tag besonderen Erfolg.

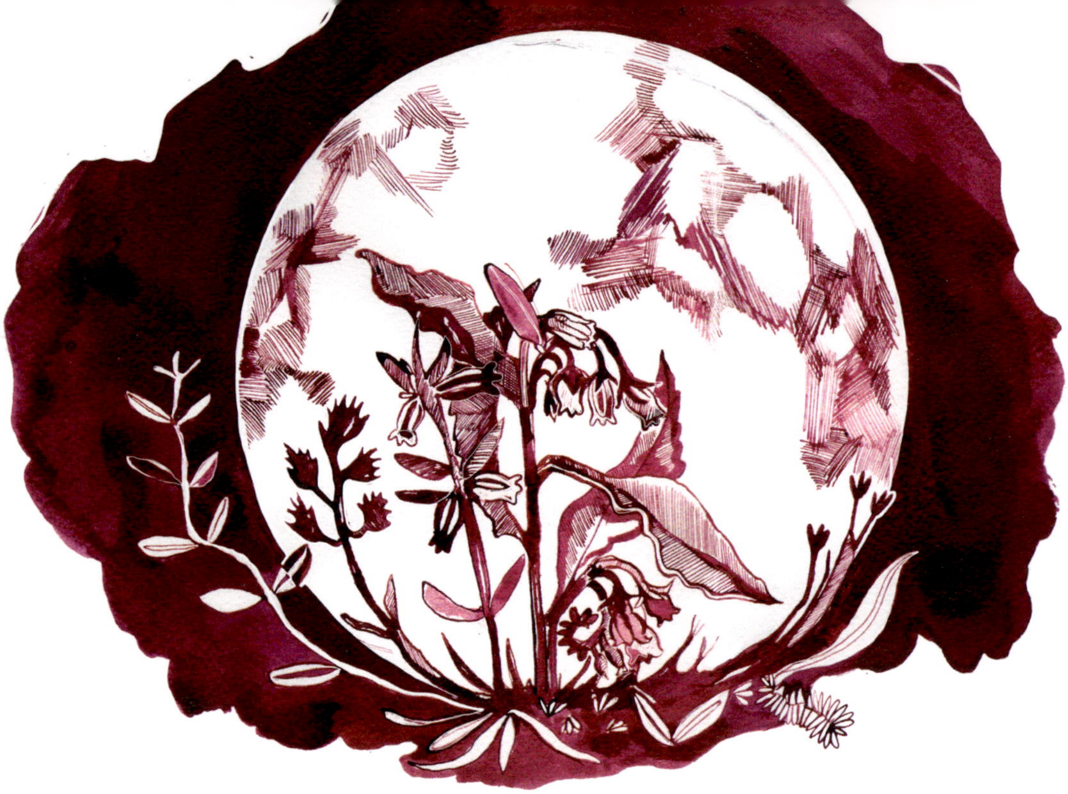

## Das Sammeln zu besonderer Stunde

Nicht nur das Sammeln an bestimmten Wochentagen sollte die Heil- und Zauberkraft der Pflanzen erhöhen, sondern auch die Nutzung „magischer" Tageszeiten. Hier findet man Reste des animistischen Denkens, das die Natur als belebt wahrnimmt. Man nutzte günstige „Geisterzeiten", um den Kontakt zu den Natur- und Pflanzengeistern zu erleichtern.

### Vor Sonnenaufgang war allerbeste Erntezeit

In fast allen Kulturen galten Sonnenaufgang und Sonnenuntergang als heilige Zeiten. Sie markierten die Grenze zur Nacht, die als Geisterzeit galt. Vor allem in der Dämmerung, also kurz vor Sonnenaufgang und kurz nach Sonnenuntergang, glaubte man, den Natur-, Pflanzen- und Ahnengeistern näherzustehen. Von ihnen erhoffte man sich Unterstützung und Segen. Im Pflanzenbrauchtum ist die Zeit vor Sonnenaufgang die am häufigsten genutzte Zauberzeit. Zu dieser Zeit gesammelte Heilkräuter besaßen besonders viel Zauberkraft. Wie wir schon gehört haben, musste die geheimnisvolle Alraunewurzel unbedingt vor Sonnenaufgang gegraben werden. Aber auch weniger sagenhafte Pflanzen profitierten von der „heiligen Zeit": Maiglöckchen, vor Sonnenaufgang gepflückt und im Gesicht zerrieben, sollten Sommersprossen verhindern. Vor Sonnenaufgang wurden auch viele magische Heilbehandlungen ausgeführt. Vor allem beim Abstreifen von Krankheiten an Bäumen oder beim Übertragen von Krankheiten auf Pflanzen wurde die Sonne gemieden. *Das Sonnenlicht, so glaubte man, machte alles zauberische Tun zunichte!*

### Zwölf Uhr mittags an Johanni

Auch die Mittagsstunde mit dem Sonnenhöchststand galt früher als Geisterzeit. Insbesondere am Johannistag (24. Juni) war das Heilpflanzensammeln in der Mittagsstunde günstig. Hier wurde die Kraft der Sonne doppelt genutzt: der höchste Stand innerhalb des Sonnenjahres kombiniert mit dem höchsten Stand im Tageslauf. Vor allem die Sonnenpflanze Johanniskraut hatte an Johanni um die Mittagszeit die größte Zauberkraft und sollte dann sogar die Pest vertreiben können. Kornblumen, um zwölf Uhr am Johannistag gepflückt, konnten alle Blutungen stillen. Auch die zauberkräftigen Beifußkohlen, die unter den Wurzeln verborgen lagen, waren nur am Johannistag um zwölf Uhr mittags auffindbar. *Sogar aus naturwissenschaftlicher Sicht ist die Mittagszeit für viele Pflanzen eine günstige Erntezeit.* So haben beispielsweise alle duftenden Pflanzen mit ätherischen Ölen um die Mittagszeit die höchste Wirkstoffkonzentration.

## Mitternacht an unheimlichen Orten

Eine weitere den Zauber begünstigende Zeit war Mitternacht, auch Geisterstunde oder Schwarze Stunde genannt. Dabei wurden häufig ganz bestimmte Tage bevorzugt, wie zum Beispiel die Silvester- oder die Walpurgisnacht. *Für Zauberrituale um Mitternacht suchte man bevorzugt magische Orte auf*: Wegkreuzungen, Friedhöfe, Hexentanzplätze, Druidensteine und Richtplätze (Galgen). Der Mitternachtszauber war ein gefährlicher Zauber, der mit Teufel und Hexen in Verbindung stand. Zur Geisterstunde, glaubte man, wären nur noch die Hexen unterwegs, um für ihren schädlichen Zauber Kräuter zu sammeln.

## Die Magie des Mondes

Dass sich die Gestalt des Mondes wandelte, fiel schon den steinzeitlichen Menschen auf. Der Wechsel von Neumond zu Vollmond, von der Dunkelheit zur Helle, wurde zum Symbol für den ewigen Kreislauf der Natur. *So wurde der Mond von den meisten Völkern mehr verehrt als die Sonne.* Er galt als Symbol für die Muttergöttin, der Schöpferin allen Lebens. Da der Mond eine kultische Bedeutung hatte, war er natürlich mit der Heilkunst eng verbunden. Sehr häufig wurde beim Heilzauber der abnehmende Mond genutzt. Im Sinne eines Analogiezaubers sollte die Krankheit ebenso abnehmen wie der Mond selbst. Vor allem Geschwüre, Hühneraugen und Zahnscherzen wurden so behandelt. Dem mit Schwund behafteten Kranken hängte man für 24 Stunden eine Holunderwurzel um den Hals, die an einem Freitag bei abnehmendem Mond vor Sonnenaufgang gegraben worden war. Dann warf man das Amulett zusammen mit der Krankheit in ein fließendes Gewässer.
Auch beim Sammeln von Arzneikräutern war die magische Kraft des Mondes von Bedeutung. Die Äbtissin Hildegard von Bingen empfahl, die oberirdischen Teile der Kräuter bei zunehmendem Mond zu pflücken. Sie würden sich besser zu Latwergen (breiartigen Arzneimitteln), Salben und sonstiger medizinischer Verwendung eignen als die bei abnehmendem Mond gesammelten Kräuter. Denn bei abnehmendem Mond flössen die Säfte stärker zur Wurzel, während sie bei zunehmendem Mond aufstiegen. Dementsprechend galt der abnehmende Mond als besonders günstige Sammelzeit für Wurzeln, denn in dieser Phase wirkten die Kräfte angeblich stärker in die Erde. Auch beim Liebeszauber gehörte der Mond durch seine Fruchtbarkeitssymbolik zum Repertoire der zauberverstärkenden Mittel. Für solche Zauberhandlungen waren vor allem Vollmond und Neumond günstig.

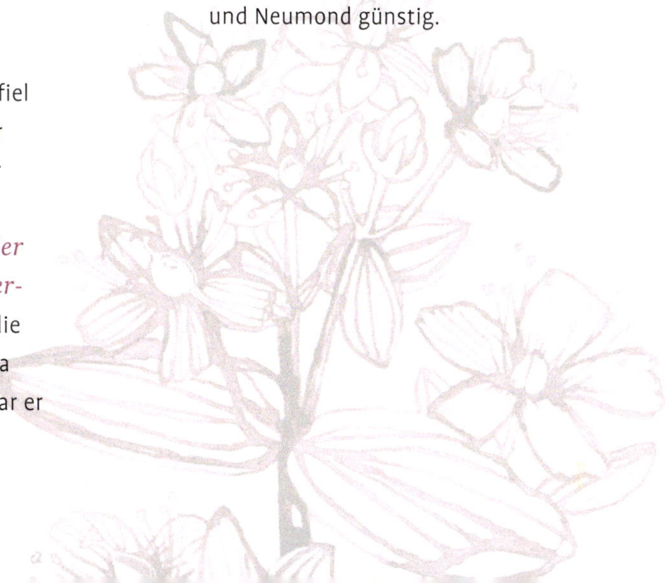

# Mond-Rituale für den Kräutergärtner

## Der Mond in der Landwirtschaft

In Bezug auf die landwirtschaftlichen Arbeiten hatten die Mondphasen schon immer eine wichtige Bedeutung. Sehr viele Saat- und Ernteregeln waren an den Mond geknüpft. Der römische Schriftsteller Plinius (33–79 n. Chr.) empfahl den Bauern, Früchte für den Verkauf vor Vollmond zu ernten, da sie dann dicker und saftiger seien, Früchte für die Lagerung jedoch bei Neumond zu ernten, weil diese länger haltbar blieben.

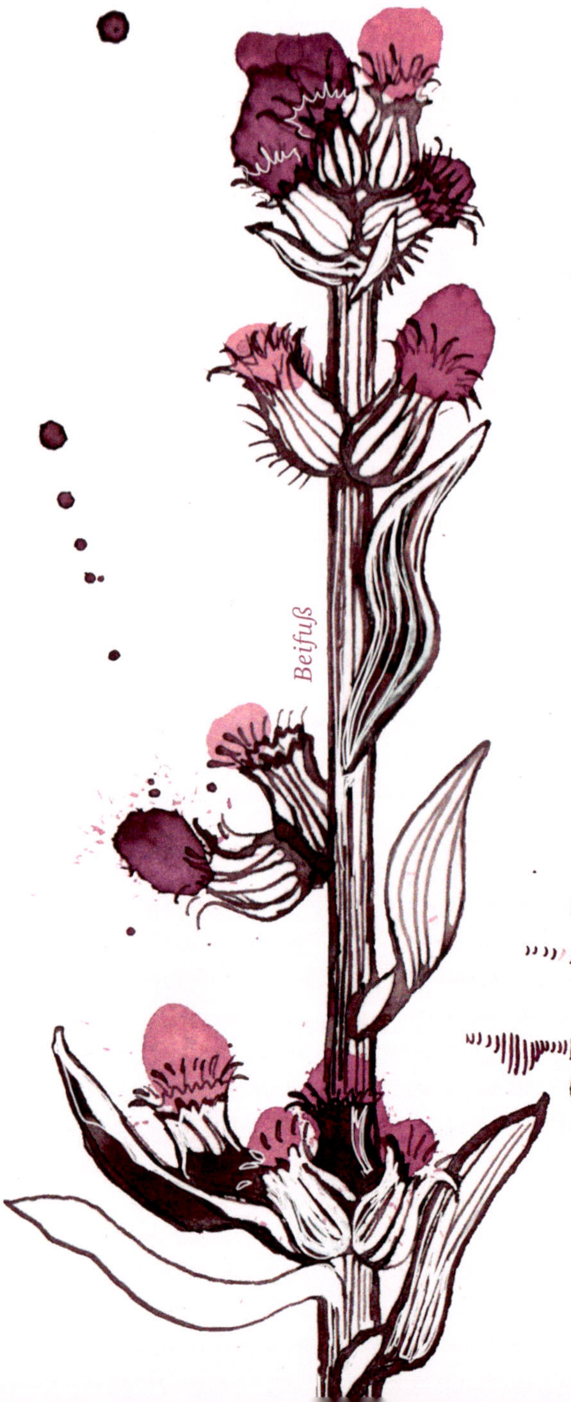

Beifuß

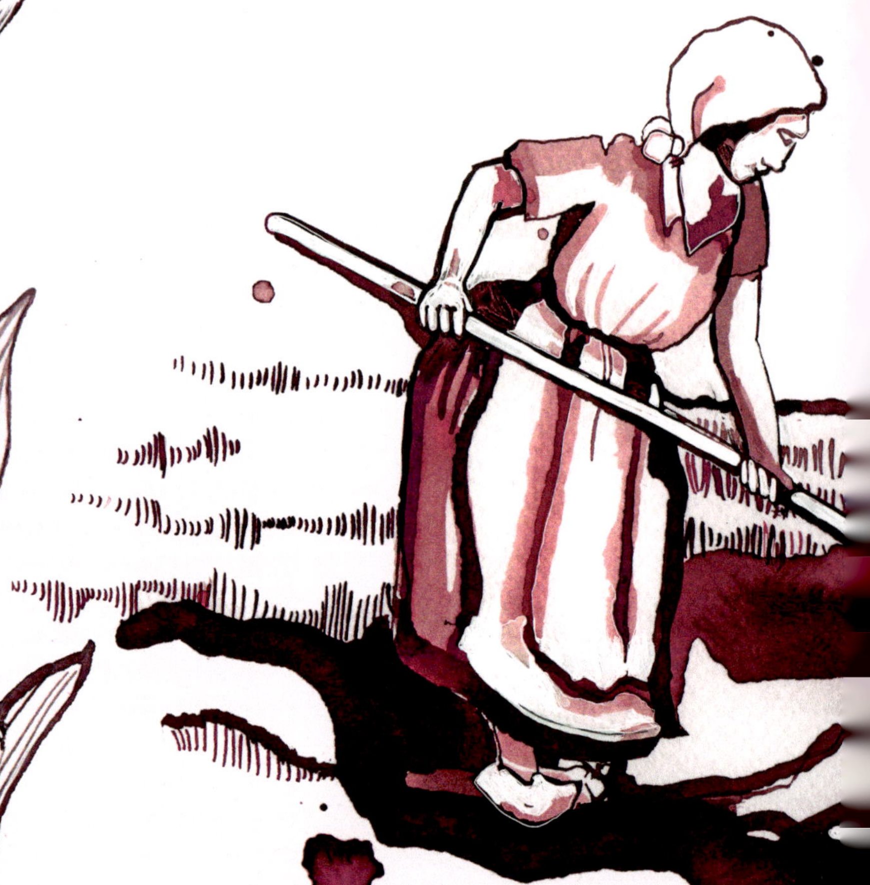

Noch heute spielt der Mond bei gärtnerischen Arbeiten eine wichtige Rolle, was sich an der Flut der Mondkalender in den Buchhandlungen ablesen lässt. Die Erfahrung vieler Gärtnerinnen und Gärtner zeigt anscheinend, dass Mondmagie durchaus funktioniert. Vor allem bei der Aussaat hat der Mond einen spürbaren Einfluss auf Keimergebnis und Pflanzenwachstum.

## ZUTATEN:

*Mondkalender*
*Kräutersaatgut*

## SO WIRD'S GEMACHT:

- Nutzen Sie die Magie des Mondes für ihre Kräuteraussaaten. Denn der Mond beeinflusst das Keimergebnis. Die einfachste und effektivste Methode, seine Kraft für ihren Garten einzuspannen, ist die Aussaat aller Heilpflanzen kurz vor Vollmond.
- Markieren Sie dazu in ihrem Kalender die Vollmondtermine und säen Sie zwei oder drei Tage davor aus. Die „Vollmondkräuter" keimen vorzüglich und wachsen zu kräftigen Pflanzen heran.
- Vor allem Lichtkeimer sind sehr gut geeignet, da sie das zusätzliche Mondlicht nutzen. Zu ihnen zählen sehr viele Kräuter, etwa Basilikum, Bohnenkraut, Kamille, Thymian und Johanniskraut. Lichtkeimer werden beim Säen nicht mit Erde bedeckt, sondern nur fest angedrückt.

*Ein ebenfalls günstiger Saattermin ist die Erdnähe des Mondes, wo Lichtwirkung und Anziehungskraft besonders ausgeprägt sind. Auch dieser Termin ist in Mondkalendern vermerkt.*

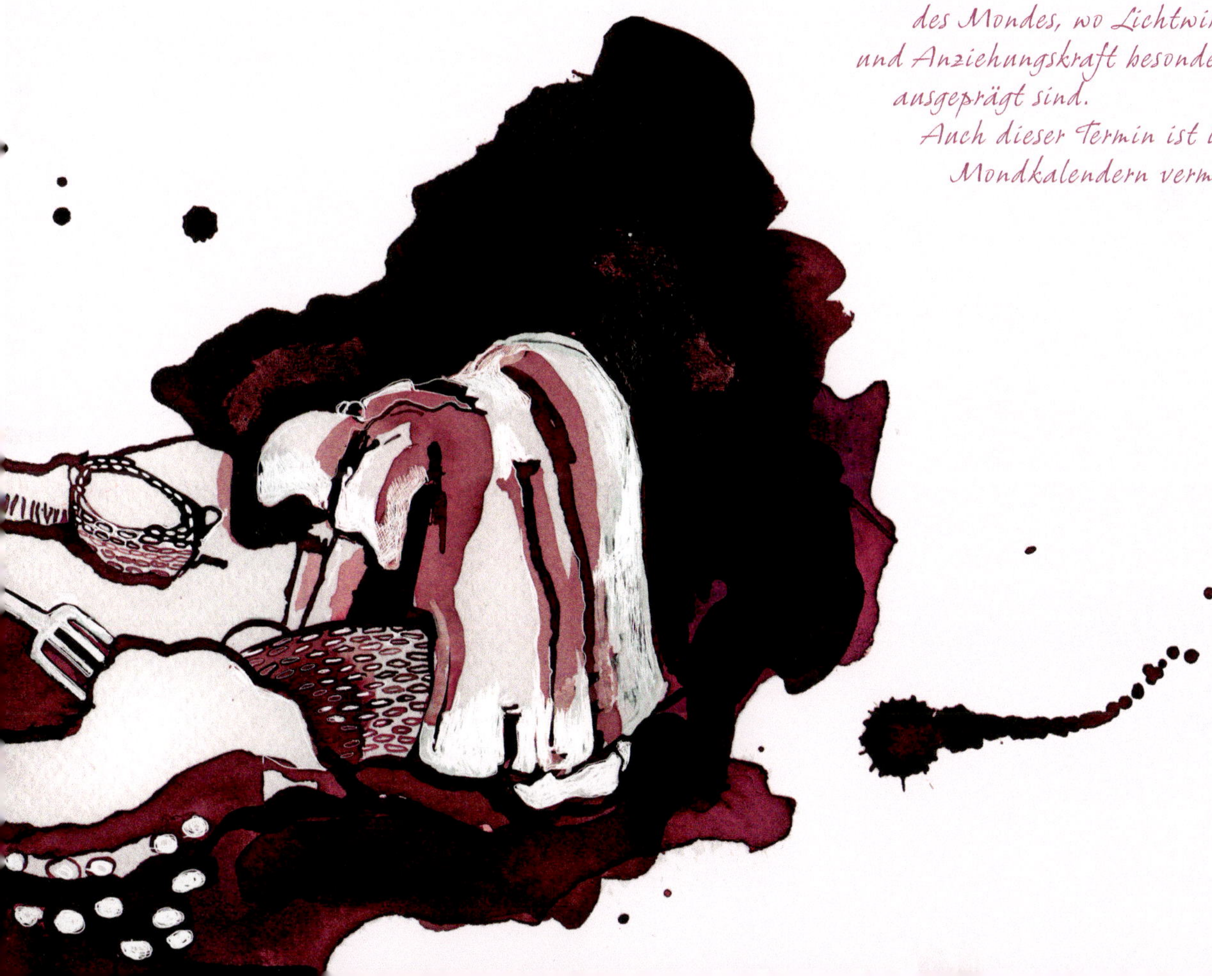

# Magische Orte verstärken die Wirkung

Nicht nur die Sammelzeit war für die Kraft der Kräuter ausschlaggebend, auch wo man diese pflückte, spielte eine Rolle.

Die zu zauberischen Zwecken verwendeten Pflanzen mussten deshalb an ganz bestimmten Orten gesammelt werden, wobei häufig auch die Himmelsrichtung von Bedeutung war.

## Unheimlich, aber kraftvoll

Unter dem Galgen, auf dem Friedhof, am düsteren Kreuzweg: Auf den ersten Blick handelt es sich um unheimliche, gefährliche Orte, aber auch hier begegnen wir wieder der Umdeutung der Werte. Ursprünglich waren dies Plätze, die im Kult der alten Religionen eine bedeutende Rolle spielten. *Interessanterweise besitzen alle magischen Orte, die zur Verstärkung des Heilzaubers genutzt wurden, eine enge Beziehung zum Ahnenkult.* Sie sind auf irgendeine Weise mit den Seelen der Verstorbenen verbunden. Die Bestattungsplätze der Ahnen symbolisierten die Heimat der Sippe und standen für die Wiedergeburt der Seelen. Die Geister der Toten waren die Schutzgeister der Lebenden, ihren angsteinflößenden Charakter erwarben sie erst später.

## Der Kreuzweg: Treffpunkt der Seelen

Kreuzwege, also Orte, an denen sich mehrere Wege kreuzen, galten im Volksglauben als Plätze, wo das Übernatürliche besonders zur Wirkung kam. Hier meinte man etwas über die Zukunft erfahren, Krankheiten loswerden oder Hinweise auf den zukünftigen Partner erlangen zu können. *Vor allem Krankheiten wie Fieber, Zahnschmerzen und Warzen konnte man an Kreuzwegen zurücklassen.* Aus diesem Grund durfte man dort auch nichts aufheben, weil sich sonst womöglich eine „weggeworfene" Krankheit übertrug. Fieber wurde man zum Beispiel los, indem man auf einem Kreuzweg dreimal laut pfiff, sich dann einige Kopfhaare und schließlich kreuzweise an beiden Händen die Fingernägel abschnitt. Anschließend wurde alles vergraben. Auch eitrige Verbände konnten an Kreuzwegen entsorgt werden, um sich für immer von dem Übel zu befreien. Der Kreuzwegaberglaube ist bei vielen Völkern der Erde anzutreffen und auch schon aus der Antike überliefert. Sehr wirksam war der Kreuzwegzauber um Mitternacht, besonders in den weihnachtlichen Raunächten, aber auch in der Walpurgis-, Karfreitags- und Johannisnacht. Der alte Wiedergeburts- und Seelenglauben spielt dabei eine entscheidende Rolle, denn Kreuzwege galten als Aufenthaltsort der Geister von Verstorbenen. Möglicherweise wurden sie einst als Begräbnisstätten genutzt. Auch bei den australischen Aborigines glaubte man bis vor einigen Jahrzehnten, die verstorbenen Sippenmitglieder würden an Kreuzwegen auf ihre „Wiedergeburt" warten. Junge Frauen und Mädchen, die noch nicht schwanger werden sollten, wurden deshalb angewiesen, Kreuzwege nur gebückt und hinkend zu passieren, um die dort wartenden Seelen zu täuschen. Eine Wiedergeburt in einer alten Frau war von der Seele wohl kaum gewünscht!

Um sich an den Kreuzwegen vor Hexen und feindlichen Geistern zu schützen, zog man einen Kreis, den man während des Rituals nicht verlassen durfte. In christlicher Zeit wurde der Kreis mit Weihwasser besprengt. *Weil den Kreuzwegen noch so viel Heidnisches anhing, ging die Kirche dazu über, Wegkreuze aufzustellen:* Als Zeichen des Sieges über die missionierten Heiden und als Schutz gegen die vielleicht ja doch vorhandenen Hexen und Dämonen.

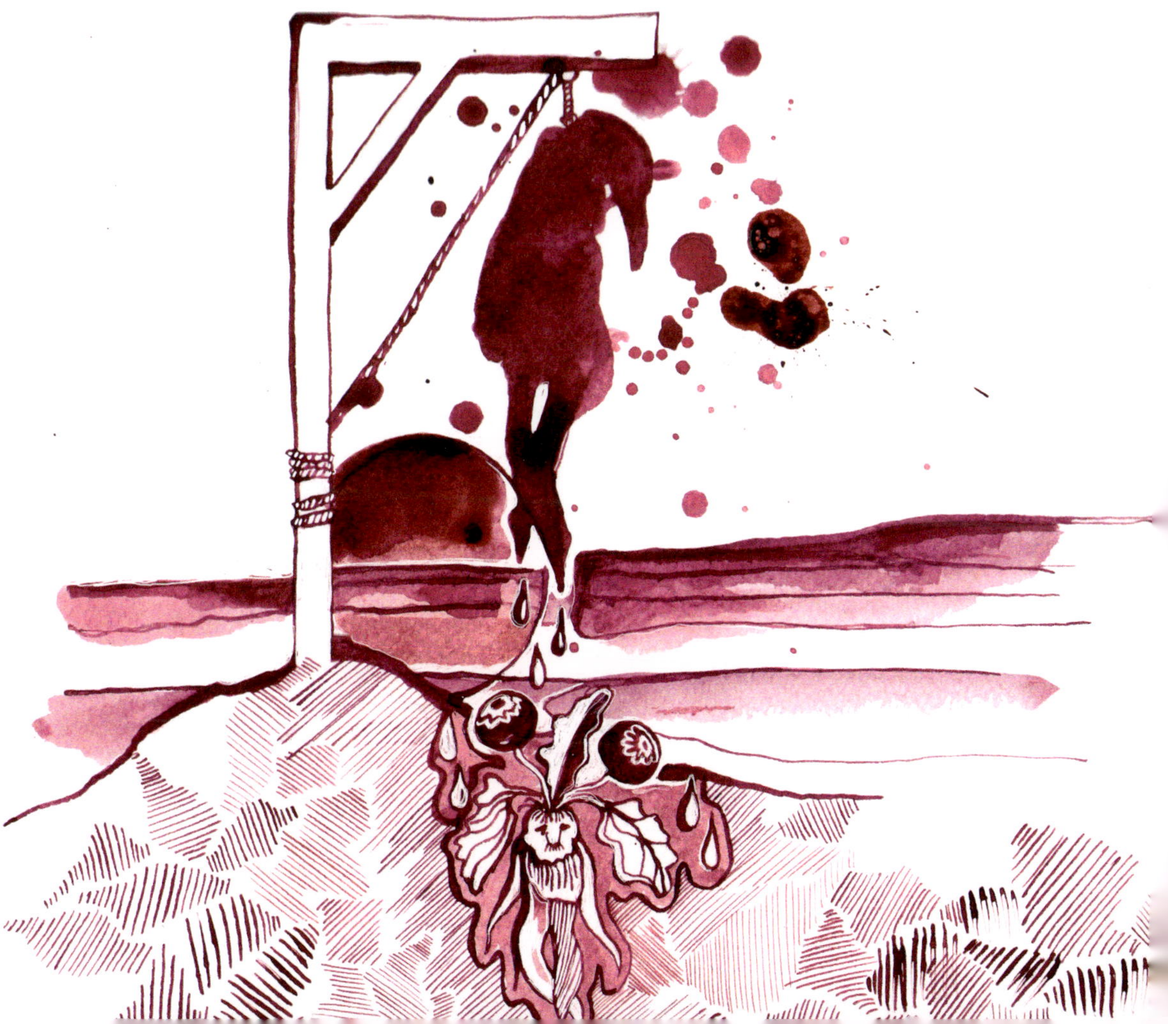

## Unheimlicher Galgenzauber

Der Galgenbaum, meist eine Eiche, war ursprünglich ein heiliger Baum. Später wurde zum Erhängen nicht mehr der Baum genutzt, sondern man fertigte ein Gerüst aus seinem Holz. Die Hinrichtung sah man einst als Opfer für die gekränkte Gottheit an. Die Verehrung des Galgenbaums oder einer darauf wohnenden Gottheit zeigt sich auch darin, dass das Galgenholz im Mittelalter noch als heil- und zauberkräftig galt. Man stellte daraus Amulette oder Zaubertränke her.
Der sakrale Ort der Hinrichtungsstätte wurde jedoch mehr und mehr zum unheimlichen Ort, an den die Geister der Hingerichteten gebunden waren. Hinzu kam, dass die Hingerichteten in der Regel auch verbrecherische, grausame Menschen waren. So glaubte man, dass an diesem Ort aus dem Urin und Sperma der Gehängten die Alraune (siehe Seite 76) sprießen würde. Auch andere Pflanzen bekamen unter dem Galgen magische Kräfte. Den zauberkräftigen Farnsamen konnte man nur erlangen, wenn man um Mitternacht dreimal um einen Galgen lief. Und ein unter dem Galgen gefundenes vierblättriges Kleeblatt brachte Glück im Spiel.

## Sammeln auf dem Friedhof – Einbindung der Ahnengeister

Auch der Friedhof war ein gefährlicher Ort, vor allem nachts, wenn die Toten aus den Gräbern stiegen. Dennoch wurden dem Friedhof auch heilende Kräfte zugesprochen. So konnte man sich von Krankheiten befreien, wenn man drei Nächte nacheinander auf dem Friedhof schlief. Bei Hautkrankheiten sollte man vor Sonnenaufgang sein Badewasser auf den Friedhof gießen, um das Übel loszuwerden. So erhoffte man sich wohl die Mithilfe der Ahnengeister.

Man muss davon ausgehen, dass die auf den Friedhöfen wohnenden Ahnen früher stark in das alltägliche Leben eingebunden waren. *Der Ahnenkult auf Friedhöfen ist in vielen Gebieten Südamerikas trotz Christianisierung noch heute anzutreffen.* Der Kontakt zu den Verstorbenen ist dort normaler Bestandteil der gesellschaftlichen Realität. An den Gräbern wird ein Totenfest gefeiert mit der Musik und den Lieblingsspeisen der Verstorbenen. Mit ähnlichen Ahnenverehrungen hatte auch die mittelalterliche Kirche in Europa zu kämpfen. Auf verschiedenen Konzilen wurde das Tanzen und Musizieren auf den Friedhöfen verboten.
Wie wichtig der Kontakt zu den Ahnengeistern einst war, zeigt uns folgende Legende: Der friesische König Radbod (679–719) drängte den Bischof am Taufbecken, er solle ihm doch ganz ehrlich sagen, wo sich die verstorbenen Könige der Friesen nun befänden, im Himmel oder in der Hölle. Der Bischof antwortete, alle Getauften seien im Himmel, die Ungetauften in der Hölle. Daraufhin beendete der Herzog die Taufzeremonie und sagte, er ziehe es vor, bei seinen Ahnen in der Hölle zu sitzen, anstatt mit langweiligen Unbekannten im Himmel. Radbod verweigerte sich vehement den Missionierungsbemühungen der Franken. Er ließ die Kirchen abreißen und die alten Götterhaine und Tempel wiederherstellen.

## Himmelsrichtungen beachten

Neben dem Sammelort war auch die Himmelsrichtung, der man sich beim Sammeln zuwand, von Bedeutung. Zwei waren besonders wichtig: Ost und West. In vielen Kulturen galt der Osten, der Ort der aufgehenden Sonne, als günstigste Himmelsrichtung. *Hier war die Quelle der schöpferischen Kraft, mit dieser Richtung verband man Geburt und Heilung.* Deshalb musste der Kräuterkundige das Gesicht gen Osten wenden, der aufgehenden Sonne entgegen, wenn er einer Pflanze gegenübertrat, um sie für Heil- oder Zauberzwecke zu ernten. Schon die Steinzeitmenschen bestatteten ihre Toten in Ost-West-Richtung, als Symbol für die Wiedergeburt. Auch die christlichen Kirchen wurden so erbaut, dass der Hauptaltar im Osten lag. Für die Buddhisten war er ebenfalls von großer Bedeutung: Im Osten wohnte der erlösende Buddha. Der Westen ist der Ort des Sonnenuntergangs, des Abends. Für viele Völker lag dort das Totenreich, der Aufenthaltsort der Ahnen. „Nach Westen gehen" war ein Synonym für Sterben. Solange Tod und Wiedergeburt als Kreislauf gesehen wurden, war der Westen noch nicht negativ belegt. Erst mit dem Christentum wurde er zur Heimat der Dämonen. Deshalb spielte er in der Schwarzen Magie eine besondere Rolle.

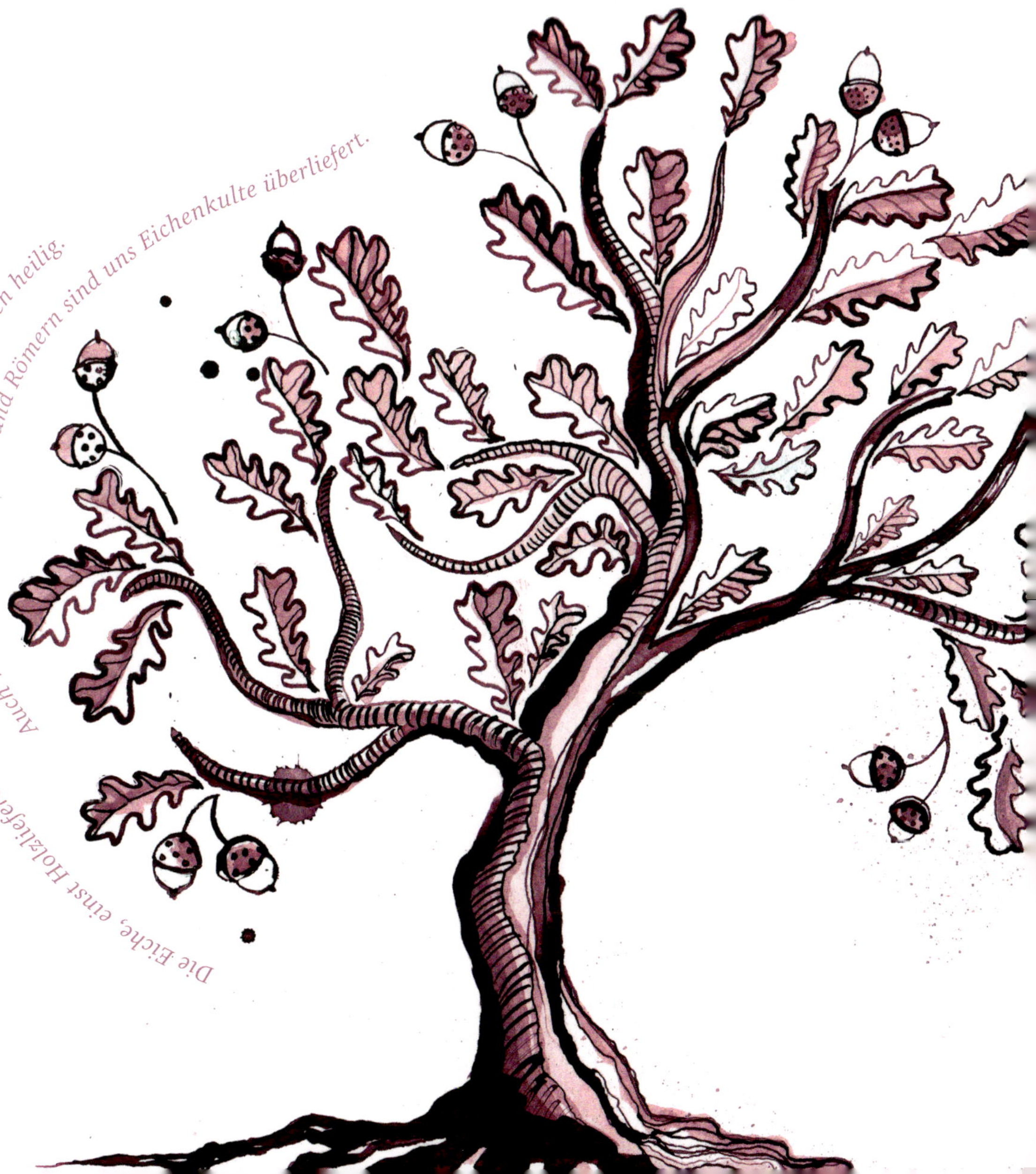

Die Eiche, einst Holzlieferant für die Galgen, war nicht nur den Germanen heilig. Auch von Persern, Griechen und Römern sind uns Eichenkulte überliefert.

# Magie mit Zahlen und Farben

*Zahlen und Farben spielten in der Magie schon immer eine große Rolle. Dementsprechend hatten sie auch im Pflanzen-Brauchtum eine besondere Bedeutung. Es war kein Zufall, dass neun Kräuter in die Gründonnerstagssuppe gehörten und ein schwarzer Hund die gefährliche Alraune aus der Erde ziehen sollte.*

## Heilige Zahlen im Pflanzenbrauchtum

Zahlenmagie begegnet uns auch in der großen Literatur. In Goethes *Faust* braut die Hexe einen Zaubertrank, der Faust verjüngen soll, und spricht dabei das „Hexen-Einmaleins". Zahlenmagie taucht sehr oft in Verbindung mit Pflanzenzauber auf. Dabei muss man eine bestimmte Anzahl an Pflanzen verwenden oder Beschwörungen und Gebete drei- oder neunmal wiederholen. Ein Großteil der Zahlenmagie stammt aus den alten Hochkulturen Mesopotamiens, aber manche Zahlensymbolik lässt sich bis in die Steinzeit zurückverfolgen. Zahlen haben ihre zauberische Bedeutung durch kultische und religiöse Zusammenhänge erhalten. Meist handelt es sich um ehemals heilige Zahlen. Besonders stark ist die magische Kraft von 3, 7 und 9, sowie deren Doppelungen 33, 77 und 99. Ferner spielen noch die Zahlen 12 und 13 eine Rolle. Je nach Religion und Gesellschaftsform sind einige davon zu Unglückszahlen geworden. Vor allem ungerade Zahlen wurden mit Vorliebe bei Zauberei verwendet.

### „Aller guten Dinge sind drei" – die Kraft der Glückszahl

Die Drei galt seit Urzeiten bei vielen Völkern als Glückszahl. Sie war schon den Eiszeitmenschen heilig, wie die Höhlenforscherin Maria König herausgefunden hat. Die Zahl stand in Verbindung mit dem Mond und seinen drei sichtbaren Figuren am Nachthimmel: zunehmender Mond, Vollmond und abnehmender Mond. *Das Sterben und die Wiedergeburt des Mondes in drei Phasen war das universelle Prinzip*, das sich auch in der Vegetation spiegelte. Später wurden die Mondgestalten zu Symbolen für die drei Lebenszyklen der Großen Muttergöttin: jugendliche Tochtergöttin (zunehmend), reife

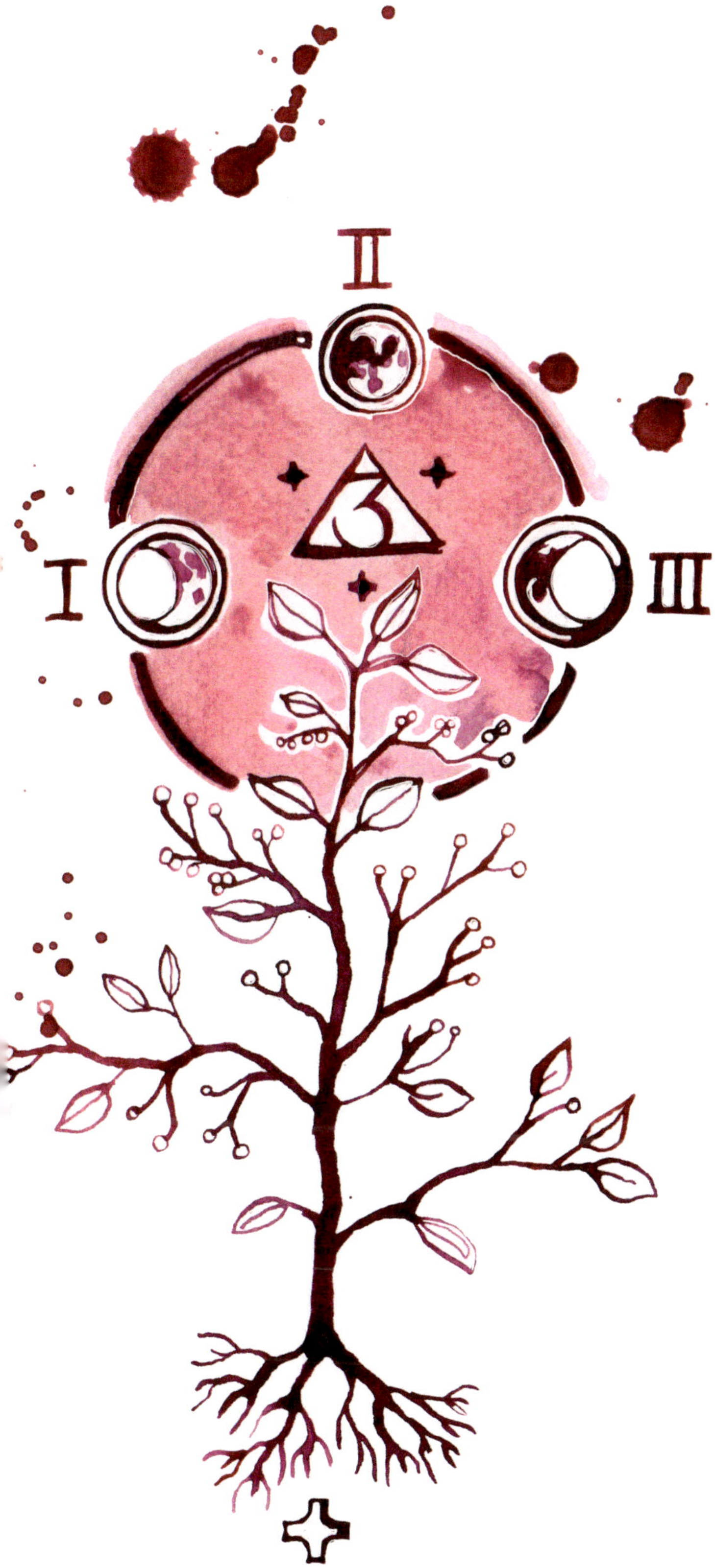


Liebesgöttin (Vollmond) und alternde Todesgöttin (abnehmend). Nicht nur beim Mond fand sich diese Dreiteilung, sondern auch beim Jahreslauf der Sonne. Das Jahr wurde damals als dreigeteilt gedacht: Frühling, Sommer und Winter. Und auch im menschlichen Leben fanden sich Entsprechungen: Mädchen, reife Frau und altes Weib; Geburt, Heirat und Sterben. Diese Vielzahl von Analogien führten zur Heiligkeit der Zahl drei. Dreiheiten begegnen uns auch in der christlichen Mythologie: die heiligen drei Könige aus dem Morgenland oder die Heilige Dreifaltigkeit. Deshalb findet sich die magische Zahl in unzähligen Märchen, Sagen, Mythen und Gebräuchen. *Drei Rätsel sind zu lösen und drei Wünsche hat man frei.* Um einen Wunsch richtig zu tun, musste man ihn dreifach denken und am besten noch die Teufelsgabel dazu machen: Drei Finger der linken Hand (Daumen, Zeige- und Mittelfinger) wurden dazu während des Wünschens gegen die Erde gestreckt, und zwar unauffällig hinter dem Rücken! Zaubersprüche sollten dreimal gesprochen werden. Beim Ausgraben von Wurzeln bekreuzigte man sich dreimal oder sprach drei Gebete. Heilkräuter wurden heimlich unter dem Altartuch versteckt und dann mussten drei Messen darüber gelesen werden, ohne dass der Pfarrer etwas merkte.

Die Zahl neun galt als verstärkte Drei. *Drei mal drei ist das Symbol der Vollendung und der Ewigkeit.* In alten Hexenrezepten tauchen oft neunerlei Kräuter auf. Aus neun Kräutern kochte man in die Gründonnerstagssuppe und neun Kräuter gehörten in das Würzbüschel, das an Maria Himmelfahrt geweiht wurde. Oder besser noch 99! Neun magische Pflanzen werden im Neunkräutersegen genannt, der gegen neun Gifte und Krankheitsgeister hilft. Neun Tage und neun Nächte hing Wodan an der Weltesche Yggdrasil, um die Geheimnisse der Welt zu erfassen.

## Sieben: Symbolträchtige Zauberzahl

Auch die Zahl Sieben galt als heilige Zahl. Vor allem in der Symbolik des Nahen Ostens taucht sie häufig auf: In der alten Hochkultur Babylons entwickelten sich die sieben Wochentage aus den sieben damals bekannten Planeten (-gottheiten). Bei den Babyloniern wurde keine Zahl öfter verwendet: Vor allem bei Heilritualen und in der Magie stand sie im Mittelpunkt. So opferte beispielsweise die Magierin vor Beginn der Beschwörung dem Sonnengott sieben Getreidekörner.

Die magische Sieben wurde schließlich von allen umliegenden Völkern aufgegriffen. *In sieben Tagen wurde die biblische Welt erschaffen.* Sieben fette und magere Jahre und sieben Plagen wurden im Alten Testament beschrieben. Sieben Tore hatte die heilige Stadt Theben, sieben Jahre herrschten die alten Könige. Siebenmal wird die heilige Kaaba in Mekka umschritten. In der katholischen Kirche symbolisierte die Zahl sieben die sieben Sakramente und die sieben Schmerzen Marias.

In Märchen begegnen uns sieben Zwerge und sieben Raben. Sieben Kräuter gehören in die Frankfurter Soße und 77 Pflanzen in das Würzbüschel. Aus sieben Holunderblättern sollte ein hilfreicher Blutreinigungstee gekocht werden und 77 Blattspitzen des Holunders in Wasser aufgebrüht halfen gegen Fieber.

## 12 und 13: Glück und Unglück

Die Zwölf wurde vor allem in christlicher Zeit zur symbolträchtigen Zahl. *Aus zwölf Stämmen bestand das biblische Volk Israel.* Zwölf Apostel begleiteten Jesus. Das Sonnenjahr hat zwölf Monate und zwölf Tierkreiszeichen bestimmen unser Schicksal im Horoskop. Im Glauben der Ägypter reiste die Sonne zwölf Stunden lang über den Himmel, um dann weitere zwölf Stunden die Unterwelt, das Reich der Toten, zu beleuchten.

Die Dreizehn ist heute die Unglückszahl schlechthin. Fällt sie dazu noch auf einen Freitag (Tag der Freya!), ist das Unglück perfekt. *Ursprünglich war die Dreizehn jedoch heilig und eine Glückszahl.* In den Frühkulturen wurde die Zeit noch mit dem Mond gemessen; die ersten Kalender waren Mondkalender. Ein Mondjahr hatte dreizehn Monate (Vollmonde). Wegen seiner zeitlichen Beziehung zur Menstruation spielte der Mond im Kult der Großen Göttin eine wichtige Rolle. Mondgöttinnen verehrte man in Babylon (Ischtar), in Ägypten (Isis), in Kreta (Europa), in Griechenland (Artemis) und in Rom (Diana). Deshalb musste die Dreizehn zu einer Unglückszahl werden. Um sie nicht aussprechen zu müssen, nannte man sie „Teufelsdutzend".

## Magische Zahl des Orients: 40

Auch die Zahl 40 findet sich häufig im Pflanzenzauber. Der Ursprung liegt in Babylonien, wo das 40-tägige Verschwinden des Sternbilds der Plejaden für den Erntekalender von großer Bedeutung war. Sie ist aber auch in der Bibel anzutreffen: *40 Tage dauerte die Sintflut*, 40 Tage verbrachte Moses auf dem Berg Sinai, 40 Tage ging Jesus fastend in die Wüste.

Auch im Islam spielt die Zahl eine große Rolle. Mohammed empfing in seinem 40. Lebensjahr die Gottesoffenbarung. Einer arabischen Legende zufolge heilte der Erzengel Gabriel den an Schlafsucht leidenden Propheten mit dem „Heiltrunk Kaffee". Schon nach wenigen Schlucken wirkte der Zaubertrank und Mohammed hob gleichzeitig 40 Reiter aus dem Sattel und weihte in einer Nacht 40 Jungfrauen in die Geheimnisse der Liebe ein. Was soll man dazu noch sagen?

## Farbsymbolik bei Pflanzenritualen

Schwarz, Weiß und Rot waren die Farben der Vegetationsgöttin in ihrer dreifachen Erscheinung: Die weiße Göttin war die Frühlingsgöttin, die Göttin der Geburt und der weißen Blüten. Die rote Göttin war die Sommergöttin, die Göttin der Hochzeit und Fruchtbarkeit. Die schwarze Göttin war die Wintergöttin, die Göttin des Todes und der Jenseitswelt. Nach dem Sturz der weiblichen Gottheiten wurde der Symbolgehalt der Farben teilweise umgekehrt und dämonisiert.

### Schwarze Göttin: Tod und Wiedergeburt

Eine schwarze Katze soll ja noch heute Unglück bringen. Der Grund hierfür liegt in der Umdeutung der Farbsymbolik. Schwarz war die heilige Farbe der jungsteinzeitlichen Religionen. Es war die Farbe der fruchtbaren humusreichen Erde, die Jahr für Jahr neues Pflanzenwachstum hervorbrachte. *Sie galt als Symbol für die Leben spendende Erdgöttin und stand für Glück.* Die schwarze, ägyptische Göttin Isis symbolisierte nicht nur den Tod, sondern auch die Geburt. Spuren der Verehrung der schwarzen Erdgöttin finden sich auch in den schwarz dargestellten Göttinnen Indiens und Tibets, Kali und Durga. Auch von Artemis, Demeter, Persephone und Isis gab es schwarze Standbilder. Sogar schwarze Madonnen findet man in manchen Kirchen. Auf die Gottesmutter Maria wurden im Rahmen der Christianisierung viele Göttinnenaspekte übertragen, so auch die Farbe Schwarz. *Mit dem Sturz der weiblichen Gottheiten wandelte sich Schwarz zur Farbe des Todes, zum Symbol der Unterwelt.* Das spätere Christentum brachte sie mit dem Teufel und der Hölle in Verbindung. Somit war es endgültig eine Unglücksfarbe: ein schwarzer Tag, eine Pechsträhne, ein Unglücksrabe, ein schwarzes Schaf und schwarze Magie, sie alle verheißen nichts Gutes.

In einigen Pflanzenritualen spielte Schwarz eine Rolle, ohne dass eine negative Bewertung mitschwang. Hier hatte sich die uralte Symbolik als heilige Farbe erhalten. So waren die Opfertiere, die dem Pflanzengeist dargebracht wurden, häufig schwarz. Wir erinnern uns an den schwarzen Hund beim Alraunezauber. Auch beim mitternächtlichen Ausgraben einer Tollkirsche war ein Opfer nötig, so berichtet es ein böhmischer Aberglaube. Zunächst musste ein Schutzkreis um die Pflanze gezogen werden, um den über sie wachenden Dämon fernzuhalten. Ehe man den Kreis mitsamt der Wurzel verlassen konnte, wurde ein schwarzes Huhn aus dem Kreis hinausgeworfen. Während der Dämon das Huhn packte, floh man, am besten ohne sich umzuschauen. Auch schwarze Ziegen, Stiere oder Pferde gehörten zu den Opfertieren, die Heilzauber bewirken oder Geister wohlgesinnt stimmen sollten. Wegen der abwehrenden Kräfte war das Tragen von schwarzen Amuletten früher sehr verbreitet.

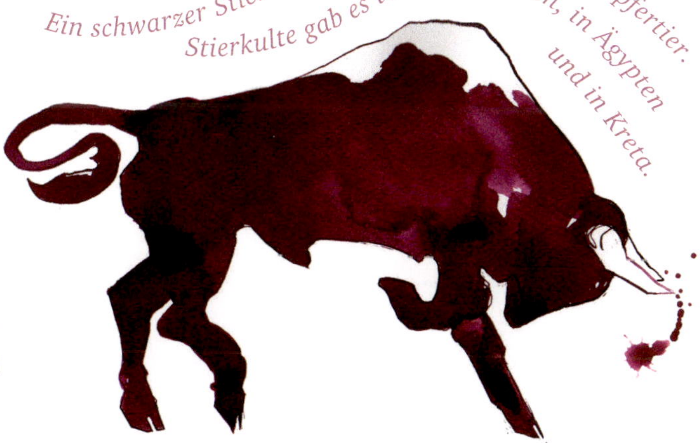
*Ein schwarzer Stier war ein besonders wertvolles Opfertier. Stierkulte gab es im alten Persien, in Ägypten und in Kreta.*

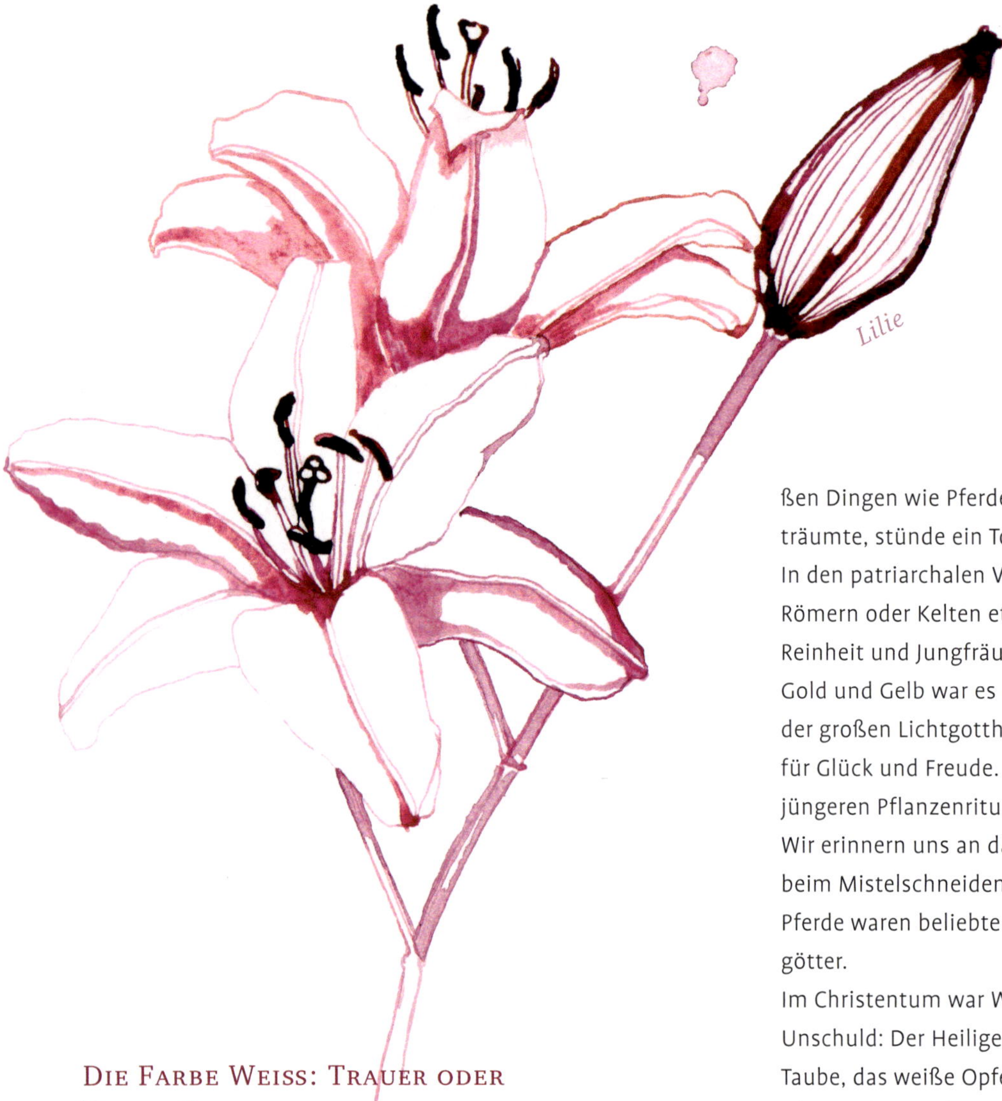


## Die Farbe Weiss: Trauer oder Freude?

*Die Farbe Weiß wurde in den alteuropäischen Kulturen mit dem Tod in Verbindung gebracht.* Es war die Farbe der bleichen Knochen und der Gespenster. Da der Tod im alten Wiedergeburtsglauben nur ein Durchgangsstadium war, besaß er keine Endgültigkeit und war nicht negativ bewertet. Im beständigen Kreislauf, in dem das Leben nicht ohne seine andere Seite denkbar ist, stand Weiß zugleich für Abschied und Neuanfang. In vielen asiatischen Ländern, wie China, Japan und Korea, aber auch bei vielen Naturvölkern ist Weiß noch heute die Farbe der Trauer und des Todes. Auch die Urchristen trugen bei Beerdigungen weiße Kleider. Früher glaubte man, wenn man von weißen Dingen wie Pferden, Mäusen oder Blumen träumte, stünde ein Todesfall bevor.

In den patriarchalen Völkern, bei den Griechen, Römern oder Kelten etwa, symbolisierte Weiß Reinheit und Jungfräulichkeit. Zusammen mit Gold und Gelb war es die Farbe der Sonne und der großen Lichtgottheiten. Weiß stand auch für Glück und Freude. Deshalb finden wir in den jüngeren Pflanzenritualen häufig die Farbe Weiß. Wir erinnern uns an das Opfer der weißen Stiere beim Mistelschneiden der Druiden. Auch weiße Pferde waren beliebte Opfertiere für die Lichtgötter.

Im Christentum war Weiß die Farbe der Unschuld: Der Heilige Geist zeigte sich als weiße Taube, das weiße Opferlamm galt als Symbol Christi, die Engel trugen weiße Gewänder und die weiße Lilie stand für die unbefleckte Empfängnis Marias.

In vorchristlicher Zeit waren der Frühlingsgöttin vor allem weiße Blüten, wie etwa Weißklee, Weißdorn und Anemonen, geweiht. Aber auch die Menstruationskräuter Beifuß, Rosmarin und Schafgarbe gehörten in den Heilkräuterkorb der Weißen Göttin. Weiß war eine Schutzfarbe, die böse Mächte fernhalten konnte. Deshalb nutzte man bei der Hochzeit weiße Brautkleider und wickelte die Toten in weiße Tücher.

Im Dualismus Schwarz-Weiß wurden zwar die Seiten gewechselt, aber letztendlich symbolisieren sie beide zusammen das Sein in seiner Gesamtheit.

## Rote Göttin: Liebe und Fruchtbarkeit

Rot galt in den steinzeitlichen Kulturen als Farbe des Blutes und des Lebens. *Rot war eine Heilfarbe der urzeitlichen Medizin.* Kranke wurden mit rotem Ocker bestrichen, um die Lebenskräfte anzuregen, Tote mit ihm bestattet um die Wiedergeburt zu symbolisieren. Rot stand für das Menstruationsblut und die Fruchtbarkeit der Göttin. Um sie zu erhalten, waren Blutopfer nötig, weshalb Rot auch eine Opferfarbe ist. Außerdem stand Rot schon immer für Liebe, Sexualität, Leidenschaft, Verführung und Lust. Deshalb waren rote Bänder, Tücher oder Kleider bei vielen Völkern fester Bestandteil der Hochzeitsbräuche. Rot wehrte aber auch das Böse ab. Schwangere schützten sich und das Kind, indem sie sich rot gefärbte Fäden um den Bauch banden. Rote Pflanzen, wie Rotklee oder Klatschmohn und rote Früchte, spielten eine große Rolle im Liebes- und Fruchtbarkeitszauber. Die rote Rose war Aphrodite und Venus geweiht. Die rote Granatapfelfrucht hatte in den alten Hochkulturen eine wichtige Bedeutung im Fruchtbarkeitskult und die Zauberwurzel Alraune musste in rotem Wein gebadet werden. Auch beim rot gefärbten Osterei geht es in erster Linie um Fruchtbarkeit.

Rot als Farbe der Liebe ist mehr als nur ein Mythos. Sie hat erwiesenermaßen eine psychologische Wirkung. Rot erhöht die Attraktivität und Anziehungskraft! *In manchen Sprachen sind rot und schön identische Begriffe.* Deshalb war Rot in christlicher Zeit auch gefürchtet, da es das Unzüchtige und Lasterhafte symbolisierte. Rothaarige Frauen und rote Katzen lebten zur Zeit der Hexenverbrennungen sehr gefährlich. Das rote oder rotgoldene Haar war in der Antike noch ein Schönheitsideal, im Christentum wurde es zum Hexenhaar. Rothaarig war auch der germanische Gewittergott Donar und auch Wodan dachte man sich mit rotem Bart. Da die alten Götter bei der Christianisierung mit dem Teufel verschmolzen, erbte er die Farbe Rot. Der Klatschmohn hieß deshalb auch Höllen- oder Teufelsblume.

Die Farbe Rot steht daneben für Gefahr, Erregung und Aggressivität. In patriarchalen Zeiten war es die Farbe der Kriegsgötter. Auch die Tracht der Krieger war rot.

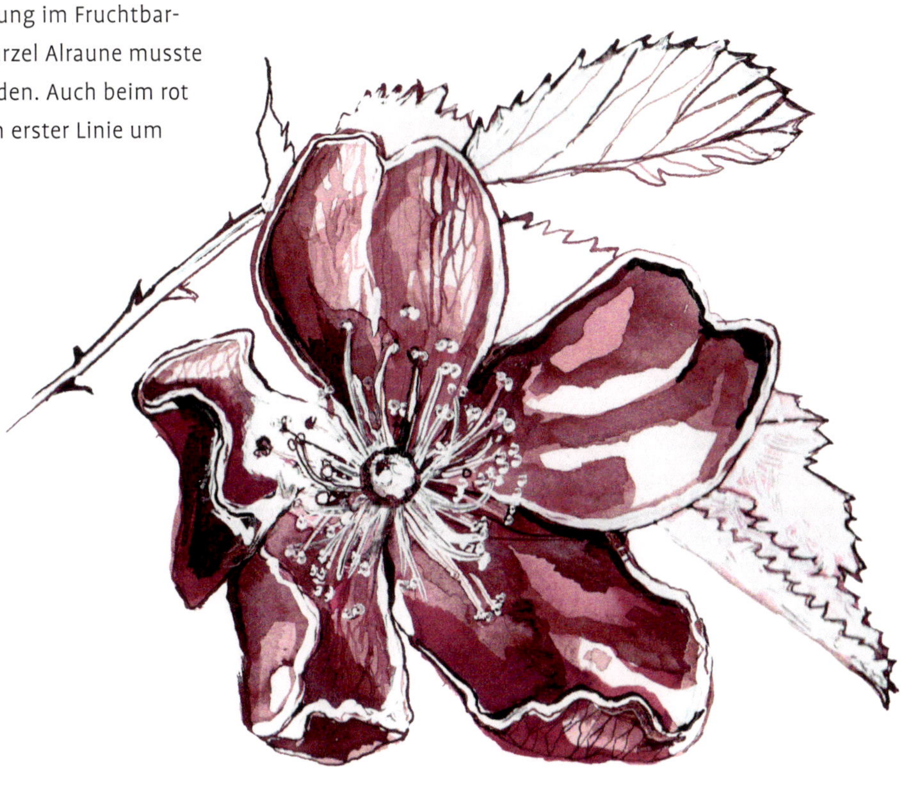

# Wegwarte
## die verzauberte Jungfrau

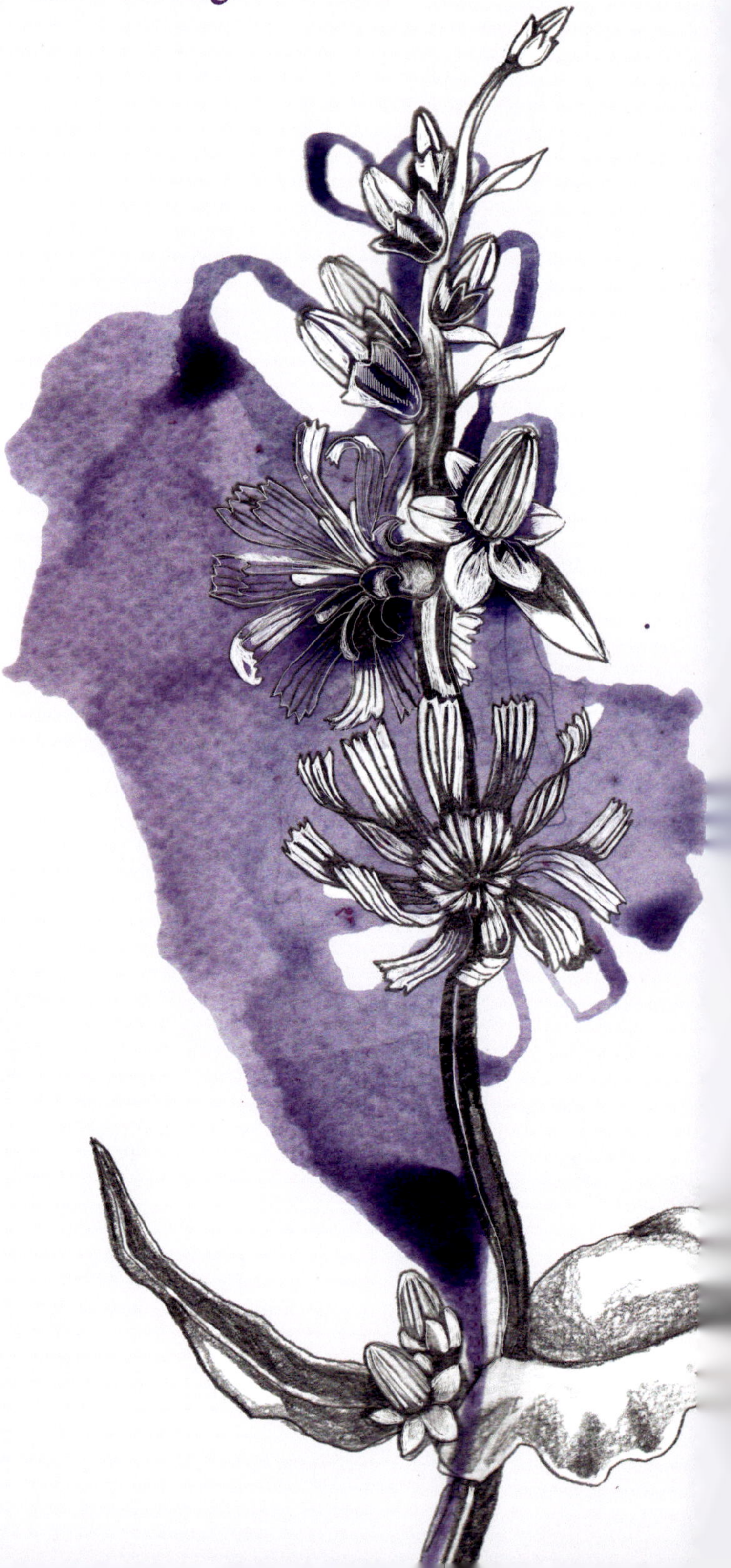

### Zauberrituale bei der Ernte

Die Wegwarte wurde vermutlich schon in der Jungsteinzeit als Zauberpflanze genutzt. Die zum Ausgraben geforderten Grabwerkzeuge weisen auf eine uralte Sammeltradition hin. So liest man in den Überlieferungen, die Wegwarte müsse unbedingt mit Gold ausgegraben werden. Oft wird auch das Hirschgeweih als Werkzeug genannt. Eine solchermaßen geerntete Wurzel half dann gegen Impotenz und Unfruchtbarkeit und wen man mit ihr berührte, entbrannte in Liebe, ob er wollte oder nicht. Mit der bloßen Hand durfte man die Wegwartenwurzel keinesfalls berühren, sonst verlor sie ihre Zauberkraft. Auch war es nicht erlaubt, bei der Ernte Eisen einzusetzen.

*Wichtige Zauberpflanzen mussten immer begleitet von Segenssprüchen und Beschwörungen ausgegraben werden.*

Aus dem 15. Jahrhundert ist eine christliche Beschwörung überliefert: „Kräutlein, ich brech dich im Namen unseres Herrn Jesu Christi und in des Namen Kraft, und wie unser Herr die Pharisäer ansah und ihm nichts geschah, so müssen Herz und Mut und Kraft all meiner Feinde niederfallen und mir nichts geschehen und sie alle niederfallen, im Namen des Vaters, des Sohnes

und des Heiligen Geistes.“ Mit der so beschworenen Wurzel konnte einem niemand etwas anhaben! *Ein solches Wurzelamulett könnte heutzutage manchem Prominenten die Bodygards ersparen.*
Aufgrund ihrer Zauberkraft war die Wegwarte auch Bestandteil des Kräuterbüschels, das an Maria Himmelfahrt geweiht wurde (siehe Seite 110).

## Mit weißen Blüten noch wirksamer

Als besonders zauberkräftig galt die weiß blühende Wegwarte, eine seltene Varietät, die als Laune der Natur hin und wieder auftaucht. Oft heißt es in den alten Büchern, nur die weiße Wegwarte habe Zauberwirkung. Unter Beachtung aller Regeln und Rituale geerntet, traute man ihr einiges zu. *So sollte sie zum Beispiel hieb- und stichfest machen und alle Schlösser und Fesseln aufsprengen können.* Dazu musste man sie aber in der Nacht des 29. Juni (Peter und Paul) zwischen ein und zwei Uhr mit einem Holz ausgraben, in das der Blitz eingeschlagen hatte! Legte man sich diese Wunderwurzel nachts unter das Kissen, konnte man in seinen Träumen hellsehen. Wem etwas gestohlen worden war, der erkannte im Traum den Dieb. Und heiratswilligen Mädchen erschien ebendort der zukünftige Bräutigam.
Für Zauberei nutzte man die seltene weiße Wegwarte, in der Volksmedizin war auch die blaue Form sehr gefragt. Da die Volksheilkunde auf schamanischer Tradition fußt, gab es dementsprechend allerlei Rituale. *Die an einem Freitag ausgegrabene Wurzel heilte als Amulett getragen alle Augenkrankheiten.*
Aus den an Maria Himmelfahrt gesammelten Wegwarten kochte man einen Sud, mit dem man sich bei Hautkrankheiten wusch. Die Blüten konnten sogar Warzen verschwinden lassen, wenn man diese damit einrieb. Allerdings mussten sie nüchtern vor Sonnenaufgang gepflückt werden. Gegen das „böse Fieber“ wurde die Wegwarte im sogenannten Frauendreißiger (15. August bis 13. September) bei Vollmond gepflückt und dann in ein Säckchen eingenäht. Dieses wurde als Amulett neun Tage auf dem Rücken getragen und dann „unbeschrien“, also stillschweigend, in ein fließendes Gewässer geworfen. Bei diesem Übertragungszauber wurde die Krankheit von der Wegwarte aufgenommen und schließlich im Wasser fortgespült. Die blauen Blumen galten übrigens auch als Mittel gegen Schwermut und Melancholie.

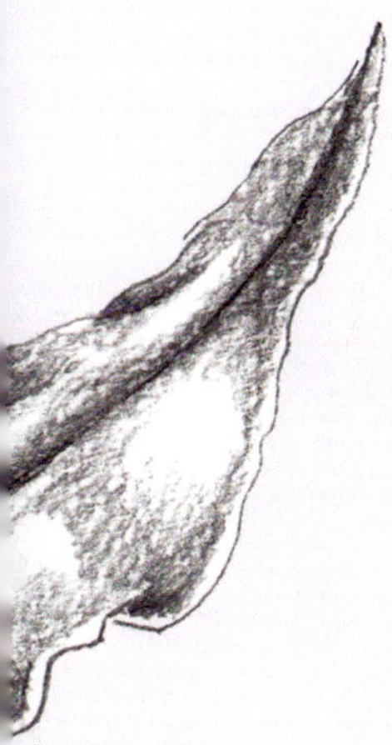

## Die verwandelte Jungfrau

Mit ihren leuchtenden Blüten hat die *Wegeleuchte* die Fantasie unserer Vorfahren inspiriert. *In etlichen Berichten aus dem deutschen Volksglauben sind Wegwarten verwunschene Menschen.* Am weitesten verbreitet sind die Sagen und Märchen, in denen die Wegwarte eine verzauberte Jungfrau ist, die am Wegesrand vergeblich auf ihren Geliebten

wartet. Manchmal war er untreu, manchmal im Krieg gefallen.
In einer Sage aus Österreich wartet ein schönes Mädchen jahrelang vergebens auf die Rückkehr ihres geliebten Ritters vom Kreuzzug. Ihre großen blauen Augen suchen Tag für Tag vergebens den Horizont ab. Dann wird sie von den Eltern gedrängt, einen anderen Bewerber zu erhören. Das Mädchen weigert sich jedoch mit den Worten: „Ich will lieber am Wege sitzen und so lange warten, bis der kommt, dem ich Treue gelobt habe." Daraufhin verflucht sie der wütende Vater: „Dann sitz und warte bis in alle Ewigkeit!" Und so wurde die treue Braut zur blauen Wegwarte am Wegesrand.
Eine christliche Variante erzählte man sich folgendermaßen: Jesus zog als armer Wanderer verkleidet durch die Lande. Er bat eine schöne junge Frau mit blauen Augen um Quartier. Doch hartherzig wies sie ihn ab, denn sie erwartete ihren Liebsten. Traurig zog Jesus weiter. Als aber der Bräutigam kam, fand er statt seiner Geliebten nur eine hartstängelige Blume mit herrlich blauen Blüten.

## Hilfreich in Liebesdingen

Im Liebeszauber spielte die Wegwarte eine besondere Rolle. Die Frauen mischten ihren Männern heimlich die pulverisierte Wurzel unter die Mahlzeiten, um sie von Seitensprüngen abzuhalten. *In Böhmen nutzten die jungen Frauen die Blütenknospen als Liebesorakel.* Weil die Pflanze nicht mit der bloßen Hand berührt werden durfte, umwickelten sie ihre Hände mit Tüchern. Während des Pflückens war folgender Spruch vonnöten: „O Wegwart an des

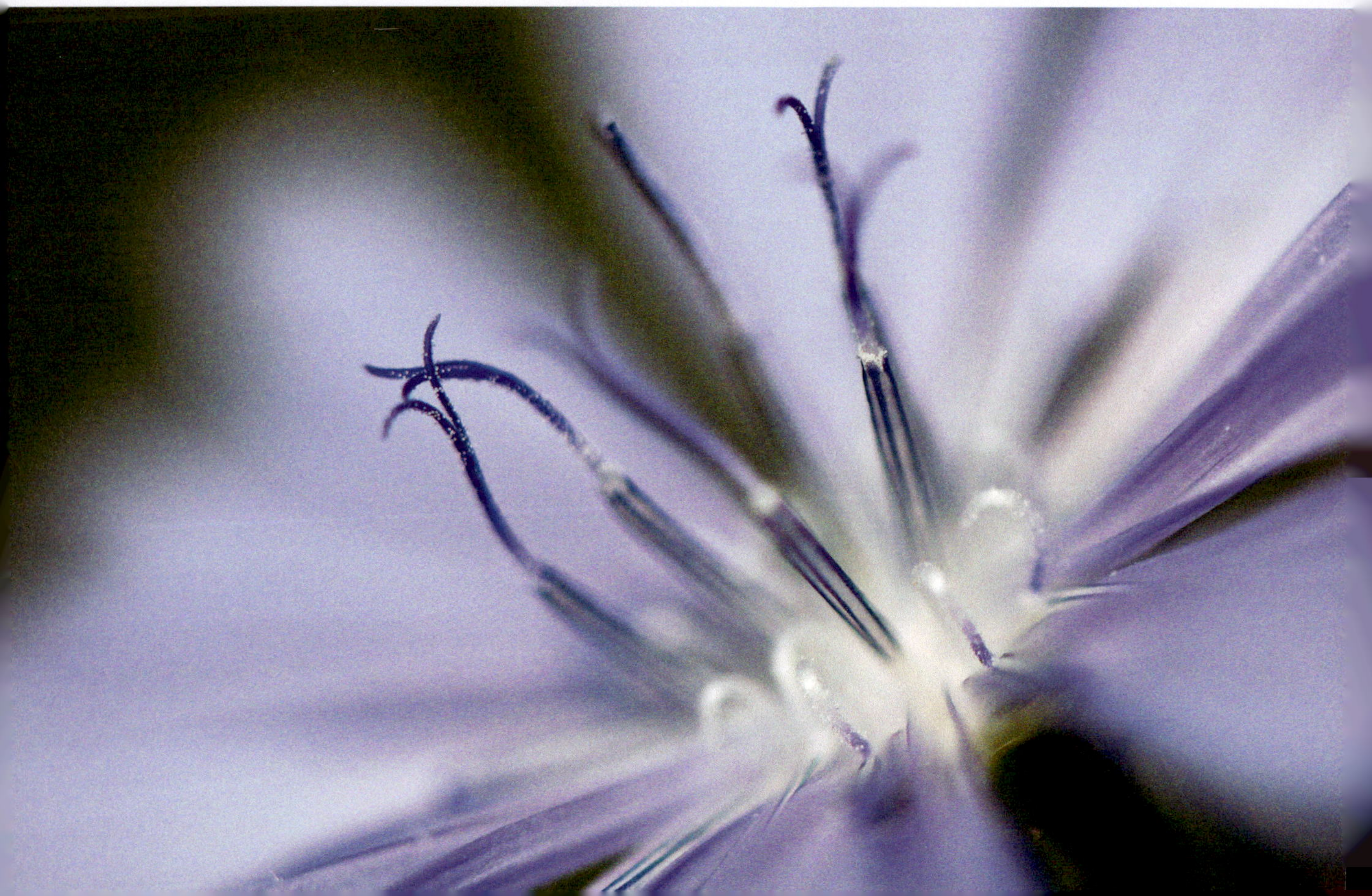

Pfades Rand, / Es pflückt ums Glück dich meine Hand, / Schenk mir den Liebsten, Wegwart! / Auf den du hast umsonst geharrt!“ Dann legten sie die gepflückten Knospen in ihre Mieder. Öffneten diese sich dort unter Einfluss der Körperwärme, bedeutete das Glück in der Liebe. In der letzten Zeile des Spruchs wird übrigens Bezug genommen auf die obige Sage mit der vergeblich wartenden Jungfrau.

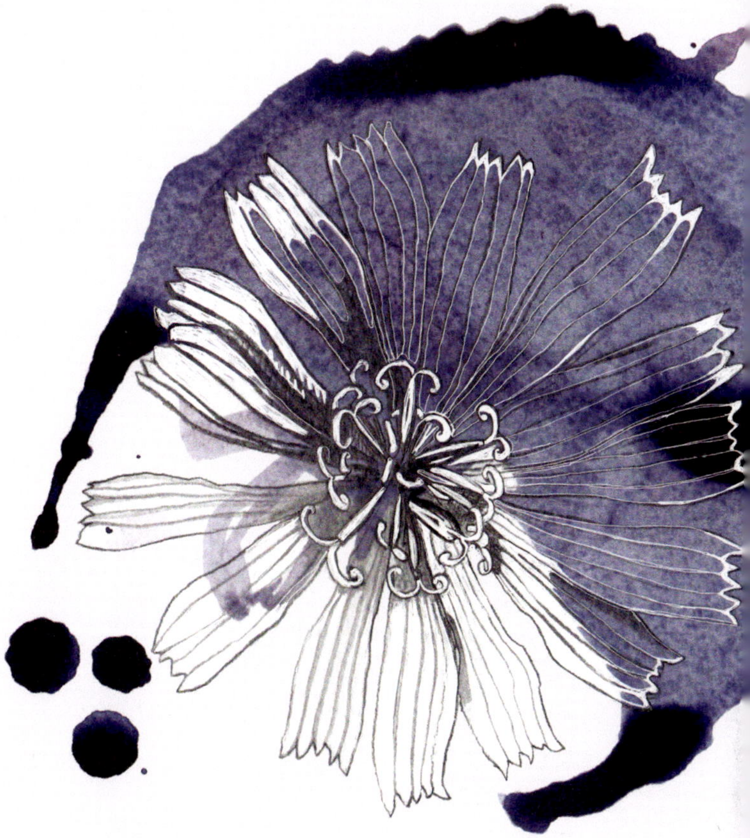

## Gewitter und Ameisenhaufen

Bei blau blühenden Pflanzen sahen unsere Vorfahren oft einen Bezug zum Gewitter. So bei der Wegwarte, aber auch beim Ehrenpreis und Wiesenschaumkraut. *Kinder sollten sie nicht pflücken und ins Haus tragen, weil sonst der Blitz einschlug.* Allerdings konnten andere blaue Pflanzen, wie der Gundermann, das Gewitter auch abwehren, wenn man sie ins Haus holte.

Früher glaubte man, eine in einen Ameisenhaufen gesteckte Wegwarte würde zu bluten beginnen. Auch der schon erwähnte Otto Brunfels beschreibt in seinem Kräuterbuch die Beobachtung, dass sich die blauen Wegwartenblüten rot verfärben, wenn man sie in einen Ameisenhaufen legt. Wie wir heute wissen, ist der Grund dafür kein Zauber, sondern eine chemische Reaktion. Die Ameisensäure löst beim blauen Blütenfarbstoff den Farbumschlag aus.

Heute ist die Wegwarte vor allem durch ihre gezüchteten Kulturformen bekannt, von denen einige, zum Beispiel Zuckerhut, Endivie und Radicchio, als Salat Karriere machten. Daher nannte man die Wegwarte auch *Wilde Endivie*. Die Wurzeln der *Zichorie* lieferten in Notzeiten einen vorzüglichen Kaffeeersatz, den man sich auch heute noch aus der Wegwartenwurzel selbst herstellen kann.

### Verwendung heute

*Die Wegwarte findet sich häufig an Acker- und Wegrändern. Die Wurzel kann ab September gegraben werden, das ebenfalls nutzbare blühende Kraut erntet man im Juli und August. Sie ist eine anerkannte Heilpflanze. Aufgrund ihrer Bitterstoffe wirkt sie appetitanregend, verdauungsfördernd und den Gallenfluss anregend. Man gibt sie auch gerne in Leber-Galle-Teemischungen. Für kulinarische Zwecke können die Wurzeln in appetitanregenden Likören verarbeitet werden, oder man röstet sie als Kaffeeersatz.*

# Vielgestaltige Rituale sind wirksamer

*Zauber- und Heilrituale bekamen ihre Kraft durch eine Vielzahl von Handlungen, die sich deutlich vom Alltag abgrenzten. Der Ablauf der Rituale war oft sehr kompliziert. Sie dienten entweder dem Schutz des Ausübenden oder sollten die Nähe zum Göttlichen spürbar machen. Dazu gehörten Vorschriften wie Fasten, Stillschweigen, sich der Kleider entledigen oder die Nutzung bestimmter kultischer Werkzeuge.*

## Unbeschrien und unberufen

Das Sammeln der Pflanzen sollte „unberufen" geschehen. Welche Bedeutung hatte dieses alte Wort? Zum einen sollte das Ausgraben stillschweigend geschehen. Auf dem Weg zum Sammelort durfte man weder sprechen noch angesprochen werden. Begegnete man dennoch jemandem, durfte man den Gruß auf keinen Fall erwidern. *Vielleicht galten ja deshalb die „Kräuterweiblein" und „Wurzelseppe" als wortkarg und mürrisch.* Auch in der mittelalterlichen Vorstellung war die Hexe meist ein mürrisches altes Weib. Zum anderen bedeutete „beschreien" oder „berufen" das Verhexen oder Verzaubern im Sinne von „Schaden zufügen". Man hatte also Angst, bei einer magischen Handlung selbst verhext zu werden. Das konnte absichtlich durch böse Worte oder Blicke geschehen, aber auch unbeabsichtigt durch übertriebenes Lob und Schmeichelei, die sich ins Gegenteil wenden konnten. Deshalb lobte man früher gewöhnlich folgendermaßen: „Du siehst heute gut aus, *unberufen*!" Mit diesem Zusatz war die Gefahr des Verhexens gebannt.

Durch „Berufen" angehexte Leiden waren vor allem Hexenschuss, Seitenstechen, Impotenz oder plötzliches Abmagern. Besonders gefährdet waren kleine Kinder, man erkannte die Verzauberung am unablässigen Weinen oder Schreien. Berufene Kühe und Ziegen hörten auf zu fressen oder gaben keine Milch mehr.

Falls man die Verzauberung sogleich bemerkte, konnte man sich durch folgende „Erste-Hilfe-Maßnahmen" schützen: sofortiges dreimaliges Ausspucken, „Pfui Teufel"-Rufen, Bekreuzigen oder Auf-Holz-Klopfen, Letzteres am besten auf die Unterseite der Tischplatte. *Schauspieler nutzen heute noch den glückbringenden Spruch: „Unberufen, toi, toi, toi!"*

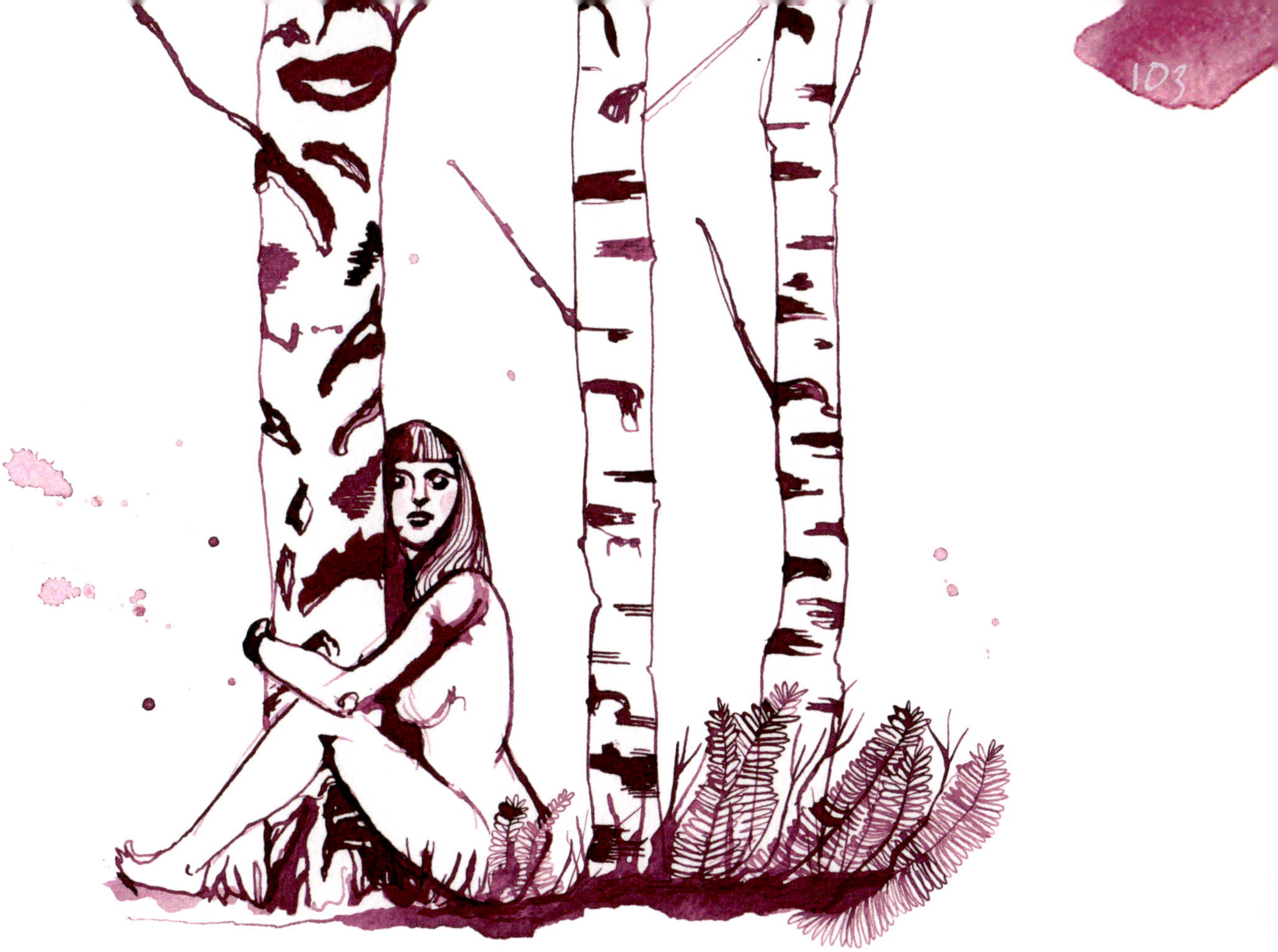

Aber auch das Beisichtragen von sogenannten Berufskräutern konnte Schutz bieten. Kindern wurden sogenannte Beschreibändchen umgehängt oder ums Handgelenk gebunden. Sie waren gefüllt mit schützenden Berufskräutern, wie zum Beispiel Leinkraut (*Linaria vulgaris*), Berufskraut (*Erigeron acris*), Sumpfgarbe (*Achillea ptarmica*), Wundklee (*Anthyllis vulneraria*), Aufrechter Ziest (*Stachis recta*), Greiskraut (*Senecio vulgaris*), Kohldistel (*Cirsium oleraceum*) oder Rainfarn (*Tanacetum vulgare*).

## Nüchtern und keusch

Um ein Zauber- oder Heilritual durchzuführen, musste man zunächst Körper und Geist reinigen. *Reinigungsrituale erleichterten den Zugang zu den Pflanzenwesen.*

Man nahm ein Bad in einem Fluss oder See oder man besprengte sich einfach nur symbolisch mit Wasser. In christlicher Zeit wurde für diese Zwecke Weihwasser benutzt. In manchen Kulturen reinigte man sich durch Schwitzen. Die Wirkung der Schwitzhütten und Dampfbäder wurde häufig noch verstärkt durch Einnahme schweißtreibender Kräutertees aus Holunder- und Lindenblüten oder Wilder Monarde (*Monarda fistulosa*). Zu den Reinigungsritualen gehörten auch Räucherungen, für die man häufig Beifuß und Wacholder nahm.
Oft taucht in alten Büchern die Vorschrift auf, die Handlung sei „nüchtern und keusch" auszuführen. Auch dies gehörte zu den Reinigungsritualen. In einer Breslauer Handschrift aus dem 16. Jahrhundert wird gefordert, der Beschwörer solle sieben Tage und Nächte keusch und züchtig leben. Andere Überlieferungen schreiben

ein dreitägiges Fasten vor. *Fasten und Enthaltsamkeit gehören zu den traditionellen schamanischen Praktiken*, um den Wechsel in die Trance und Visionen zu erleichtern. Mit der sexuellen Enthaltsamkeit und dem Hungern glaubte man, den „Status der Sterblichen" aufzuheben, da man auf menschliche Bedürfnisse verzichtete.

## Nacktheit stärkt den Zauber

Heutzutage wäre dies sicherlich ein problematischer Brauch, aber in früheren Zeiten musste man beim Kräutersammeln für Zauberzwecke nackt sein. So wurde die Zauberpflanze Tollkirsche in der Karfreitagsnacht nackt ausgegraben und an ihrer Stelle ein Stück Brot in die Erde gelegt.

*Nacktheitszauber wurde meist angewendet, wenn es um Fruchtbarkeit ging.* Sehr häufig ist die Nacktheit noch im landwirtschaftlichen Brauch überliefert. Dort wurden beispielsweise die Felder nackt umschritten oder umtanzt, damit die Aussaat gelingt und die Ernte gut ausfällt. Der Sex nackter Paare auf dem Ackerland sollte die Fruchtbarkeit der Erde anregen und umgekehrt förderte die Erdgöttin so die Fruchtbarkeit der Paare. Oft waren es auch nur die Frauen, die sich nackt in den Feldern wälzten und so die Fruchtbarkeit sicherten. Auch bei den Tanzfesten im Frühling (Mai) und Sommer (Johanni), die mit dem landwirtschaftlichen Jahr verbunden waren, wurde noch bis vor einigen Hundert Jahren nackt getanzt.

*Der Glaube an die Macht der Hüllenlosigkeit findet sich oft im Liebes- und Heiratszauber.* Junge Frauen tanzten um Mitternacht nackt um eine Pflanze und legten sich deren Blätter unters Kissen, um dann vom Liebsten zu träumen. Aus Baden sind verschiedene Beschwörungssprüche überliefert, die von der jungen Frau in ihrem Zimmer nackt aufgesagt werden mussten, um die Erscheinung des Geliebten heraufzubeschwören. Solcher Liebeszauber funktionierte am besten an einem Neumondfreitag vor Sonnenaufgang.

### Nacktheit war Bestandteil des Kultes

Die rituelle Nacktheit gehörte zum religiösen Brauchtum vieler Völker und begünstigte den Kontakt mit dem Göttlichen. Alles sollte unmittelbar fließen können. Kleider würden den Zauber da nur hemmen. Besonders deutlich wird dies in den Tauwälzritualen, bei denen das Wälzen im Maitau von jeder Krankheit befreien und auch Schönheit verleihen sollte. Die göttlichen Kräfte wurden dabei in der Erde vermutet, der ursprünglichen Göttin, obwohl diese zu der Zeit schon längst durch den christlichen Gott ersetzt worden war.

Nacktheit sollte außerdem die Ehrfurcht vor dem Göttlichen ausdrücken. Alle Rangunterschiede wurden dadurch abgelegt. *Das Abstreifen der Kleidung war eine Art Reinigungsprozess; rein und unschuldig vollzog man das Ritual.*

In matrizentrischen Kulturen stellte man die Große Göttin jahrtausendelang nackt dar und die religiösen Rituale wurden unbekleidet ausführt. Die Sexualität hatte im Göttinnenkult einen außerordentlichen Stellenwert. Sie wurde im Vergleich zu späteren Epochen sehr frei gelebt und positiv bewertet. Die christliche Kirche musste die Nacktheit schon deshalb verdammen, weil sie charakteristisch für die Anbetung der Göttin war. Schon bei den Israeliten wurde daher Nacktsein zur Schande und zum Verbrechen. Das Christentum brachte es dann mit schwarzer Magie und dem Hexensabbat in Verbindung.

### Ersatzrituale für die Nacktheit

Als die Kirche den „schamlosen Brauch“ verbot, mussten die Betroffenen einen Ersatz finden. Unter dem Einfluss der Geistlichkeit wurden Kräutersammeln sowie Regen- und Feldzauber immer häufiger barfuß statt nackt ausgeübt. Barfuß hatte man immer noch den unmittelbaren Kontakt zu den Kräften der Erde. Die Barfußsymbolik wurde auch zum Verführen eingesetzt: Wenn eine junge Frau auf einer Hochzeit barfuß tanzte, wollte sie ihre Heiratsaussichten verbessern.

Weitere Ersatzhandlungen für die Nacktheit waren das Auflösen der Haare und das Ablegen aller Ringe. Man glaubte, Knoten könnten den Zauber behindern. *Offenes, langes Haar galt als Sitz der Zauber- und Lebenskräfte.* Unter anderem deshalb wurden die angeklagten Hexen von ihren Peinigern geschoren, da sie dann als ungefährlich galten. Auch die Merowingerkönige wurden nach ihrem politischen Sturz ihrer Haarpracht beraubt. Dadurch verloren sie Macht und Königswürde.

### Regenzauber nur mit nackter Haut

Für manchen Zauber war aber trotz aller Verbote Hüllenlosigkeit unumgänglich. So musste das Bilsenkraut für den Regenzauber unbedingt nackt geerntet werden. Der 1024 gestorbene Bischof Burchard von Worms beschreibt einen von Frauen ausgeübten Regenzauber, von dessen Ausübung noch 1825 im Rheinland berichtet wird: Ein nacktes junges Mädchen musste ein Bilsenkraut samt Wurzel mit dem kleinen Finger der rechten Hand ausreißen und es sich an den kleinen Zeh des rechten Fußes binden. Die Begleiterinnen führten das „Regenmädchen“ dann zum nächsten Bach oder Fluss, besprengten es mit zuvor ins Wasser getauchten Bilsenkrautzweigen und sangen dazu Beschwörungen, um Regen zu erflehen. Anschließend führten sie das Mädchen rückwärtsgehend zum Dorf zurück. Die Kirchenbuße für diesen Zauber betrug 20 Tage mit Wasser und Brot! Mit Wasserbegießung und dem Eintauchen ins Wasser versuchte man damals, den Regen herbeizulocken. Auch kirchliche Regenbittprozessionen waren im Mittelalter weit verbreitet. Obwohl die Kirche dabei die Regie führte, nahmen viele Menschen nackt oder barfuß teil, wie es beispielsweise von einer Prozession in Paris im Jahr 1589 überliefert ist.

## Mit der linken Hand geerntet

Wurzeln durften nur mit der linken Hand aus dem Boden gezogen werden. Auch die Pflanzen für die Würzbüschel an Maria Himmelfahrt sollten mit der linken Hand gebrochen werden. Was steckt hinter dieser Vorschrift?

In dem Brauch finden wir Spuren der uralten weiblichen Heilpflanzentradition. Die Links-Rechts-Symbolik führt uns zurück in die Zeit der gesellschaftlichen Umbrüche von der matrizentrischen zur patriarchalen Ordnung. *In allen alten Mythen steht die linke Seite für weiblich, die rechte für männlich.* Schon im Ägypten der Pharaonen repräsentierte die linke Hand die Göttin Maat und die rechte ihren Gatten Thot. Mit der Unterdrückung der weiblichen Werte und Religionen wurde die rechte zur besseren Seite. Rechts war richtig und die rechte Hand die gute Hand. Die linke Hand war unanständig. Links stand nun für Unglück, für „linkisch“ im Sinne von unbeholfen und für „link“ in der Bedeutung von betrügerisch.

Einige Juden glaubten beispielsweise, der Samen, mit dem weibliche Kinder gezeugt wurden, stamme aus dem linken Hoden, der für männliche Kinder aus dem rechten. So versuchten manche Männer, Einfluss auf das Geschlecht der Nachkommen zu nehmen, indem sie den linken

Hoden mit einem elastischen Band abschnürten. Wenn eine schwarze Katze von links kommend den Weg querte, war das Unglück vorprogrammiert. Bei diesem Aberglauben wurden alle ursprünglichen Positivaspekte ins Negative verkehrt: das Begleittier der Göttin, die einst heilige Farbe Schwarz und die weibliche linke Seite.
In heidnischen Bräuchen hat sich allerdings der positive Aspekt der Linksseitigkeit erhalten: Hexen tanzten links im Kreis herum, gegen den Uhrzeigersinn. Magische Schutzkreise wurden linksherum gezogen und auch die alten Kultplätze und Heiligtümer wurden entgegen dem Uhrzeigersinn umkreist. Die Kirche war es, die das Tanzen, Schreiten oder Sich-Drehen gegen den Uhrzeigersinn als Ketzerei brandmarkte.
Auch bei den Heilpflanzenritualen hat sich zumeist die Linksseitigkeit gehalten. Mit der linken Hand sollten vor allem Pflanzen gepflückt werden, die für Liebeszauber und Liebestränke vorgesehen waren. *Die linke Hand galt als Liebeshand, da sie dem Herzen am nächsten steht.* Die berühmten zauberkräftigen Beifußkohlen konnte man nur finden, wenn man mit dem linken Fuß auf die Pflanze trat und sich einmal darauf drehte.

## Grabwerkzeuge ohne Eisen

Aus dem Jahr 1575 ist uns ein alter Spruch von dem Alchemisten Thurnreißer überliefert: „Verbeen, agrimenia, modelger / Charfreitags graben hilft dir sehr / Daß dir die Frauen werden holdt / Doch brauch kein Eisen, grabs mit goldt." Die drei Kräuter Eisenkraut, Odermennig und Kreuz-Enzian waren anscheinend dazu geeignet, die Liebe der Frauen zu gewinnen.
Die Vorschrift, beim Ausgraben und Schneiden heilkräftiger Kräuter ja kein Eisen zu verwenden, ist ein uraltes Ritual. Schon der Römer Plinius erwähnt bei mehreren Pflanzen ausdrücklich, sie müssten „*sine ferrum*", also „ohne Eisen" gegraben werden. Eisen galt in den alten Kulturen, in denen Muttergottheiten verehrt wurden, als unreines Metall und war bei Zauberhandlungen und Heilritualen unerwünscht. *Noch heute meinen viele Kräuterkundige, Pflanzengeister flöhen vor dem Eisen und die Zauberkraft der Pflanzen werde so zerstört.*

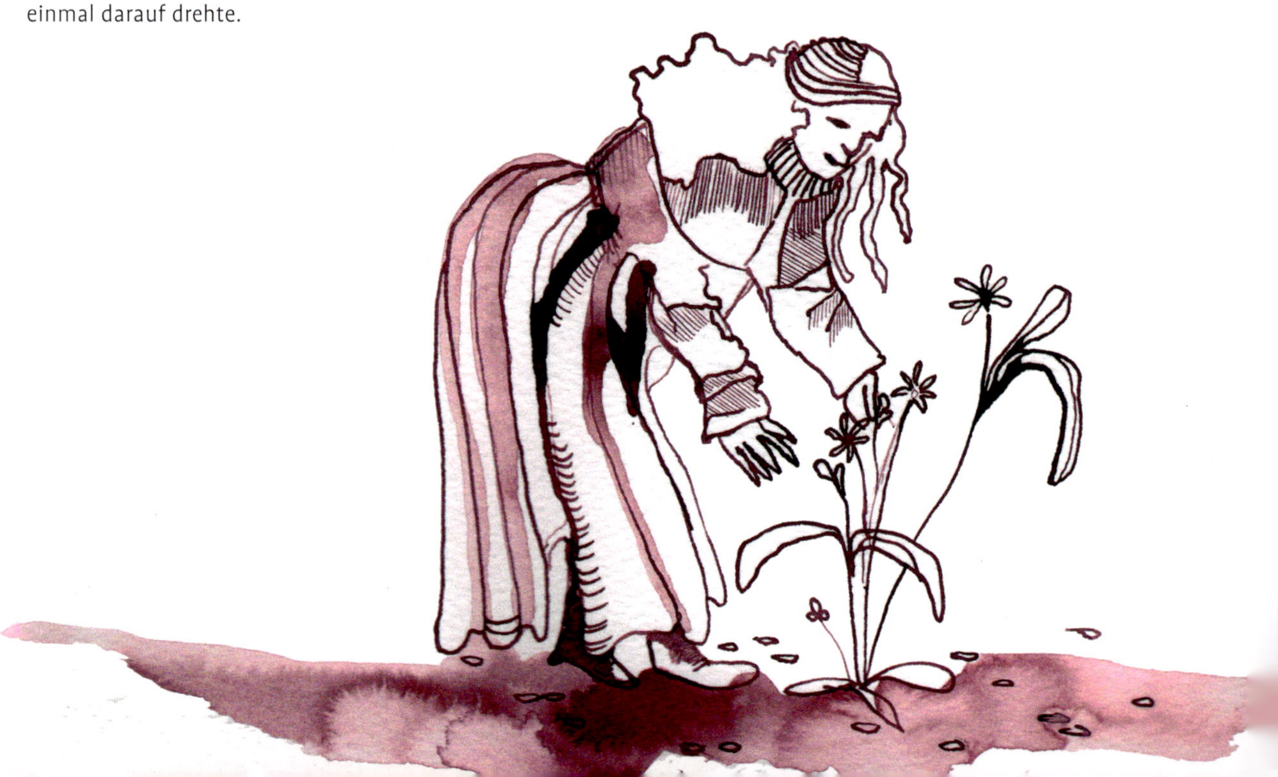

Warum galt Eisen den Anhängern der alten Religionen als unreines Metall? Die Antwort ist recht einfach. Der Umgang mit Heilpflanzen ist sehr viel älter als der mit Metallen. Als der Mensch Metalle entdeckte und zu nutzen begann, waren rituelle Grabwerkzeuge schon seit Jahrtausenden etabliert. Die Pflanzenheilkunde hat mindestens eine 300 000 Jahre alte Tradition, während Eisen erst seit 3000 Jahren verwendet wird.

## Sakrale Grabwerkzeuge

Um die heilenden Wurzeln der Mutter Erde zu entnehmen, wurden ursprünglich Hirschgeweihe, Bärenkrallen, Tierknochen oder Grabstöcke aus dem Holz besonderer Bäume verwendet. Die Werkzeuge aus diesen Materialien waren sakrale Kultgegenstände, denn sie stammten von heiligen Tieren und Bäumen. In manchen mittelalterlichen Sammelvorschriften hat sich diese uralte Tradition bewahrt: Mit Lindenholz gegrabenen Baldrianwurzeln sagte man die Fähigkeit nach, angezauberte Krankheiten zu vertreiben. Wegwartenwurzeln für den Liebeszauber mussten der Erde mit einem Hirschgeweih entnommen werden. Die einzigen verwendeten Metalle waren Gold und Silber. Sie symbolisierten die Gestirne Sonne und Mond. Mit einer goldenen Sichel schnitten die Druiden die Misteln von den Eichenbäumen, wobei die Form der Sichel den Mond symbolisierte.
Ein weiterer Grund, warum die heilkundigen Frauen Werkzeuge aus Eisen ablehnten, war seine Verbindung zu Waffen und Krieg. *Der gewaltsame Tod stand in völligem Gegensatz zum Heilen.* Deshalb konnte sich Eisen beim Heilpflanzensammeln nicht als Werkzeug durchsetzen. Hinzu kommt, dass mit der Eisenzeit die großen gesellschaftlichen Umwälzungen begannen: Im Götterhimmel wurden die weiblichen Gottheiten ins zweite Glied gestoßen und für die Frauen auf der Erde begann eine leidvolle Zeit der Unterdrückung. Die heilkundigen Frauen hielten solange wie möglich an den alten Sammelritualen fest. Nach und nach verloren sie ihren Einfluss in der Heilkunde, aber der Brauch „*sine ferrum*" hat noch lange überdauert.

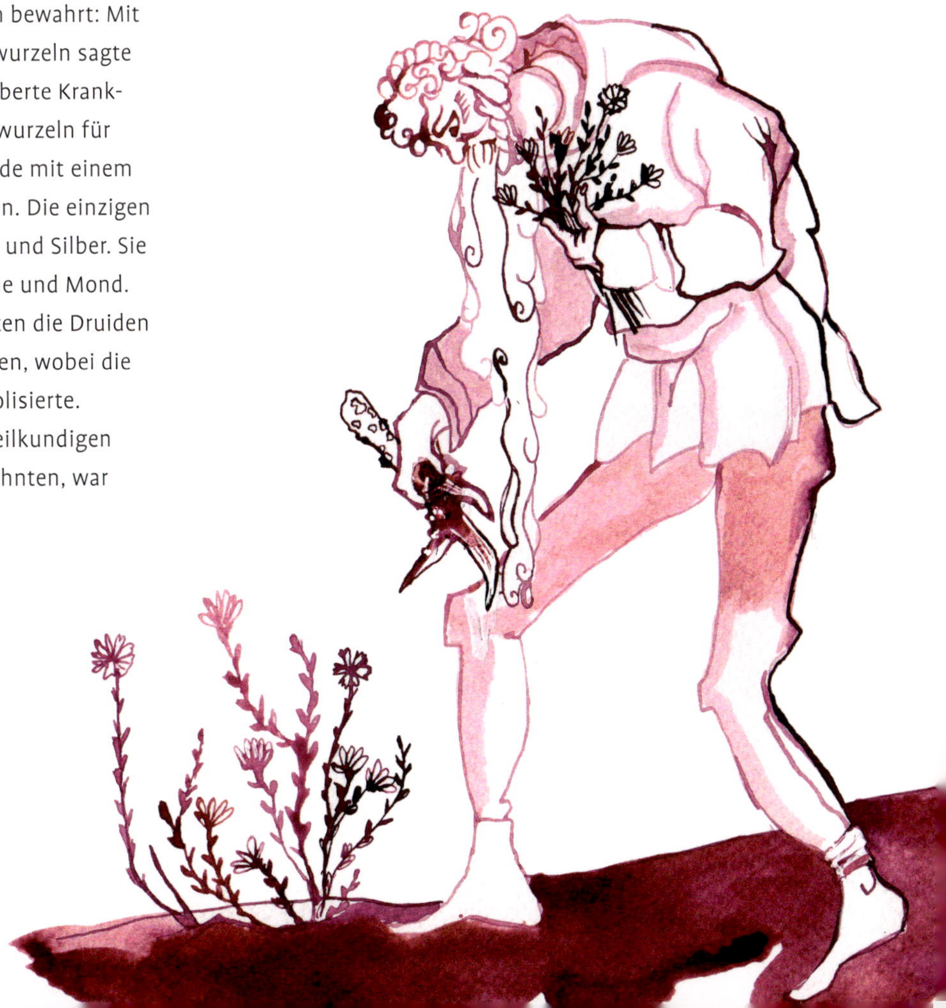

# Mit der Pflanze in Kontakt treten

*Der Wortzauber zählt zu den ältesten magischen Heilritualen.
Das Beschwören von Pflanzen- und Krankheitsgeistern existiert seit Urzeiten und ist bis heute Bestandteil schamanischer Rituale geblieben.
Nicht nur der Zauberspruch war wichtig, damit der Heilzauber gelang, war es auch nötig, dem Pflanzengeist mit einer Geste Dankbarkeit entgegenzubringen.*

## Beschwörungen und Zaubersprüche

Im alten Ägypten und Babylon stand die Beschwörung gleichberechtigt neben der Arzneiwirkung der Pflanze. Auch aus germanischer Zeit ist uns die Praxis der Beschwörung überliefert. Der römische Geschichtsschreiber Tacitus (55–120) berichtet über die germanische Medizin: „Der Zauberer ist Arzt, der die Arznei, um sie wirksam zu machen, erst ansieht oder mit einem mächtigen Spruch beschwört."
Der Ursprung des Beschwörens oder Besprechens von Kräutern liegt im Animismus, dem Glauben, dass die Pflanzen eine Seele haben oder von einer Gottheit bewohnt sind. Daher ist es nicht verwunderlich, dass man sie direkt ansprach. Das „Beschwören" von Pflanzen geschah weltweit. Dahinter steht das Prinzip der schamanischen Heilkunde, die zur Verstärkung magische Rituale einsetzt. Entscheidend für das Ritual ist, dass der Kranke an die Wirksamkeit desselben glaubt; *Glaube versetzt ja bekanntlich Berge!* Auch der Placeboeffekt der modernen Medizin ist letztendlich eine Art von Schamanismus. Hier ist es nicht die Magie der Beschwörung, die den Heileffekt verstärkt, sondern die Aussage des Arztes, die verabreichte Arznei werde umgehend helfen. Und dies funktioniert auch dann, wenn der Patient ein wirkungsloses Scheinmedikament bekommt.
Der Wortzauber begann schon beim Sammeln oder Ausgraben der Pflanze. Man pries ihre Heilkräfte und erklärte ihr oder dem ihr innewohnenden Pflanzengeist, warum man sie ausgraben oder abschneiden musste. Man sagte beispielsweise, gegen welches Leiden oder welcher kranken Person die Pflanze helfen solle. Im bereits erwähnten Neunkräutersegen werden gleich neun Kräuter um Hilfe für den Kranken angerufen. So heißt es über den Beifuß:

*„Erinnere du dich Beifuß, was du verkündetest,*
*Was du anordnetest in feierlicher Kundgebung,*
*Una heißest du, das älteste der Kräuter,*
*Du hast die Macht gegen 3 und gegen 30,*
*Du hast Macht gegen Gift und gegen Ansteckung,*
*Du hast Macht gegen das Übel, das über das Land dahinfährt."*

Auch in der Antike nutzte man Beschwörungen, die beim Ausgraben und bei der Heilanwendung gesprochen wurden. Der Römer Plinius (23–79) hat uns einige davon überliefert. So berichtet er zum Beispiel, dass Menschen mit eitrigen Geschwüren eine Pflanze namens Reseda aufsuchten und dreimal zu ihr sprachen: „Reseda, stille die Krankheiten; weißt du nicht, welcher Dämon hier Wurzeln getrieben hat? Nicht Kopf noch Füße möge er haben." Hier spielt auch die Zahlenmagie (die Zahl drei) eine Rolle und es zeigt sich, dass man damals glaubte, ein dämonisches Wesen sei die Ursache der Krankheit.

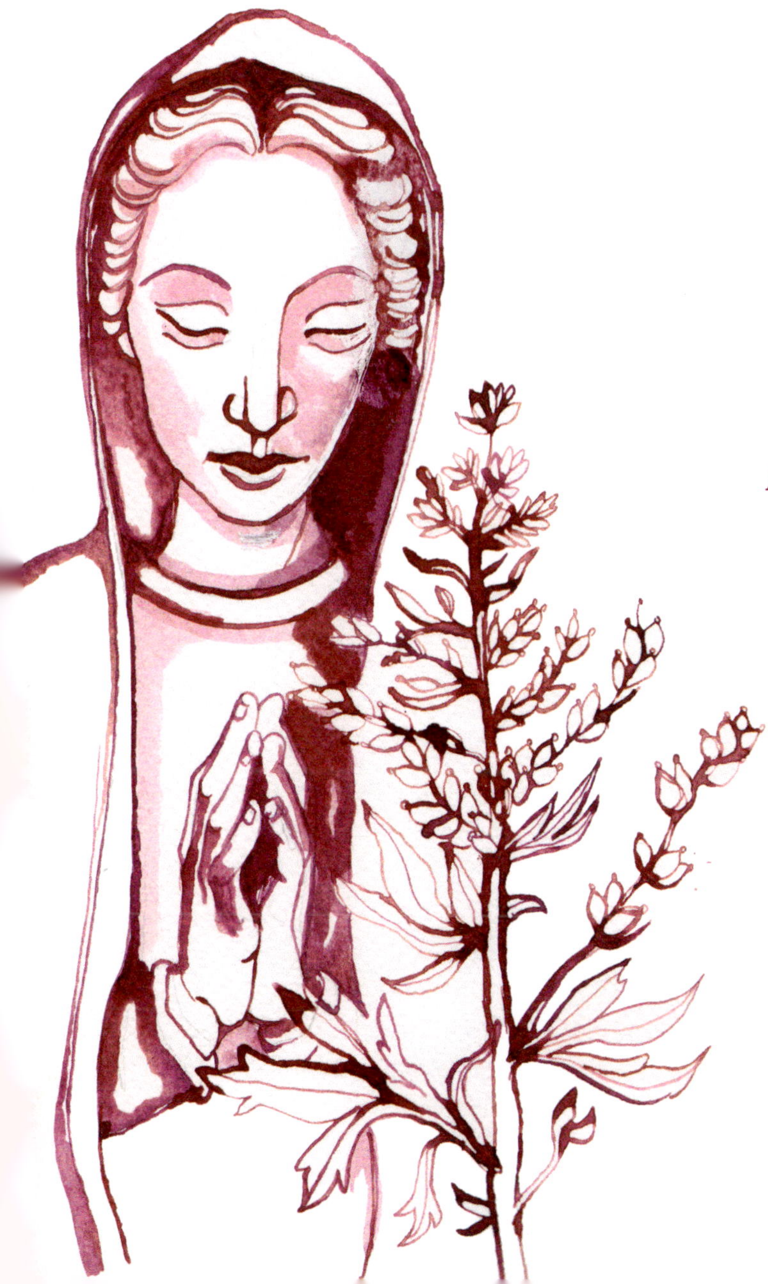

## Aus Zauberspruch wird Gebet

Nach der Christianisierung wurden die Beschwörung und das Besingen von Heilkräutern immer wieder durch kirchliche Synodenbeschlüsse verboten. Zunächst bekämpfte man die Zaubersprüche vehement als Aberglaube. Da sich die heidnischen Heilsprüche jedoch nicht ausrotten ließen, wurde das eigentliche Zauberritual weiterhin geduldet, während man die Zaubersprüche durch christliche Gebete und Segenssprüche ersetzte. Oft wurden nun Gott, Jesus, Maria, sowie Engel und Heilige um Beistand angerufen. Zitate aus den kirchlichen Konzilen belegen diesen Kniff: „Nicht soll man mit Zauberspruch ein Kraut besingen, sondern es mit Gottes Worten segnen und so verzehren" oder „Beim Kräutersammeln darf man keine anderen Zaubersprüche und Formeln anwenden als das Vaterunser." In der Praxis sah das dann folgendermaßen aus: Beim Pflücken der Einbeere, von der ein Sud gegen die Gicht helfen sollte, wurde die Pflanze nunmehr mit den Worten angesprochen: „Einbeere, wer hat dich gepflanzt? / Unsere Frau mit ihren fünf Fingern / Durch alle ihre Macht und Kraft / Hat sie dich hierher gebracht / Dass ich werd gesund." Mit „unsere Frau" ist die Muttergottes gemeint, die sehr häufig um Hilfe angerufen wurde. *Die heilige Maria übernahm in vielerlei Hinsicht die Funktion der vorchristlichen Göttinnen, die bis dahin die Heilkunde dominierten.*

Nach einer Handschrift aus dem 15. Jahrhundert musste das Eisenkraut (*Verbena officinalis*) folgendermaßen beschworen werden: Am Abend vor Maria Himmelfahrt wurde nachts mit Gold- oder Silberwerkzeug zunächst ein Kreis um die Pflanze gezogen, um Dämonen fernzuhalten. Dann musste man das Vaterunser und das Glaubensbekenntnis sprechen. Anschließend wurden vier Engel und die vier Evangelisten angerufen, damit die Wurzel in der Erde keine Zauberkraft zurückließ. Die Grabwerkzeuge mussten nun bis zum Morgen bei der Pflanze liegen bleiben. Vor Sonnenaufgang grub man dann die Wurzel aus. Anschließend wusch man sie mit Wein und weihte sie an Maria Himmelfahrt in der Kirche. Die heidnischen Beschwörungen sind hier komplett durch christliche Gebete ersetzt worden.

Ebenfalls an Maria Himmelfahrt wurde die Wegwarte, möglichst eine weiße, gegraben: Vor Sonnenaufgang suchte man sie unter Stillschweigen auf, ergriff sie mit der rechten Hand und sprach, das Gesicht in Richtung aufgehender Sonne nach Osten gewendet: „Grüß Gott euch, ihr lieben Wegwarten allzumal, die ihr hinter und vor mir seid, stillet Blut und heilet Wunden und alles insgesamt und behaltet die Kraft, die euch Gott und die heilige Maria gegeben hat." Dann bekreuzigte man sich dreimal und grub die Pflanze ohne Eisen (am besten mit Gold) aus. *Dabei durfte man die Wurzel um keinen Preis mit der bloßen Hand berühren.* Der ganze Stock wurde nun in das Würzbüschel gebunden.

Bei diesen letzten beiden Ernteritualen kam dem Tag Maria Himmelfahrt eine wichtige Rolle zu. Welche Bedeutung die Jahreskreisfeste im Heilpflanzenbrauchtum besaßen, wird ab Seite 118 ausführlich erklärt.

## Dankesopfer an die Pflanze

Wie wir schon gesehen haben, galten Pflanzen als beseelte Wesen. Da wundert es nicht, dass man ihnen Dankesopfer hinterließ, wenn man ihre Hilfe in Anspruch nahm. *Jedes Nehmen wurde durch ein Geben ausgeglichen.* Dies war Voraussetzung dafür, dass die Pflanze ihre Heil- oder Zauberwirkung überhaupt entfalten konnte. Weltweit gab es diesen Brauch: Indianische Medizinmänner und -frauen hinterließen Tabak oder Mais als Gegengabe, asiatische Heiler opferten den Pflanzengeistern Reis und Voodoo-Priester in Haiti versprühten Rum mit dem Mund, um die Naturgeister zu erfreuen.

Im mitteleuropäischen Kulturkreis opferte man Nahrungsmittel wie Butter, Milch, Brot, Salz, Honig oder Bier sowie Haare, Schmuck und Münzen. Das Opfer wurde dort vergraben, wo man die Pflanze geerntet hatte. Die ursprünglichste Opferhandlung war das Blutopfer, wobei menschliches Blut im Lauf der Zeit durch Tiere ersetzt wurde. Schwarze Tiere waren bevorzugte Opfergaben bei mächtigen Zauberpflanzen. Je nach Weltbild des Opfernden galt das Opfer dem Pflanzengeist, der darin wohnenden Gottheit oder den Ahnengeistern.

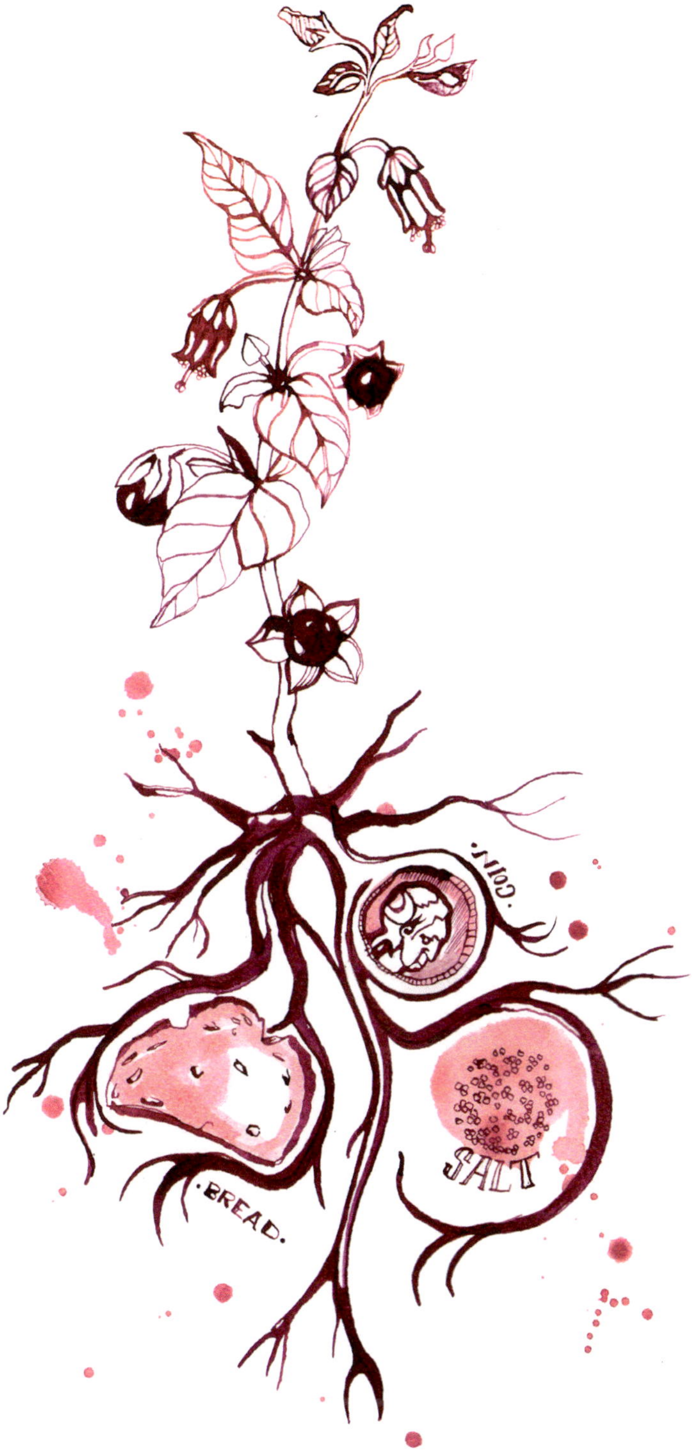


Opfergaben hinterließ man aber nicht nur beim Heilpflanzensammeln, sondern auch bei der Ernte in der Landwirtschaft. *Noch bis vor wenigen Jahrzehnten ließ man bei der Getreideernte häufig einen kleinen Flecken stehen.* In einigen Gegenden wurden aus den letzten Getreidegarben Erntepuppen oder -kränze hergestellt, die man als Opfergabe auf dem Feld verbrannte. Ebenso üblich war es, bei der Obsternte etwas am Baum hängen zu lassen. Wenn wir etwas weiter in der Geschichte zurückschauen, finden wir viele Sagen, die diesen Brauch erklären. Für Wodans Pferd sei die Gabe gedacht, damit er im kommenden Jahr eine gute Ernte sichere. Auch für weibliche Gottheiten wurden Getreideähren mit Blumen geschmückt zurückgelassen. Mit Verwinden der heidnischen Götter wurde das Opfer der Schöpfung, der Natur oder den Tieren zugedacht.

Beispiele für Opfergaben an Pflanzengeister gibt es auch in mittelalterlichen Schriften zuhauf. So sollte nach einer alten Anleitung das Eisenkraut mit Gold und Silber gepriesen werden, die Münzen waren also als Opfer gedacht. Auch musste man „die edle Wurz Verbena" mit verschiedenen Gebeten günstig stimmen, sie ohne Eisen ausgraben und mit Wein waschen. „Wen du damit rürst (berührst), der muß dir hold sin", heißt es über die resultierende Zauberwirkung. Da lohnt sich doch der Aufwand!

In Siebenbürgen wurde die giftige Tollkirsche als Glückspflanze in den Gärten gezogen. Vor Sonnenaufgang musste man sie in die Erde setzen. Beim Einpflanzen gab man etwas Salz, eine Münze und ein Stück Brot in das Pflanzloch und dachte ganz fest an den Wunsch, der sich erfüllen sollte.

Pharmakologisch gesehen ist dieses Tun natürlich Unsinn. Eine Heilpflanze enthält genauso viele Wirkstoffe, ob wir uns nun bedanken oder nicht. *Dennoch haben Dankbarkeit und Achtung gegenüber den Pflanzen auch heute noch Berechtigung.* Pflanzen sind es, denen wir letzendlich alles verdanken: die Luft zum Atmen, unsere Nahrung, Heilmittel und das Baumaterial für unsere Möbel und Häuser.

# Eisenkraut
## zauberkräftig nur mit Magie

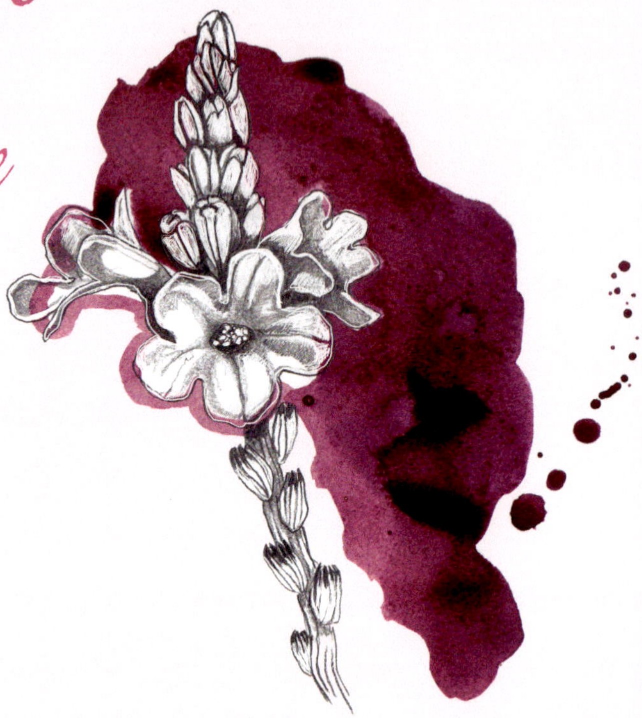

## Heilige Pflanze der Antike

Das eher unauffällige Eisenkraut hat es in der Geschichte weit gebracht, auch ohne betörenden Duft oder hübsche Blüten. Schon bei den antiken Völkern stand es hoch im Kurs. In Ägypten war es der Göttin Isis geweiht und bei den Griechen der Göttin Persephone. Der römische Schriftsteller und Feldherr Plinius mutmaßte, im Römischen Reich habe kein Kraut eine größere Berühmtheit als das Eisenkraut. *Es galt als heilig, denn es diente als Kultgegenstand.* Mit Büscheln des Krautes reinigte man die Altäre des Gottes Jupiter. Bei Opferritualen versprengte man mit ihnen Blut oder geweihtes Wasser. Und die Mitglieder einer besonderen Priesterkaste, deren Aufgabe es war, als Gesandte Streitfälle zwischen Rom und anderen Völkern zu untersuchen, trugen Eisenkraut bei sich, woher der alte Name *Diplomatenkraut* stammt.

## Zauberverstärkende Sammelrituale

Auch bei den gallischen Kelten war das Eisenkraut eine wichtige Kultpflanze, die nicht nur dem Heilen, sondern auch dem Wahrsagen diente. Die Druiden befolgten aufwendige Erntevorschriften: Beim Aufgehen des Hundsterns Sirius zwischen dem 23. Juli und dem 23. August musste es gesammelt werden, ohne dass Sonne oder Mond es währenddessen beschienen – damit war eine Neumondnacht gemeint. Zunächst musste man die Erde mit Wachs und Honig versöhnen, einer Opfergabe an den Pflanzengeist. Danach zog man mit Eisen einen Kreis um das *Druidenkraut*, grub es mit der linken Hand aus und hielt es in die Luft. Die Mühe war nicht vergebens: Wer sich nun mit dem Kraut salbte, dem erfüllten sich alle Wünsche. Sogar hieb- und stichfest sollte man damit werden können! Zwar wurde bei diesem Ritual mit Eisen ein Kreis um die Pflanze gezogen, aber das Ausgraben selbst musste ohne das zauberwidrige Metall vonstatten gehen. Gold oder Silber waren hier vonnöten!
Auch in den mittelalterlichen Handschriften wird viel Wert auf das Ritual des Ausgrabens gelegt. Wer es nicht genau beachtete, gefährdete die Zauberkraft. Dabei spielten vor allem Beschwörungen eine Rolle. Ein Spruch aus dem

mittelalterlichen England lautet: „Gepriesen seist du, heiliges Eisenkraut, das du am Boden wächst! Denn auf dem Kalvarienberg (der Hinrichtungsstätte Jesu in Jerusalem) hat man dich zum ersten Mal gefunden. Du heilest viele Leiden und stillest manche Wunde. Im Namen des süßen Jesus hebe ich dich aus der Erde."
An diesem Spruch wird deutlich, dass man die Pflanze einst als Wundkraut schätzte. Besonders hilfreich sollte es bei Hieb- und Stichwunden sein, die durch Eisen verursacht waren. Die Verbindung mit dem Opfertod Jesu zeigt die hohe Wertschätzung des heidnischen Krauts auch in christlicher Zeit. Der Bezug zum Heiland sollte den Heilungserfolg erhöhen.

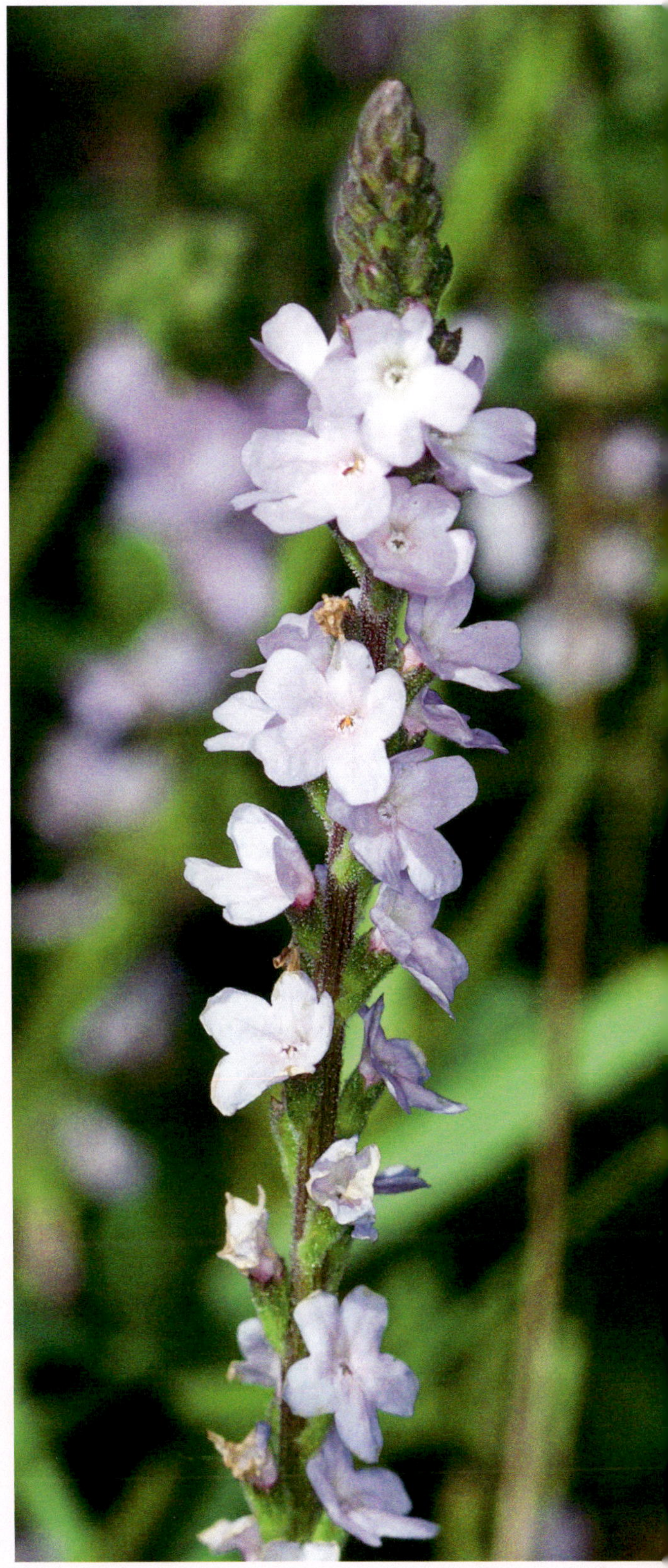

## Heilige und Hexen

In fast allen alten Kräuterbüchern wird auf die Zauberkraft des Eisenkrautes hingewiesen. Christliche Autoren dagegen kritisierten diesen weit verbreiteten Aberglauben. So beklagte etwa Martin Luther, dass man das Kraut den Kindern bei der Taufe umband: „Das Eisenkraut ist gar gebräuchlich zu solchem Aberglauben. Wenn sie es ausgraben, gebrauchen sie dazu ein Haufen Zeichen, darnach lassen sie es weihen und rufen darüber an freventlich den Namen Gottes und der Heiligen, wie sie es vielleicht von einem gottlosen Juden gelernt haben." Auf Seite 110 findet sich ein Eisenkraut-Beschwörungsspruch aus dem 15. Jahrhundert, der vollgepackt ist mit Heiligenanrufungen.
Das Eisenkraut hatte auch antidämonische Eigenschaften. *Man konnte damit böse Schwingungen und giftige Tiere aus dem Haus vertreiben.* Dazu wurde das Eisenkraut in allen Winkeln des Hauses geräuchert. In einer Schrift aus dem 11. Jahrhundert heißt es sinngemäß: „Wer die Verbena bei sich hat, der braucht

sich vor keinem Zauber fürchten." Andererseits gehörte das Eisenkraut zum unentbehrlichen Zauberrepertoire der Hexen, denn es war in vielen Hexensalben und Liebestränken enthalten und sollte auch beim „Gewitterbrauen" unverzichtbar sein. Vermutlich war Eisenkraut einst eine wichtige Pflanze bei den weiblichen Schamaninnen. Als man aus ihnen „böse Hexen" machte, wurden ihre eigenen Kraftpflanzen gegen sie selbst gerichtet.

## Liebeszauber mit dem Venuskraut

Sehr gebräuchlich war das Eisenkraut im Liebeszauber. *Schon bei den Griechen galt es als erotisches Zaubermittel*, das die Liebeslust befeuern sollte. Bei den Römern war es nicht nur eine Pflanze des Jupiter, sondern auch der Venus. Daher die Namen *Junoträne* und *Venusader*.
Ein Spruch aus dem Jahr 1575 sagt: „Der kann verbenam beschwören und graben / Daß ihn die Maitlein lieb müssen haben." So trugen damals die jungen Burschen vermutlich häufig Amulette aus Eisenkraut, weil sie glaubten, dann gefielen sie dem anderen Geschlecht. Außerdem hieß es, „es mache tüchtig zum Beischlaf", und es kursierte sogar das Gerücht, es verleihe dem Penis „Eisenhärte". *Das könnte das Viagra des Mittelalters gewesen sein!* Vermutlich wurde es deshalb hauptsächlich von Männern genutzt. Allerdings musste man das Eisenkraut mit einem silbernen oder goldenen Löffel ausgraben, und zwar an Peter und Paul (29. Juni) oder an Johanni (24. Juni). Ein Liebeszauber, bei dem auch Zahlenmagie im Spiel war, funktionierte folgendermaßen: Wenn man sieben Stängel des Eisenkrautes pflückte, zum Zusammenbinden aus dem Hemd der Angebeteten sieben Fäden zog und ihr anschließend das Bündel heimlich unters Kopfkissen schob, dann würde sie sich unsterblich in einen verlieben.
Wer sich mit seinem Saft bestrich, den musste man einfach lieb haben, und wenn man ein ganzes Gasthaus damit besprengte, dann wurden alle Gäste darin fröhlich. *Kinder bekamen Lust am Lernen* und selbst Pferde liefen schneller, wenn man ihnen ein paar Zweige an den Schwanz band. In den Acker gesteckt versprach es reiche Ernte. Mit anderen Worten: Das unscheinbare Kräutlein konnte sich unglaublicher Kräfte rühmen.

## Volksmedizin und Brauchtum

Heute wird Eisenkraut kaum noch zu Heilzwecken genutzt, aber in der mittelalterlichen Volksmedizin war es allgegenwärtig. *Entsprechend seiner magischen Fähigkeiten galt es als Universalheilmittel.* Wenn man in den Hundstagen vor Sonnenaufgang Eisenkraut suchte und es sich ums Haupt legte, hatte man das ganze Jahr kein Kopfweh zu befürchten. Bei schmerzhaftem Zahnen hängte man den Kindern ein Amulett aus dem frischen Eisenkraut um, und zwar am elften Tag eines Monats um elf Uhr. Nach einem Monat warf man das Amulett ins Feuer oder in fließendes Wasser. Gab man das Kraut den Kindern ins erste Bad, dann wurden sie stark wie Eisen.
Eisenkraut gehörte zusammen mit Beifuß und Johanniskraut zu den wichtigen Pflanzen der Sommersonnwende. Man flocht daraus Gürtel und Kränze, die man beim Tanz ums Feuer trug. Daneben konnte man sie auch zum Schutz vor Blitzeinschlägen nutzen. Dazu wurden sie bei heftigen Gewittern im Herdfeuer verräuchert. Währenddessen sprach man: „Eisenhart (Eisenkraut) und Hartenau (Johanniskraut) / brennt an, dass sich das Wetter stau!"

## Verwendung heute

Eisenkraut wächst an Wegrändern und auf Brachland. Man erntet das blühende Kraut von Juni bis August. Verwendet wird die alte Heilpflanze nur noch in der Volksmedizin. Eisenkraut wirkt leicht beruhigend, schleimlösend und verdauungsfördernd. Man nutzt es dementsprechend als Tee oder Tinktur bei Erkältungen, als Stärkungsmittel und bei Verdauungsbeschwerden. Der Tee hat einen bitteren Geschmack. Da Eisenkraut eine anregende Wirkung auf die Gebärmutter besitzt, sollte es während der Schwangerschaft nicht in großen Mengen eingenommen werden. Wegen dieser Wirkung wurde es einst von den Hebammen zur Geburtshilfe genutzt.

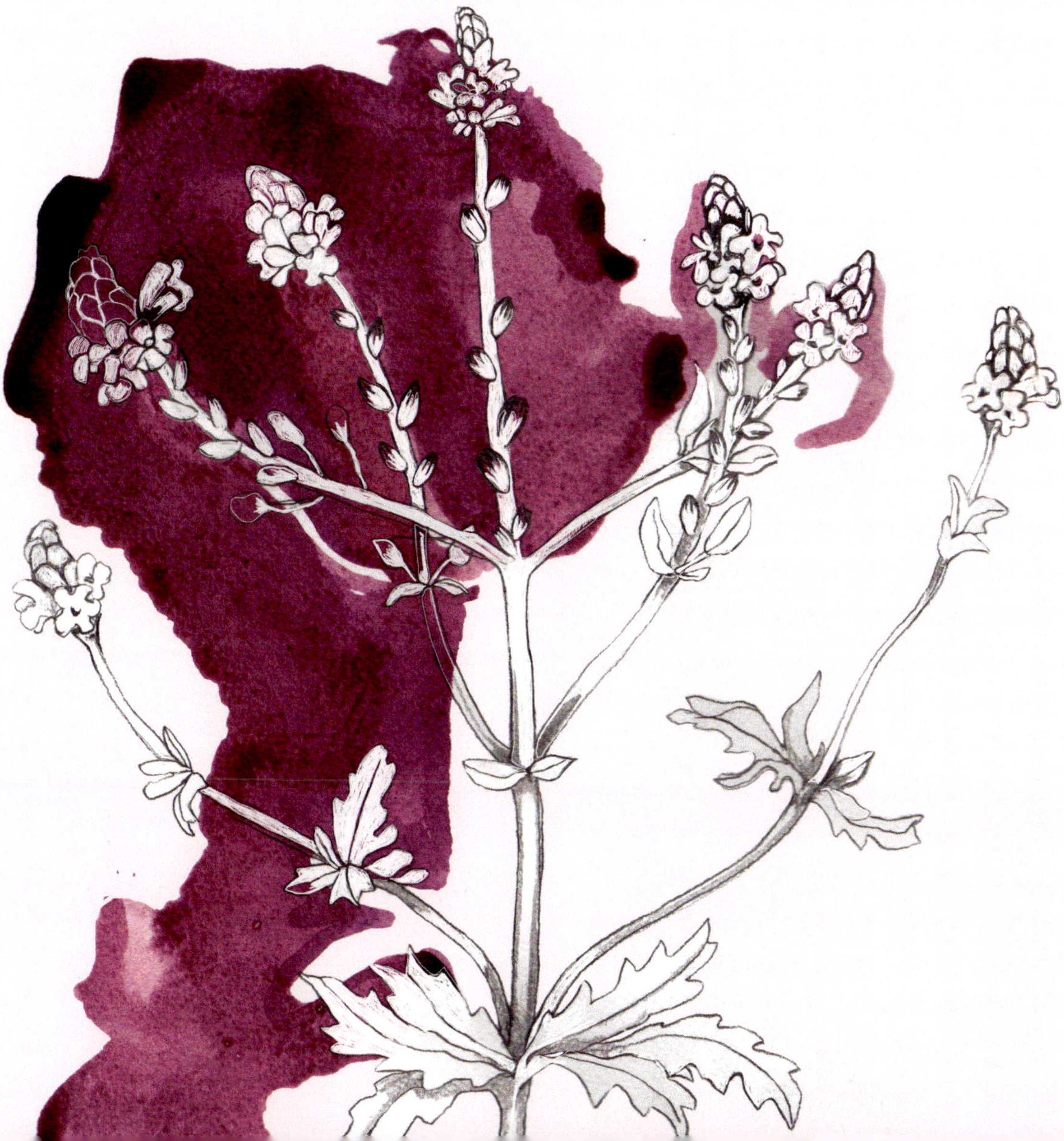

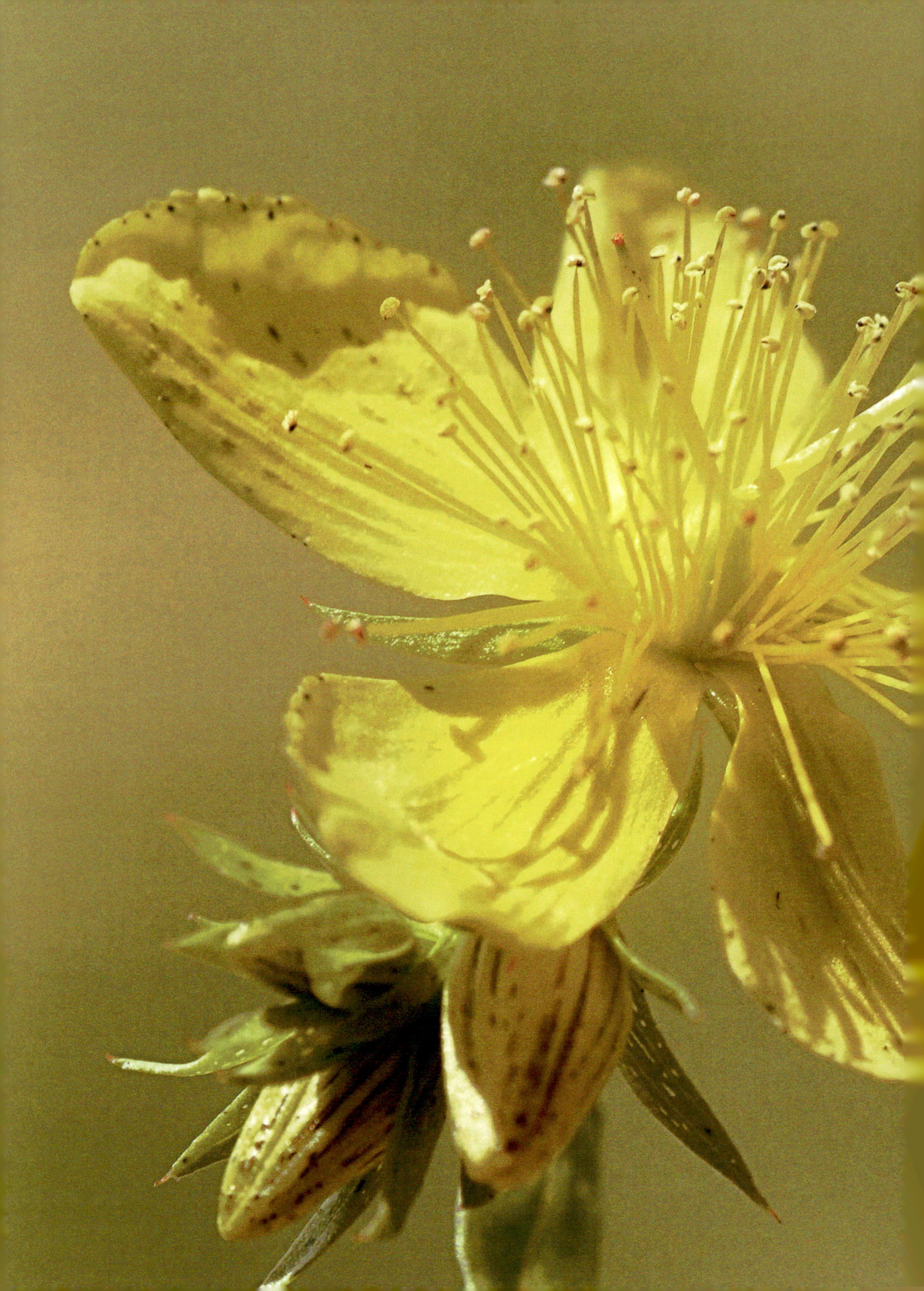

# Kräuterbrauchtum rund ums Jahr

*Bräuche und Rituale mit Kräutern sind meist mit den Jahreskreisfesten verankert. Warum stellen wir an Weihnachten einen Tannenbaum auf und weshalb essen wir am Gründonnerstag eine Kräutersuppe?*
*Mit einem Gang durch das Jahresrad entdecken wir uraltes Pflanzenbrauchtum und lernen seine Bedeutung kennen.*

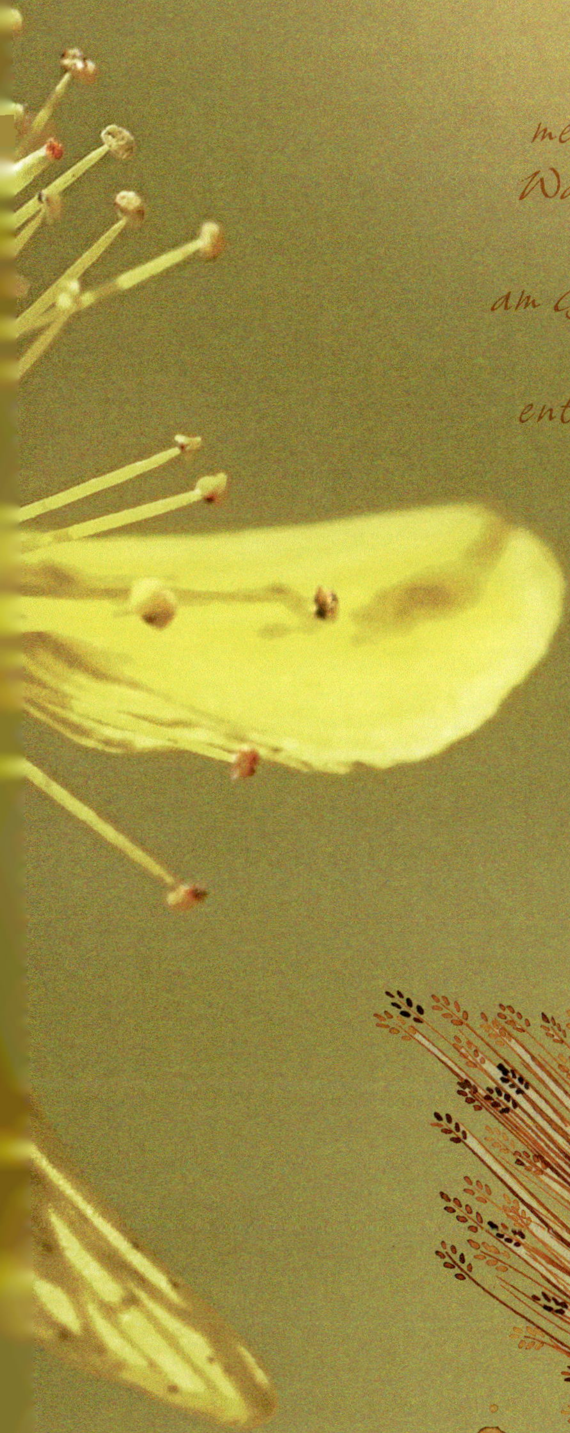

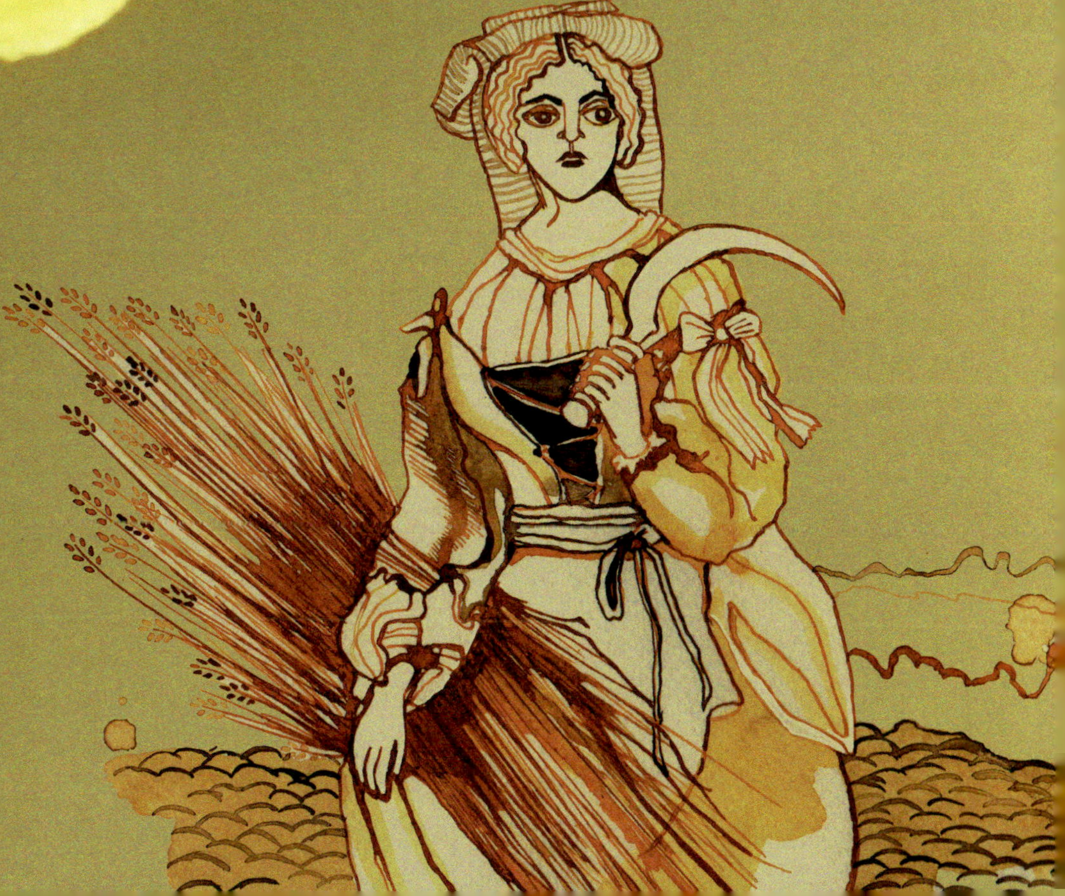

# Die Entstehung der Jahreskreisfeste

*Die Jahreszeiten waren für die bäuerlichen Kulturen, die sich in Europa ab 6000 v. Chr. etablierten, von entscheidender Bedeutung. Die landwirtschaftlichen Arbeiten, wie das Säen, Ernten und Verarbeiten, waren abhängig von den Kreisläufen der Natur. Und um die jeweils richtigen Zeitpunkte vorherzubestimmen, benötigte man funktionierende Kalendersysteme.*

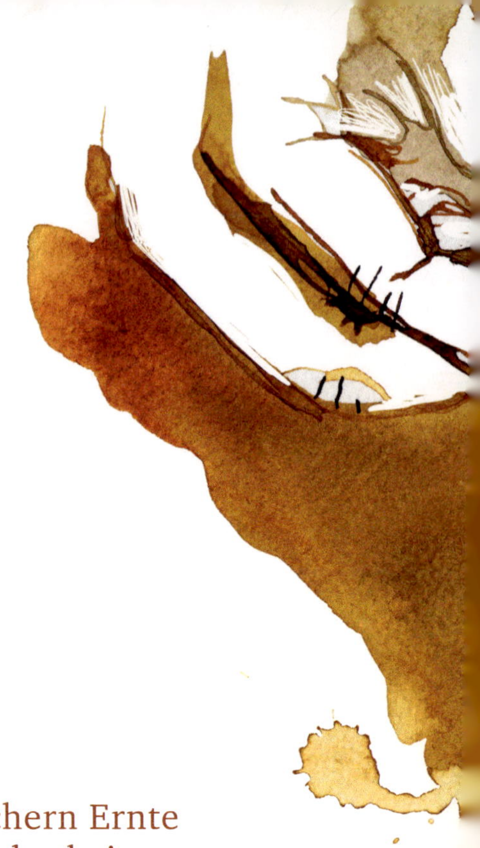

## Rituale sichern Ernte und Fruchtbarkeit

Für die sesshaft gewordenen Menschen war es eine Überlebensfrage, die Ernährung durch ausreichende Ernten zu sichern. Dazu vollführten sie Rituale und Opfer, mit deren Hilfe sie den Kreislauf der Natur zu unterstützen und die Fruchtbarkeit der Erde zu bewahren hofften. Das Reifen und Sterben der Vegetation wurde im Kult vorgelebt; man trauerte mit der sterbenden Natur und jubelte, wenn sie wiederauferstand. Dazu dienten Feste, die an immer wiederkehrenden Terminen gefeiert wurden. Sie markierten die Übergangszeit von einem Jahresabschnitt zum nächsten und sollten dafür sorgen, den Übergang reibungslos zu gestalten. *Diese Feste boten Sicherheit und Vertrauen; man war spürbar Teil des großen Ganzen.* Sie bedeuteten aber auch die Übernahme von Verantwortung: So trugen alle Beteiligten – Götterwelt und Menschen – dazu bei, den Kreislauf der Natur zu erhalten, damit der Frühling wiederkehrte und der Sommer reiche Ernte brachte. Die Jahreskreisfeste waren dafür eine magische Hilfestellung. Den Wandel der Jahreszeiten erklärten sich die Menschen mit dem uralten Mythos einer

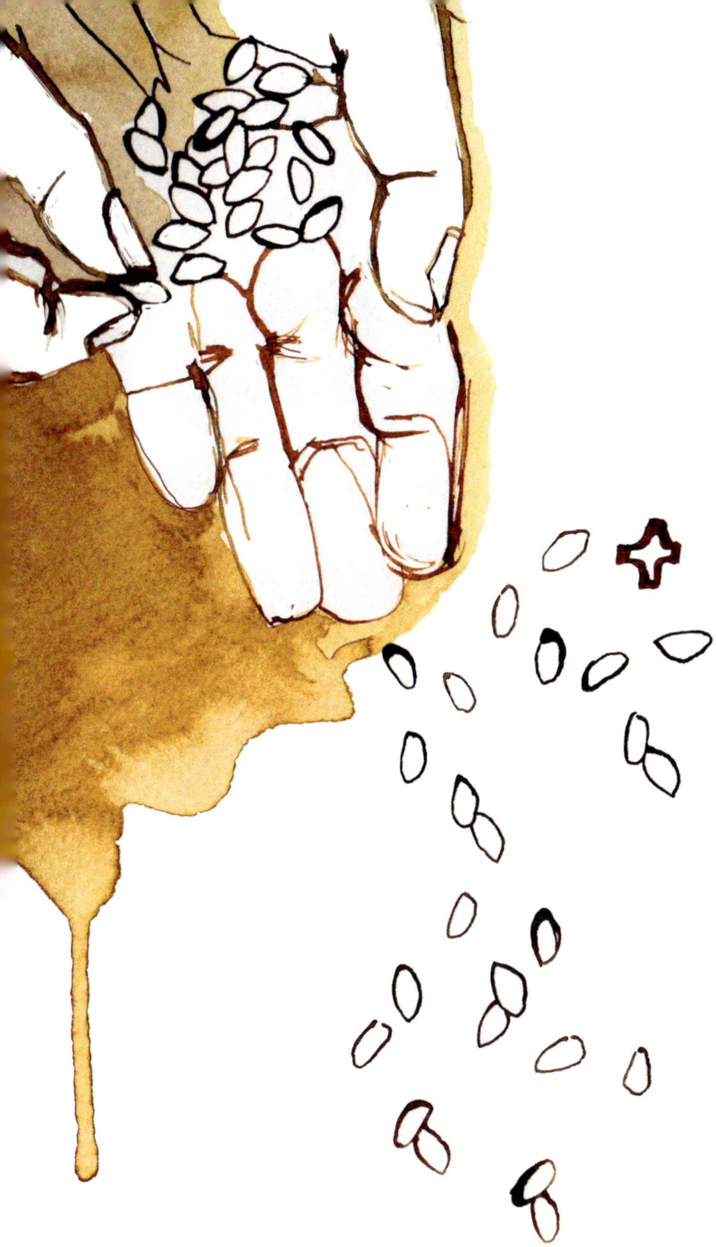

weiblichen Gottheit, die sich zu jeder Jahreszeit in anderer Form zeigte. Im Herbst begann sie ihren Abstieg in die Unterwelt, wo sie sich regenerierte, um dann im Frühling zurückzukehren. Im Werden und Vergehen der Natur spiegelte sich für die damaligen Menschen das eigene Dasein. Denn auch der Mensch folgt diesem ewigen Kreislauf. Er wird geboren, erlebt Jugend, Fülle und Reife und wird schließlich von der Erdmutter wieder aufgenommen. Dieses Mysterium von Leben, Tod und Auferstehung war ebenfalls Thema der Jahreskreisfeste und fester Bestandteil der damaligen Religionen.

## Kräuterbrauchtum im Jahreskreis

Bei den kultischen Festtagen, die den Alltag durchbrachen, spielte das Pflanzenbrauchtum eine besondere Rolle. Der Brauch wurde festlich in der Gemeinschaft des Dorfes oder der Familie begangen. Eingebettet in den Naturkreislauf war der damalige Mensch abhängig vom Wohlwollen der Pflanzen oder der damit verbundenen Mächte und Gottheiten. Sie wurzelten in der Erdgöttin und erschienen den Menschen somit als Verbindung zum Göttlichen. Den Pflanzen verdankte man Nahrung, Schutz und Heilung. *An den heiligen Festtagen galten sie als besonders wirksam und zauberkräftig.* Dementsprechend wurden die Kulttage des Jahreskreises genutzt, um mithilfe der Pflanzen zu heilen, zu opfern oder in die Zukunft zu schauen. An einigen Heiligengedenktagen oder Jahreskreisfesten, etwa an Maria Himmelfahrt oder zur Sommersonnwende, spielten sie eine herausragende Rolle. Manche Abwehrpflanzen hatten gar die Aufgabe, den Festtag selbst vor Unglück zu bewahren.

Die Feste orientierten sich am Stand der Gestirne. Bestimmte Zeiten innerhalb des Jahres haben fast alle Völker und Kulturen inspiriert. Es waren vor allem die jahreszeitlichen Wendepunkte in der Natur, wie zum Beispiel die Winter- und Sommersonnwende und die Tagundnachtgleichen im Frühling und Herbst, die den Menschen als Orientierung dienten. Aber auch die Neu- und Vollmondnächte wurden von vielen Völkern gefeiert.

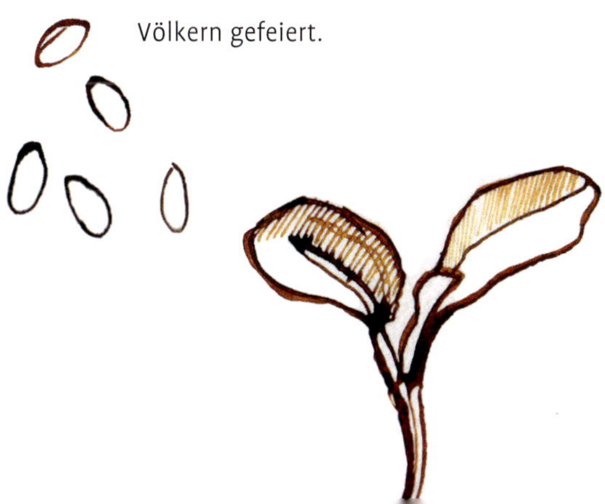

## Kalender bestimmen das Zeitgeschehen

Ohne Kalender war keine Zeitberechnung möglich. *Die ältesten Kalendersysteme orientierten sich am Mond.* Mondkalender waren schon in der Altsteinzeit, lange vor dem Sesshaftwerden in Gebrauch. Schon vor 40 000 Jahren wurden sie in Stein und Knochen geritzt. Ein Monatszyklus, der mit dem ersten Tag nach Neumond begann, dauerte 29,53 Tage. Die kultischen Feste orientierten sich an Neumond- oder Vollmondphasen. Der Festkalender des Islam ist noch heute ein reiner Mondkalender. Deshalb wandert Ramadan quer durch alle Jahreszeiten. Als es durch die Landwirtschaft immer wichtiger wurde, die Zeitmessung auf Jahreszeiten und Vegetation zu beziehen, wurden Kalender nötig, die auch den Sonnenlauf berücksichtigten. Viele kreisförmige Kultbauten der Jungsteinzeit dienten vor allem der Zeitmessung, so auch die große Steinkreisanlage von Stonehenge. Mit ihrer Hilfe berechnete man den Sonnenlauf und datierte die Jahreskreisfeste. Die Mondkalender wurden nun durch lunisolare Kalender (Mond-Sonnen-Kalender) abgelöst. Das war nicht ganz so einfach, denn ein Mondjahr ist mit seinen 354 Tagen etwa elf Tage kürzer als ein Sonnenjahr. Um Mond und Sonne in Einklang zu bringen, waren deshalb Schaltmonate nötig. So hatte man manchmal Jahre mit zwölf Monaten und dazwischengestreut solche mit 13 Mondmonaten. Diese lunisolaren Kalender waren in der Antike sehr verbreitet und auch heute noch werden sie zum Beispiel in China, Korea und im Judentum genutzt. Bei unserem solaren Kalender fällt Neujahr immer auf den 1. Januar, während das chinesische Neujahr immer am zweiten Neumond nach der Wintersonnwende stattfindet. Bei den lunisolaren Kalendern waren die Jahresfeste weiterhin beweglich, aber sie blieben im richtigen jahreszeitlichen Bereich, denn es sind höchstens Schwankungen von einem Monat möglich.

## Sonnenkalender im Vormarsch

Mit der Kalenderreform des Julius Cäsar im Jahr 45 v. Chr. setzte sich der reine Sonnenkalender durch, der das Jahr in zwölf Monate unterteilte. Aus den von Neumond zu Neumond berechneten Mondmonaten wurden nun 28- bis 31-tägige Monate, die von den Mondphasen völlig unabhängig waren. Somit waren die Feste fixiert und fanden immer am selben Datum statt. Es waren jetzt allerdings keine wirklichen Mondfeste mehr. Am Datum des feststehenden Feiertages kann man oft noch erkennen, ob es sich ursprünglich um ein Neumond- oder ein Vollmondfest gehandelt hat. Neumondfeste fanden am Monatsersten statt, während Vollmondfeste immer auf den 15. des Mondmonats fielen, da der Vollmond die Monatsmitte markiert. Allerdings kann man auch in einem solaren Kalender Mondfeste feiern. Das christliche Osterfest ist ein bekanntes Beispiel dafür, denn es findet immer an dem Sonntag statt, der auf den ersten Vollmond nach der Frühlingstag-undnachtgleiche folgt. Entsprechend sind auch

*Für die bäuerlichen Gesellschaften wurde es wichtig, dass sich die Kalender auf die Jahreszeiten und das Pflanzenwachstum bezogen.*

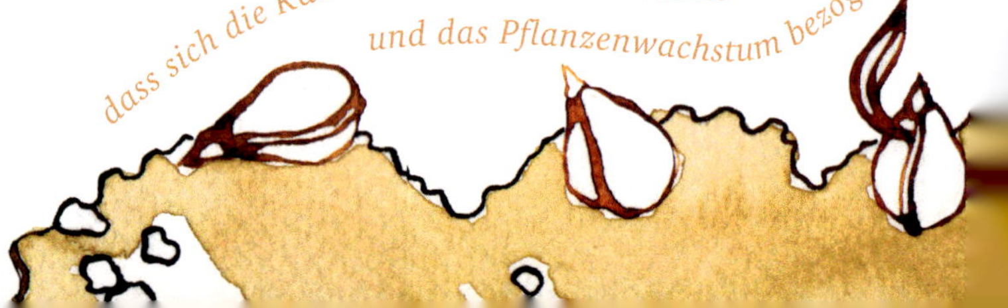

die mit Ostern zusammenhängenden Feiertage (Christi Himmelfahrt, Pfingsten, Fronleichnam) beweglich. Mit dem Sonnenkalender setzte sich eine Vierteilung des Jahres durch, was letztendlich die Voraussetzung für den achteiligen Jahreskreis war. *Ursprünglich wurde das Jahr dreigeteilt gedacht, mit Frühling, Sommer und Winter.* In den nördlichen Teilen Europas rechnete man sogar nur mit den beiden Jahreszeiten Sommer und Winter.

## Papst Gregor streicht zehn Tage

Der Julianische Kalender war leider nicht ganz genau, so dass sich über die Jahrhunderte eine immer größere Differenz zwischen dem tatsächlichen Sonnenstand und dem Kalendersystem ergab (alle 128 Jahre kam ein Tag hinzu). Als Papst Gregor 1582 eine Kalenderreform in Auftrag gab, war die Differenz schon auf fast 13 Tage angewachsen. Aus diesem Grund feiert die russisch-orthodoxe Kirche Weihnachten am 7. Januar (nach Gregorianischer Zeit), denn sie verweigerte sich der Reform. Der Gregorianische Kalender, der unserer heutigen Zeitrechnung entspricht, wurde so eingeführt, dass man zwischen dem 4. und 15. Oktober 1582 einfach zehn Tage ausfallen ließ. Viele Bauernregeln und

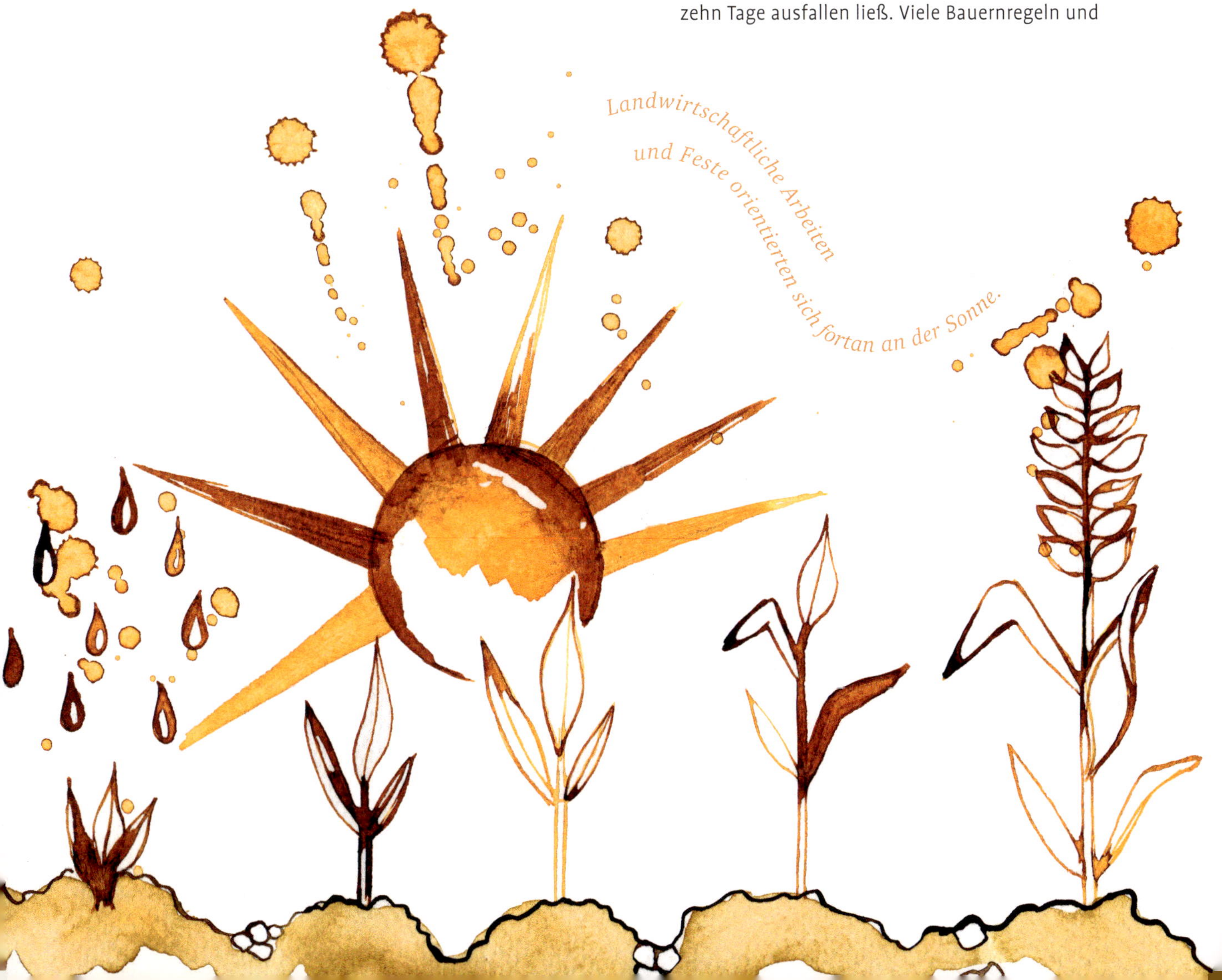
Landwirtschaftliche Arbeiten
und Feste orientierten sich fortan an der Sonne.

Festtermine sind dadurch etwas verrutscht. So war zum Beispiel vor der Reform der Luzientag (13. Dezember) der Termin der Wintersonnwende. Das Brauchtum, das ursprünglich eigentlich zur Sonnwende gehörte, ist dann einfach an der Heiligen Luzia hängengeblieben. Dass Papst Gregor nur zehn Tage ausfallen ließ, führte dazu, dass die christlichen Feiertage wie Weihnachten oder Johanni gegenüber den alten Sonnwendterminen um drei Tage verschoben waren.

## Der Ursprung des Jahresrades

Keineswegs bei allen Kulturen begann das Jahr am 1. Januar. Im alten keltischen Irland fing es am 1. November an, bei den alten Römern und bei vielen slawischen Völkern hingegen am 1. März. Erst mit Julius Cäsars Reform ließen die Römer das Jahr am 1. Januar beginnen und brachten den Termin mit der Geburt der Sonne in Verbindung. Im antiken Griechenland wiederum startete das Jahr am ersten Neumond nach der Sommersonnwende (21. Juni bis 22. Juli) und bei den Babyloniern begann es mit der Tagundnachtgleiche im Frühjahr. Die Germanen schließlich legten den Anfang auf die Wintersonnwende. Für unseren Kulturraum und unser Klima ist es am sinnvollsten, den Festkreis zur Wintersonnwende beginnen zu lassen, aber letztendlich gibt es bei einem Kreis ja keinen „richtigen" oder „falschen" Beginn. Das Rad ist ein Symbol des Sonnenlichts, das den Jahreslauf prägt. Es hat weder Anfang und noch Ende und steht somit für das Ewige und immer Wiederkehrende.

Einige Jahreskreisfeste sind vermutlich sehr alt und lassen sich bis in die Jungsteinzeit zurückverfolgen. *Die Feiertage des Jahresrades, wie wir sie heute kennen, haben überwiegend keltische, germanische und christliche Wurzeln.* Hier und da gibt es Berührungspunkte mit der griechischen und römischen Antike, aber auch mit den ersten Hochkulturen an Euphrat und Tigris. Nun ist es aber nicht so, dass uns aus jener Zeit ausführliche Kalender überliefert wären. Genauso wenig liegen uns detaillierte Beschreibungen der Jahreskreisfeste und der damit verbundenen Zeremonien vor. Die Quellenlage ist eher dürftig. Die heute genutzten Kalendersysteme, die den Jahreskreis als Rad darstellen, sind also keineswegs historische Kalender. Sie sind zusammengesetzt, wobei die Puzzleteile aus verschiedenen Zeiten und von unterschiedlichen Völkern und Religionen stammen. Oft wurde auch christianisiertes Brauchtum aus dem Mittelalter herangezogen, um das Puzzle zu vervollständigen. Mit anderen Worten, all die schönen keltischen Baum- und die germanischen Runenkalender und auch die liebevoll zusammengestellten achtspeichigen Jahreskreisräder haben ihren Ursprung im 20. Jahrhundert. Meist wurden sie von neuheidnischen Gruppierungen erstellt. Manche mögen der historischen Wirklichkeit nahe kommen, andere sind ganz offensichtlich weit davon entfernt. Auch wenn es keinen gesicherten Kalender gibt, so existieren doch unglaublich viele Überlieferungen aus dem Pflanzenbrauchtum, die wir sehr schön in einem Jahresradmodell darstellen können.

## Das achtspeichige Jahresrad

Unsere heutigen Jahreskreisfeste setzen sich aus zwei Festkreisen zusammen: Zum einen den vier vom Sonnenstand beeinflussten Festen, die unbeweglich sind und das Kreuz des Rades bilden: Wintersonnwende (21. Dezember), Sommersonnwende (21. Juni), Frühlingsäquinoktium (21. März) und Herbstäquinoktium (21. September). Hinzu kommen die ursprünglich

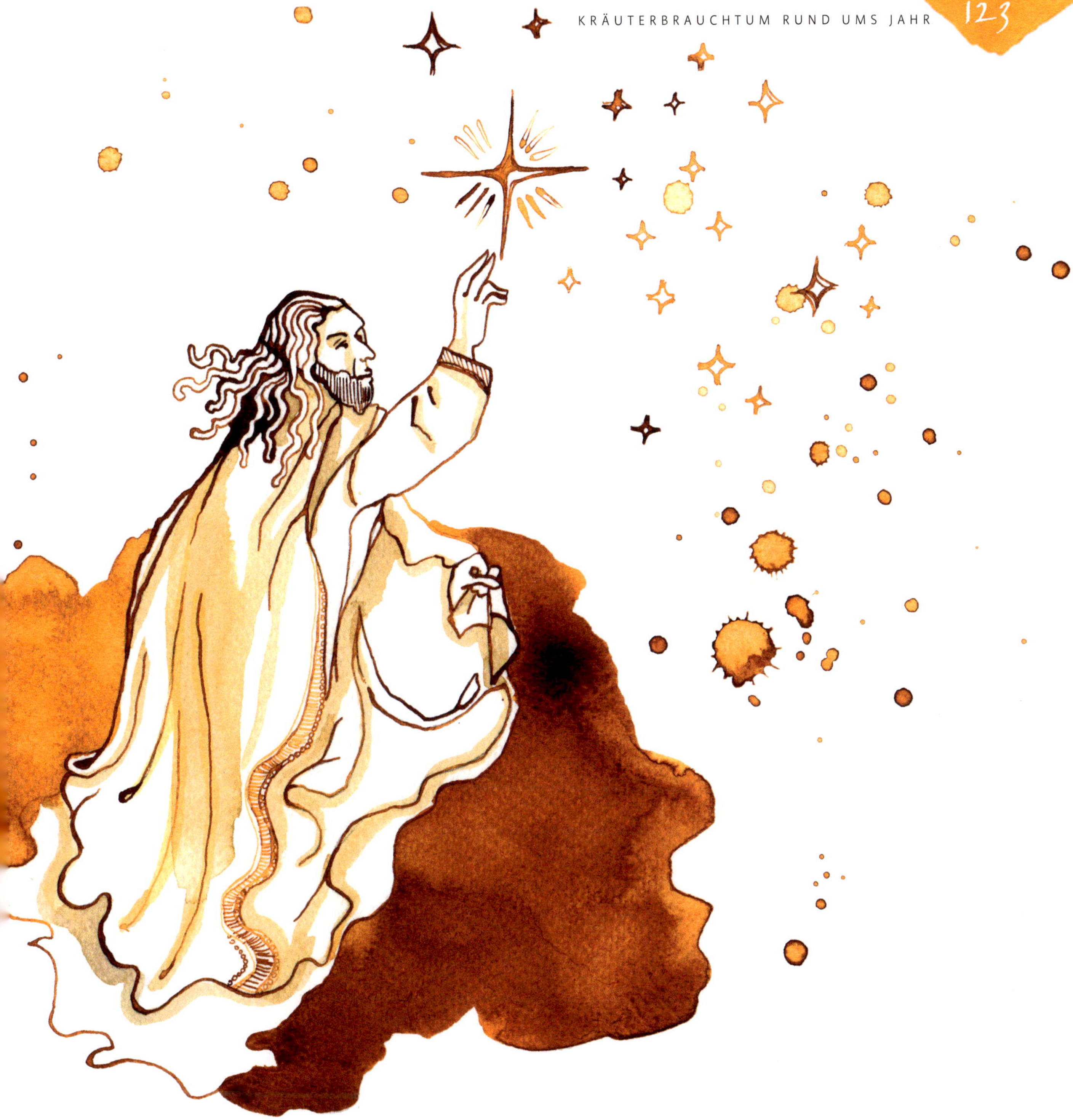

mondorientierten Feste am jeweils ersten Tag der Monate Februar, Mai, August und November. Die Mondfeste werden auch Kreuz-Viertel-Tage genannt und liegen immer etwa in der Mitte zwischen zwei Sonnenfesten. Ursprünglich waren sie nicht festliegend, sondern wurden mit dem Mondrhythmus wandernd in einer Neumond- oder Vollmondnacht zwischen den fixen Sonnenfesten gefeiert. Die Jahreskreisfeste werden je nach Kalendermodell mit unterschiedlichen Namen bedacht. Zur Übersicht sind in der Tabelle (Seite 125) die geläufigsten Bezeichnungen aufgelistet. Bei der folgenden Beschreibung des jahreszeitlichen Pflanzenbrauchtums werden nur die Festbezeichnungen benutzt, die sich in unserer Sprachkultur eingebürgert haben. Im Vordergrund unserer Reise durch den Jahreskreis stehen die Pflanzen. Selbstverständlich gab es bei den Jahreskreisfesten auch sehr viele Rituale und Bräuche, die nichts mit der Pflanzenwelt zu tun hatten. Diese werden nur dann ausführlich beschrieben, wenn es zum Verständnis des Festes nötig scheint.

Bei den Jahresfesten müssen wir bedenken, dass Germanen, Kelten und Griechen eine andere Tagesrechnung hatten. Bei ihnen begann der Tag nämlich schon am Abend zuvor. *Aller Anfang lag im Dunkel. Deshalb ging die Nacht dem Tag voran.* Das ist der Grund, warum wir heute von Heiligabend, Osternacht, Johannisnacht, Walpurgisnacht oder Halloween sprechen. Nach unserem heutigen Denken gehören diese Nächte zum Vortag, früher war Walpurgis jedoch ein Teil des 1. Mai und die Halloweennacht gehörte zu Allerheiligen. Wenn in alten Büchern von der Sonnwendnacht die Rede ist, dann war damit die Nacht vom 20. auf den 21. Juni gemeint. Und ebenso wie die Tage begannen auch die Monate mit der dunklen Hälfte, dem Neumond.

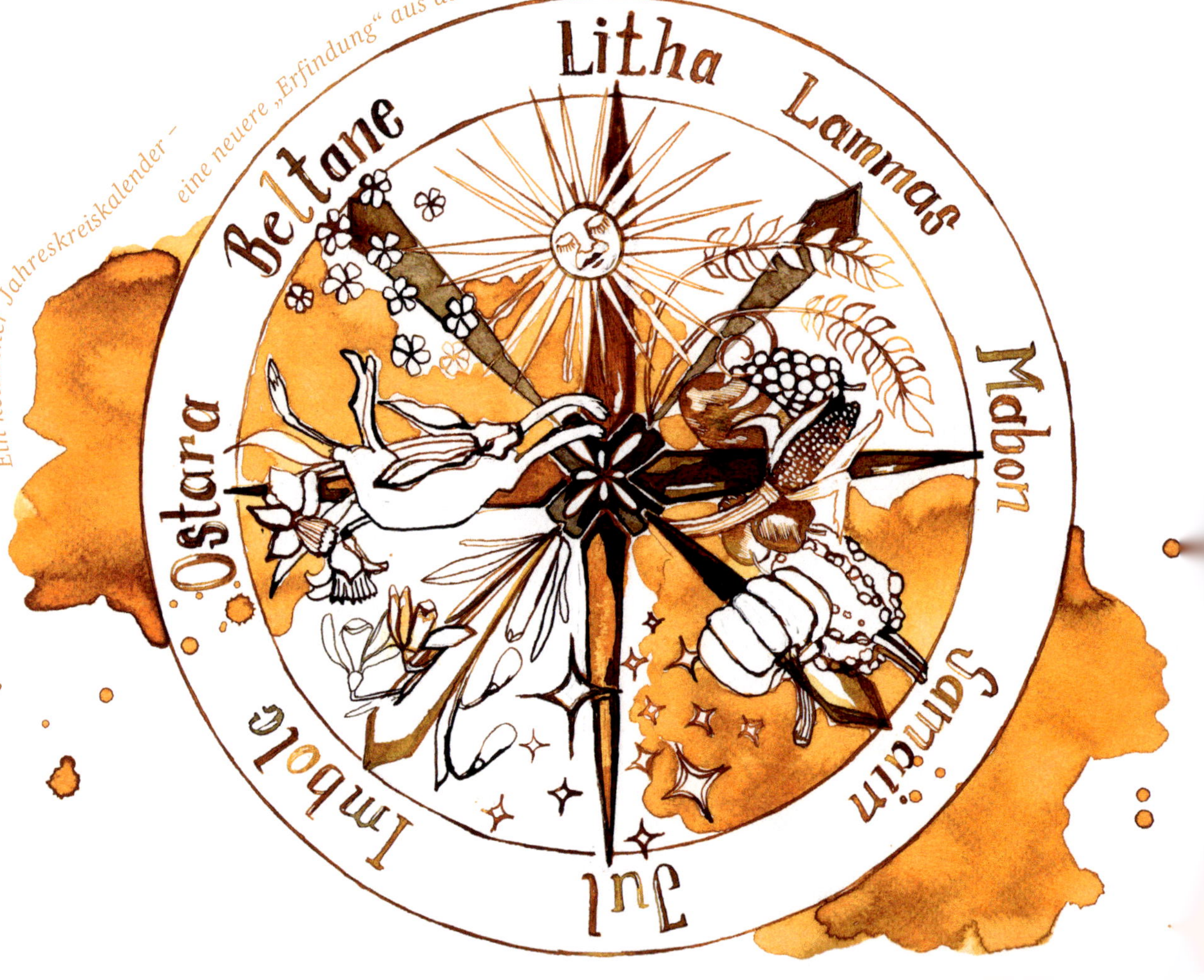


*Ein keltischer Jahreskreiskalender – eine neuere „Erfindung" aus dem 20. Jahrhundert.*

## Die Jahreskreisfeste

| Jahreskreisfeste | Andere Bezeichnungen | Zugehörige Festtage |
|---|---|---|
| Wintersonnwende,<br>Winterbeginn (21. 12.) | Mittwinter (ger.),<br>Jul (ger.),<br>Weihnachten (christ./ger.) | Andreastag (30. 11.)<br>Barbaratag (4. 12.)<br>Nikolaus (6. 12.)<br>Luziatag (13. 12.)<br>Thomastag (damals 21. 12.)<br>Neujahr (1. 1.)<br>Raunächte (25. 12.–6. 1. oder 21. 12. – 1. 1.)<br>Dreikönig (6. 1.) |
| Wintermitte (1. 2.)<br>Ursprünglich zweiter Neumond nach der Wintersonnwende | Brigid (kelt./christ.),<br>Imbolc (kelt.),<br>Maria Lichtmess (christ.) (2. 1.) | Valentin (14. 2.)<br>Fastnacht (beweglich) |
| Frühlingstagundnachtgleiche,<br>Frühlingsbeginn (21. 3.) | Ostara oder Eostre (ger.),<br>Ostern (christ.)<br>(beweglich: 22. 3.–25. 4.) | Maria Verkündigung (25. 3.)<br>Palmsonntag (beweglich)<br>Gründonnerstag (beweglich)<br>Karfreitag (beweglich) |
| Frühlingsmitte (1. 5.)<br>Ursprünglich zweiter Vollmond nach Frühlingsbeginn | Beltaine oder Beltane (kelt.),<br>Walpurgis (christ.),<br>Maifest (ger.) | Christi Himmelfahrt (beweglich)<br>Pfingsten (beweglich) |
| Sommersonnwende,<br>Sommerbeginn (21. 6.) | Johanni (christ.),<br>Litha (ger.),<br>Mittsommer (ger.), | Fronleichnam (beweglich)<br>Veitstag (15. 6.)<br>Peter und Paul (29. 6.) |
| Sommermitte (1. 8.)<br>Ursprünglich zweiter Vollmond nach Sommerbeginn | Lugnasad (kelt.),<br>Lammas (ger.) | Maria Himmelfahrt (15. 8.)<br>Frauendreißiger (15. 8. – 13. 9.) |
| Herbsttagundnachtgleiche,<br>Herbstbeginn (22. 9.) | Erntedank (ger.)<br>Eleusinische Mysterien (gr.)<br>Mabon (kelt.) | Almabtrieb<br>Erntedankfeste<br>Kirchweih<br>St. Michael (29. 9.) |
| Herbstmitte (1. 11.)<br>Ursprünglich zweiter Neumond nach Herbstbeginn | Allerheiligen (christ.)<br>Halloween (christ./kelt.),<br>Samain (kelt.), | Allerseelen (2. 11.)<br>St. Martin (11. 11.) |

# Wintersonnwende – Geburt des Lichts

*In Anlehnung an unsere germanische Tradition beginnt das Jahresrad mitten im Winter. Die Wintertage rund um den Jahreswechsel beherbergen sehr viele Festtage, die schon Anfang Dezember die heiligste Zeit des Jahres eröffnen. Die Feste sind ein buntes Gemisch christlicher und vorchristlicher Anschauungen, die letztendlich ein gemeinsames Thema haben: die Hoffnung auf die Wiedergeburt des Lichts.*

## Jahreswechsel mitten im Winter

Bedingt durch die vielen Kalenderreformen und deren unterschiedliche Auslegung in den einzelnen Religionen galten zu unterschiedlichen Zeiten die verschiedensten winterlichen Festtage als Zeitpunkt des Jahreswechsels. *Dementsprechend spielten diese Tage eine große Rolle bei der Frage nach der Zukunft.* Man nannte sie „Lostage“, wobei das Wort Losen „das Schicksal befragen“ oder „in die Zukunft sehen“ bedeutet. In den warmen Spinnstuben sitzend, machten sich vor allem die Frauen Gedanken über das kommende Jahr und versuchten, es mithilfe

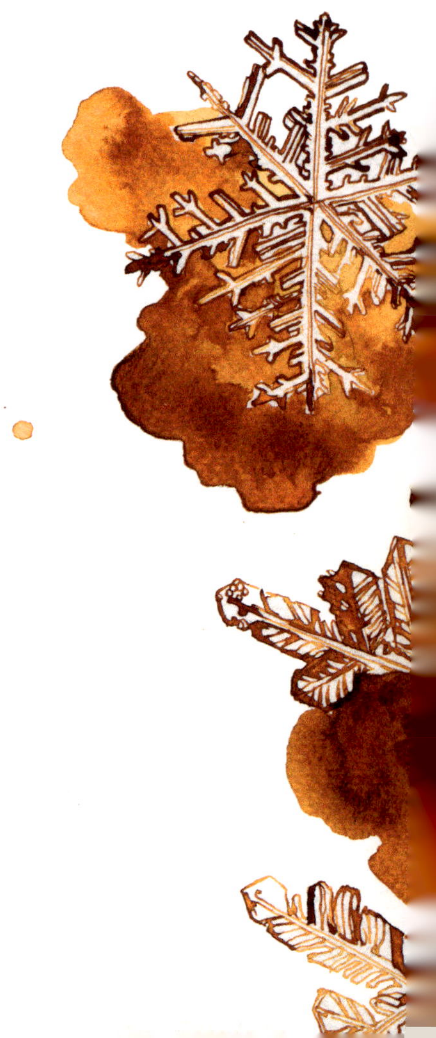

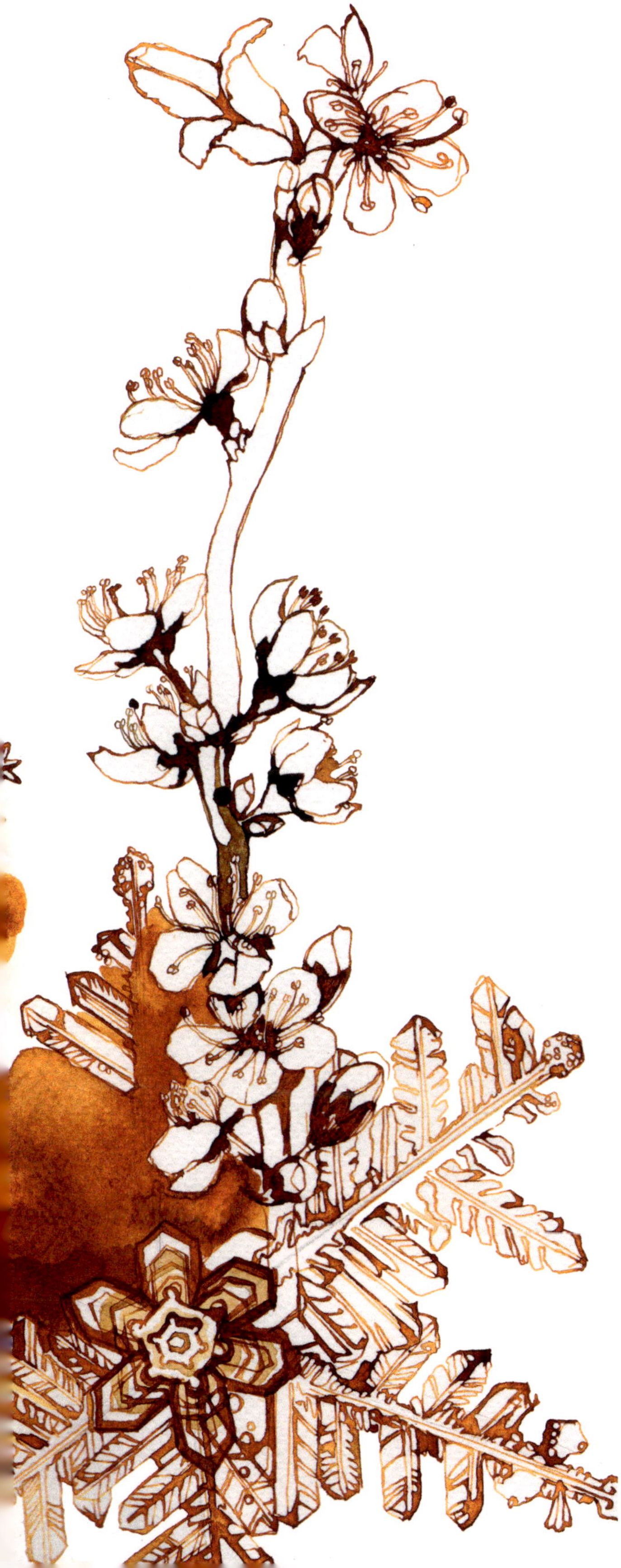

von Orakeln einzuschätzen. Wie wird das Wetter im neuen Jahr und wie gut wird die Ernte sein? Was passiert in der Liebe und der Partnerschaft? Welche Todesfälle und Geburten bringt das neue Jahr? Das sind zum Teil noch heute Fragen, die uns zur Jahreswende bewegen. Aus diesem Grund sind einige alte Orakelspiele, wie das Bleigießen, auch heute noch gebräuchlich.

Weil die Zeit um die Jahreswende symbolisch für die Wiedergeburt der Sonne und der Vegetation stand, war sie in vorchristlicher Zeit untrennbar mit dem alten Wiedergeburtsglauben verbunden. Deshalb spielten während der winterlichen Festtage Ahnenkult und Totengedenken eine große Rolle. *Man glaubte, die Tür zum Jenseits stünde offen und die Ahnen würden die Lebenden besuchen kommen.* Daraus entwickelte sich im Volksglauben die Vorstellung von der Wilden Jagd, dem umherziehenden Totenheer.

## Mit Barbara auf den Frühling hoffen

Die Heilige Barbara war eine äußerst beliebte Heiligengestalt. Ihr Gedenktag ist der 4. Dezember. Die christliche Barbaralegende folgt dem gängigen Muster „Böser Heide unterdrückt Christentum", das seinen Ursprung in der Christenverfolgung des Alten Roms hatte. Ein heidnischer Kaufmann sperrte demnach seine schöne Tochter Barbara in einen Turm und ließ sie später sogar enthaupten, weil sie sich für den christlichen Glauben interessierte. Da er zur Strafe dafür von einem Blitz erschlagen wurde, galt Barbara als Schutzheilige bei Gewittergefahr.
Sie soll um 300 n. Chr. gelebt haben. Nach der Überlieferung haben sich am Weihnachtstag auf ihrem Grab die Blüten geöffnet, wovon sich der Brauch der Barbarazweige ableiten soll.

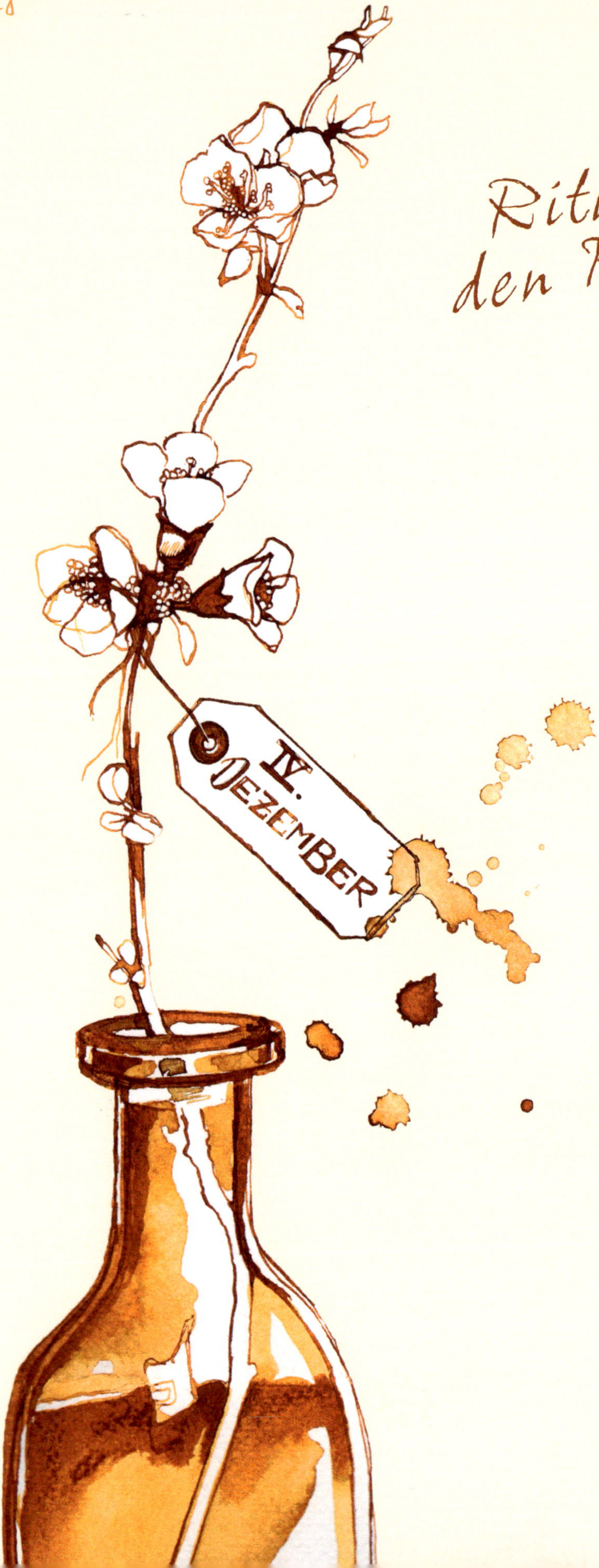


# Rituale für den Barbaratag

An ganz bestimmten Tagen oder Nächten des Jahres glaubten die Menschen, einen Blick in die Zukunft werfen zu können. Zu diesen „Lostagen" zählten vor allem Termine in der Winterzeit: Andreas (30. November), Barbara (4. Dezember), Luzia (13. Dezember), Thomas (21. Dezember), Weihnachten (25. Dezember), Neujahr (1. Januar), Dreikönig (6. Januar) und Lichtmess (2. Februar). Die Losbefragung war in alter Zeit, wie auch die Heilkunde, eine Domäne der Frauen. Auch Julius Cäsar schrieb 58 v. Chr., die Losbefragung bei den Germanen werde von Frauen vorgenommen.

## Barbarazweige

Auch ohne daran geknüpfte Zukunftsorakel sind Barbarazweige ein sehr schöner Brauch, der auch heute noch ausgeübt wird. Das Grün der Blätter und die Farben der Blüten zaubern einen Hauch Frühling in die Wohnung. Neben den traditionell genutzten Obstbaumzweigen eignen sich auch Ziergehölze aus fernen Ländern, wie Forsythien oder Zierkirschen.

**ZUTATEN:**

*Zweige von Bäumen und Büschen, gerne nutzt man Gehölze, die viele Blüten ausbilden (Apfel, Kirsche)*

**SO WIRD'S GEMACHT:**

Legen Sie die Zweige zunächst über Nacht in eine gefüllte Wanne, damit sie sich mit Wasser vollsaugen können. Um die Wasseraufnahme zu erleichtern, können Sie die Zweigenden ein wenig mit dem Hammer bearbeiten.

Setzen Sie die Zweige dann in eine Vase und stellen Sie diese an einen hellen, nicht allzu warmen Ort. Sonst kann es passieren, dass sie vor der Blüte vertrocknen, was nach alter Überlieferung Unglück ins Haus bringen soll.

*Wer an alte Lostraditionen anknüpfen will, kann einen kleinen Wettbewerb veranstalten: Wessen Zweig die ersten Blüten treibt, darf sich von den anderen Familienmitgliedern etwas wünschen.*

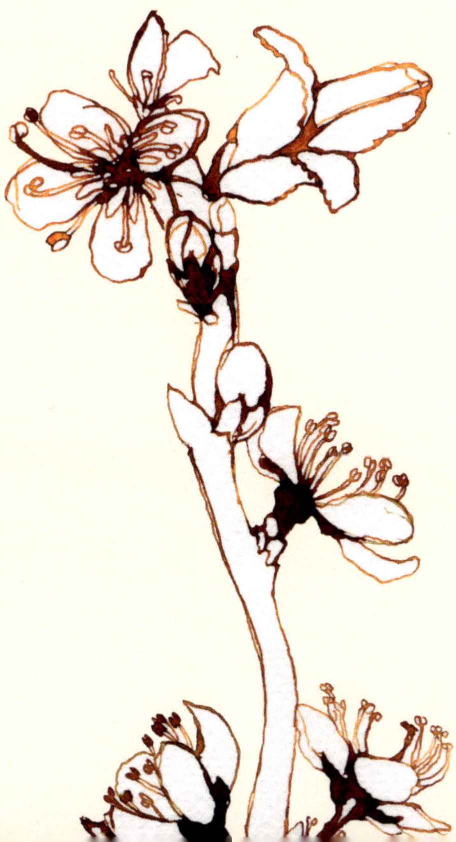

## Adonisgärtchen

Ein weiterer schöner Brauch zum Barbaratag kommt aus dem Mittelmeerraum. In einer Tonschale wird ein „Adonisgärtchen" angelegt.

**ZUTATEN:**

*Weizen, Porzellan- oder Tonschale, Blumenerde, Kerze*

**SO WIRD'S GEMACHT:**

Säen Sie Getreidekörner („Barbaraweizen") in der Schale aus, so dass bis Weihnachten eine kleine Wiese keimt.

Umgeben Sie Ihre Wiese mit einem roten Band und schmücken Sie sie festlich mit einer roten Kerze.

Dieser Brauch symbolisierte einst die Auferstehung des gestorbenen Gottes Adonis, was sich in der sich alljährlich erneuernden Vegetation spiegelt. Der Vegetationsgott stirbt im Herbst den Opfertod, wird aber zur Wintersonnwende wieder neu geboren. Adonis wurde vom eifersüchtigen Ares getötet, weil dessen Geliebte, die Göttin Aphrodite, sich in den schönen Jüngling verliebt hatte.

*Im Brauchtum der Barbarazweige lebt die Sehnsucht des Menschen nach dem Frühling.* Die in der Wärme austreibenden Blüten und grünen Blätter sollten zeigen, dass die „grüne Kraft" schon vorhanden ist. Eine Vorahnung des Frühlings wurde damit ins Haus geholt. Aus christlicher Sicht sollten die blühenden Zweige den Glanz verdeutlichen, den die Geburt Christi in die sündige Welt gebracht hatte.

Am Barbaratag wurden Zweige bei Mondschein geschnitten und im warmen Haus in ein Gefäß mit Wasser gestellt. Meist waren es Zweige von Obstbäumen, wie Apfel, Birne, Kirsche oder Zwetschge, ab und zu auch Birken-, Linden-, Schlehen- und Holunderzweige. Die Barbarazweige dienten vor allem dazu, einen Blick in die Zukunft zu werfen. Kamen sie bis Weihnachten zum Blühen, dann galt das als gutes Zeichen und man war im kommenden Jahr gegen Krankheit gefeit. Verlässlichen Erfolg hatte man aber nur, wenn man beim Schneiden der Zweige weder angeredet noch gesehen wurde.

Die Bauern zogen anhand der Zweige Rückschlüsse auf die kommende Obsternte und *natürlich gab es auch jede Menge Liebesorakel.* So gaben zum Beispiel heiratswillige Frauen den einzelnen Zweigen Namen von Heiratskandidaten. Wessen Zweig zuerst oder am schönsten blühte, der hatte die besten Chancen, der künftige Mann zu werden. Ab und zu wurden die blühenden Zweige zu Fruchtbarkeitsbräuchen verwendet. Die in den Zweigen zutage tretende Triebkraft der Natur sollte die Fruchtbarkeit der jungen Frauen anregen, indem sie an Weihnachten damit „gepeitscht" oder „gefitzelt" wurden (siehe Seite 132).

Mancherorts glaubte man, am Vorabend zum 4. Dezember würden die Wintergöttin Perchta und andere Geistergestalten die Menschen erschrecken. Das weist darauf hin, dass dieser Tag schon vor der Christianisierung ein besonderer war und mit der Göttinnenverehrung in Verbindung stand.

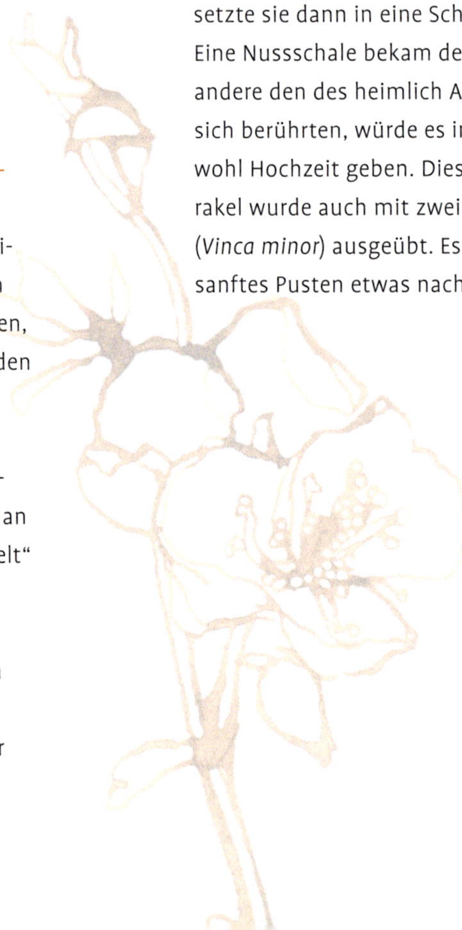

## Andreastag mit Barbarazweigen

Im Winter blühende Zweige machten es sogar möglich, Hexen zu erkennen. Zu diesem Zweck mussten Kirschzweige um Mitternacht in der Andreasnacht, dem Vorabend des 30. November, geschnitten werden. Wenn sie dann an Weihnachten blühten, ging man mit dem Zweig in die Christmette. Während des Segens konnte man nun die Hexen daran erkennen, dass sie Milcheimer auf dem Kopf trugen. Der Andreastag (Apostel Jesu) war wie der Barbaratag ein wichtiger Lostag, an dem man gerne einen Blick in die Zukunft warf. So war das Bleigießen eng mit diesem Tag verbunden. Außerdem fanden hier sehr viele Liebesorakel statt. Beim sogenannten Lichterschwimmen bestückte jedes Mädchen zwei Walnussschalen mit kleinen Kerzen und setzte sie dann in eine Schüssel mit Wasser. Eine Nussschale bekam den eigenen Namen, die andere den des heimlich Angebeteten. Wenn sie sich berührten, würde es im kommenden Jahr wohl Hochzeit geben. Dieses Partnerschaftsorakel wurde auch mit zwei Blättern Immergrün (*Vinca minor*) ausgeübt. Es bietet sich an, durch sanftes Pusten etwas nachzuhelfen!

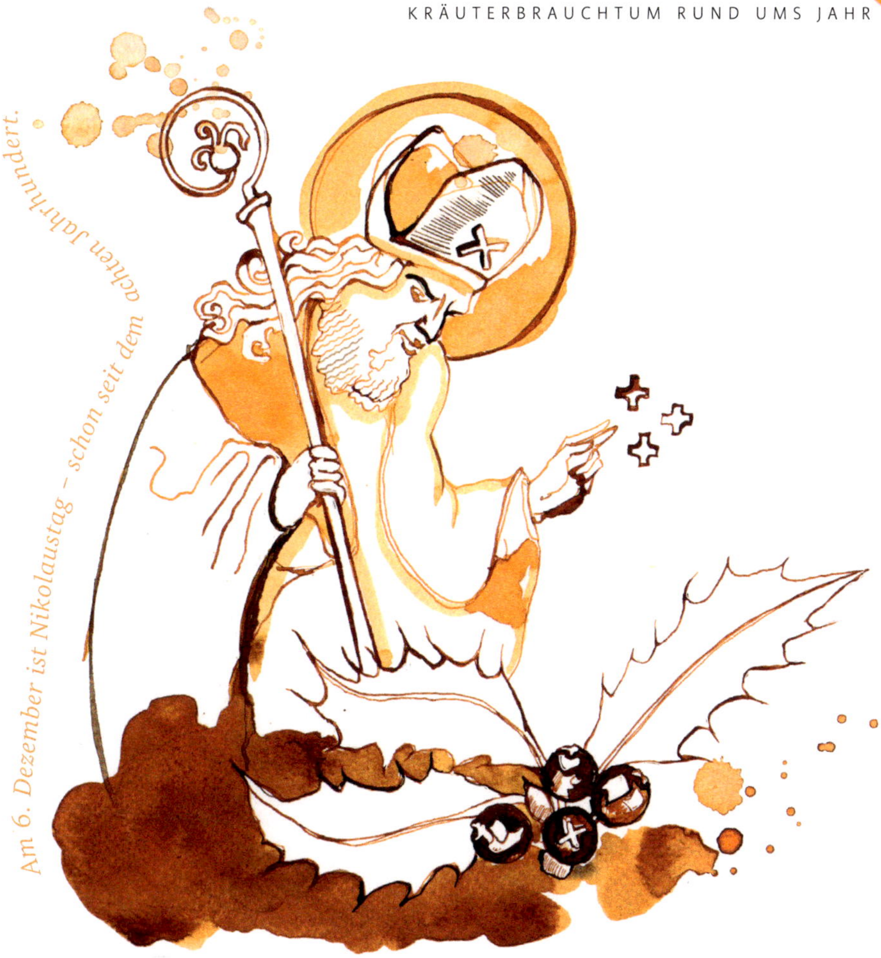


## Nikolaus und seine heidnischen Begleiter

Der Nikolaustag (6. Dezember) hat eigentlich wenig mit Pflanzen zu tun, auch wenn die Geschenke, die der Heilige Nikolaus am Vorabend seines Gedenktags in die Häuser brachte, früher ausschließlich pflanzlicher Natur waren: Äpfel, Trockenfrüchte, Nüsse und Gebäcke, wie Kletzenbrot oder Gebildebrote. Nikolaus selbst war neben Maria einer der beliebtesten Heiligen. Ab dem 9. Jahrhundert entwickelte sich in ganz Europa ein regelrechter Nikolauskult, in dessen Verlauf ihm Tausende von Kirchen geweiht wurden. Entsprechend wundersam waren die Legenden, die sich um seine guten Taten rankten. Nikolaus lebte in der heutigen Türkei, wo er um 300 n. Chr. Bischof der Stadt Myra (heute Demre) war.

*Für das Pflanzenbrauchtum interessant machen den guten Mann vor allem seine wilden Begleiter.* In den ehemals germanischen Gebieten hatte er ein wahrhaft düsteres Gefolge bei sich. Die gruseligen Gestalten führten eine Rute mit, offenbar um Kindern einen Schrecken einzujagen und sie mit der Rute zu bestrafen. Je nach Region hatten sie unterschiedliche Namen, Knecht Ruprecht etwa oder Krampus, Klaubauf, Schmutzli, Rumpelklas, Raue Percht oder Pelzebub. Sie trugen raue Pelze und Tiermasken oder waren in Stroh gehüllt. Außerdem waren sie mit Schellen behängt und rasselten mit Ketten.

## Wilde Wintergestalten

Oft war es eine ganze Schar lärmender Vermummter, die den Nikolaus begleitete. Das nächtliche Lärmen und Peitschenknallen nannte man Klausentreiben oder Krampuslaufen oder Perchtentanz. *Durch den Lärm sollten Dämonen und Wintergeister vertrieben werden* und das rhythmische Stampfen auf der Erde sollte die kommende Ernte begünstigen. In diesen kraftvollen archaischen Ritualen geht der christliche Nikolaus fast unter. Im Alpenraum haben sich diese Bräuche bis heute erhalten, obwohl es über die Jahrhunderte viele kirchliche Verbotsversuche gab.
Irgendwie erinnert das wilde Treiben sehr an die Beschreibungen der sogenannten Wilden Jagd des Wütenden Heeres. Damit gemeint war das unter Wodans (Odins) Führung heulend und pfeifend durch die Winternächte ziehende Totenheer der Ahnengeister und Dämonen. An diesem Treiben war auch Perchta, die winterliche Göttin und Hüterin der Totenseelen, mit ihren wilden Hexen beteiligt. Aus dem Jahr 900 ist die Beschwerde eines Mönchs über Leute überliefert, die lieber Lieder der Göttin Perchta singen würden, als das Ave Maria zu beten. Auch schimpften die Geistlichen darüber, dass die Bauern in den kalten Winternächten Speisen vor die Tür stellten, um die umherziehenden Ahnengeister zu besänftigen. Vermutlich war es vor allem die Kirche, die die schreckenerregende Seite der Wilden Jagd in den Vordergrund rückte. Ursprünglich glaubte man durchaus an die positiven und segnenden Aspekte des Geister- und Ahnenheeres. Sie verliehen der Natur Fruchtbarkeit und vertrieben schädliche Dämonen.

## Glückbringende Schläge

Die vom Nikolaus in Ketten gelegten Schreckgestalten gehen wohl aus einem alten heidnischen Brauch hervor. Womöglich steht Knecht Ruprecht für den vom Christentum besiegten germanischen Gott Wodan. Wahrscheinlicher aber stellt er einen Vegetations- oder Fruchtbarkeitsdämon dar, worauf auch seine Rute hindeutet, die oft aus Hasel-, Birken- oder Holundergerten gebunden war. Ebenso wurden immergrüne Gewächse wie Buchs, Wacholder, Stechpalme, Tanne oder Rosmarin verwendet. In Gewächsen, die im Winter grün blieben, vermutete man besonders viel Vegetationskraft.

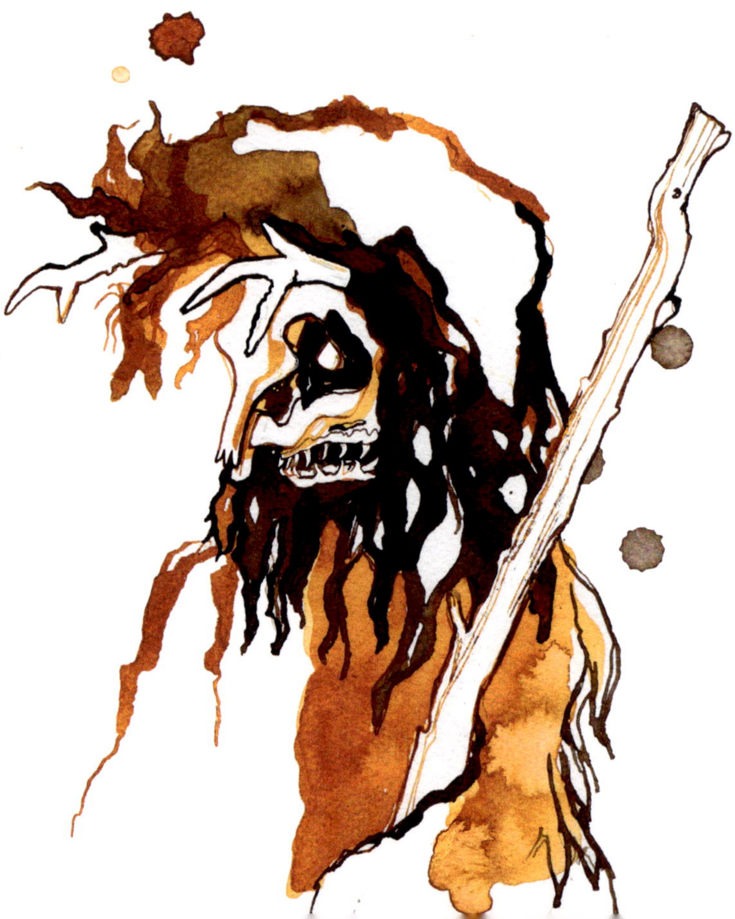

Die Rute des Knechts Ruprecht wurde erst durch die christliche Umdeutung zur strafenden Rute. Der ursprüngliche Sinn wurde einfach umgedreht, denn einstmals war sie eine Glück bringende Lebensrute. *Mit diesem Phallussymbol wurden Frauen und weibliche Tiere symbolisch geschlagen, damit sie fruchtbar würden.* Die Begriffe Rute und Gerte sind alte Benennungen für den Penis. Der den Nikolaus begleitende Dämon schlug also mit der „befruchtenden Rute" auf die „verborgenen Körperteile" (Geschlechtsteile) der Frauen und Mädchen. Für diesen Brauch benutzte man eindeutige und deftige Ausdrücke wie kindeln (Kinder machen), fudeln (von Fud, einem derben Wort für das weibliche Geschlecht), quicken (lebendig machen), dengeln (hämmern) oder pfeffern. In einer Polizeiverordnung aus dem Jahr 1599 wird das unzüchtige Kindeln verboten, „da die großen, starken Knecht den Leuten in die Häuser laufen, Mägde und Weiber entblößen und mit Gerten und Ruten hauen".

In späteren Zeiten durfte nur noch auf Hände oder Füße geschlagen werden. Der Ursprung dieses Brauchs war in Unkenntnis geraten und man übte ihn nur noch spaßeshalber aus. Das Pfeffern wurde mit einem Spruch begleitet und dafür gab es dann vom Geschlagenen ein leckeres Gebäck: „Frisches Grün! Langes Leben! / Ihr sollt mir Pfeffernüsse geben!" Der Ausdruck „pfeffern" leitet sich also von der Belohnung, den lebkuchenartigen Pfeffernüssen her. Auch hier wird sichtbar, dass das Schlagen keine Bestrafung war, denn der Geschlagene bedankte sich.

Beliebte „Fudeltage" waren Nikolaus, Weihnachten und Neujahr. Das „Frisch-un-Gsund-Schlage" mit der Rute gab es aber auch zu anderen Jahreszeiten, etwa an Fastnacht, am 1. Mai und an Ostern.

Zum Schluss stellt sich die Frage, ob die furchterregenden Gegenfiguren des heiligen Nikolaus, die für Fruchtbarkeit sorgten und Nüsse und Äpfel verschenkten, wirklich so schrecklich waren oder erst durch die christliche Brille zum Bösen deformiert wurden. Vielleicht verbirgt sich in diesen Figuren aber auch die alte Symbolik der untrennbaren Gegensätze: Gut und Böse, Leben und Tod, Jugend und Alter, Gesundheit und Krankheit, Winter und Sommer.

## Luzia: die Lichtbringerin

Der Luzientag (13. Dezember) war vor der gregorianischen Kalenderreform zumindest einige Hundert Jahre lang der Tag der Wintersonnwende. Das lag daran, dass der Julianische Kalender inzwischen schon 13 Tage nachging, weshalb am 13. Dezember dem Sonnenstand nach bereits der 25. Dezember, also aus Sicht des Kirchenkalenders die Wintersonnwende erreicht war. Alte Sprüche wie „St. Luzei kehrt dr Tog (Tag) ei" zeigen, dass von nun an die Tage wieder länger wurden. *Deshalb galt Luzia als Lichtbringerin in der dunkelsten Nacht des Jahres.* Da die Luziennacht damals als Jahreswechsel galt, war sie eine wichtige Losnacht, in der man einiges über die Zukunft erfahren konnte. Die Bräuche des Luzientages ähneln denen am Barbaratag: Meist sind es Rituale mit abgeschnittenen Obstbaumzweigen und ausgesätem Weizen. Mit diesen Bräuchen wurde auf das große Mysterium hingewiesen, dass auf den Tod die Wiedergeburt folgt und auf den Winter der Frühling.

Die heilige Luzia lebte der Legende nach auf Sizilien und starb etwa um 300 den Märtyrertod. Angeblich hat sie sich auf eigenwillige Weise eines heidnischen Verehrers entledigt. Jener war dem Zauber ihrer wunderschönen Augen erlegen. Luzia wollte keusch und christlich bleiben, weshalb sie sich die Augen selbst herausriss und sie ihm auf einem Teller bringen ließ. Für ihre christliche Gesinnung musste sie schließlich sterben. Als Schutzpatronin der Augenkranken war sie eine beliebte Heiligenfigur. Der Name Luzia (die Lichtvolle) verweist auf die altitalienische Göttin Juno Lucina, die als Mutter des Lichts verehrt wurde. Sie war nicht nur Lichtbringerin, sondern auch Göttin der Geburt. Vermutlich nahm die Figur der heiligen Luzia ihren Platz ein.

Noch heute begeht man auf Sizilien ein Lichterfest zu Ehren Luzias. In ihrem Namen wurden in ganz Europa Lichterfeste und -umzüge gefeiert, die an die Geburt der Sonne erinnern. Auch in Schweden hat sich dieser Brauch erhalten. Das älteste Mädchen der Familie tritt am Luzienmorgen (Mittwinter) in einem langen weißen Kleid und einer „Krone" aus Preiselbeeren und Kerzen auf dem Haupt auf. Sie überrascht die Familie als Gabenbringerin mit einem Frühstück.

In manchen Gegenden wurden am Gedenktag der Heiligen Lichtopfer dargebracht. Man setzte nachts auf Flüssen und Bächen kleine Holzbrettchen mit brennenden Kerzen aus.

Ähnlich wie beim Nikolaus spaltete sich im Volksglauben aus der Legendenfigur der heiligen Luzia eine Schreckgestalt ab, die als „grausige Luzia" einerseits hässlich und böse war und andererseits als „Lutzelfrau" Geschenke verteilte. Als grausige Luzia erinnert sie an die Wintergöttin Perchta, deren Name „die Leuchtende" bedeutet. Hier finden sich Spuren des alten Glaubens, dass weibliche Gottheiten in der tiefsten Dunkelheit das Licht gebären. In der deutschen Mythologie war es die Göttin Holla, die während des Winters den Sommer in ihrem unterirdischen Reich bewahrte.

## Zwölf besondere Nächte

In einigen Gegenden begannen am Luzientag die sogenannten Zwölf Nächte, die dann am Heiligabend, dem Vorabend zu Weihnachten, endeten. Die Zwölf Nächte beging man aber je nach Region zu unterschiedlichen Zeiten. Manchmal begannen sie am Thomastag (damals 21. Dezember, heute 3. Juli) und endeten am sogenannten Perchtenabend, dem Vorabend des 2. Januar. Sehr häufig wurden „die Zwölf" in die Zeit vom 25. Dezember bis zum 6. Januar gelegt. Dadurch verband man den alten mit dem neuen Geburtstag Christi, denn ursprünglich wurde Christi Geburt am 6. Januar gefeiert. Kalendermäßig stellen die Zwölf Nächte die Zuschlagszahlen dar, die den Unterschied zwischen dem alten Mondjahr (354 Tage) und dem Sonnenjahr (365 Tage) ausgleichen. *Das ist der Grund, warum man von der „Zeit zwischen den Jahren" oder von „Zwischennächten" spricht.* Diese Nächte zählten weder zum alten noch zum neuen Jahr, sondern waren eine magische Zwischenzeit, in der alles stillstand und die Tore in andere Welten offen standen. Diese Nächte waren die Namensgeber für Weihnachten, das Fest „zu den geweihten Nächten".

Die bedeutsamen Zwölf Nächte/Tage waren für Weissagungen aller Art geeignet. So ließ sich an ihnen das Wetter der nächsten zwölf Monate ablesen. Jeder Tag stand für einen Monat und wie an ihm das Wetter war, so würde es im entsprechenden Monat werden. Auch die Träume der Zwölf Nächte sollten sich in den entsprechenden Monaten erfüllen.

In den Zwölf Nächten waren Hexen, Geister und die Seelen der Verstorbenen angeblich besonders aktiv. Vermutlich steckt die Vorstellung der Wilden Jagd dahinter, die durch die Lüfte brauste und in die Häuser drang, wenn Türen und Fenster nicht geschlossen waren. Den umherstrei-

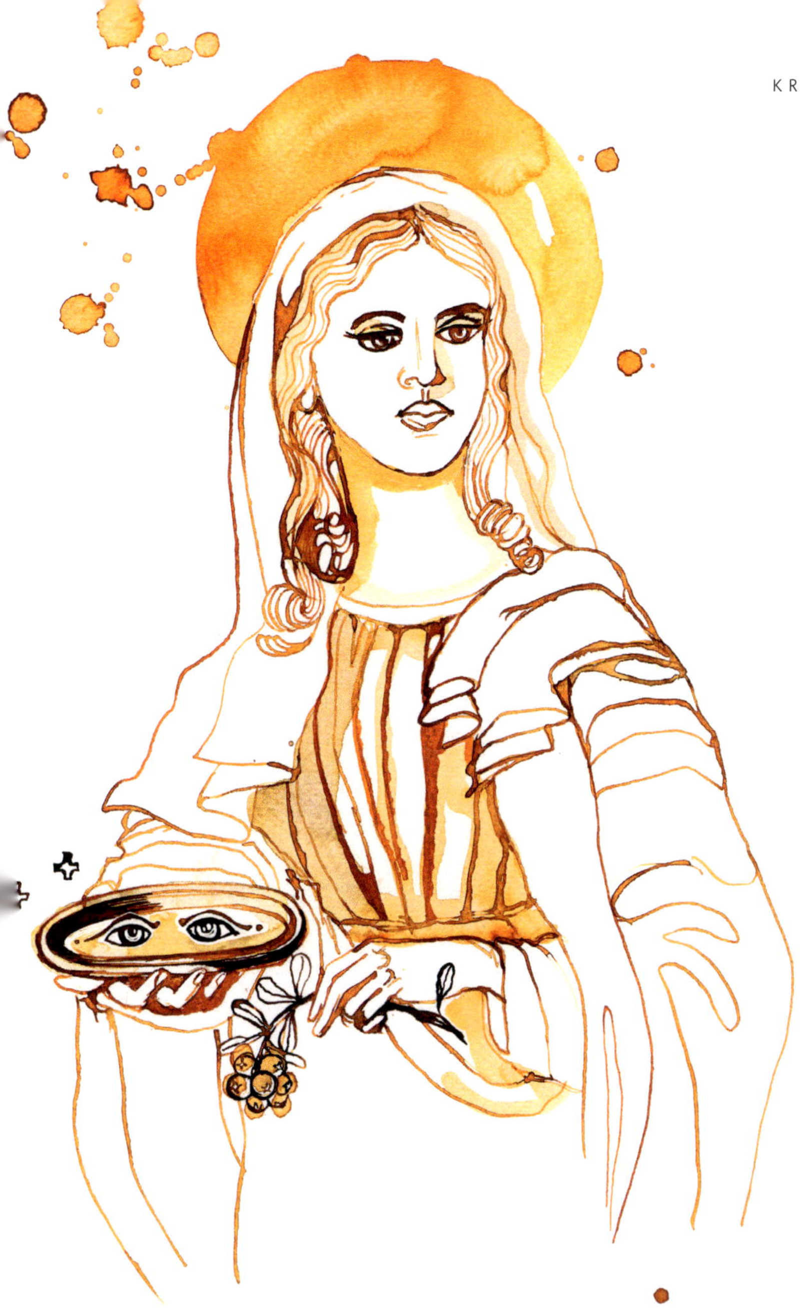

fenden Seelenscharen brachte man Speiseopfer dar. Äpfel und Nüsse wurden im Kaminfeuer geopfert, Mehl in die Luft geworfen und Kuchen aufs Hausdach gelegt. Bei den germanischen Stämmen gehörte Bier zu den bevorzugten Opfergaben. Das „Jultrinken" fand zum Gedächtnis an die Toten statt. *Der ganze Winter und insbesondere die Zwölf Nächte waren eine wichtige Zeit des Ahnengedenkens.* Speisen und Getränke, die an den Abenden auf den Tisch kamen, ließ man stehen, die Tür zur Speisekammer blieb unverschlossen und in den Schlafkammern wurde ein Bett frei gehalten. In Ostpreußen schmückte man die Stube für die einkehrenden Toten mit Tannengrün. An diesen überlieferten Bräuchen kann man sehen, dass der Besuch der Ahnen und Geister durchaus erwünscht war und dass man sich davon Segen versprach. So wird in einer alten Handschrift aus dem 13. Jahrhundert geschildert, wie man Frau Holda einen Tisch deckte, damit sie den Menschen helfe.

*Die Heilige Luzia ist in Italien eine populäre Volksheilige.*

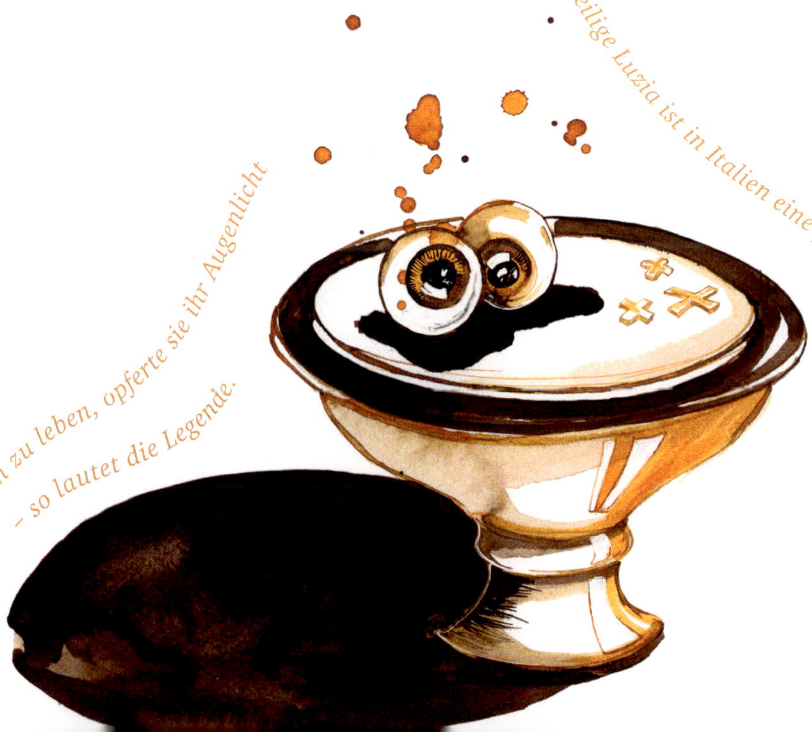

*Um keusch zu leben, opferte sie ihr Augenlicht – so lautet die Legende.*

## Geheimnisvolle Thomasnacht

Mit besonders viel Brauchtum ausgestattet war die Thomasnacht. Vermutlich weil es sich um den alten Feiertag der Wintersonnwende (21. Dezember) handelte, der bei den germanischen Völkern eine herausragende Rolle spielte. Mit dem Jesuskind, dem heiligen Nikolaus und den Aposteln Thomas und Andreas versuchte man das heidnische Brauchtum rund um die Wintersonnwende aufzulösen. Heute wird der Gedenktag des heiligen Thomas allerdings am 3. Juli gefeiert. *Das Brauchtum der Thomasnacht ist fast durchgängig vorchristlichen Ursprungs.* Erzählungen, er würde nachts mit dem feurigen Thomaswagen durch die Lüfte brausen und auf dem Friedhof würden alle Toten namens Thomas auf ihn warten, erinnern doch sehr an den germanischen Anführer der Wilden Jagd. Man erzählte sich auch, der „Dommes" hole die bösen Kinder und binde sie an eine Eiche, den heiligen Baum der germanischen Völker.

In dieser Nacht buken die Frauen ein besonderes Gebäck, das Kletzen- oder Hutzelbrot, vermutlich eine alte Kultspeise der Wintersonnwende mit getrockneten Birnen, Zwetschgen und Nüssen. Auf die Verbindung zu Wintersonnwende deutet auch der Brauch hin, dass die Frauen während des Backens mit bemehlten Händen nach draußen gingen und die Bäume umarmten, um sie zu wecken und fruchtbar zu machen. Ähnlich wie die Andreasnacht eignete sich die Thomasnacht sehr für das Orakel- und Losbrauchtum. Besonders verbreitet waren wieder einmal Liebesorakel. Hier nutzte man den Kopfkissenzauber: Drei Handvoll Bachbunge (*Veronica beccabunga*) unters Kissen gelegt, und schon träumte man vom Zukünftigen. Bei einer anderen Variante mussten junge Frauen, die etwas über ihren Zukünftigen erfahren wollten, sich zunächst nackt ausziehen, sich dann vor ihr Bett stellen und sagen: „Bettstadel i tritt di, heiliger Thomas i bitt di, lass mir heit Nacht erschein, den Herzallerliebsten mein."

## Das alte Jahr ausräuchern

Die sogenannten Raunächte oder Rauchnächte waren meist identisch mit den Zwölf Nächten. Man beging sie je nach Region zwischen dem Luzientag und Dreikönig. Der Name gibt einen Hinweis auf das Brauchtum, das diese Nächte umgab: Es wurde geräuchert. Die Haupträuchernächte waren die Thomasnacht, Heiligabend, Silvester und die Dreikönigsnacht. Manchmal räucherte man auch in allen Zwölf Nächten.
Die Raunächte galten als magische Übergangszeit, in der es eines besonderen Schutzes bedurfte. Wie an den meisten heiligen Tagen des Jahreskreises glaubte man, die Türen zum Jenseits seien nun besonders weit geöffnet. Die Seelen der Ahnen waren unterwegs in der Menschenwelt.

*Das Räuchern diente als Opferritual, aber auch als Schutz.* Alles Böse und jegliches Unheil sollte ferngehalten werden. Der Sprichwortsammler Sebastian Franck (1499–1542) schrieb: „Es ist kein Haus, in dem man nicht in den Zwölf Nächten zwischen Weihnacht und dem heiligen Dreikönigstag Weihrauch macht gegen alle Teufelsgespenster und Zauberei." Dieses Zitat zeigt, dass Räucherungen damals vorwiegend zur Abwehr des Bösen dienten. In vorchristlicher Zeit sollten sie dagegen vor allem Ahnengeister anlocken und den Gottheiten Freude und Ehre bereiten.

Mit einer Glutpfanne ging die Familie räuchernd durch alle Räume des Hauses und durch Hof und Stall. Mit dem Spruch „Glück ins Haus, / Unglück hinaus!" wurden die bösen Geister des alten Jahres vertrieben und die guten Geister angelockt. Zusätzlich zum Räuchern versprengte man Weihwasser und sprach Gebete, manchmal übernahm die Aufgabe des Räucherns gar ein Geistlicher. So war auch die Kirche in den Brauch integriert. Männer hielten ihren Hut über die Glutpfanne, damit sie im kommenden Jahr frei von Kopfschmerzen waren. Die Räucherungen wurden meist mit Tannen- und Fichtenharzen sowie mit Beifuß, Eibe und Wacholder ausgeführt. „Eibenlaub und Kranawitt (Wacholder), / ja des will der Daifel nit." Mit der Christianisierung kamen die exotischen Harze Weihrauch und Myrre hinzu, die aus dem israelitischen Tempelkult übernommen wurden.

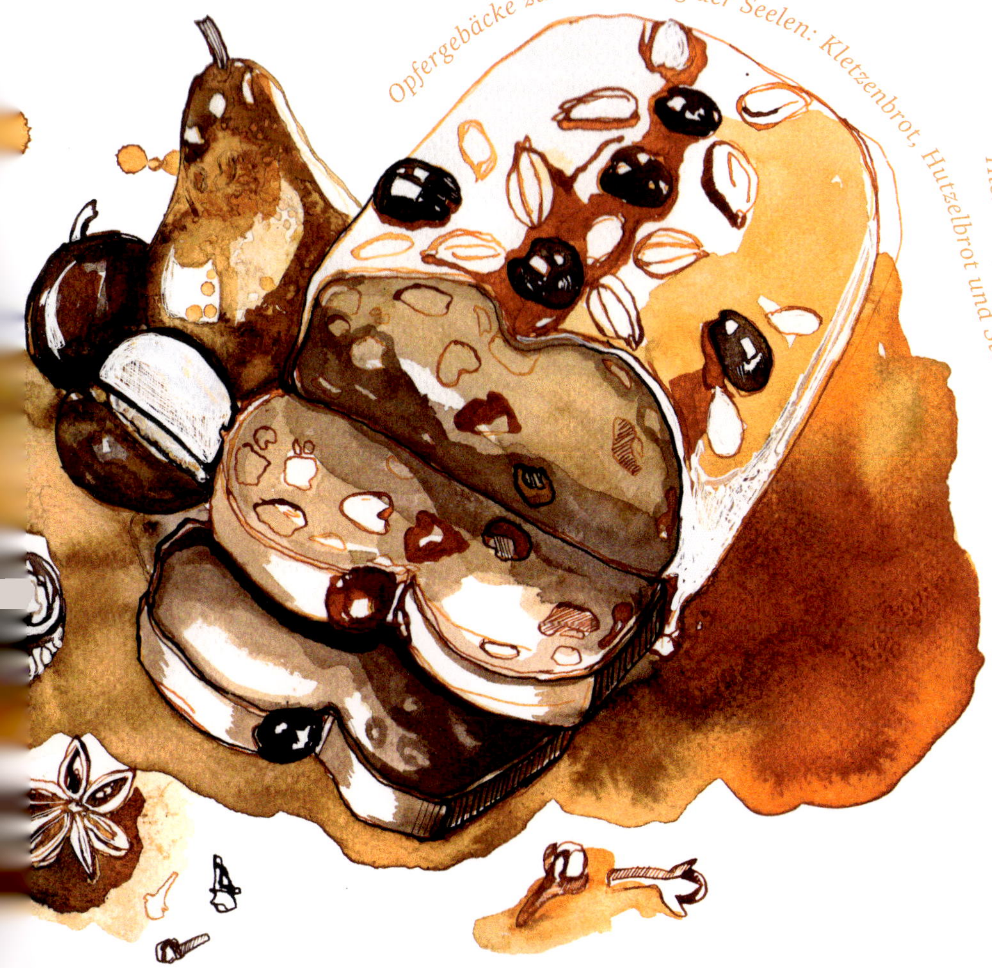
Opfergebäcke zur Bewirtung der Seelen: Kletzenbrot, Hutzelbrot und Stollen.
Hiervon versprach man sich Glück und Segen
für das kommende Jahr.

# Rituale für die Raunächte

Das Räuchern ist uralte Tradition. Seine Geschichte begann schon mit der Entdeckung des Feuers. Die Frühmenschen saßen um das wärmende Feuer und müssen es gespürt haben: Das gesammelte Brenngut aus Rinden, Hölzern, Harzen und Kräutern hinterließ im Rauch einen Duft und im Körper eine Wirkung. *Das Aroma veränderte die eigene Stimmung, war wohltuend und heilend.* Manche Pflanzen, wie Stechapfel, Sumpfporst oder Bilsenkraut, besaßen zwar keinen Wohlgeruch, dafür aber eine euphorisierende Wirkung, die Visionen begünstigte. Das Räuchern wurde somit zum Bestandteil schamanischer Heilrituale: Kranke wurden beräuchert und Trancereisen dadurch ausgelöst. Da Heilen und Heilig untrennbar verbunden waren, kann man davon ausgehen, dass schon die Steinzeitmenschen das Räuchern für religiöse Opferrituale nutzten. Es gehört damit zu den ältesten rituellen Praktiken der Menschheit.

*Das Räuchern spricht uralte Bereiche unseres Gehirns an.* Unser Geruchssinn ist direkt mit dem lymbischen System verbunden, einem entwicklungsgeschichtlich sehr alten Gehirnareal. Hier wird alles gesteuert, was sich Bewusstsein und Verstand entzieht: Atmung, Herzschlag, Verdauung, sexuelle Erregung und Gefühle. Der Duft wird also nicht vom Großhirn überprüft, sondern erreicht ungefiltert die Gefühlsebene, wodurch es tiefe Emotionen auslösen kann. Das Wort Parfüm leitet sich übrigens vom lateinischen „*per fumum*“ für „durch den Rauch“ her. Viele Jahrtausende später, zur Zeit der Hochkulturen des Altertums (Sumer, Babylon, Ägypten, Griechenland) hatte der Räucherkult einen Höhepunkt erreicht. Es wurden Unmengen feinster Harze und Kräuter verräuchert. Das Räuchern spielte eine wichtige Rolle bei kultischen Handlungen und hat sich aus dieser Zeit in Form von Weihrauch in der katholischen Kirche erhalten. Räucherungen wurden als Opfer an die Götter („Nahrung der Götter“), als Reinigungsritual, zur Wahrsagerei, etwa im Orakel von Delphi, zum Erreichen von Trancezuständen und zum Beispiel in den Raunächten zum Vertreiben von Geistern und Krankheitsdämonen eingesetzt.

Für Räucherrituale sollte man heimische Räucherpflanzen wählen, denn sie sind Teil unserer Kultur und verbinden uns mit unseren Ahnen. Die ältesten und wichtigsten Räucherpflanzen der mitteleuropäischen Steinzeitmenschen waren Beifuß, Bilsenkraut, Mariengras, Wacholderzweige und -beeren sowie Fichten- und Tannenharz. Ergänzend kann man auch die exotischen Räucherstoffe der antiken Völker verwenden. Dazu gehörten vor allem Weihrauch, Myrrhe, Zeder und Zimt.

## Steinzeitliche Schutzräucherung

Mit der steinzeitlichen Schutzräucherung reinigen wir uns selbst und unsere Räume von negativen Schwingungen und lassen friedvolle und schützende Einflüsse den Raum durchziehen. Wir trennen uns damit vom alten Jahr und wenden uns positiv dem Neuen zu.

ZUTATEN:

Räuchergefäß
Sand
Räucherkohle oder glühende Holzkohle
Räuchermischung aus neunerlei Kräutern (zu gleichen Teilen Beifußkraut, Fichtenharz, Fichtennadeln, Johanniskraut, Mariengras, Quendel, Tannennadeln, Tannenharz, Wacholderbeeren)

SO WIRD'S GEMACHT:

- Die Räucherschale zum Schutz vor Überhitzung mit etwas Sand füllen und Räucherkohle darauf entzünden.

- Auf die glühende Kohle messerspitzenweise eine kleine Portion Räuchermischung geben.

- Löschen Sie nun im Haus die elektrischen Lichter und sorgen Sie mit Kerzenlicht für die entsprechende magische Atmosphäre.

- Die Glut können Sie mit einer großen Feder oder einem Fächer anfachen und den Rauch dann im Raum verteilen.

Räuchern können Sie selbstverständlich auch auf einem glühenden Holzscheit am Lagerfeuer oder im Kamin. Die Magie des offenen Feuers und der knisternden Glut zieht auch heute noch jeden von uns in den Bann, trotz warmer Heizkörper!

*Besonders Kinder lassen sich von weihnachtlichen Räucherritualen begeistern. Schön ist auch, im stillen Winterwald an Nadelbäumen Harz zu sammeln. Dabei können auch andere Weihnachtssymbole, wie Stechpalme und Tannenzweige, mitgebracht werden.*

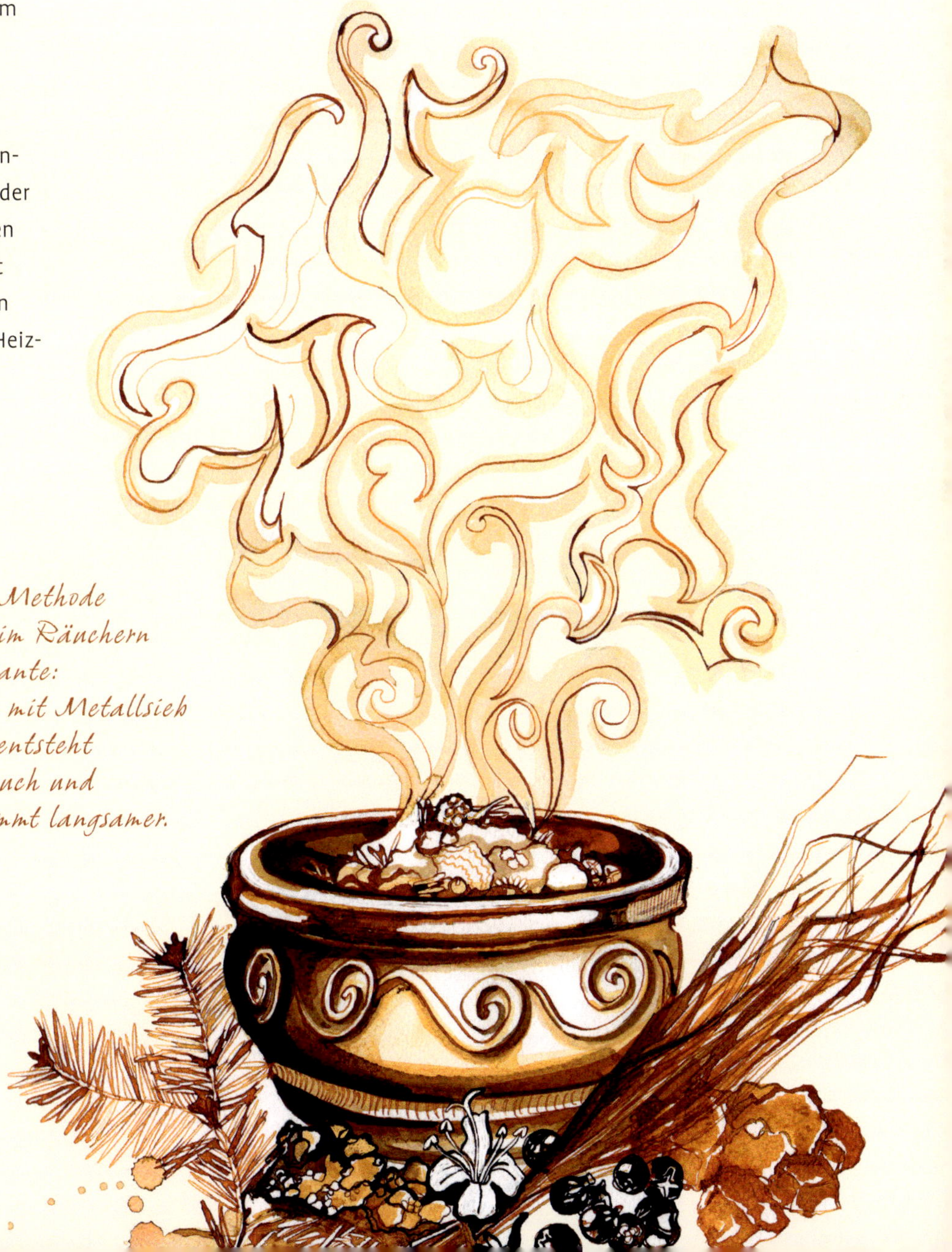

*Statt der klassischen Methode auf Kohle gibt es beim Räuchern auch eine moderne Variante: das Räucherstövchen mit Metallsieb und Teelicht. Hierbei entsteht wesentlich weniger Rauch und das Räucherwerk verglimmt langsamer.*

## Weihnachten: die Geburt der Sonne

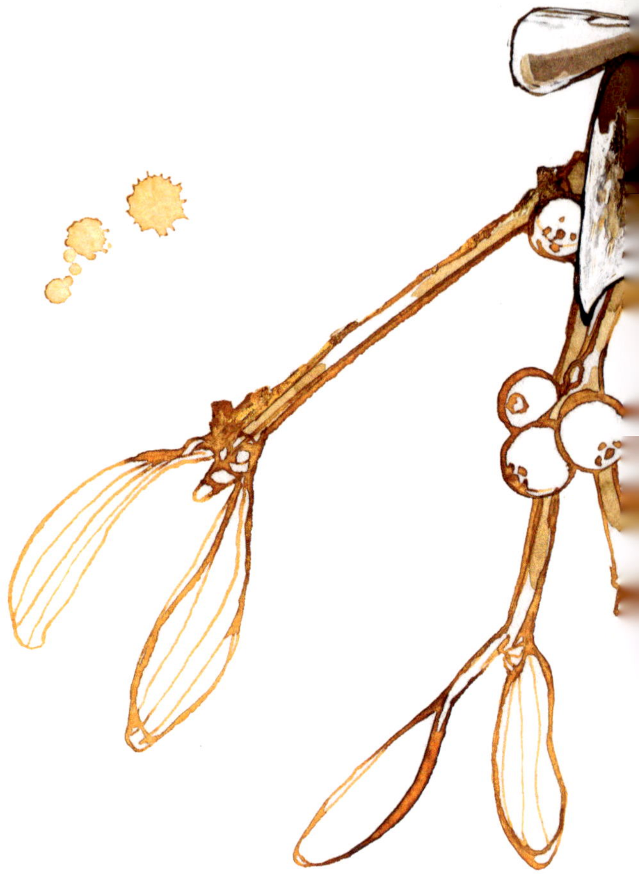

Weihnachten ist neben Ostern das bedeutendste Fest der Christenheit. Im Jahr 354 wurde in Rom die Geburt des Heilands auf den 25. Dezember gelegt, im Jahr 813 der christliche Weihnachtstag im deutschen Sprachraum eingeführt. Zunächst hatte das christliche Fest einen schweren Stand, denn die Zeit der Wintersonnwende war auch für die heidnischen Religionen die heiligste Zeit. Die große Wende im kosmischen Jahreslauf, der Sieg der Sonne über die Dunkelheit, war für alle Völker ein hoher Festtag. *Von nun an nahm das Licht wieder zu, die Sonne wurde neu geboren.* In den ältesten Mythen war es die Große Göttin, die das Licht gebar. In Ägypten feierte man zur Wintersonnwende die Geburt des Horus durch die Göttin Isis. Seine Augen repräsentierten Sonne und Mond. Im persischen Mithraskult fand zu dieser Zeit das Geburtsfest des Lichtgottes statt. Die Römer formten daraus *sol invictus*, den Gott des unbesiegbaren Sonnenlichts. Auch Götter wie Dionysos oder Osiris wurden am 25. Dezember verehrt. Zur gleichen Zeit feierten die germanischen Völker rauschende Mittwinterfeste mit Julopfern und Julbier. Die angelsächsischen Germanen nannten die dunkelste Nacht Mütternacht, weil hier das Sonnenkind geboren wurde und mit ihm die Hoffnung auf Erneuerung der Vegetation.

Das noch junge Christentum musste diesen Festen etwas Ebenbürtiges entgegensetzen. Der Kirchenlehrer Augustinus (354–430) sagte: „Wir feiern den 25. Dezember nicht wegen der Geburt der Sonne wie die Ungläubigen, sondern wegen der Geburt dessen, der die Sonne erschaffen hat." Trotzdem bestehen erstaunlich viele Parallelen, die den Eindruck erwecken, die neue Religion habe sich fleißig im Mythenrepertoire der alten Religionen bedient. Ein Vorgang, der keineswegs ungewöhnlich war: Die Aufnahme von Kulten der Vorgängerreligion in die eigene Religion begleitet die Menschheitsgeschichte. So übernahmen beispielsweise die Bürger Roms den persischen Mithraskult und auch der altrömische Götterhimmel war fast komplett von den Griechen „geklaut". Mit dem zeitgleich existierenden Mithraskult hatte das frühe Christentum so erstaunliche Parallelen, dass man einfach behauptete, die Mithraspriester hätten die Riten gestohlen. Durch die Missionierung der heidnischen Völker wandelte sich das Urchristentum zweifellos. Aus der ursprünglich jüdischen Sekte war eine Patchworkreligion geworden, die viele Anteile aus anderen Religionen aufgriff und mit christlichem Sinn versah.

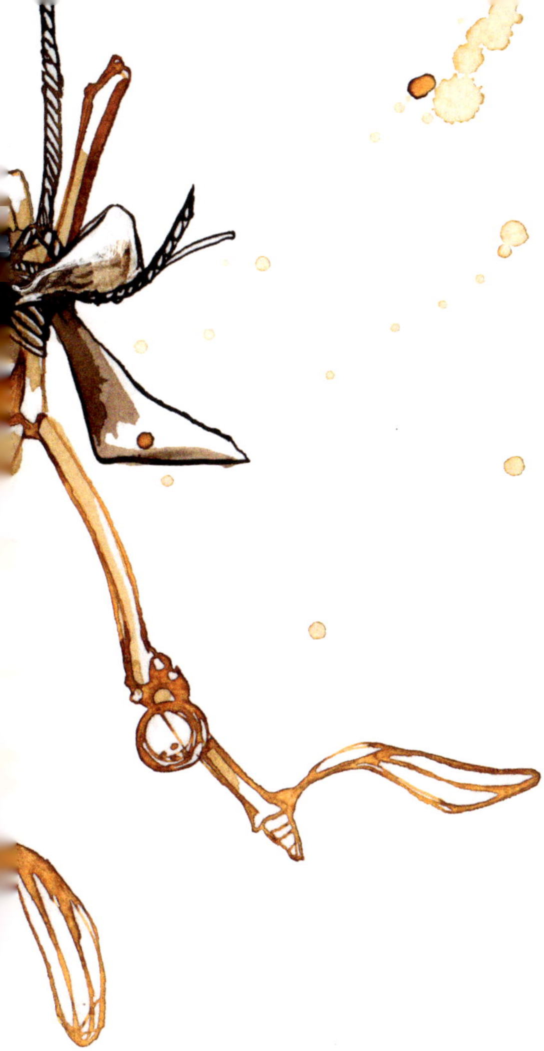

## Weihnachtsbaum: grüne Kraft fürs Haus

In der Zeit um die Wintersonnwende holten sich die Menschen Zweige immergrüner Pflanzen ins Haus. Dazu gehörten Fichte, Tanne, Eibe, Buchs, Stechpalme und Efeu. Aus der keltischen Tradition kam über England die Mistel hinzu. Unter der im Zimmer aufgehängten Mistel tauschte man Glückwünsche aus und wenn sich Mann und Frau darunter „zufällig" begegneten, hatte man das Anrecht auf einen Kuss. Über die Schwelle des Hauses gehängt, diente sie als Glücksbringer und Schutzpflanze.

*Die grünen Zweige symbolisierten die Hoffnung auf das Erwachen der Natur und das Erstarken der Sonne.* Sie demonstrierten die „grüne Kraft" mitten in der düstersten Zeit des Jahres. Dementsprechend galten sie als Quelle von Gesundheit und Fruchtbarkeit. In einer Handschrift aus dem 15. Jahrhundert wird berichtet, zu Ehren der Frau Percht (Frau Holle) ziere man die Häuser, indem man grüne Zweige ins Zimmer hole. Außerdem stellte man für sie und ihr Gefolge Speisen auf. Die Göttin Perchta war die Totengöttin, die die Seelen der Verstorbenen aufnahm.

Daneben hatte das Wintergrün eine Schutzfunktion, weil man glaubte, damit Dämonen verscheuchen und gute Geister anlocken zu können. Deshalb wurde es außen an Türen und Fenstern befestigt. Möglicherweise ist der Abwehrgedanke aber gar nicht so alt, sondern beruht auf christlicher Umdeutung.

*Erst im Mittelalter entwickelte sich der Brauch, ganze Bäume ins Haus zu holen und sie zu schmücken.* Allerdings war das von Seiten der Obrigkeit nicht gern gesehen. Um den „Waldschaden" zu verhindern, verbot beispielsweise der Rat der Stadt Freiburg im Jahr 1554 das Abhauen von „Weynacht meyen" (Maien). Für das Jahr 1605 ist der erste geschmückte Christbaum belegt. In einer Chronik heißt es: „Auf Weihenachten richtet man Tannenbäume zu Strassburg in den Stuben auf, daran hänget man Rosen aus vielfarbigem Papier geschnitten, Äpfel, kleine flache Kuchen, Zischgold, Zucker …" Damals wetterten die Geistlichen noch gegen diesen heidnischen Brauch, doch bald wurde aus dem Weihnachtsbaum ein Christbaum, das Symbol für Christi, das Licht der Welt.

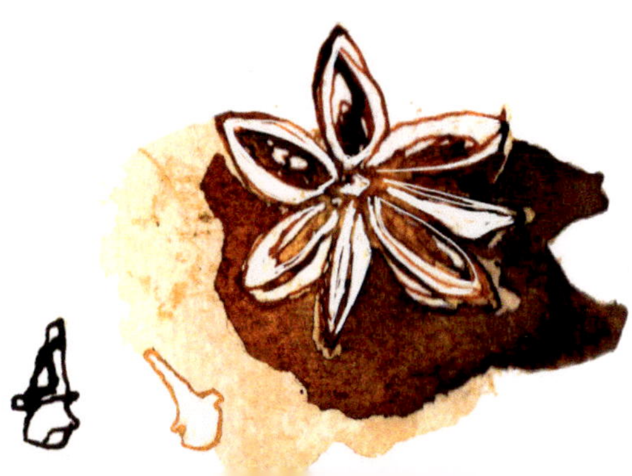

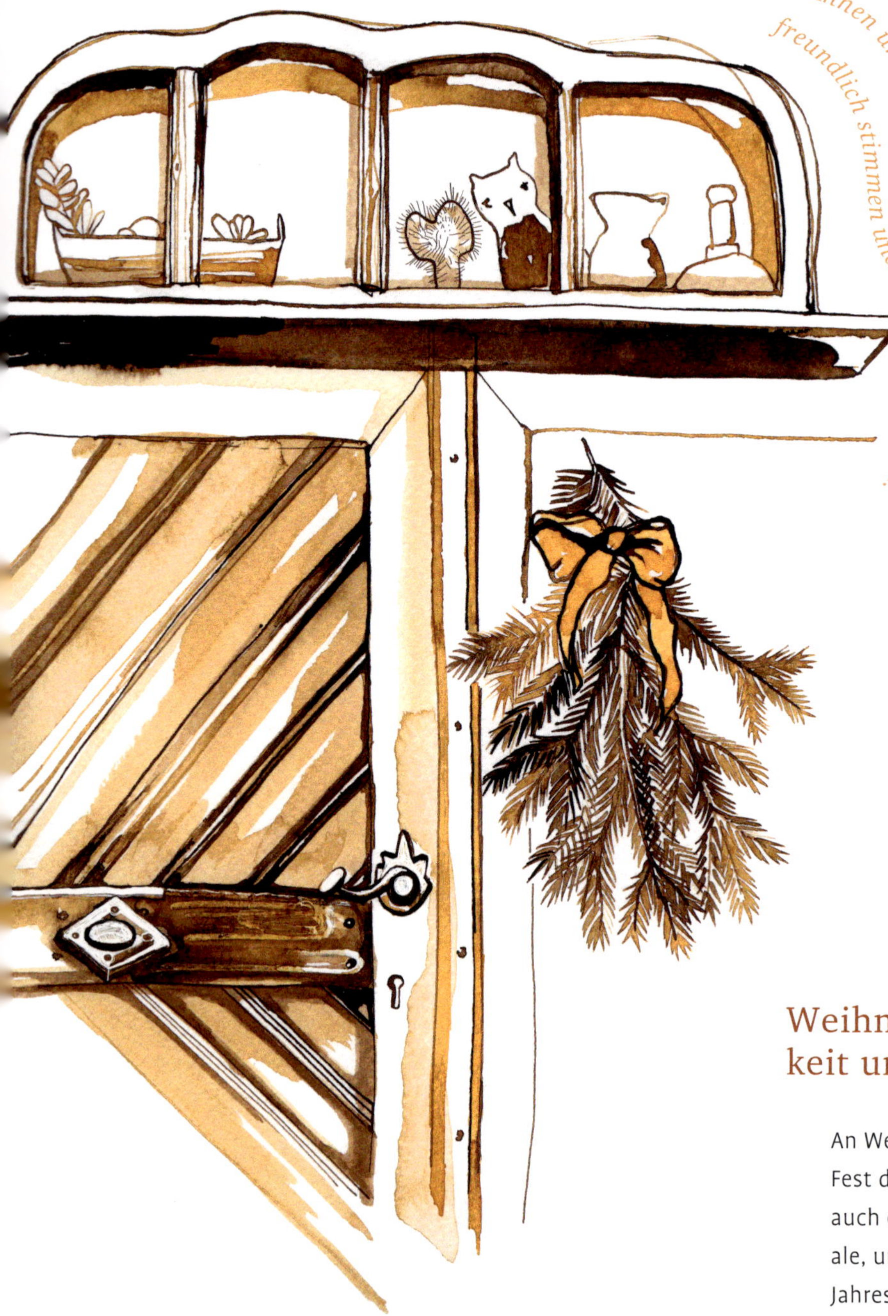
Maien an den Häusern sollen Ahnen und Geister freundlich stimmen und Dämonen fernhalten.

## Weihnachtsrituale: Fruchtbarkeit und gutes Wetter

An Weihnachten war das Volk nicht nur mit dem Fest der Geburt Jesu beschäftigt. Man beging auch eine ganze Reihe wohl uralter Zauberrituale, um die Fruchtbarkeit des neu beginnenden Jahres zu sichern. Deshalb wurden in diesen heiligen Nächten die Obstbäume geschüttelt, um sie aufzuwecken. In manchen Gegenden genügte es, mit dem Zeigefingerknöchel an den Baum zu klopfen und zu sagen: „Auf Baum, heut ist die heilige Nacht; / bring Früchte mehr als du je gebracht." Oder es wurde der Spruch gesagt: „Schlaf nicht Bäumchen, Frau Holle kommt." *Auch das Peitschenknallen oder das Abfeuern von Gewehrschüssen war als Weckruf für die Vegetation gedacht.* Diese Rituale müssen aus einer Zeit stammen, in der man die Natur als belebt wahrnahm, sonst würde ein Aufwecken keinen Sinn ergeben. Daneben dienten auch Opfergaben, wie etwa in den Garten oder unter die Bäume gestreute Brotkrumen, dem Zweck, die Pflanzengeister freundlich zu stimmen. Mit dem Spruch „Bam (Bäume) esst's" wurden Essensreste unter den Bäumen verteilt. Eine schöne Geschichte über die Weckrituale ist uns aus Schweden überliefert: Ein alter Mann horchte immer am Weihnachtsabend, ob der Wind stark genug wehe und die Bäume kräftig schüttle. War das der Fall, dann sagte er, es gebe ein gutes Jahr, weil Freya die Obstbäume schüttle. Wenn es aber windstill war, sagte er, wenn Freya die Obstbäume nicht schüttle, dann müsse er selbst hinausgehen und schütteln, damit es nächstes Jahr Obst gebe.

Es wurden auch Strohseile und Strohgarben an die Stämme der Bäume gebunden, damit sie im nächsten Jahr reich trugen. *Die Fruchtbarkeit des vergangenen Herbstes wurde so auf die kommende Ernte übertragen.* Das „Julstroh" wurde auch auf die Äcker gestreut.

Vermutlich waren zur Weihnachtszeit, ähnlich wie bei den anderen Jahreskreisfesten, ausgelassene Fruchtbarkeitstänze üblich. So heißt es 1693, „dass einige Bäume mit Kränzen aufgerichtet werden, um welche das junge Volk tanzet und viel Unfug dabei treibet". Auch einige Abschreckungssagen sind überliefert, die diesen Brauch unterbinden sollten. In einer davon mussten zum Beispiel die Tänzer durch die Verwünschungen eines Priesters zur Strafe ein ganzes Jahr weitertanzen oder es schaute in einer anderen Sage der Teufel durchs Fenster, so dass gar eine Tänzerin vor Schreck verstarb. Der Tanz um den Weihnachtsbaum weist darauf hin, dass dieser eine ähnliche Symbolik wie der Maibaum besaß (siehe Seite 169). In alten Büchern wird er auch häufig Weihnachtsmaien genannt. Maien ist ein altes Wort für einen frisch ergrünten kleinen Baum oder grüne Zweigbüschel.

Natürlich war für die bäuerliche Bevölkerung die Witterung des kommenden Jahres sehr wichtig. Deshalb wurde in der heiligen Christnacht gerne das Zwiebelorakel befragt. Dazu schnitt man eine große Zwiebel in der Mitte auf und nutzte die schiffchenartigen Innenschalen für ein Wetterorakel. Zwölf Schalen für zwölf Monate wurden in einer Reihe auf ein Brettchen gelegt und mit etwas Salz betreut. Am nächsten Morgen deutete man das Ergebnis. Die Schalen, die viel Wasser gezogen hatten, wiesen auf regnerische Monate hin, eher trockene Schalen verhießen Sonnenschein.

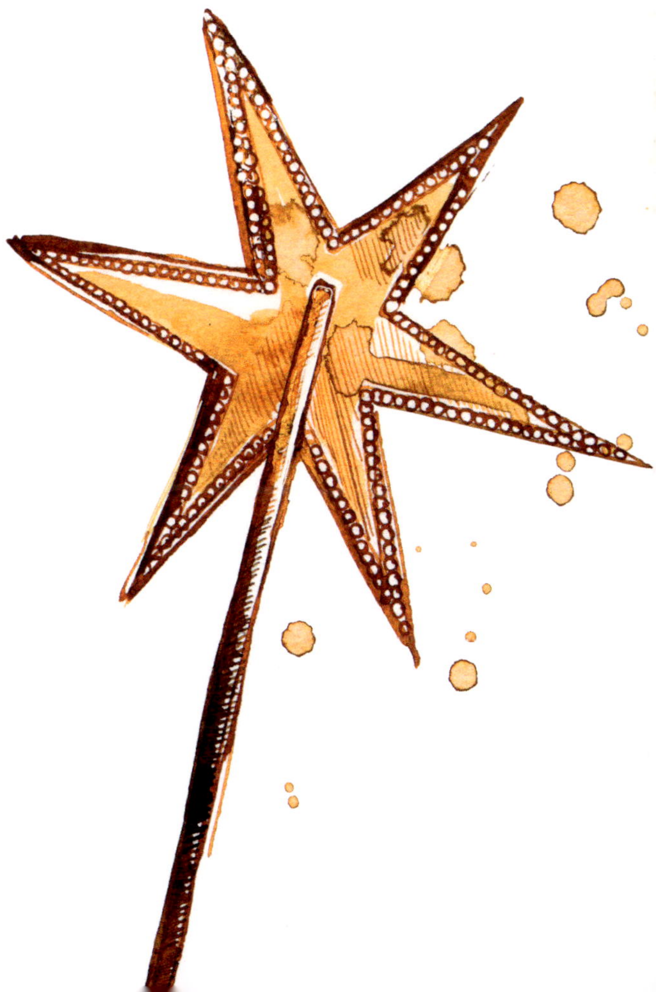

## Feuer für den Sieg des Lichts

Die umfangreichen Licht- und Feuerrituale, die zur Weihnachtszeit ausgeführt wurden, können hier nicht ausführlich besprochen werden. Es handelte sich dabei in erster Linie um Sonnenzauber, der die Kraft der Sonne symbolisch verstärken sollte und die Hoffnung auf den Sieg des Lichts über die Dunkelheit in sich trug. Zu diesen Ritualen gehörten sowohl die Lichterkränze und beleuchteten Weihnachtsbäume wie auch die Herdfeuererneuerung mit dem Julblock oder Julklotz. Der Julblock, der später zum Christblock wurde, war ein großer Wurzelblock aus Eiche. Er wurde in der Julnacht in einer Kulthandlung entzündet und in das zuvor gelöschte Herdfeuer gegeben. Das Herdfeuer war in früheren Zeiten der Mittelpunkt des Hauses. Es wurde das ganze Jahr hindurch am Brennen gehalten und am Jahresende rituell erneuert. Der Julblock durfte ursprünglich nicht vollständig verbrennen. Er wurde aus dem Feuer genommen und aufbewahrt oder in eine Nische im Kamin geschoben. Bei aufziehendem Gewitter legte man ihn zum Schutz erneut ins Feuer. Die heilbringende Asche des Blocks streute man in die Gärten und auf die Felder.

## Drei Könige und ein Bohnenkönig

An Dreikönig endete die festreiche Zeit und der Alltag kehrte wieder ein. Offiziell ist am 6. Januar im Kirchenkalender das Hochfest der Erscheinung des Herrn. Der ältere Brauch der Dreikönigsverehrung hat sich hartnäckig im Volk gehalten. Ein netter Dreikönigsbrauch ist uns aus alten Zeiten überliefert. Man buk einen Kuchen, in dem eine Bohne versteckt war. Wer das Stück mit der Bohne bekam, wurde zum Bohnenkönig gekrönt, und es wurde ein Bohnenfest gefeiert. Der Bohnenkönig durfte an diesem Tag den Hofstaat bestimmen. Nicht umsonst wurde er in England *Lord of Misrule* (Herr des Unfugs) genannt, denn es war ein närrisches Trinkfest. *Immer wenn der König trank, mussten alle rufen: „Der König trinkt!“* Wer den Einsatz verpasste, bekam einen schwarzen Strich ins Gesicht. In Frankreich gibt es noch heute die *Galette des Rois* zu kaufen, allerdings ohne Bohne, sondern mit einer Porzellanfigur

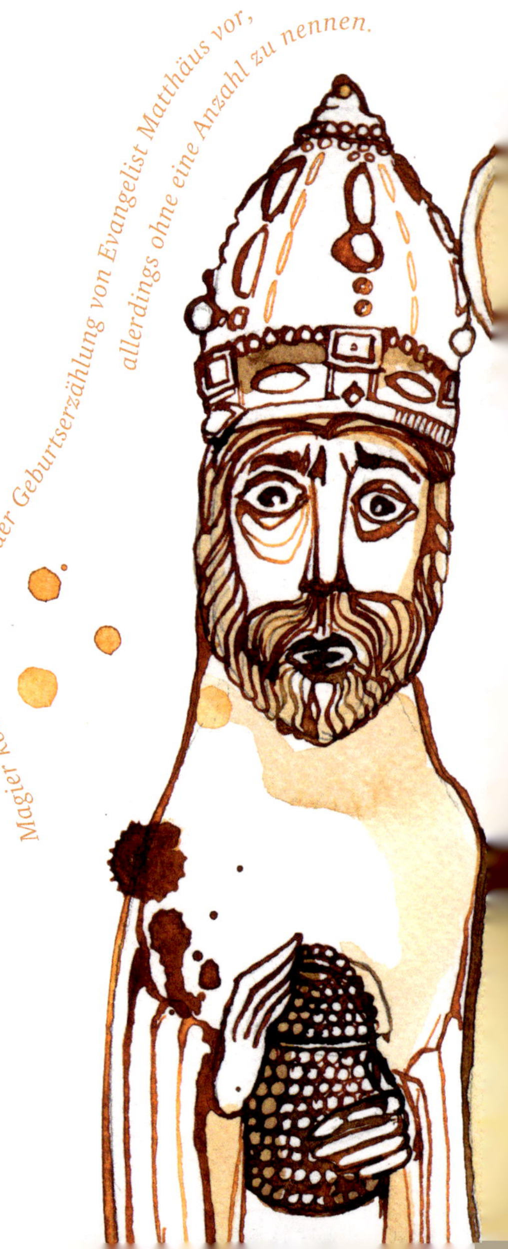
Magier kommen schon in der Geburtserzählung von Evangelist Matthäus vor,
allerdings ohne eine Anzahl zu nennen.

und einer Papierkrone für den Bohnenkönig. Wer diesen Brauch neu beleben will, sollte beim Kuchenessen auf festes Zubeißen verzichten, sonst könnte den Bohnenkönig eine Zahnlücke zieren. Das Bohnenfest hat historische Vorläufer in den römischen Saturnalien, die Ende Dezember gefeiert wurden, und in den Neujahrsfeiern des alten Griechenlands. Bohnen gehörten bei den antiken Völkern zum Totenkult. Deshalb waren sie bevorzugter Bestandteil von Trauermahlzeiten. Es wurde ihnen aber auch eine aphrodisierende Wirkung zugesprochen, worauf viele frivole „Bohnenlieder" Bezug nehmen. Im italienischen Volksglauben geht am Vorabend des Dreikönigstages die Befana um; eine hexenartige Gestalt, die ähnlich dem Nikolaus Kinder beschenkt oder bestraft. Sie fliegt mit ihrem Besen von Haus zu Haus und weist sehr viele Parallelen zur Wintergöttin Perchta auf. Der Vorabend von Dreikönig war die letzte der Zwölf Raunächte.

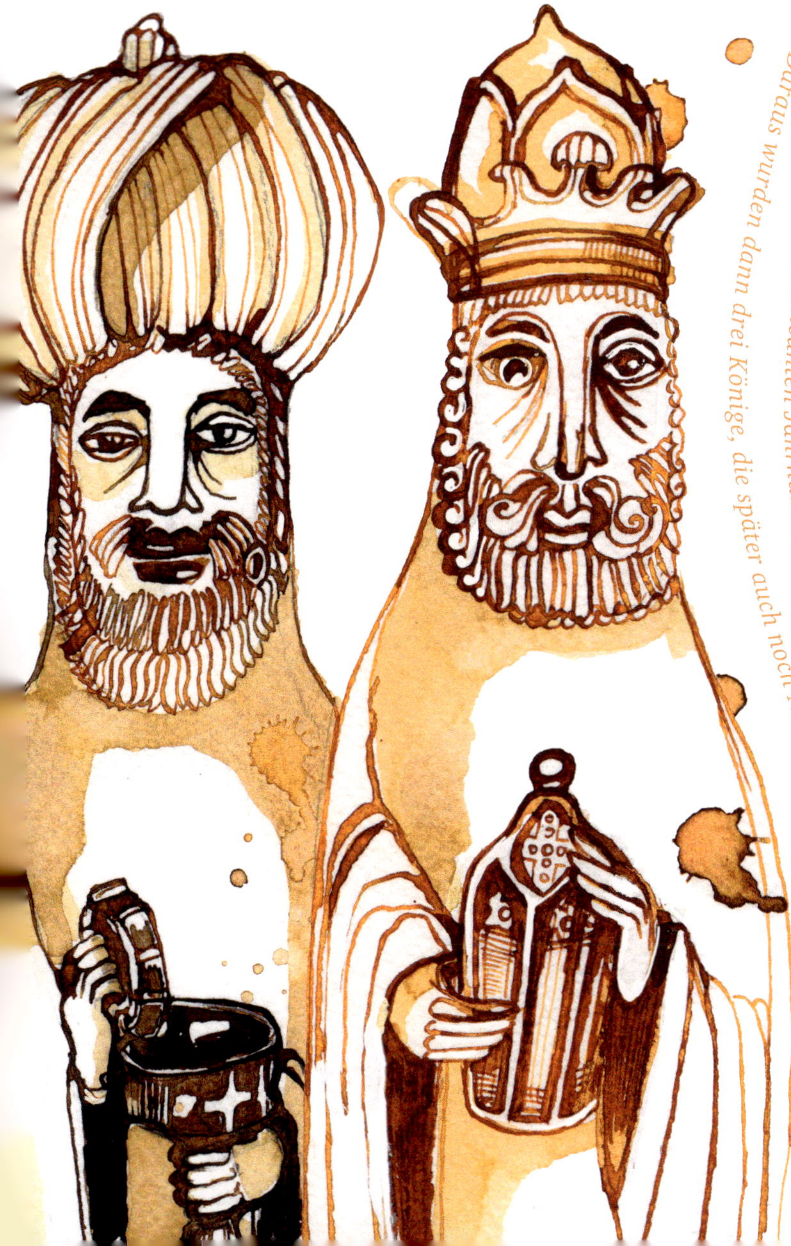

*Im neunten Jahrhundert schließlich wurde einer von ihnen dunkelhäutig. Daraus wurden dann drei Könige, die später auch noch Namen bekamen.*

# Wintermitte: es wird heller

*Zwar hat die Sonne ihren Siegeszug schon zur Wintersonnwende begonnen, aber erst ab Anfang Februar werden die Nächte spürbar kürzer. Das äußert sich in so manchem alten Spruch: „Marie Lichtmess, bi Tag z'Nacht ess", oder „Lichtmess bei Tag ess / und bei Nacht d'Spindel vergeß". Die Freude darüber spiegelt sich in vielen überlieferten Lichtritualen.*

## Maria Lichtmess Hoffnung auf den Frühling

Mit der Rückkehr des Lichts Anfang Februar wurden die Spinnstuben aufgelöst, in denen sich die Frauen allabendlich zusammenfanden. Mit einem Fest beging man das Ende der Spinnzeit. Dabei tanzten die Frauen auf den Feldern, um eine gute Flachsernte zu sichern. Das Tanzen auf der „Mutter Erde" galt als wachstumsfördernd. Flachs war damals die wichtigste Faserpflanze. Die Frauen stellten daraus Kleidung her.
An Lichtmess (2. Februar) begannen die ersten Vorbereitungen für die Feldarbeit, denn die Vegetationsgöttin rüstete sich zur Wiederkehr, um die schlafenden Samen zu wecken. *Das Ende des Winters war nicht mehr allzu weit.* Die Schneeglöckchen reckten als erste Frühlingsboten ihre Blüten dem Licht entgegen. Bei den

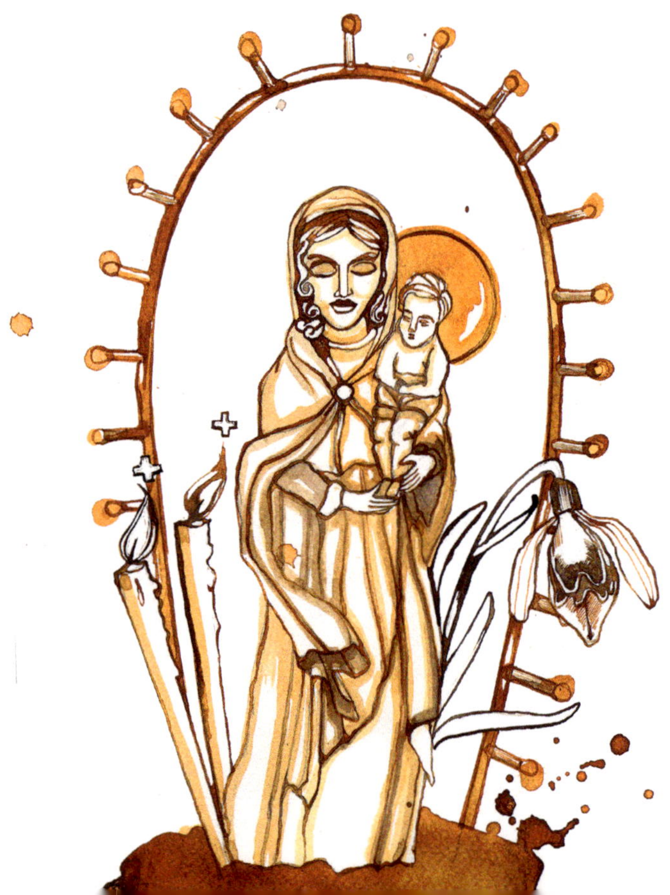

irischen Kelten hieß die Licht- und Frühlingsgöttin Brigid. Sie schenkte den Feldern Fruchtbarkeit, erfüllte Kinderwünsche und galt auch als heilkundig. Die weiße Göttin war so beliebt, dass ihre Verehrung von den Christen auf die legendäre Heilige Brigitta übertragen wurde, die in Irland gelebt haben soll. Ihr Festtag war der 1. Februar, der Tag, den die Kelten Imbolc nannten und an dem sie ein großes Jahreskreisfest feierten. „Imbolc“ bedeutet „umfassende Reinigung“. *Man befreite sich mit Reinigungsritualen vom Winter und von der Dunkelheit.* In Deutschland hatte die Verehrung der Brigid/Brigitta kaum Bedeutung. Allerdings gibt es bei uns viele Sagen von der „weißen Frau“, die im Frühling aus ihrem unterirdischen Reich an die Oberfläche kommt.

## Maria segnet die Kerzen

Seinen christlichen Ursprung hat Lichtmess in dem jüdischen Gesetz, dass Frauen nach der Geburt 40 Tage den Tempel nicht betreten durften, da sie in dieser Zeit als unrein galten. So ging Maria genau 40 Tage nach Weihnachten mit Jesus in den Tempel, um ein Reinigungsopfer darzubringen. Bei einer Tochter hätte sie sogar 80 Tage als unrein gegolten, so viel zum Wert der Frauen in patriarchalen Religionen. Wegen der „Unreinheit“ Marias trug das Fest auch den Namen „Maria Reinigung“.
In den Kirchen wurden an diesem Tag Kerzen und Wachs geweiht, daher auch der Name Lichtmess(e). Die geweihten Kerzen entzündete man nur zu besonderen Anlässen, wie Geburten, Hochzeiten, Sterbefällen oder bei schweren Gewittern. Sie waren schutzmagisch wirksam. An Lichtmess wurden kleine Lichtschiffchen mit Kerzen und Wünschen ins fließende Wasser gesetzt und treiben gelassen. Die katholischen Lichtermessen ersetzten etwa 500 n. Chr. die altrömischen Lupercalia, ein ausgelassenes Reinigungs- und Fruchtbarkeitsfest, das am 14. und 15. Februar gefeiert wurde. Am 2. Februar wurde in Rom ein Fest für die Getreidegöttin Ceres gefeiert. Ihre Anhänger zogen dabei mit Fackeln über die Felder, um eine reiche Ernte zu erbitten.

## Fastnacht: das Winterende naht

Auch die Fastnachtbräuche gehören in die Zeit des zunehmenden Lichts. Einige Anteile der Fastnacht haben ihren Ursprung in den jungsteinzeitlichen Wagenumzügen zu Ehren der Großen Göttin, die bei den Prozessionen die Felder befruchtete. Außerdem wurde mit wilden Lärmumzügen die Winterzeit verabschiedet. Es war der letzte Auftritt der Perchten, Dämonen und Teufel, die wir schon vom Nikolaus kennen. Sie waren wohl sehr gut verkleidet, denn 1440 erschlug ein Bauer einen der vermummten Teufel, der seine Mutter wieder „jung machen wollte“. Er glaubte, er habe es bei ihm mit dem echten „Gottseibeiuns“, dem Teufel zu tun. Mit dem „wieder jung machen“ war der Gebrauch der Lebensrute gemeint. Die Feste waren sehr ausgelassen und trugen erotische Züge. Die ersten christlichen Missionare wollten sie daher als „unsaubere Feste im Februar“ verbieten. *Neben der Austreibung des Winters stand nämlich die Fruchtbarkeit im Zentrum der Fastnacht.* Deshalb waren die Frauen besonders den Rutenschlägen und Wassergüssen ausgesetzt. Um die wachsende Sonnenkraft magisch zu unterstützen, gab es zu Fastnacht auch häufig große Feuer, Scheibenschlagen und das Herabrollen brennender Räder von den Hängen. Gleich nach Fastnacht beginnt die christliche Fastenzeit, die 40 Tage bis zum Osterfest dauert.

# Rituale für Lichtmess

Die Freude über die länger werdenden Tage spiegelte sich in vielen Lichtritualen. Dabei spielten ab dem 2. nachchristlichen Jahrhundert Kerzen eine immer größere Rolle. Sie ersetzten Öl- und Talglampen, die bis dahin zur Beleuchtung dienten. Anfänglich wurden Kerzen vor allem aus Bienenwachs gefertigt, später stellte man sie immer öfter aus Talg her. Vor allem die urchristlichen Gemeinden nutzten Kerzen bei ihren religiösen Zeremonien. Sie wurden zur Verehrung Gottes und der Heiligen aufgestellt und dienten dabei als Opferkerzen. Lichtmess entwickelte sich zum Kerzenfest. *Die Kerze symbolisierte die Seele, die im dunklen Reich des Todes leuchtete.* So wie Jesus einst als „Licht der Welt" geboren wurde, so gaben die Germanen dem Anzünden der „Julkerzen" eine vergleichbare Bedeutung: Das Licht sollte die Dunkelheit besiegen und die Sonne zur Rückkehr bewegen.

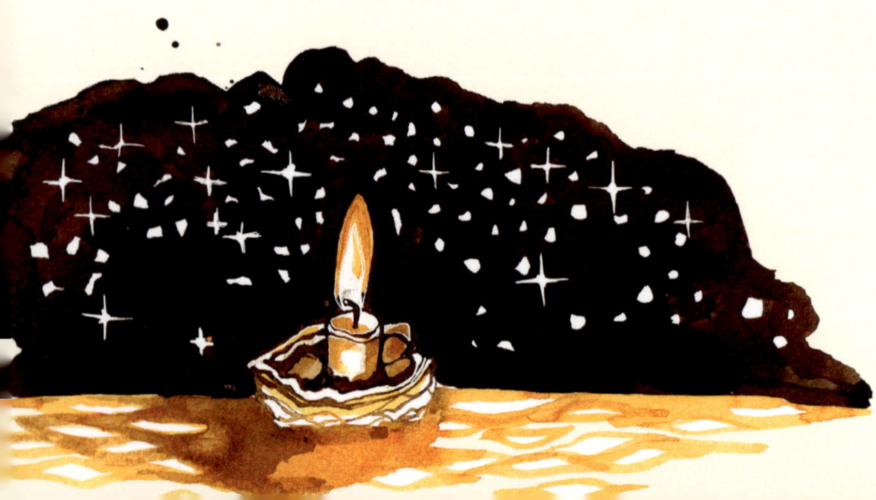

## Kerzenrituale

Das Licht der Kerzen hat etwas Faszinierendes. Ihr Lichtschein schafft einen sakralen Raum, weshalb sie schon immer genutzt wurden, um Altäre und Götterbilder zu erleuchten. Für Liebespaare schafft Kerzenlicht eine entspannte Atmosphäre der Zweisamkeit. Meditierenden vermittelt es Ruhe und Kraft. Trauernden spenden Kerzen Trost und Schutz. Kerzenmagie kennen die meisten schon aus ihrer Kindheit: alle Kerzen des Geburtstagskuchens ausblasen und sich dabei etwas wünschen!

ZUTATEN:

*Eine schöne Kerze (falls farbig, dann durchgefärbt!)*
*Etwas Zeit (mindestens eine halbe Stunde!)*

SO WIRD'S GEMACHT:

- Legen Sie die Alltagsschwingungen ab, indem Sie bequeme Kleider anziehen oder gar ein Bad nehmen. Musik, Räucherwerk oder Duftlampen können dabei die Entspannung fördern.

- Löschen Sie jegliche elektrische Beleuchtung und zünden Sie eine Kerze an. In den Abendstunden kommt ihre Magie und Ausstrahlung zu vollen Entfaltung. Auch die Farben der Kerzen spielten in der Magie schon immer eine Rolle: Rote Kerzen sind unentbehrlich für Liebeszauber und erotische Begegnungen. Nutzen Sie die spirituelle Kraft der violetten Kerze, um zur Ruhe zu kommen und zu meditieren. Entzünden Sie eine schwarze Kerze, um dem Verlust geliebter Menschen zu gedenken. Eine grüne Kerze nimmt man, um Kraft und Glück für ein schwieriges Vorhaben zu erbeten. Grün ist auch hilfreich bei Heilritualen. Weiße Kerzen stehen für Licht, Reinheit und Frieden; sie wurden seit jeher als Altarkerzen verwendet.

- Konzentrieren Sie sich beim Abbrennen der Kerze auf das Ziel des Rituals. Früher wurden in solchen Ritualen auch kosmische Kräfte einbezogen, etwa der zunehmende Mond, wenn es um Vermehrung eines positiven, der abnehmende, wenn es um die Minderung eines schädlichen Einflusses ging.

- Wenn Sie Sorgen haben, notieren Sie diese auf ein Blatt und verbrennen Sie es in der Flamme einer gelben Kerze. Spüren Sie, wie das Licht die trüben Gedanken erhellt. Wunschzettel überlassen Sie dagegen der Flamme einer grünen Kerze.

Eine für den „magischen“ Zweck selbst hergestellte Kerze erhöht natürlich die Wirkung. Außerdem ist es eine schöne Beschäftigung für die kalte Jahreszeit, bei der auch Kinder gerne mitmachen. Zubehör wie Wachs, Kerzendochte und Anleitungen finden Sie in Bastelgeschäften. Dabei können Sie auch Kerzenreste alter Kerzen verwenden und durch die Zugabe ätherischer Öle zauberhafte Duftkerzen herstellen.

*Sehr schön ist auch folgender Lichtmessbrauch: Gehen Sie hinaus in die noch winterliche Natur, setzen Sie eine Kerze auf ein kleines Holzbrettchen und lassen Sie dieses Schiffchen mit einem Wunsch oder einer Sorge einen Fluss oder Bach hinuntertreiben. Solche Lichtschiffchen sorgen vor allem bei Kindern für Begeisterung.*

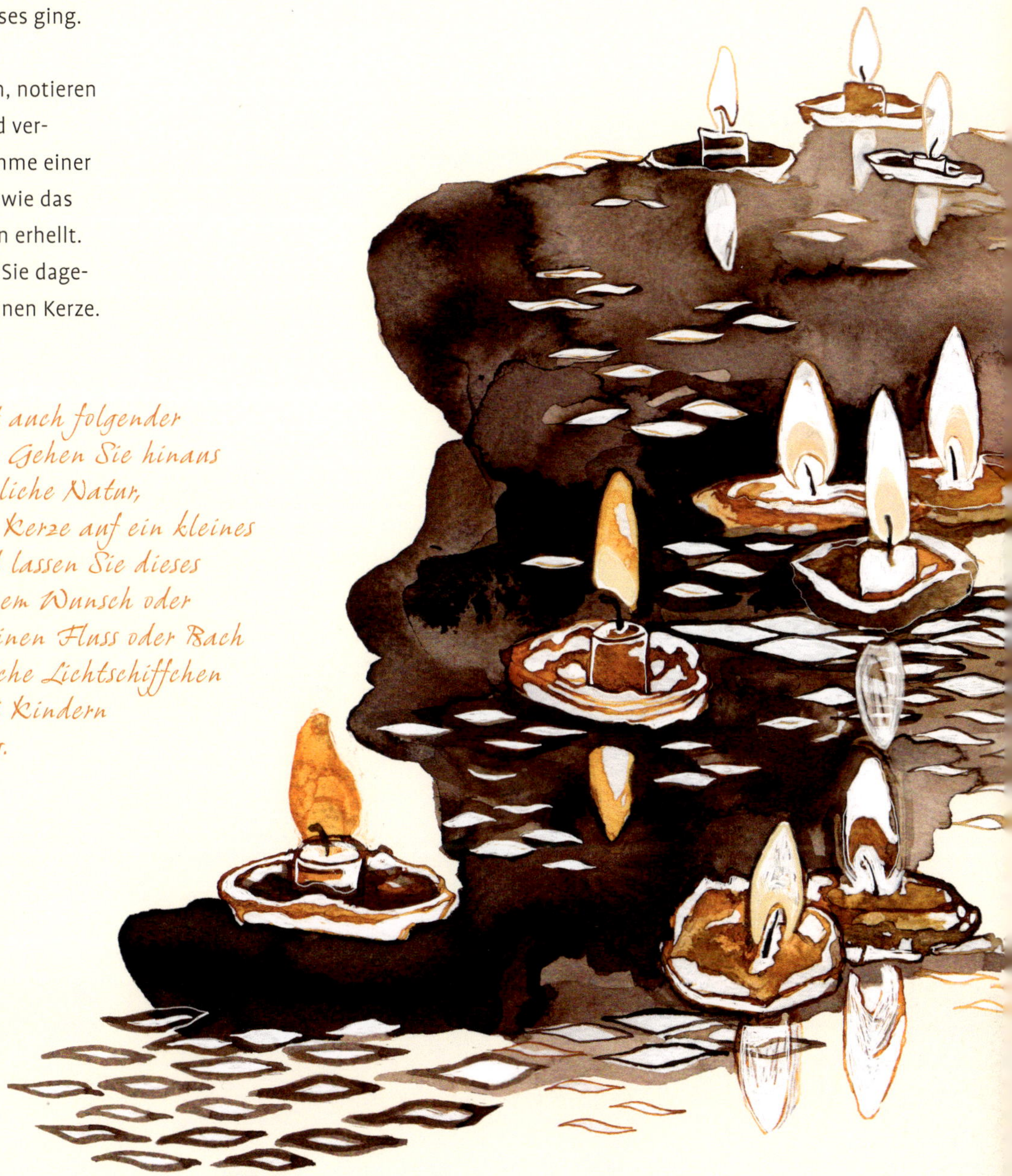

# Tagundnachtgleiche: endlich Frühling!

*Zur Tagundnachtgleiche im Frühjahr (21. März) sind Licht und Dunkel im Gleichgewicht. Die jungsteinzeitlichen Bauernvölker feierten hier die Ankunft der Frühlingsgöttin. Ihr Kommen wurde schon an Lichtmess angekündigt; nun war ihre Anwesenheit überall in der Natur zu sehen und zu spüren. In den gleichen Zeitraum, in dem die alten Religionen ihre Frühjahrsgöttin feierten, legte die christliche Kirche ihre Osterfeierlichkeiten.*

## Auferstehung des Frühlings

Die Ankunft der Frühlingsgöttin wurde symbolisch von Wagen-, Schiffs- oder Pflugprozessionen begleitet. Man zog mit Bildnissen der Göttin durch die Dörfer und Felder, um sie mit Fruchtbarkeit zu segnen. *Ein Frühlingsfest für die wiederkehrende Göttin gab es in fast allen Kulturen.* Im März und April feiern

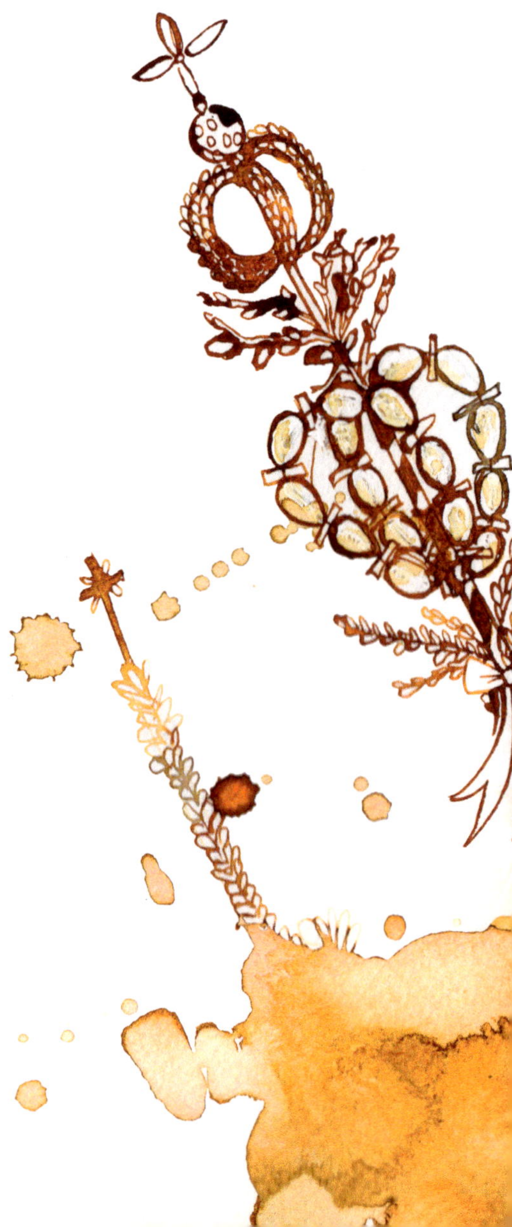

viele Völker hohe Feste zu Ehren von Muttergottheiten wie Aphrodite, Athene, Astarte, Anna Perenna, Ceres, Freya, Hertha, Holla, Isis, Juno Lucina, Nerthus, Ostera, Kybele und Venus, um nur einige der bekannteren Namen zu nennen. Bei den acht Tage andauernden Ceralia, einem der wichtigsten Feste Roms, wurde die Korngöttin Ceres geehrt. Die Menschen opferten Kornkuchen, Milch, Honig und Wein, nachdem sie alles dreimal um die Felder getragen hatten. In manchen Völkern wurde zu dieser Zeit die Heilige Hochzeit gefeiert (siehe Seite 37). Das Grundmotiv der Frühlingsfeste war es, die Fruchtbarkeit von Mensch, Tier und Vegetation zu wecken und zu stärken. Häufig wurden diese Feste von Frauen genutzt, um Glück in der Liebe und Kinderreichtum zu erbitten.

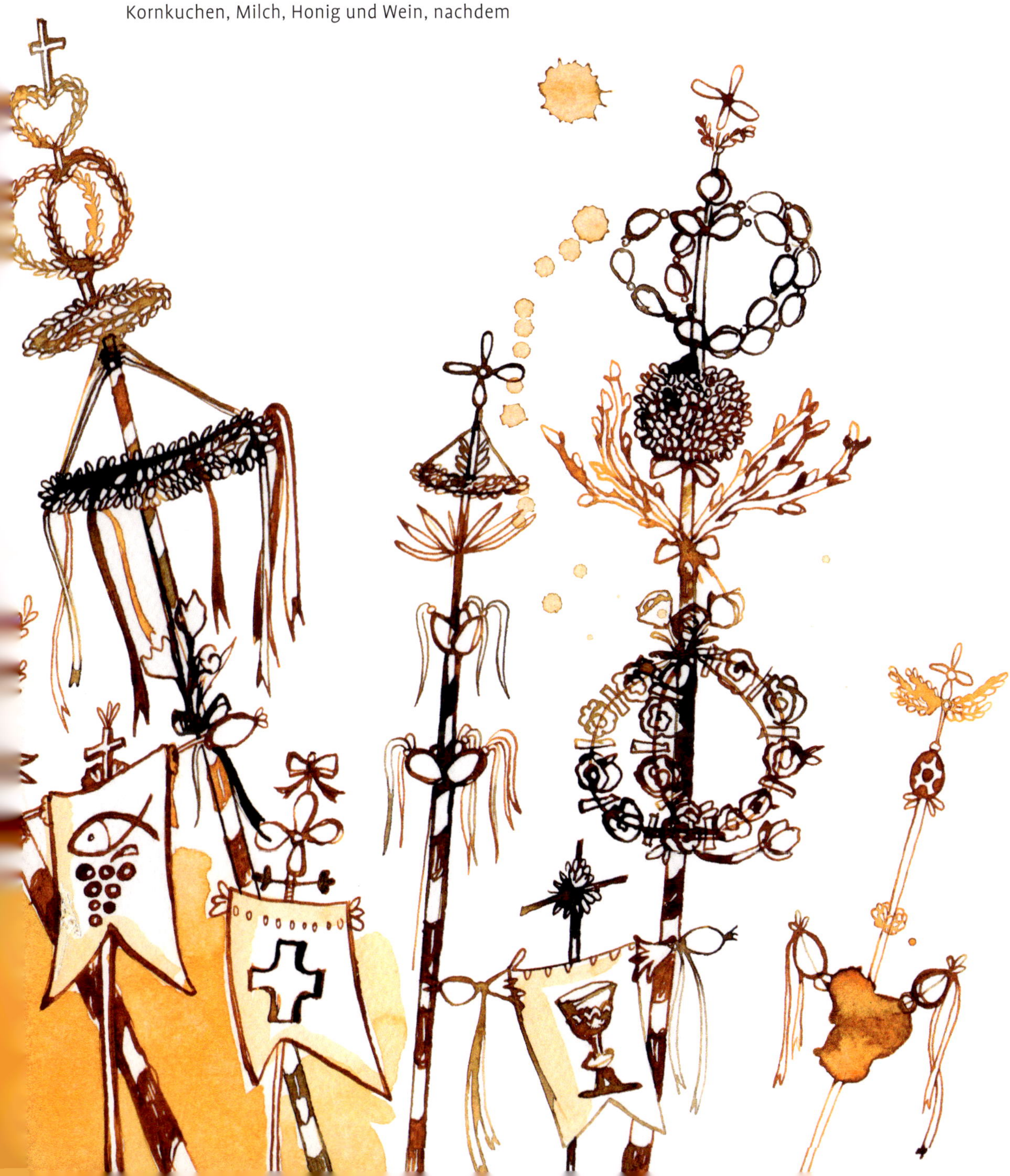

## Maria: Göttin in christlichem Gewand

Das Marienfest Maria Verkündigung wird am 25. März gefeiert. Maria übernahm die Lichtsymbolik der vorchristlichen Göttinnen, sowohl an Maria Lichtmess (2. Februar) als auch zur Frühjahrstagundnachtgleiche. Zum Gebrauch von Licht heißt es in alten Sprüchen: „Am Marientag im März legt man es nieder – am Marientag im September (Maria Geburt) holt man es wieder." Maria verkündete wie einst die entsprechende Göttin den Frühling. *Die Frühjahrsblumen der Frühlingsgöttin wurden zu Marienblumen.* Dazu gehörten das Gänseblümchen (Marienkrönchen), die Schlüsselblume (Maria Schlüsselbund), das Veilchen (Marienstängel) und der Ehrenpreis (Unserer lieben Frauen Rast). Viele Marienlegenden umrankten diese Blumen. So soll das Gänseblümchen aus Marias Tränen entstanden sein.

## Eine Göttin als Vorbild?

*Seinen Namen hat das christliche Osterfest von einer Göttin, der angelsächsischen Frühlingsgöttin Eostre (Ostera).* Sprachwissenschaftlich bestehen enge Verbindungen zum Osten, dem Ort des Sonnenaufgangs. Lange Zeit war man sich uneins, ob man für das christliche Auferstehungsfest die Bezeichnung Ostern oder das jüdische Passah verwenden sollte. In England und Deutschland setzte sich schließlich, im Gegensatz zum übrigen Europa, die germanische Bezeichnung durch. Erwähnt wird die Namensgeberin in einer um 730 verfassten Schrift des Mönches Bedra, der darin die Feste der heidnischen Angelsachsen beschreibt: „Eostur-monath (April), der jetzt mit Passah-monat übersetzt wird, hat den Namen von einer Göttin, die Eostre genannt wurde, und welcher sie in ihm Feste feierten ..." Vermutlich war es nur eine regional begrenzte Verehrung, denn zu dem Namen Eostre ist sehr wenig überliefert. Die unzähligen keltischen und germanischen Stämme hatten meist eigene Namen für ihre Götter und Göttinnen, auch wenn sie alle ähnliche Funktionen erfüllten. Neben der Erwähnung bei Bedra wird Ostera noch in einem alten Lied als Erdenmutter besungen: „Eostar, Eostar, erdhan modor". Weiter heißt es, sie solle die Vegetation grünen und blühen lassen.

## Palmsonntag: die Natur soll sich erneuern

Zur österlichen Zeit gehört der Palmsonntag, der am Sonntag vor Ostern gefeiert wird. Der kirchliche Brauch ist seit dem 8. Jahrhundert nachweisbar. Mit ihm gedachte man des Einzugs Jesu in Jerusalem, wo die Menschen ihm mit Palmwedeln zugejubelt haben sollen.
In der katholischen Kirche weiht man am Palmsonntag die Zweige bestimmter Bäume und Sträucher, etwa des Buchsbaums. Sie werden dazu mit bunten Bändern zu Kränzen oder Sträußchen gebunden und nicht selten auf meterhohen „Palmstangen" befestigt. Früher wurden sie auch mit Äpfeln, Eiern und Backwerk verziert. Den Palmstecken schälte man vorsichtshalber, denn man glaubte, Hexen könnten sich zwischen Holz und Rinde verstecken. Auf den ersten Blick hat das Fest einen rein christlichen Ursprung. Die Nutzung der Palmzweige im Volksbrauchtum offenbart allerdings sehr alte heidnische Wurzeln.
Die Prozession mit den bunten Palmstecken erinnert an die Flurumzüge, mit denen die vorchristlichen Bauernkulturen die erwachende Vegetation begrüßten. Damals war der

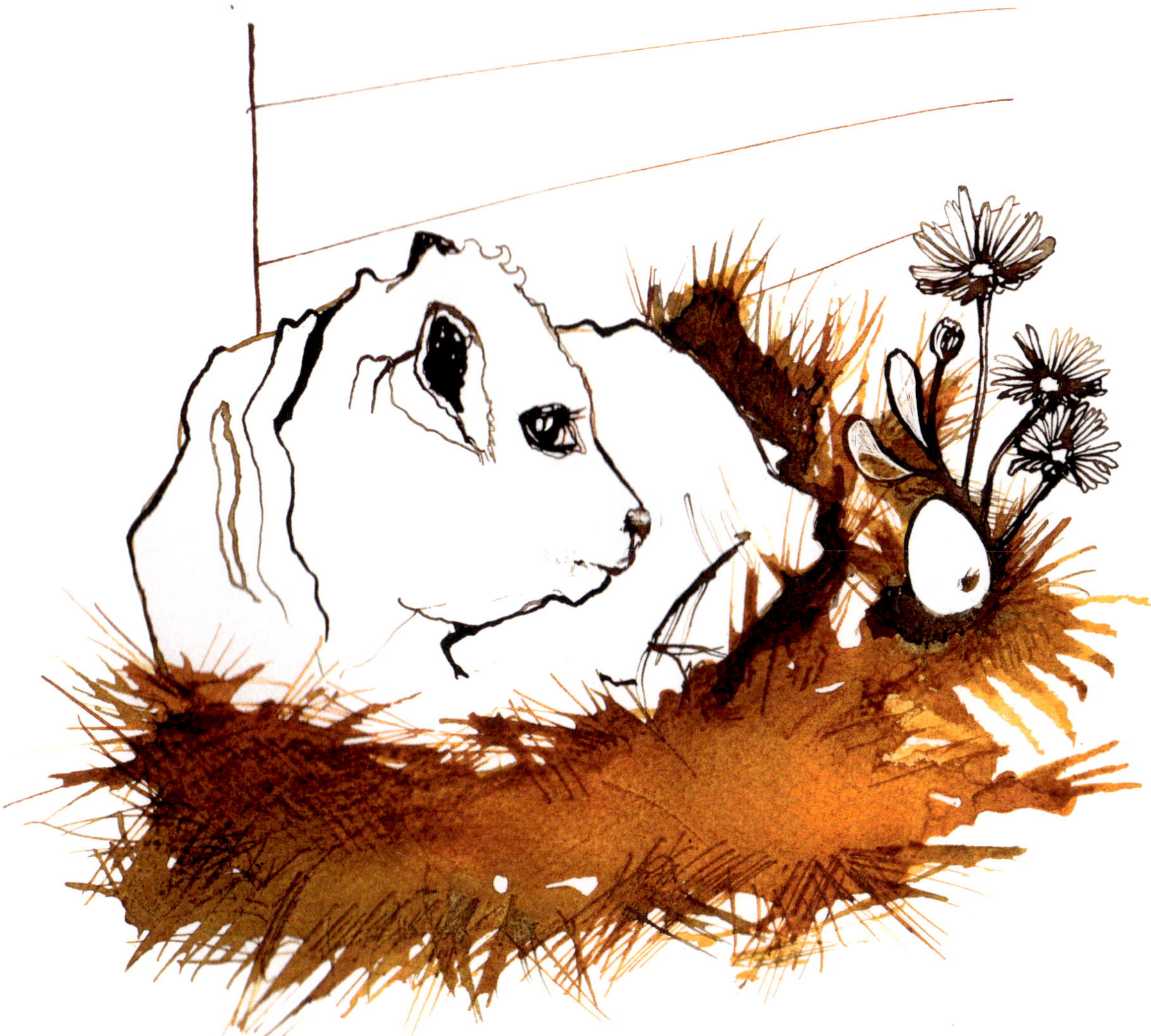

geschmückte Palm ein Symbol des Frühlings; der Winter sollte damit endgültig besiegt werden. Der christliche Palm wurde nach der Weihe nach Hause getragen. In manchen Gegenden stellte man ihn im Garten auf oder brachte ihn gleich ins Haus. Die einzelnen Zweige des Palms wurden dann im ganzen Haus verteilt, hinters Kreuz im Herrgottswinkel gesteckt, zu den Heiligenbildern gestellt oder im Stall aufgehängt. *So glaubte man vor Teufel und Hexen geschützt zu sein.* Wenn ein Gewitter aufzog, warf die Hausfrau einige der Zweige ins Herdfeuer, damit das Haus verschont blieb. „So weit der Rauch der verglimmenden Palmkätzchen reicht, so weit hat der Blitz keine Macht", besagt ein Tiroler Sprichwort. Auf die Felder gesteckte Palmbuschen sollten den Segen Christi auf die Ackervegetation übertragen und die Feldfrüchte vor Hagelwetter schützen. Diese Aufgaben erfüllte ursprünglich die Frühjahrsgöttin, denn Fruchtbarkeit konnte nur von einer weiblichen Gottheit ausgehen.

## Zauberkräuter im Palm

In Rom nutzte man echte Palmenblätter und Olivenzweige, so wie es in der Bibel beschrieben war. Jenseits der Alpen mussten sich die Leute mit anderen Pflanzen begnügen. Je nach Gegend war der Palm unterschiedlich zusammengesetzt. Auffallenderweise waren alle verwendeten Pflanzen in der Volksmagie wegen ihrer Abwehr- und Schutzwirkung sehr beliebt. Ein häufiger Bestandteil der Palmen waren die samtig behaarten Blütenkätzchen der Weiden. Sie wurden Palmkätzchen genannt. Die Weide war zusammen mit dem Holunder eine der bedeutendsten Zauber- und Medizinpflanzen Mitteleuropas. Außerdem nutzte man Buchs, Eibe, Stechpalme, Wacholder und den Sadebaum (*Juniperus sabina*). Der Sadebaum, der auch Segenbaum genannt wurde, fand sich häufig in den Bauerngärten. Er wurde nicht nur für den Palm und als Weihwasserwedel benutzt, sondern auch zu außerkirchlichen Zwecken „missbraucht". Man nahm ihn vielfach als Abortivum, weshalb Hieronymus Bock 1556 berichtete, „alte Hexen und Huren" würden ihn besonders mögen.

Weit verbreitet war der Glaube, drei verschluckte Palmkätzchen würden ein ganzes Jahr vor Halsweh und Fieber schützen. Man musste sie allerdings vor Sonnenaufgang einnehmen, ohne vorher ein Wort gesprochen zu haben und ohne sie zu zerbeißen. Der Reformator Luther schimpfte energisch gegen diesen Brauch. Auch dem Vieh sollten die Palmzweige nützlich sein. Beim ersten Weidegang wurden sie damit geschlagen, damit sie gut gediehen (Lebensrute!). Bei Krankheiten bekamen sie einige Palmblättchen unter das Futter gemischt. Interessanterweise galt die Weide, trotz Palmkätzchen, aus Sicht der Kirche als Hexenbaum. So sagte die Äbtissin Hildegard von Bingen, sie sei ein Sinnbild der Laster und für den Menschen wenig nützlich.

## Gründonnerstag: die Kraft der Frühlingskräuter

Der Gründonnerstag hat schon durch seinen Namen eine besondere Beziehung zum erwachenden Grün. Sprachwissenschaftler leiten den Namen allerdings vom Wort „greinen" (weinen) ab, wegen der bevorstehenden Kreuzigung des Herrn. Trotzdem gibt es sehr alte Bräuche, die mit der Farbe Grün verbunden sind. An diesem Tag aßen unsere Vorfahren neunerlei grüne Kräuter, damit sie das ganze Jahr gesund blieben. „Neunstärke" nannte man diese kräftigende Mahlzeit. Da direkt nach dem Winter noch keine Ernte in Sicht war, muss dieses erste frische Grün unseren Vorfahren wie ein wundersames Geschenk vorgekommen sein. *Wer selbst schon einmal Wildkräuter gesammelt hat, weiß welch ein belebender Genuss in den heilkräftigen Frühjahrstrieben steckt.* Umso mehr freuten sich die damaligen Menschen, deren Wintervorräte zuneige gingen und die mangels frischer Pflanzennahrung oft an Vitaminmangel litten. Im Glauben der Jungsteinzeit war es die Frühlingsgöttin, die dieses Geschenk brachte. In den Frühjahrspflanzen der Göttin steckte Lebenskraft und Erneuerung, weshalb sie als besonders heilkräftig galten. Zu Ehren der Göttin wurde ein Frühjahrsfest zur Tagundnachtgleiche gefeiert und dabei nutzte man auch die „Grüne Neune". In der Regel sammelten die Frauen Brennnessel, Bärlauch, Brunnenkresse, Taubnessel, Gänseblümchen, Giersch, Gundermann, Löwenzahn, Sauerampfer, Schaumkraut, Schafgarbe und Wegerich. Je nach Region konnten die Zutaten variieren, manchmal waren auch Gartenpflanzen, wie Feldsalat, Grünkohl oder Lauch, darunter. Entscheidend war die heilige Zahl Neun, weshalb man vermuten kann, dass es sich um eine Kultspeise handelte. In manchen Regionen waren es sieben statt neun Kräuter. Auch in christlicher Zeit wurde der alte Brauch fortgeführt.

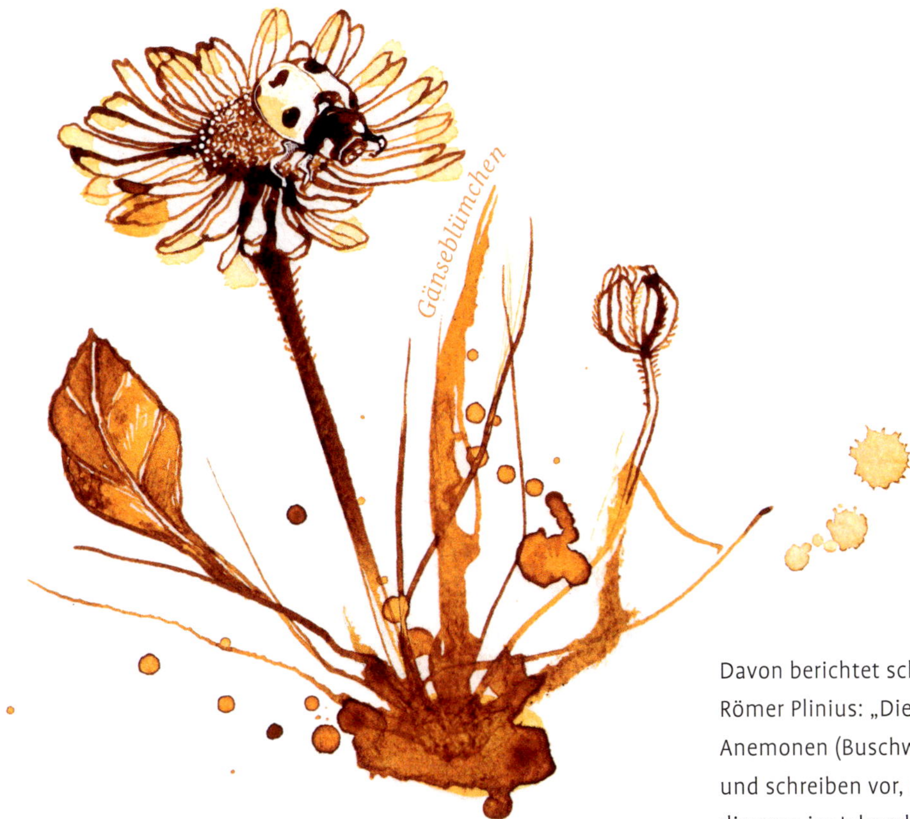


Aus den Kräutern wurden mit Getreide angedickte Suppen bereitet oder man gab sie in Eierspeisen, denn die Hühner hatten zu dieser Jahreszeit wieder zu legen begonnen. Außerdem waren in der christlichen Fastenzeit Eier als „flüssiges Fleisch" verboten, und so hatte sich bis Ostern ein Vorrat angesammelt. Mit den am Gründonnerstag gelegten Eiern wurde viel Zauberei betrieben. Man vergrub sie unter Türschwellen oder im Stall, legte sie auf Dachböden oder mauerte sie in Wände ein. So wollte man sich gegen Hexen und allerlei Unheil schützen. Ähnliche Eierrituale sind auch für den Karfreitag überliefert.

## Zauberkräftige Frühlingsblüten

Ganz besondere Verehrung galt jenen Pflanzen, die schon im Frühjahr ihre Blüten zeigten. *Sie verkündeten die Ankunft der Göttin und das Erwachen der Natur.* Ihnen schrieb man außergewöhnliche Heilkräfte zu.

Davon berichtet schon vor fast 2000 Jahren der Römer Plinius: „Die Magier erzählen von den Anemonen (Buschwindröschen) ein Geheimnis und schreiben vor, man solle die erste Pflanze, die man im Jahr erblicke, abreißen und dabei sagen, dass man sie gegen das drei- und viertägige Fieber gebrauche." Oft spielte dabei die heilige Zahl drei eine Rolle. Man aß also die ersten drei Anemonenblüten, dann war man ein Jahr lang gegen Fieber und Zahnschmerzen gefeit. Ähnliche Wirkungen hatten Gänseblümchen, Veilchen, Waldsauerklee, Schlehenblüten und Schlüsselblumen. Selbst die Adligen früherer Zeiten waren an den heilkräftigen Blüten interessiert. Am Wiener Hof war es im 13. Jahrhundert noch üblich, die Donauauen nach dem ersten Veilchen durchsuchen zu lassen. Dann zog der ganze Hofstaat an die Fundstelle und eine Jungfrau musste das Veilchen pflücken. Wer es verspeisen durfte, ist nicht überliefert, aber man kann es sich denken. Auch die allerersten Holunderblüten im Jahr galten als sehr heilkräftig. Wenn man mit ihnen über Sommersprossen strich, verschwanden sie angeblich.
Aus christlicher Sicht erinnert der Gründonnerstag an das Passahmahl, das Jesus zum Abschied mit seinen Jüngern feierte. Das Passahfest war ursprünglich ein altjüdisches Frühjahrsfest.

# Rituale für die Frühlingstagundnachtgleiche

## Neunkräutersuppe

In die Neunkräutersuppe gehören auf jeden Fall Brennnessel, Spitzwegerich und Giersch. Diese drei Kräuter sollten mengenmäßig dominieren. Spitz- und Breitwegerich entwickeln beim Dünsten ein delikates Pilzaroma. Als weitere Kräuter kommen in kleineren Mengen Bärlauch, Sauerampfer, Löwenzahn, Knoblauchsrauke oder Labkraut hinzu. Abgerundet wird das Ganze durch ein wenig Gundermann, Schafgarbe, Scharbockskraut oder Pimpinelle (*Sanguisorba minor*). *Insgesamt sollten es am Ende die magischen „drei mal drei Kräuter“ sein.* Für die eindickende Mehlschwitze nutzen wir alte Getreidearten, die interessanterweise auch weniger allergen sind als die heutigen Hochleistungssorten. Das wären zum Beispiel Einkorn, Emmer, Kamut oder Dinkel. Sehr empfehlenswert ist Grünkern, der eine spannende, vermutlich bis ins 16. Jahrhundert reichende Entstehungsgeschichte hat.

Dieses Getreide mit dem leckeren Röstaroma wurde nämlich aus der Not geboren. Als damals ein verregneter Frühsommer befürchten ließ, der noch grüne Dinkel könne auf dem Feld verfaulen, war guter Rat teuer. Eine Hungersnot drohte. So wurde das Getreide unreif geerntet und in Pfannen über dem Holzfeuer gedarrt. Das Resultat überraschte durch sein Aroma derart, dass die Methode bis heute erhalten blieb. Mit der Gründonnerstagssuppe können Sie eine vitaminreiche Mahlzeit servieren, egal ob Sie dem alten Brauch folgen und dabei mit Dankbarkeit das jährliche Wunder der Naturerneuerung feiern.

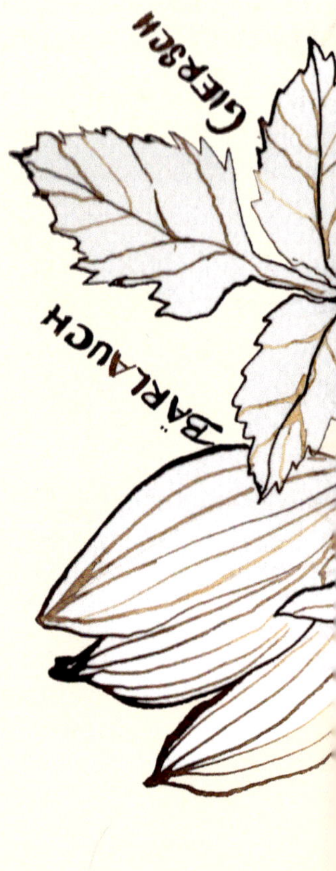

**ZUTATEN:**

1 Zwiebel
30 g Butter
40 g Dinkelvollkornmehl oder Grünkernmehl
250 g frische Frühlingskräuter
1 Liter Gemüsebrühe
1/2 Becher Sahne
Pfeffer

**SO WIRD'S GEMACHT:**

Kleingehackte Zwiebel in Butter glasig andünsten, dann Mehl darüberstäuben und verrühren (Mehlschwitze).

Nach und nach mit Brühe aufgießen und glatt rühren.

Kräuter mit dem Wiegemesser sehr klein schneiden, in die Brühe geben und 10 Minuten ziehen lassen. Mit Sahne und Pfeffer abrunden. Falls gewünscht, können sie die Suppe auch pürieren! Zur Dekoration eignen sich Gänseblümchen oder Veilchenblüten. Ebenfalls passend sind geröstete Brotwürfel.

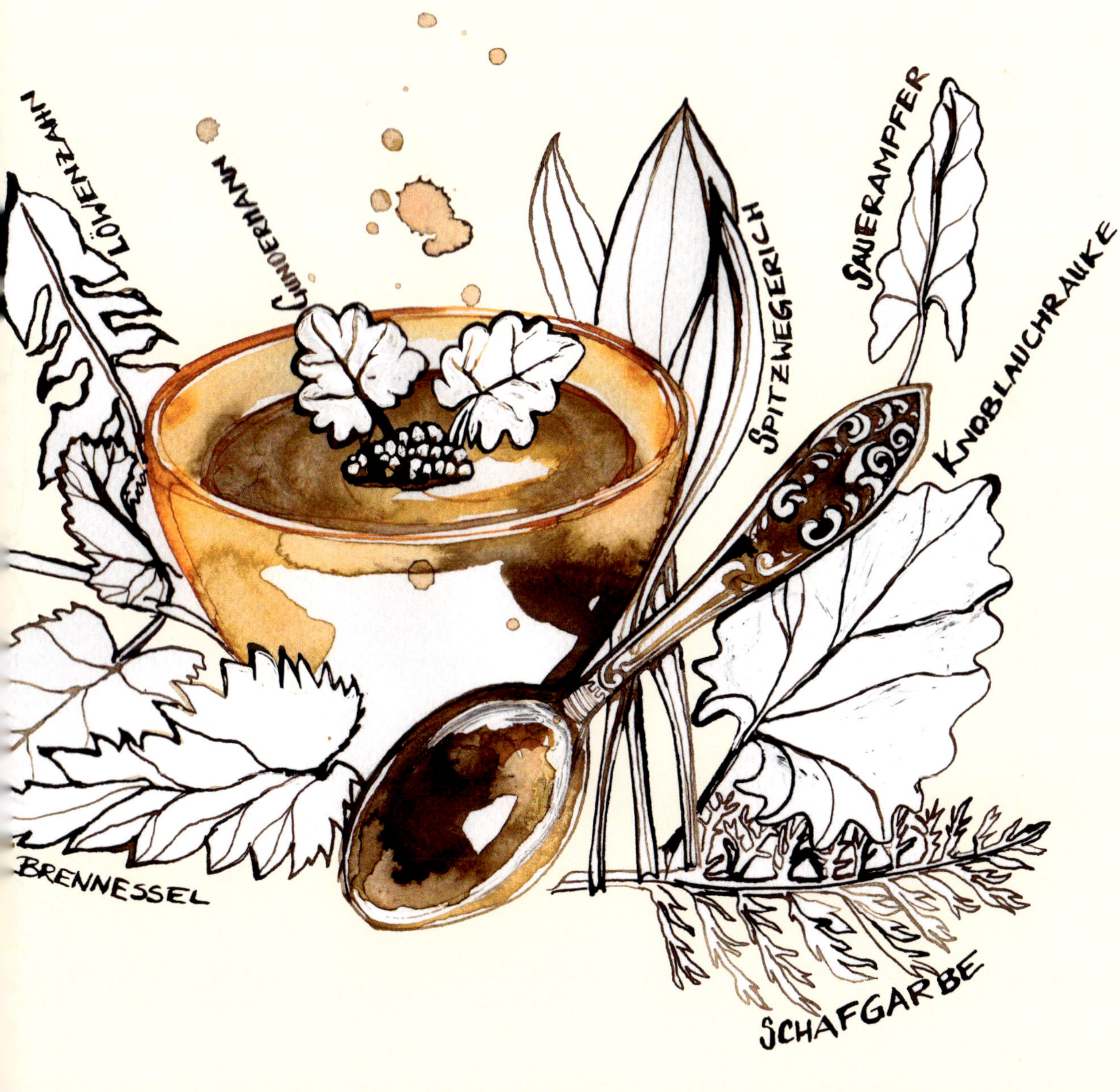

## Karfreitag stärkt die Heilkraft

Der Karfreitag ist einer der bedeutendsten Feiertage der Kirche, vor allem bei den evangelischen Christen. Er ist eng mit dem Leiden und Sterben Jesu verbunden. Aller Lärm war an diesem Tag verpönt. Allerdings hielten sich die Katholiken nicht so streng an die Arbeitsverbote, schon allein, um die Protestanten so zu provozieren. Im landwirtschaftlichen Aberglauben finden sich für diesen Tag sehr viele Aussaat- und Pflanzregeln. Auch für den Viehzauber war der Termin bedeutungsvoll. So streifte man hier die Kühe mit einem am Palmsonntag geweihten Palm ab, um sie so vor Krankheit und Ungeziefer zu schützen. *Im Volksglauben verfügte die Natur an diesem Tag über große Segenskräfte.* Die Heilkraft einiger Pflanzen sollte am Karfreitag besonders stark sein, weshalb er in alten Handschriften hin und wieder als Erntetag genannt wird. So galt beispielsweise das Graben der Eisenkrautwurzel am Karfreitag als besonders glückbringend und ein Amulett aus einem gebrochenen Weißdornzweig half zahnenden Kindern.

## Lebensrute, Osterhasen und Ostereier

Das christliche Osterfest feiert die Auferstehung des Herrn. Wie das jüdische Passahfest ist es trotz Kalenderreform ein mondorientiertes Fest geblieben. Da Ostern an den ersten Vollmond nach der Frühjahrstagundnachtgleiche gebunden ist, liegt es je nach Mondphase zwischen dem 22. März und dem 25. April. *Die Mondorientierung weist auf eine sehr alte Tradition hin.* Deshalb ist das wichtigste Fest der Christenheit stark von Brauchtum begleitet, dessen heidnische Wurzeln sich schwer verbergen lassen. So finden sich im Osterbrauch eindeutige Fruchtbarkeitsriten, die nicht nur auf die Vegetation, sondern auch auf Mensch und Tier bezogen waren. Wie zur Wintersonnwende pflegte man an Ostern das Schlagen mit der Lebensrute (siehe Seite 132). „Schmackostern“ oder „Schmeckostern“ nannte man diesen österlichen Brauch. Vor allem junge Mädchen wurden mit dem Ausruf „schmeck Ostern“ geschlagen. Häufig trieb man sie am Ostermorgen mit den Ruten aus den Betten. Manchmal wurde vor der Zimmertür warnend gerufen: „Rote Eier raus, oder ich peitsch die Madeln aus.“ Zum „Schmackostern“ verwendete man vor allem Birkenreiser oder Weidenzweige, die schon ergrünt sein mussten. War dies noch nicht der Fall, wurden sie rechtzeitig in warmes Wasser gestellt. Meist war der Hintergrund des Brauches, die Fruchtbarkeitswirkung, schon längst vergessen und es ging nur noch um den Spaß und die Belohnung aus gefärbten Eiern.

*Eier galten schon immer als Symbole der Geburt und Wiedergeburt.* Entsprechend der Farbe des Lebens wurden sie früher nur rot gefärbt. Im alten Persien verschenkte man zum Frühjahrsfest rote Eier und auch in China hat dieser Frühjahrsbrauch eine 5000-jährige Tradition. Im antiken Griechenland wurde ein rotes Ei mitten in einen runden Kuchen gesetzt. Auch zum jüdischen Passahfest gehörte ein hartgekochtes Ei.

Die gefärbten Eier wurden schon in früheren Zeiten von tierischen Frühjahrsboten überbracht. Lange Zeit hatte der Hase Konkurrenz von Storch und Kuckuck und sogar vom Fuchs, doch schließlich setzte er sich durch. Seither wird an Ostern der „Osterhase gejagt“. In der Kirche galt der Hase wegen seiner sprichwörtlichen Fruchtbarkeit und des dazugehörigen „Gerammels“ als schändliches Tier, weshalb Papst Zacharias im Jahr 751 sogar zeitweise den Genuss von Hasenfleisch verbot. In der antiken Welt galt er aber als heiliges Tier der Göttinnen Aphrodite und Venus. Er verkörperte Fruchtbarkeit und sexuelles Verlangen.

## Osterwasser und Osterfeuer

Der Brauch, Osterwasser zu schöpfen, deutet auf alte Quellkulte hin. Wie wir schon gesehen haben, waren Quellen einst Orte, an denen man der Großen Göttin huldigte, die hier die Seelen der Verstorbenen hütete. Blumenkränze aus Gänseblümchen und Küchenschellen wurden ihr an Gewässern dargebracht. *Das Wasser der Bäche und Flüsse galt an Ostern als besonders heilkräftig.* Man nutzte es vor allem zum Gesundheits- und Schönheitszauber. Wer sich am Ostermorgen vor Sonnenaufgang an einem fließenden Gewässer wusch, blieb angeblich jung und schön. Wirksam war das Osterwasser jedoch nur, wenn es vor Sonnenaufgang „unbeschrien", also schweigend gegen den Strom geschöpft wurde. Sogenanntes Plapperwasser verlor jede Kraft und jedes gesprochene Wort brachte Unglück. Deshalb war es für die jungen Burschen ein Spaß, die stummen Wasserholerinnen beim Nachhauseweg zu ärgern. Das Begießen mit Wasser gehörte wie das Schlagen mit der Lebensrute zu den wichtigsten Fruchtbarkeitsritualen. In der christlichen Tradition wird in der Osternacht das Taufwasser geweiht.
Zu allen Jahreskreisfesten gehört seit Menschengedenken das Feuer. Feuer ist das Symbol der Sonne, steht aber auch für Reinigung. *Es verbrennt Altes, damit Neues entsteht.*
Die Osterfeuer wurden auf Hügeln und Anhöhen entzündet. Nach alter Art sollten sie durch Schlagen mit Eisen und Stein entfacht werden. Manchmal wurde in ihnen stellvertretend für den Winter auch eine Strohpuppe verbrannt. In manchen Gebieten war mit dem Osterfeuer das Scheibenschlagen und Feuerräderrollen verbunden, ein Brauch, der auch an Fastnacht und zur Sommersonnwende ausgeübt wurde. Die brennenden Räder rollten als Symbol der Sonne ins Tal und befruchteten die Erde.

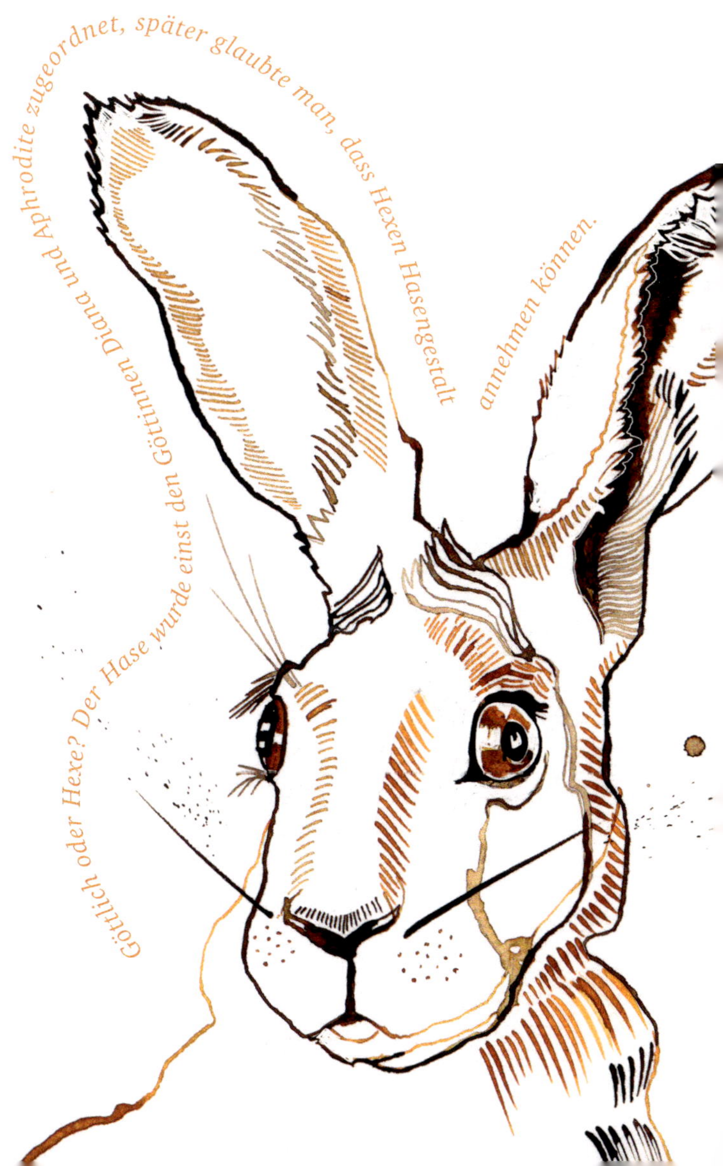
Göttlich oder Hexe? Der Hase wurde einst den Göttinnen Diana und Aphrodite zugeordnet, später glaubte man, dass Hexen Hasengestalt annehmen können.

# Rituale für Ostern

An allen Festtagen des Jahreskreises buken Frauen Gebildebrote, die dann rituell verspeist wurden. Die eingearbeiteten Fruchtbarkeits- und Kraftsymbole sollten dabei auf die Menschen übergehen. Auch an Frühlingsfesten wurden Kultgebäcke gereicht, bei denen Eier eine besondere Rolle spielten. Die vorchristlichen Gebildebrote erfuhren später eine österliche Umdeutung und wurden in der Kirche geweiht. Aus Griechenland ist uns das Ostergebäck Tsoureki überliefert, das traditionell am Ostersonntag zum Ende der Fastenzeit gegessen wird. Dieses Kuchenbrot wird mit einem gekochten und rot eingefärbten Ei dekoriert. Rot ist die Farbe des Lebens und stand einst für die Wiedergeburt (siehe Seite 97). Das im Rezept verwendete Mastix, das Harz des Mastixstrauches, gibt es in griechischen Läden zu kaufen, es ist aber für das Osterbrot nicht unbedingt erforderlich.

## Griechisches Osterbrot

ZUTATEN:

500 g Dinkelmehl
60 g Butter
100 ml Milch
1 Päckchen frische Hefe
3 Eier
80 g Honig
1 Prise Salz
1 TL Mastix (zermahlen)
½ TL gemahlener Anis oder Zimt
1 Eigelb und 1 EL Milch zum Bestreichen
Sesam zum Bestreuen
1 rot gefärbtes Ei

SO WIRD'S GEMACHT:

- Für den Vorteig die zerbröselte Hefe und 50 g von dem Mehl in die Hälfte der lauwarmen Milch einrühren und alles 15 Minuten gehen lassen.

- Anschließend die restliche Milch, die weiche Butter sowie Eier, Honig, Gewürze und Salz zugeben und alles zu einem glatten Teig verarbeiten. Falls der Teig noch klebrig ist, etwas Mehl hinzugeben.

- An einem warmen Ort zugedeckt etwa 40 Minuten gehen lassen. Anschließend den Teig kurz durchkneten, zu einem runden Brotleib formen und auf das Backblech legen. Machen Sie in der Mitte einen kleinen Einschnitt und drücken Sie dort als Platzhalter für das rot gefärbte Ei ein sauberes, hart gekochtes Ei ein.

- Nochmals 15 Minuten gehen lassen, dann den Laib mit dem Eigelb-Milch-Gemisch bestreichen und mit Sesam bestreuen.

- Bei 175 Grad in 30 Minuten leicht braun backen, dann das Ei aus dem noch warmen Brot entfernen und durch das gefärbte Osterei ersetzen.

VARIATION:

Den Teig können Sie auch in drei Stücke teilen, die Sie dann zu Teigrollen formen und zu einem Zopf verflechten. Legen Sie den Zopf zu einem Kreis, das rote Ei kommt in die Mitte.
Kali Orexi (Guten Appetit)!

## Eier – natürlich gefärbt

Bei nahezu allen Völkern der Erde spielten Eier auch im Brauchtum eine wichtige Rolle. Weil neues Leben aus der tot erscheinenden

Eierschale hervortrat, standen sie für den zyklischen Lauf des Lebens. Im Christentum wurde das Osterei zum Symbol für die Auferstehung Christi. Die rote Farbe wies auf das durch ihn vergossene Blut hin. Die Eier wurden am Ostersonntag in der Kirche gesegnet und die Schalen kamen auf den Acker, um auch diesen an der Fruchtbarkeit teilhaben zu lassen. Zum Osterfest gehörten im Mittelalter auch zahlreiche Eierspiele, die teilweise noch heute bekannt sind (Eierwerfen, Eierlaufen).

### Zutaten:

*Weiße Eier von freilaufenden Hühnern*
*Frische oder getrocknete Färbepflanzen*
*Essigwasser*
*Ein alter Topf*

### So wird's gemacht:

Die traditionellen Rottöne der Ostereier lassen sich auf pflanzlicher Basis nur durch Rote Beete, Rotkohl, Hibiskusblüten und Krappwurz erreichen. Die Färbung ist allerdings nicht so intensiv wie bei künstlichen Farbstoffen. Natürlich sind auch bläuliche (Malvenblüte, Heidelbeere), gelbliche (Brennnessel, Birke, Kurkuma) und grünliche Farbtöne (Spinat, Wermut) möglich.

› Zunächst die Eier gründlich mit Essigwasser reinigen, damit sie die Farbe gut annehmen.

› Stellen Sie nun den Farbsud her. Dazu in einem alten Topf die zerkleinerten frischen oder getrockneten Pflanzen 30 Minuten in Wasser einweichen lassen. Danach die Einweichflüssigkeit mit den Pflanzen zum Kochen bringen und 30 Minuten lang sieden lassen, dann abfiltern. Für 1 Liter Farbsud benötigen Sie ca. 100–150 g frisches Gemüse, Beeren oder Blätter. Bei getrockneten Pflanzen genügen etwa 50 g. Sie können auch Säfte verwenden (Holunder, Heidelbeere, Rote Beete). Zur Farbvertiefung fügen Sie am besten 2 g Alaun oder ein paar Eisennägel hinzu.

› Die Eier hart kochen, kurz abschrecken und ein bis zwei Stunden in den warmen Farbsud legen – fertig sind die Ostereier!

*Früher wurden die gefärbten Eier mit einer Speckschwarte abgerieben, um ihnen Glanz zu verleihen. Sie können auch Muster in die Farbe „ätzen", indem Sie ein Wattestäbchen in Essig oder Zitronensaft tauchen und damit Punkte und Striche auf die Eier tupfen.*

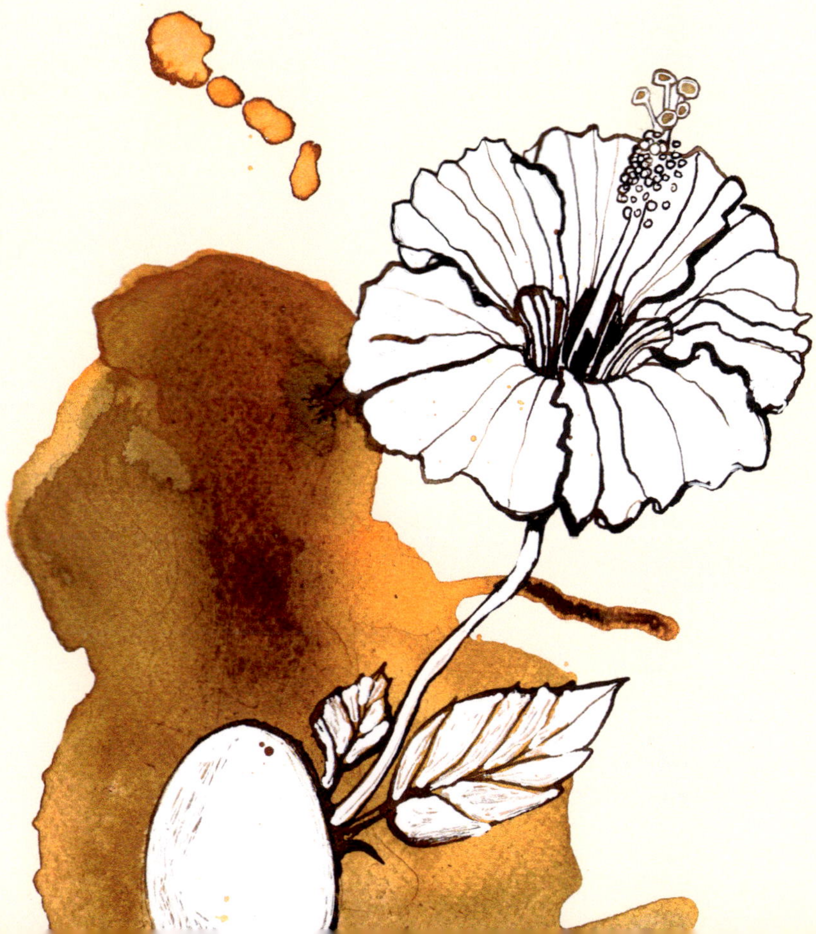

# Gundermann gut für Menschen, schlecht für Hexen

## Geachteter Wundheiler

Der Gundermann, wegen seiner am Boden kriechenden Ausläufer auch *Erd-Efeu* oder *Gundelrebe* genannt, ist eine alte mitteleuropäische Heilpflanze, die vermutlich schon seit der Jungsteinszeit genutzt wird. In jener Zeit waren vor allem Heilpflanzen bedeutend, die wie der Gundermann in unmittelbarer Nähe zu Häusern und Siedlungen wuchsen. In germanischer Zeit zählte er zu den sogenannten Gundkräutern, die zur Versorgung eiternder Wunden und Geschwüre eingesetzt wurden (das altgermanische „Gund" bedeutet „Geschwür, Eiter, Wundwasser"). In Tirol glaubte man, eine Wunde heile besonders gut, wenn man 77 Blättchen der Gundelrebe auflege. Man nannte sie deshalb auch *Wundrebe.* Mit Zahlenmagie meinte man die Heilkraft der Pflanze noch verstärken zu können (siehe Seite 92).

Sehr häufig überliefert ist auch die Verwendung bei Mundfäule, also Entzündungen der Mundschleimhaut. In der Pfalz tauchte man dazu drei frische Blätter in Wasser und zerkaute sie dann im Mund. Die Heilkraft der Gundelrebe wurde auch in einer frommen Legende verarbeitet, in der Jesus zu dem an Mundfäule leidenden Petrus sagte: „St. Petrus, hol drei Gundelreben / und

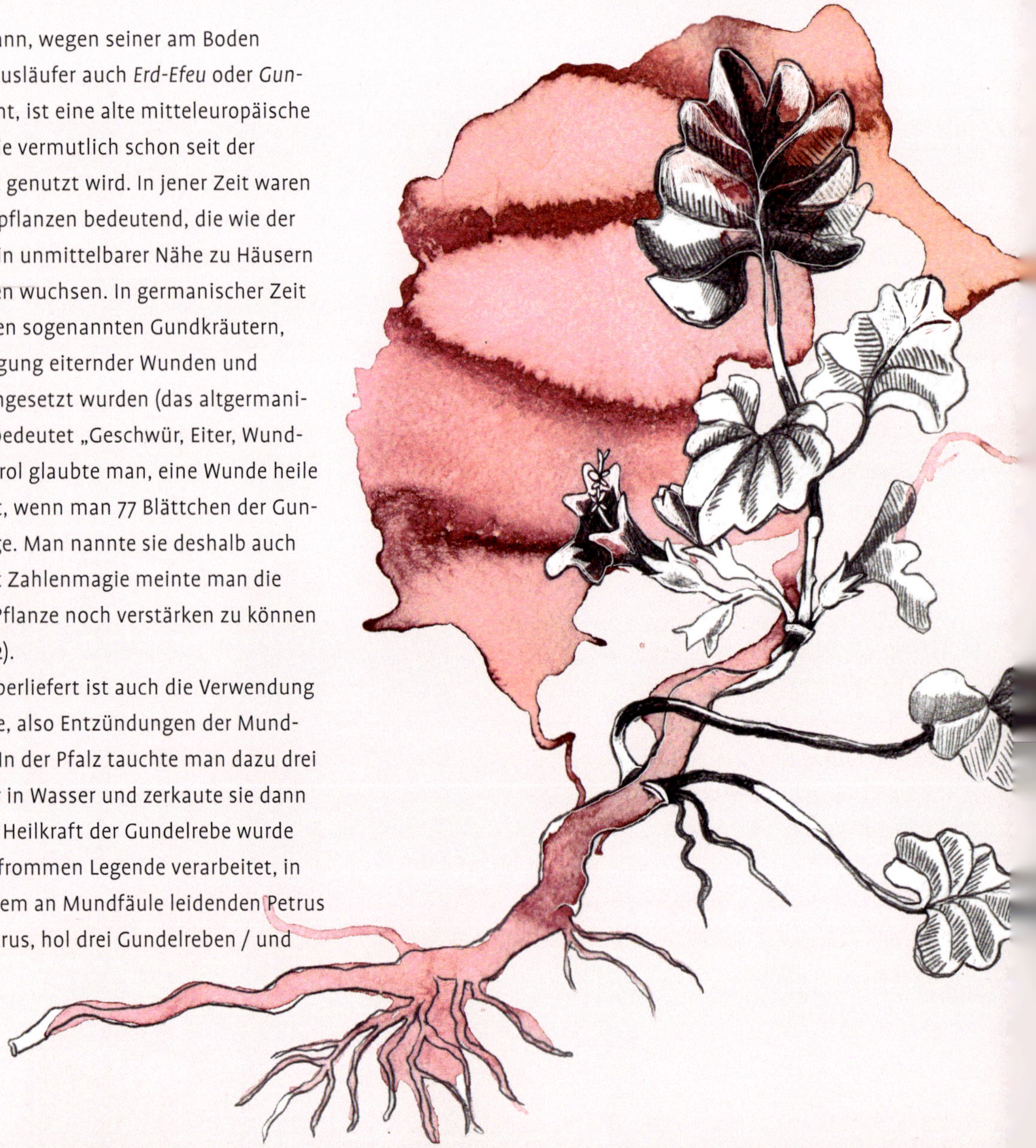

laß sie in deinem Mund Umschweben, / So wird dein Mund gesund werden!“ *Dass selbst Jesus damit heilte, muss die Wirkung noch um einiges verstärkt haben.*

## Gewitterpflanze und Suppenwürze

Bei blau und rot blühenden Pflanzen sahen unsere Vorfahren eine Verbindung zum Blitz. Deshalb war die Gundelrebe auch dem germanischen Wettergott Donar geweiht. Die *Donnerrebe*, so glaubte man, könne vor Gewitter schützen. Bei Gewittergefahr holte man sie ins Haus, um sie im Herdfeuer zu verräuchern.
Im Frühjahr, wenn der Schnee geschmolzen war, suchten die Menschen in der Nähe der Siedlungen die ersten saftigen Frühlingskräuter, um den Winter aus dem Körper zu vertreiben. An den Frühlingsfesten wollte man sich mit den erwachenden Lebenskräften der Erdmutter verbinden. Dazu bereitete man aus den gesammelten Kräutern Kultspeisen, die man im Kreis der Sippe einnahm. Die Gründonnerstagssuppe aus neun Kräutern, aber auch Eiergerichte mit Gundermann gehörten selbst nach der Christianisierung noch lange zu den Osterspeisen. In manchen Gegenden wurden mit reichlich Gundermannwürze verfeinerte Pfannkuchen (Pflanzerl, Küchle) gebacken. *Der Gundermann war früher auch als Bierwürze beliebt*, vor allem in England war er noch bis ins 18. Jahrhundert eine sehr gebräuchliche Zutat. Hopfen wurde erst von den Mönchen als Bierzutat eingeführt und verdrängte dann mit dem Reinheitsgebot alle alten Bierkräuter. Man vermutet, die Mönche hätten den Hopfen deshalb bevorzugt, weil er im Ruf stand, den männlichen Geschlechtstrieb zu dämpfen. Könnte dies ein Argument gegen übermäßigen Bierkonsum sein?

## Milchzauber gegen Hexen

Der Gundermann, so nahmen unserer Vorfahren an, sei von einem guten und hilfreichen Pflanzengeist bewohnt. Deshalb konnte man mit ihm besonders gut bösen Zauber und Unholde fernhalten. Am Vorabend von Walpurgis hängte man frisch gepflückten Gundermann über Haus- und Stalltür und malte mit Kreide drei Kreuze über den Eingang. So war das Anwesen geschützt vor den Hexen, die ja bekanntlich in dieser Nacht ihr Unwesen treiben.
Besonders das Milchvieh schien unter den Hexen zu leiden. Milchkühe und Ziegen waren zu Zeiten der bäuerlich geprägten Kulturen wichtige Nahrungslieferanten. Wenn mit der Milch etwas nicht stimmte oder die Kühe gar keine oder nur noch wenig Milch gaben, dann konnten sie nur verhext sein. Man nahm an, Hexen würden die fehlende Milch stehlen. Das „Milchklauen“ stellte man sich folgendermaßen vor: An Walpurgis sammelte die Hexe bestimmte Kräuter und legte sie zu Hause auf den Herd. Zum Zaubern setzte sie sich nackt auf ein Stühlchen und beschwor jedes der Kräuter. Dann gab sie die verhexten Kräuter den Kühen heimlich in den Futtertrog. Sobald sie aufgefressen waren, bekam die Hexe die Milch und die Leute nur Blut. Deshalb mischte man dem Vieh die Gundelrebe vorbeugend unters Futter und auch das Milchgeschirr wurde mit Gundelrebentee ausgewaschen und gereinigt. Man konnte auch das Butterfass, dem man vorher Weiberkleider übergezog, mit Dornenstöcken auspeitschen. Das, so glaubte man, bekam dann die Hexe zu spüren. Welch große Rolle die Gundelrebe im „Milchzauber“ spielte, zeigen uns die vielen überlieferten Segenssprüche, die zum Schutz der Milch verwendet wurden. Vermutlich stammen sie ursprünglich aus heidnischer Zeit, sind in der überlieferten Form aber schon komplett christianisiert.

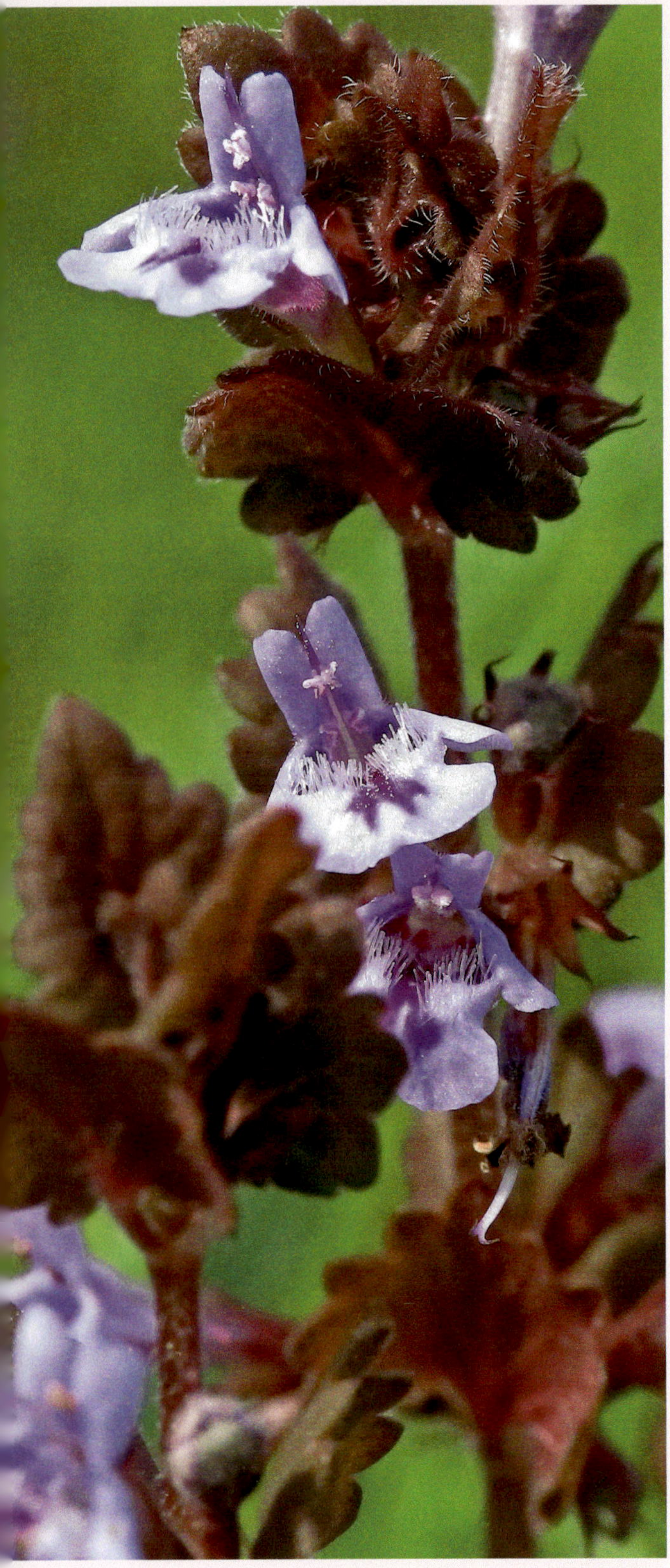

Im Jahr 1617 wurde folgendes Ritual niedergeschrieben: Wenn einem der Rahm von der Milch gestohlen wurde, holte man sich kurz vor Sonnenaufgang eine Handvoll Gundelreben und sprach: „Gundräben Ger (Gerte, Zweig), ich brich dich in unser lieben Frauwen Ehr (Maria) / Und in der Ehr unseres lieben Herrn Jesus Christ. Im Namen des Vaters und des Sohnes und des Heiligen Geistes." Nun musste man sich mit dem Gesicht nach Osten Richtung aufgehender Sonne stellen und das Sträußchen in die Luft werfen. Dazu gehörte der zweite Spruch: „Ich wirff dich auf in die Wolckhen / Daß mir unser lieber Herr Jesus Christ / Widergeb mein Kees (Käse) und mein Molckhen (Molke)".

In einer Reichenauer Handschrift aus den 12. Jahrhundert versuchte man mit folgendem Zauber gegen den Diebstahl der Milch vorzugehen: Man nahm Weihwasser und besprengte damit den ganzen Stall. Dann wurden der betroffenen Kuh Gundelreben, Wasserlinsen und Salz zum Fressen gegeben. Dazu sprach man beschwörend: „Ich gib dir heut gunreben, merlinsen und salz, / Und gang uf durch die Wolken / Und bring mir Schmalz / Und milich und molken."

Die positive Verknüpfung von Gundermann und Milch findet man auch in der alten Volksheilkunde. Damals wurde das blühende Kraut in Milch ausgekocht und bei Husten und Lungenkrankheiten getrunken. Ursprünglich nahm man dazu Ziegenmilch, vielleicht weil der Ziege in matrizentrischen Zeiten eine besondere Rolle im Kult der Großen Göttin zukam. Der alte Name *Ziekelkräutlein* deutet die Verbindung zu Ziegen an.

## Hexen erkennen

Doch Gundermann schützte nicht nur gegen Hexen, man konnte sie mit seiner Hilfe auch erkennen. Wer wissen wollte, wer im Dorf eine

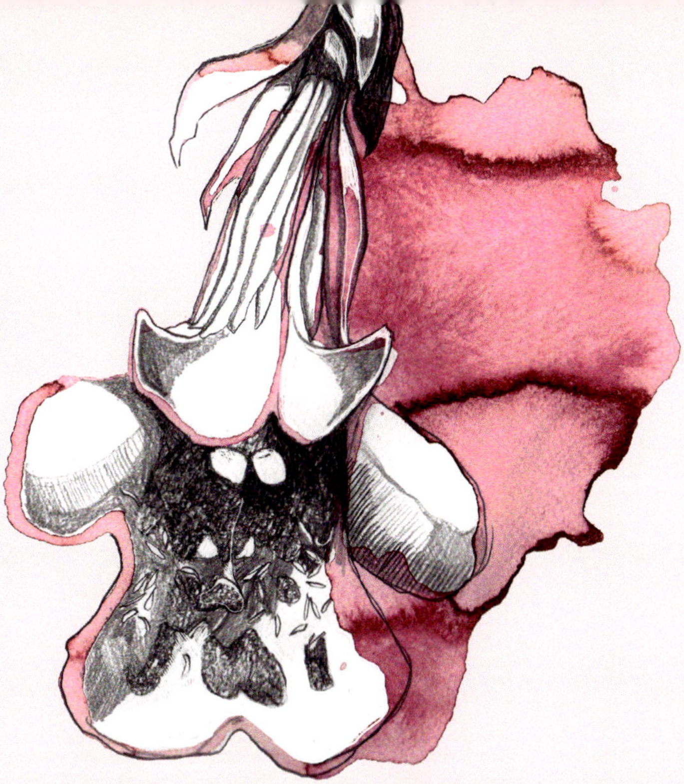

echte Hexe war, musste einfach das 1672 von Johannes Prätorius niedergeschriebene Rezept ausprobieren: „Wenn man Gundermann auf Walpurgisabend (30. April) sammelt und hernach mitten in der Nacht einen Kranz daraus macht und solchen am folgenden Tag auf den Kopf setzt, so kann man alsdann die Hexen erkennen, da eine auf ihrem Kopf wird haben einen Schemel oder Kutschebank, die andere eine Malte (großes Getreidescheffel) oder Kelte (Kübel)." Hier schloss sich der Kreis zum Milchzauber, da man annahm, die Milch stehlenden Hexen hätten Melkschemel oder Milcheimer auf dem Kopf. Einem neugierigen Dienstmädchen soll die Hexensuche nach obigem Rezept nicht sonderlich gut bekommen sein. Einer sächsischen Erzählung aus dem 19. Jahrhundert zufolge hatte sie den Verdacht, ihre Herrin sei eine Hexe. Um den Beweis zu erbringen, ging sie am Sonntag nach Walpurgis mit einem Gundermannkranz auf dem Kopf in die Kirche. Sie verließ sie dann als Erste und sah, wie ihre Herrin und viele andere Frauen aus dem Dorf mit Besen und Ofengabeln aus der Kirche geritten kamen. Als die Hexen jedoch den Gundermannkranz entdeckten, schlugen sie das Dienstmädchen so entsetzlich grün und blau, dass es am nächsten Tag starb. Das Ritual scheint also nicht zum Nachmachen geeignet! Das Kranzkraut verlieh angeblich auch hellseherische Fähigkeiten: Wer mit einem Gundermannkranz an Neujahr in die Kirche gehe, könne erkennen, wer im kommenden Jahr in der Gemeinde sterbe.

Als man den Hexen vorwarf, sie würden die Milch der Kühe stehlen oder verzaubern, war die Hexenverfolgung in vollem Gange. Die Tatsache, dass Milch bei den jungsteinzeitlichen Agrarvölkern eine beliebte Opfergabe an die Geisterwelt war, weist darauf hin, dass hier alte Anschauungen umgedeutet wurden. Ahnengeister und Naturgeister liebten Milch und bekamen sie zum Geschenk, da sie den Menschen hilfreich zur Seite standen. Mit der Christianisierung waren sie zu bösen Dämonen geworden und mussten sich die Milch nun stehlen.

## Verwendung heute

*Gundermann wächst auf Wiesen, in Gärten und an Waldrändern. Gesammelt wird das blühende Kraut von April bis Juni. Heute wird er nur noch in der Volksmedizin verwendet. Gundermann wirkt vor allem zusammenziehend und schleimlösend. Tee und Tinktur nutzt man deshalb bei Husten und zum Gurgeln bei Entzündungen in Mund und Rachen. Auch kleine Verletzungen und Insektenstiche kann man mit dem Saft der frisch zerquetschten Blätter lindern. In der Wildkräuterküche wird er dezent dosiert als Gewürz für Suppen und eingesetzt.*

# Frühlingsmitte: Feste voller Lebensfreude

*Die fröhlichen Frühlingsfeste zu Beginn des Mai haben eine alte Tradition. Dabei finden sich ungewöhnlich viele Symbole für Liebe, Erotik und Fruchtbarkeit. Kein Wunder, dass die Feste mit der Christianisierung einen zwiespältigen Charakter erhielten: auf der einen Seite die ungezähmte Walpurgisnacht der Hexen, auf der anderen der mühsam gezügelte Tanz in den Mai.*

## Der Maitag: Götter, Heilige und Hexen

Im Römischen Reich feierte man im Mai das Fest der Blumengöttin Flora, die dem Kreis der Korngöttin Ceres entstammte. Die Floralia dauerten sechs Tage und wurden mit großen Spielen gefeiert. Dabei warf man Bohnen ins Publikum und trieb Ziegen und Hasen in den Circus, alles bekannte Symbole der Fruchtbarkeit.

Bei den keltischen Stämmen hieß das Maifest Beltaine oder Beltane (Feuer des Bel). Der Gott Belenos (ger. Baldur) begann mit diesem Fest seine Sommerherrschaft. Ihm zu Ehren wurden riesige Feuer entzündet und ausgelassene Feste gefeiert. Das halluzinogen wirkende Bilsenkraut soll ihm geweiht gewesen sein, weshalb es üblich war, es den Bieren beizumischen. Mit dem keltischen Lichtgott Belenos deutet sich an, dass nun männliche Götter die Jahreskreisfeste zu dominieren begannen, wobei ihnen teilweise urweibliche Attribute, wie das Spenden von Fruchtbarkeit, übertragen wurden. In Irland war es die Muttergöttin Dana, die ursprünglich alles Leben spendete und auch in ihren Schoß zurückholte. Ihr heiliger Baum war der Weißdorn, der im Mai zur Blüte kommt. Schließlich gab es auch noch die Göttin Belisama, die wie ihr Partner Belenos Licht und Feuer repräsentierte.

Von Seiten der Kirche versuchte man, den „ungezügelten, schändlichen Festen“ mit der heiligen Maria und der heiligen Walpurga Einhalt zu gebieten. *Der Mai wurde zum Marienmonat und Maria zur Maienkönigin.* Walpurga legte man direkt auf den Tag des Hexenfestes. Die heilige Walpurga, eine legendäre Klosterfrau aus dem 8. Jahrhundert, sollte Schutz gewähren vor der Zaubermacht der Hexen. Sie war die Nichte des heiligen Bonifatius, der sie aus Südengland nach Deutschland gerufen hatte, um ihn bei der Missionierung zu unterstützen.

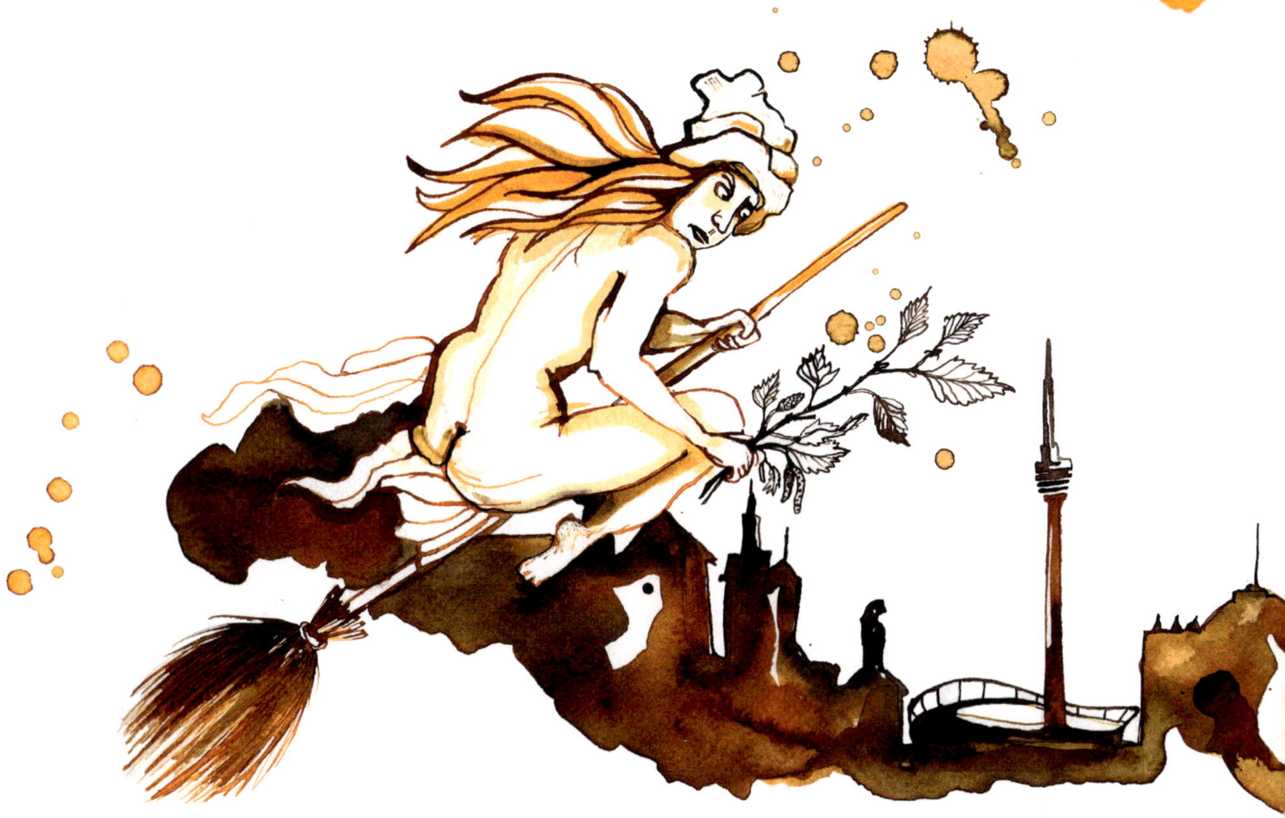

Der Versuch, dem heidnischen Fest ein christliches Gewand umzuhängen, hatte allerdings wenig Erfolg; die Maifeste waren kaum zu unterbinden. Walpurgas Heiligenfest wurde später auf den 25. Februar verlegt, möglicherweise weil ihr Name zum Synonym für das wichtigste Hexenfest geworden war. Zu Walpurgas Lebzeiten stand die Christianisierung der germanischen Gebiete noch am Anfang, so dass viele Frauen noch an den alten, heidnischen „Hexenfeiern" teilnahmen.

## Die Walpurgisnacht: Hexenalarm

Die Nacht zum 1. Mai, die Walpurgisnacht, galt als die berüchtigtste Hexennacht. Man erzählte sich, sie flögen mit ihren Besen und Ofengabeln zu abgelegenen Hexentanzplätzen, um sich dort mit dem Teufel zu treffen und zu vereinigen. *In dieser Nacht, so glaubte man, würden sie den Menschen besonders viel Schaden zufügen.* So sammelten sie angeblich die Blattspitzen der giftigen Herbstzeitlosen für einen Hexensalat, mit dem sie Mensch und Tier vergifteten. Auch dem Bärlauch nahmen sie in der Hexennacht die Heilkraft, weshalb er nach Walpurgis nicht mehr zu gebrauchen war. An der Fülle solcher abwertender Geschichten kann man sehen, dass die Walpurgisnacht eine große Bedeutung in den vorchristlichen Religionen gehabt haben muss. Die Dämonisierung der Hexen hatte den Zweck, alte Riten in Verruf zu bringen. Deshalb wurden heidnische Frühlingstanzfeste zum grässlichen „Hexensabbat" umgedeutet. Die antisemitische Einstellung der damaligen Christenheit sorgte für

die Verbindung des jüdischen Sabbats mit dem Hexenglauben.
Aus Angst vor dem Hexentreiben bediente man sich aller verfügbaren Abwehrmittel. Es wurden vorbeugend dornige Pflanzen wie Kreuzdorn, Schlehe oder Stachelbeere an die Türen genagelt und in den Misthaufen gesteckt. Am besten befestigte man sie in Kreuzform und sprach dabei noch ein Gebet. Auch jungen Birkenbäumchen sagte man nach, sie könnten die Hexen am Eindringen hindern. Hier waren es nicht die Dornen, die sie abschreckten, sondern ein Zählzwang. Man glaubte allen Ernstes, die Hexen müssten vor ihrem Eintritt in Haus oder Stall zuerst alle Blätter der aufgestellten Bäumchen zählen. Bis sie damit fertig waren, war die Nacht vorüber und das Morgenläuten der Kirche bereitete ihrem Treiben ein Ende. In manchen Gegenden läuteten sogar nachts immer wieder die Glocken, um „die Stadt vor fliegenden Hexen zu schützen".
Das Vieh im Stall musste ebenfalls geschützt werden. Deshalb gab man ihm an Walpurgis neunerlei Frühlingsblüten oder neunerlei Gras zu fressen, damit es nicht verhext wurde. Walpurgis konnte aber durchaus auch segenbringend sein: Wenn man den Kühen Löwenzahnblüten oder Schlüsselblumen zu fressen gab, dann sollte die Butter das ganze Jahr über schön gelb werden. Die vor den Ställen aufgestellten Birkenbäume schützten nicht nur vor Behexung, sondern machten die Kühe auch milchreich. Vielleicht sind dies Reste der älteren Vorstellung, dass in der die Walpurgisnacht nicht böse Dämonen und Hexen, sondern Segen spendende Naturgeister durch die Lüfte segelten.
*Übrig geblieben von dem wilden Hexentreiben der Walpurgisnacht sind bis heute die Streiche der Dorfjugend*, die rund um die Häuser in Hexenmanier Gerätschaften entwendet oder versteckt.

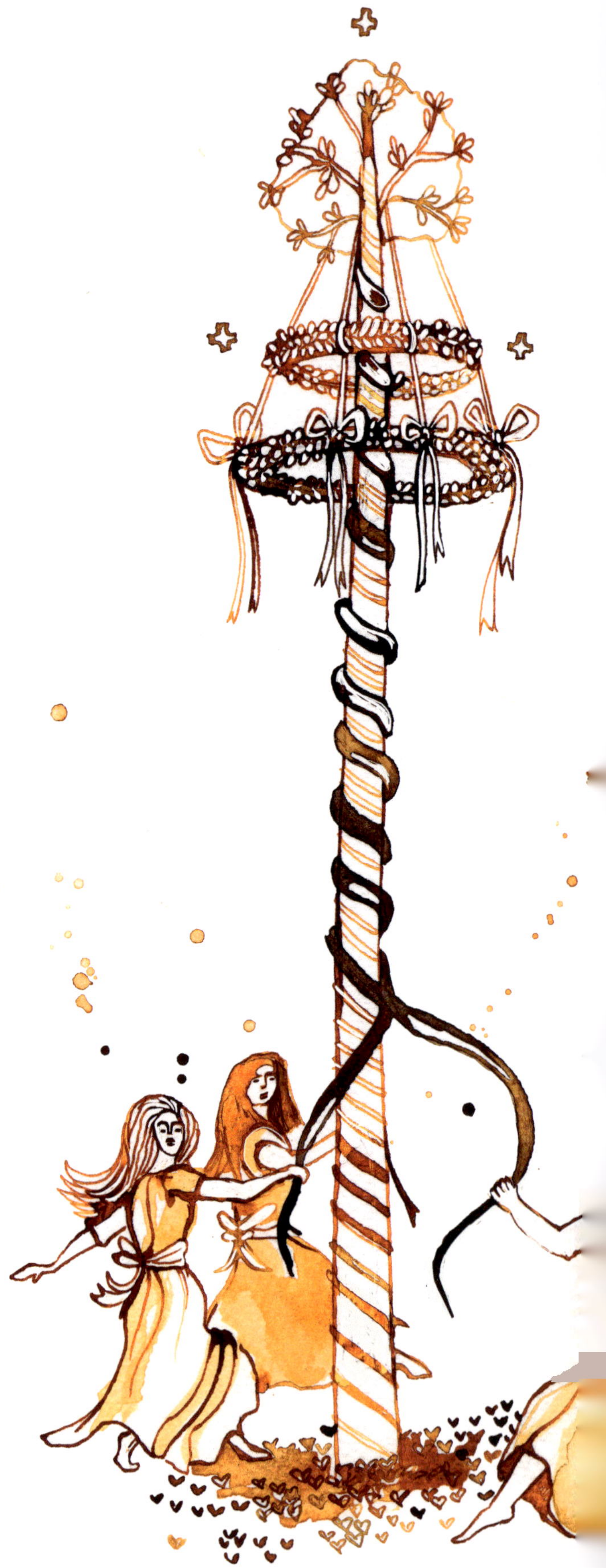

## Der Maibaum: Symbol der Fruchtbarkeit

Wesentlich unbeschwerter ging es am 1. Mai zu. Bis heute lebt in vielen Gegenden der Brauch des Maibaums. Er wird in Urkunden aus dem 13. Jahrhundert schon als alt und traditionell bezeichnet. Der Brauch ist zwar vom Namen her mit dem Mai verbunden, aber die Errichtung eines Maiens war an keine feste Zeit gebunden. In manchen Gegenden geschah dies auch an Pfingsten (Pfingstmaien), an Christi Himmelfahrt oder an Johanni. Genau genommen könnten Weihnachtsbaum und Palm (Palmsonntag) ebenfalls als Maien bezeichnet werden, denn der dahinterstehende Gedanke ist sehr ähnlich. Der Maien soll durch die sichtbare Frühlingskraft seiner grünen Zweige Fruchtbarkeit und Gesundheit bringen und alles Böse fernhalten. Man nutzte dazu einzelne Zweige oder auch ganze Bäumchen. Meist waren es Birke, Fichte, Tanne oder auch Linde. Ein besonders beliebter Maibaum war die Birke, die als Verkörperung des Frühlings galt. Entsprechend wurde sie in der Heilkunde genutzt, um den Körper von den „Schlacken" des Winters zu befreien. Doch die fruchtbarkeitsspendende Birke konnte noch weitaus mehr: Wer auf einen Kranz aus Birkenzweigen urinierte, konnte sogar seine verlorene Manneskraft wiedererhalten!

*Tanzfeste am 1. Mai waren offensichtlich sehr „freizügig", deshalb standen sie unter der kritischen Beobachtung der Geistlichkeit.*

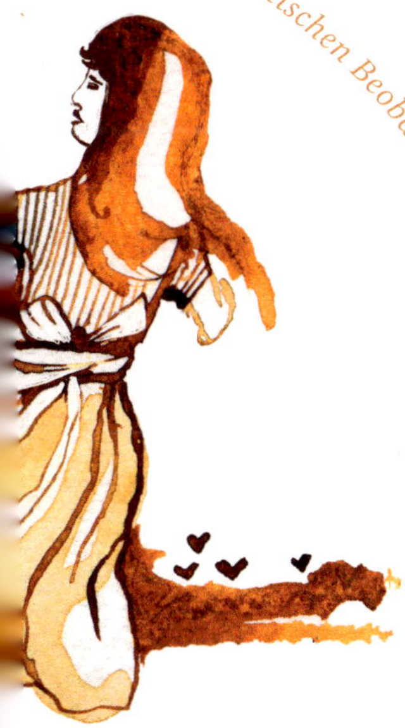

Beim Maibaum müssen wir allerdings unterscheiden zwischen dem mächtigen Dorfmaien, und den kleineren, vor den einzelnen Häusern aufgestellten Bäumchen. Letztere dienten entweder als Liebesmaien oder als Abwehr- und Segenszauber (siehe Walpurgisnacht Seite 167). Zu den segnenden und glückbringenden Maien gehört auch der Richtmaien, der von Zimmerleuten noch heute auf den neu aufgerichteten Dachstuhl gesetzt wird. Dort beschwört man ihn, „alle Blitze und Stürme fernzuhalten".

Der Dorfmaien wurde vom ganzen Dorf vor Sonnenaufgang unter großem Jubel aus dem Wald geholt. Beim Fällen waren ganz bestimmte Sprüche und Bräuche nötig. Man nahm eine Birke oder eine geschälte Tanne, der man die oberen Äste beließ. Der Baum, der oft riesig war, wurde mit Blumen, Kränzen und roten Bändern geschmückt und in der Dorfmitte aufgestellt. Manchmal hängte man Esswaren daran auf und die jungen Buschen kletterten im Wettstreit hoch und versuchten, etwas davon zu ergattern. Zum Tanze berauschte man sich mit Kräuterweinen (Maibowle) und Bieren (Maibock).

In einer Beschreibung aus dem England des 16. Jahrhunderts wird deutlich, wie wichtig der Maibaum einst war, aber auch, wie stark er von Seiten der Kirche in der Kritik stand: „Sie haben zwanzig oder vierzig Joch (Gespann aus zwei Tieren) Ochsen, von denen jeder einen süßduftenden Strauß an die Hörner gebunden bekommt, und diese Ochsen ziehen den Maipfahl, vielmehr dieses stinkende Götzenbild, das über und über mit Blumen bedeckt mit Schnüren umwunden und manchmal in verschiedenen Farben bemalt ist, nach Hause. Zwei-, dreihundert Männer, Frauen und Kinder folgen in tiefer Ehrfurcht."

Interessanterweise scheinen ursprünglich hauptsächlich die Frauen das Maienholen besorgt zu haben. In vielen Gegenden hatten nur sie das Recht, den Maibaum auszusuchen und zu holen. Vermutlich handelt es sich hierbei um einen sehr alten Fruchtbarkeitsbrauch, der bis in die Zeit zurückreicht, als Frauen noch den religiösen Kult ausübten.

## Der Wonnemonat Mai

Aus gutem Grund nannte man den Mai auch Wonnemonat oder Honeymoon. In England wurde im Jahr 1585 notiert, beim Einholen des Maibaumes sei die Ausgelassenheit der Menschen so groß gewesen, dass jedes dritte Mädchen die Ehre verlor. Gern gesehen wurden die Tanzfeste rund um den Maibaum von der Geistlichkeit nicht. Kein Wunder, denn die Phallussymbolik trat deutlich zutage: *Der Kranz (Vulva) und der ihn durchstoßende Baum (Phallus) symbolisierten die geschlechtliche Vereinigung.* In einer Aachener Handschrift aus dem Jahr 1225 wird berichtet, der Pfarrer habe den mit Kränzen geschmückten Baum, den das Volk umtanzte, mit einer Axt umgeschlagen und sich dabei selbst verwundet. Der Vogt hielt allerdings nichts von der Prüderie des Pfarrers und ließ daraufhin einen noch größeren Maibaum aufstellen!

Einige mittelalterliche Maikulte erinnern an die Heilige Hochzeit der jungsteinzeitlichen Völker (siehe Seite 37). Im Mittelpunkt der Maifeiern stand nämlich ein Brautpaar, das je nach Gegend unterschiedliche Bezeichnungen hatte: Maibraut und Maibräutigam, Maikönigin und Maikönig oder Maigräfin und Maigraf. Das Brautpaar war in grünes Laub gehüllt und mit Frühlingsblüten geschmückt. Dazu gehörten Veilchen und Gänseblümchen. Vermutlich nutzte man auch Maiglöckchen, die noch heute in Frankreich am 1. Mai als Glücksbringer verkauft werden. Oft wurden mit dem Brautpaar Umzüge und Spiele veranstaltet, wobei man sie mit Wasser begoss oder mit grünen Zweigen schlug. Das sind eindeutige Fruchtbarkeitsrituale. In diesen Kontext gehört auch das Sich-Wälzen von Paaren auf dem Acker, was eine reiche Ernte bewirken sollte. Dieser Brauch fand häufig am 1. Mai statt, aber auch an Ostern und Pfingsten. Manchmal wurde er nur von Frauen ausgeübt, die sich dazu nackt auszogen. Man kann davon ausgehen, dass sich die Paare in vorchristlicher Zeit auf den Feldern nicht nur symbolisch, sondern wirklich liebten.

## Flirt-Rituale im Mai

Der „Liebesmaien“ dient in manchen Gegenden bis heute zum „Anbandeln“. Die jungen Burschen setzten nachts heimlich einen Maien vor die Tür oder vor das Fenster jenes Hauses, in dem das geliebte Mädchen wohnte. Je schöner der Maien, desto größer war die Zuneigung oder desto schöner war die junge Frau. Manchmal waren an das Aufstellen ein Liebesversprechen oder ein Heiratsantrag geknüpft. *Daher kommt auch der Spruch: „Ich bin dir grün.“* Gerne wurden in der Mainacht auch Geheimnisse aufgedeckt: Mit Strohhäcksel streute man Spuren zwischen den Häusern von heimlich Verliebten. Allerdings gab es auch die sogenannten Schandmaien, die den „schlimmen, unzüchtigen“ Mädchen gestellt wurden. Ihnen brachte man keine jungfräuliche Birke, sondern Bäume mit deftigerer Symbolik. Dornige Zweige von der Schlehe bekamen jene, die als „Kratzbürste“ galten. Die Hasel, ein alter Hexenbaum, wies auf uneheliche Kinder hin, der Kinderbaum Holunder verkündete eine ungewollte Schwangerschaft, Eberesche und Pappel brandmarkten Frauen mit

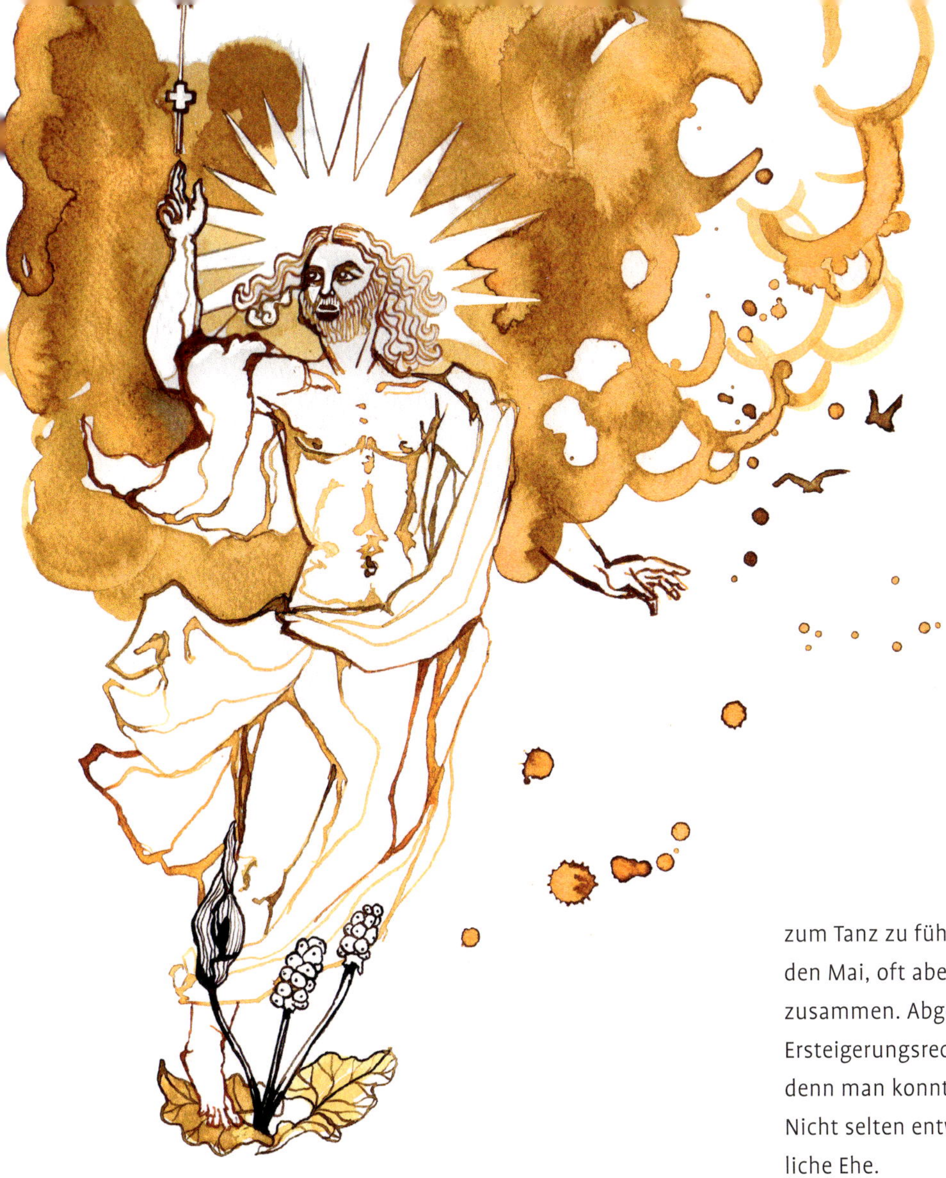

einem losen Lebenswandel, Weißdorn war ein Symbol für Mädchen, die unbedingt geheiratet werden wollten, und ganz verachtete Frauen bekamen einen vertrockneten oder mit Lumpen behängten Baum gestellt. Da dies ein öffentliches Brandmarken war, hieß es in besagten Häusern früh aufzustehen und den Schandbaum rechtzeitig zu entfernen.

Ganz eng verknüpft mit dem Maibaumstellen, war der Brauch des Mai-Lehens. Die jungen Männer „ersteigerten“ sich unter dem Maibaum ein Mädchen. Damit erwarb man das Recht und die Pflicht, die „Maifrau“ bei den Dorffestlichkeiten zum Tanz zu führen. Das „Paar“ blieb dann über den Mai, oft aber auch mehrere Monate lang zusammen. Abgesehen von dem patriarchalen Ersteigerungsrecht war das keine schlechte Idee, denn man konnte sich näher kennenlernen. Nicht selten entwickelte sich daraus eine wirkliche Ehe.

## Christi Himmelfahrt bringt Gewittergefahr

Die Himmelfahrt Jesu zählt zu den ältesten Festen der Christenheit. Es wird 40 Tage nach Ostern gefeiert und fällt immer auf einen Donnerstag. Das Volk verband mit diesem Fest viel Aberglaube, der seinen Ursprung in vorchristlicher Zeit hatte. So bestand zum Beispiel ein besonderer Bezug zum Gewitter, was damit zusammenhängt, dass der Donnerstag dem Wetter- und Gewittergott Donar (Thor) geweiht war. Donnerstage waren in germanischer Zeit besondere Feiertage, von denen einige noch heute eine bedeutende Rolle spielen: Gründonnerstag, Christi Himmelfahrt, Fronleichnam und Schmutziger Donnerstag. Wie Christus ging einst auch Donar am liebsten am Donnerstag übers Land. Um die aus diesem Grund an Christi Himmelfahrt drohenden Gewitter fernzuhalten, wand man Himmelfahrtskränzchen aus Himmelfahrtsblümchen. Verwendet wurden dazu Katzenpfötchen (*Antennaria dioica*) oder auch Rotklee. Die Frauen sammelten die Blüten vor Sonnenaufgang und fertigten daraus Kränze. Diese wurden zur Blitzabwehr ins Haus oder an die Stalltür gehängt.

Bei der an diesem Tag stattfindenden Flurprozession betete man um Fruchtbarkeit für Feld und Flur. Anschließend fand der Wettersegen statt, bei dem auch die mitgeführten Kränze gesegnet wurden. Flurprozessionen und Flurumgänge wurden schon im Mittelalter von der Reformation kritisiert, weil dabei der Alkohol eine größere Rolle spielte als das Weihwasser. *Vielleicht hat sich aus dieser feucht-fröhlichen Tradition der Vatertag entwickelt*, der ja auf Christi Himmelfahrt fällt.

Man glaubte damals, der Himmel sei an diesem Tag besonders weit geöffnet und somit segensreich für die Vegetation. Kräuter, die am Himmelfahrtstag gesammelt wurden, mussten deshalb eine besondere Wirkung haben. Sehr begehrt war der giftige Aronstab, dessen Wurzel Glück und Schönheit bringen sollte. Sie musste nüchtern und schweigend ausgegraben werden. Der Aronstab schützte auch vor Gewitter. Die wurzelgrabenden Mädchen nahmen ein paar Blätter mit nach Hause, legten sie sich beim Tanzen in die Schuhe und bekamen dann, wenn alles glatt lief, bald einen Bräutigam. Sie sprachen dabei: „Zehrwurzelkraut, ich leg dich in meine Schuh, ihr Junggesellen lauft mir alle zu.“ Der Aronstab, der damals Zehrwurz hieß, war ein beliebtes Kraut für Liebeszauber. Weil der kolbenförmige Fruchtstand an einen Penis erinnerte, entstanden die Namen Pfaffenpint und Priesterpinsel. Pint und Pinsel waren Synonyme für den Penis. War dies vielleicht eine Anspielung auf das oft missachtete Zölibat?

## Maibrauchtum an Pfingsten

Das christliche Pfingstfest war ursprünglich ein jüdisches Erntedankfest (Weizenernte). An diesem Tag kam der Heilige Geist über die Jünger. Es war die Geburtsstunde der ersten Christengemeinde. *Pfingsten gehört wie Himmelfahrt zum Kreis der Frühjahrsfeste im Mai,* auch wenn der Tag durch die Bindung an das mondorientierte Ostern bisweilen in die Junizeit fallen kann (10. Mai bis 13. Juni). Das pfingstliche Brauchtum hat deshalb sehr viele Bezüge zum Maienbrauchtum. In manchen Gebieten gab es Pfingstmaien und Pfingstbäume, und wie im Mai gab es eine Pfingstkönigin und einen Pfingstkönig.

An Pfingsten heftete sich auch ein sehr alter Brauch, bei dem es um Fruchtbarkeits- und Regenzauber ging. Dabei spielte eine Gestalt die Hauptrolle, die je nach Gegend unterschiedliche Bezeichnungen trug: Wasservogel, Pfingstl, Pfingstlümmel, Pfingstmaier, Pfingstquack oder Pfingstbutz. Die Pfingstgestalt hüllte man zunächst in grüne Zweige von Birke, Eiche, Linde oder Besenginster und schmückte sie mit Blumen. Manchmal wurde dem „wilden Mann“ das Gesicht geschwärzt. Dann holte man die grün gekleideten Figuren aus dem Wald und führte sie durchs Dorf. Durch Sprüche versuchte man Gaben zu erheischen. Deshalb hießen diese Betteltouren, die es auch an Fastnacht und Ostern gab, Heischegänge. Das Spiel endete damit, dass der Pfingstlümmel in einen Brunnentrog getaucht oder in den Bach geworfen wurde. Oft begoss man ihn bereits im Dorf mit Wasser.

Manchmal wurde der lebendige Pfingstlümmel auch durch eine mit Blumen geschmückte Strohpuppe ersetzt und auf eine Kuh gebunden durchs Dorf getrieben. In Holland zogen Frauen ein blumengeschmücktes kleines Mädchen in einem Wägelchen durchs Dorf.
Die grüne Hülle stand für das Ergrünen der Vegetation und den Sieg des Frühlings über den Winter. *Der Wasserwurf ist ein typischer Regenzauber*: Für die erstarkende Pflanzenwelt war unbedingt genügend Wasser nötig, damit es auch gute Ernten gab. Der heidnische Regenzauber war allerdings nicht gern gesehen. So heißt es in einem Zuchtbrief aus dem Jahr 1351: „Unsere Herrn verbieten auch, dass niemand zu Ostern, zu Pfingsten, noch zu einer anderen Zeit den anderen in das Wasser tragen oder werfen soll, als Dicke (Strafe) soll er 10 Schillinge geben, vermag er des Geldes nicht, so soll er seine Buße leiden in dem Stocke" (siehe auch Seite 105). In späteren Zeiten wurde auch der Regenzauber, wir ahnen es, zum Schadzauber: Den Hexen warf man vor, sie versammelten sich an Seen oder Bächen und schlugen mit Haselgerten so lange ins Wasser, bis sich schwarze Wolken bildeten und ein Gewitter aufkam.
In einigen Gegenden wurde die Pfingstgestalt nach dem Regenzauber symbolisch, meist durch Enthauptung, getötet. Um den symbolischen Akt zu untermahlen hatten die „Opfer" eine mit Blut gefüllte Blase bei sich, die im richtigen Moment aufgestochen wurde. Mit dem Sterben der Vegetation kann das Ritual um diese Jahreszeit wohl kaum zusammenhängen. Denkbar ist eher die Verbindung zu einem alten Opferritual, wie es teilweise von südamerikanischen Agrarkulturen überliefert ist. *Das Blut der Geopferten sollte dabei die Fruchtbarkeit der Erde garantieren.*

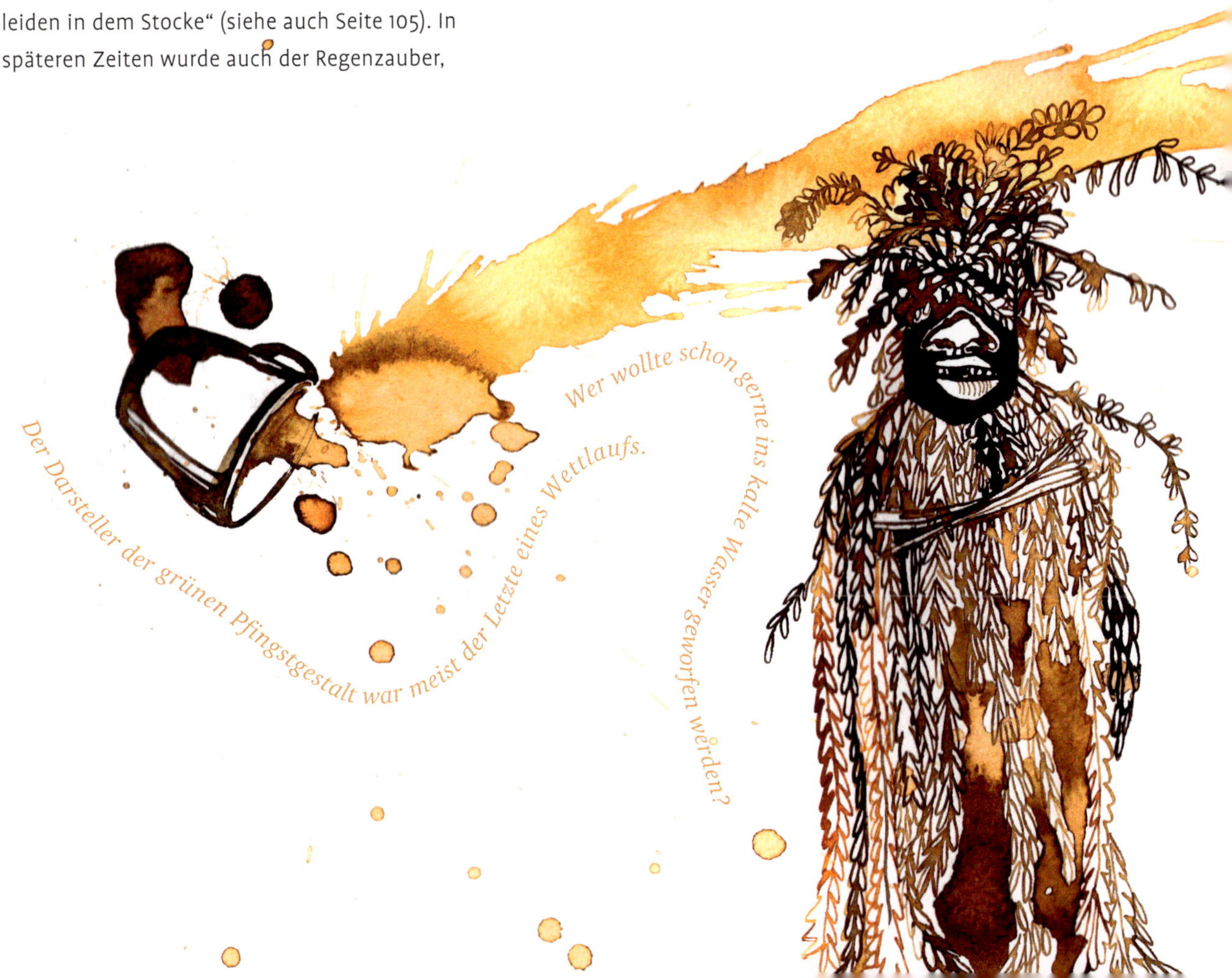
Der Darsteller der grünen Pfingstgestalt war meist der Letzte eines Wettlaufs.
Wer wollte schon gerne ins kalte Wasser geworfen werden?

# Rituale für Frühlingsmitte und Mai

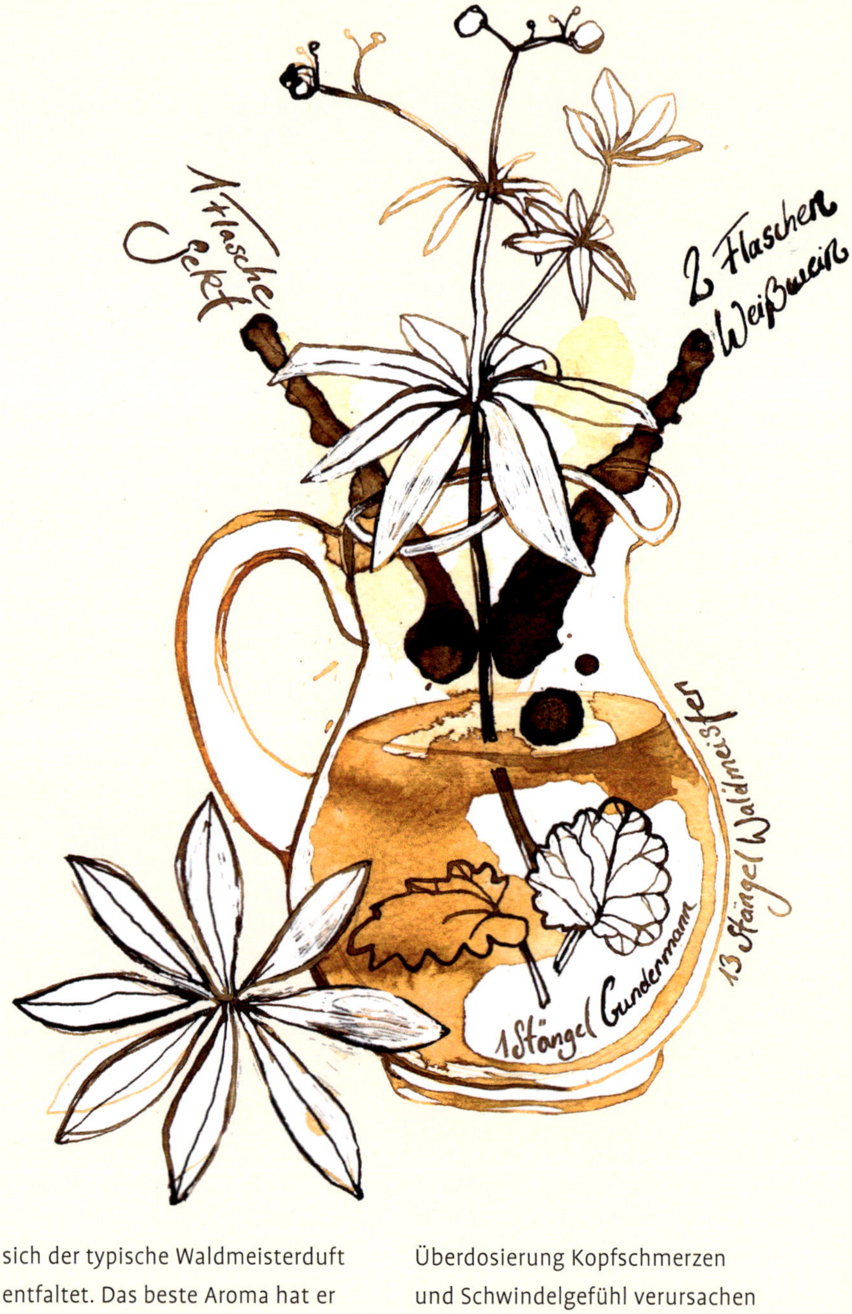
1 Flasche Sekt
2 Flaschen Weißwein
13 Stängel Waldmeister
1 Stängel Gundermann

Mit den ausgelassenen Maitanzfesten begrüßten unsere Vorfahren den Frühling. Dabei spielten auch berauschende Getränke eine Rolle. Das kultische Festgetränk Mittel- und Nordeuropas war ursprünglich Bier. Mit der Ankunft der Römer wurde im 2. Jahrhundert n. Chr. in den Rheinlanden der Wein heimisch und ersetzte vielerorts den „Maibock“. Wein hatte im südlichen Europa schon eine alte Tradition bei Tanzfesten, denn er war dem ekstatischen Gott Dionysos (röm. Bacchus) geweiht. Der traditionelle Maiwein wurde mit einer Vielzahl von Kräutern gewürzt, wobei Waldmeister, Schafgarbe und Gundermann eine besondere Rolle spielten. Die älteste schriftliche Erwähnung stammt aus dem Jahr 854 aus einem Benediktinerkloster.

Nutzen Sie das unten stehende Rezept in der Walpurgisnacht, dem Tanzfest der Hexen. Den Waldmeister, eine typische Waldpflanze, sammeln Sie am besten frisch, vielleicht sogar zu magischer Stunde vor Sonnenaufgang? Lassen Sie ihn einige Stunden anwelken, damit sich der typische Waldmeisterduft entfaltet. Das beste Aroma hat er zu Beginn der Blüte. Waldmeister enthält Cumarin, weshalb er bei Überdosierung Kopfschmerzen und Schwindelgefühl verursachen kann. Richtig dosiert wirkt er leicht euphorisierend.

## Waldmeisterbowle

ZUTATEN:

2 Flaschen gekühlter, trockener Weißwein (je 0,75 Liter)
13 Stängel Waldmeister
1 Stängel Gundermann
1 Flasche Sekt

SO WIRD'S GEMACHT:

- Den angewelkten Waldmeister und Gundermann in ein Gefäß geben und mit dem Wein übergießen, dann den Bowleansatz für eine Stunde kalt stellen.

- Anschließend die Kräuter entfernen, den Ansatz mit kaltem Sekt aufgießen und servieren.

Für eine alkoholfreie Variante können Sie den Wein durch Apfelsaft und den Sekt durch spritziges Mineralwasser ersetzen. Sehr gut passt auch ein Schuss Zitronensaft.

## Baummeditation

Bei vielen alten Ritualen des Mai- und Pfingstbrauchtums geht es um das Ergrünen der Natur und den endgültigen Sieg über den Winter. Gerade im Mai kann man die Grünkraft der Vegetation förmlich spüren, was sich in der Redewendung „die Natur explodiert" niedergeschlagen hat. Für die Menschen früherer Zeiten war dies ein Wunder, das mit fröhlichen Festen gefeiert wurde. Vor allem den Bäumen brachte man Achtung und Respekt entgegen. Da sie als beseelte Wesen galten, war es durchaus üblich, bei ihnen Sorgen und Krankheiten abzuladen und von ihrer Kraft zu schöpfen.
Probieren Sie es doch einmal aus, mit einem Baum in Verbindung zu treten. Suchen Sie sich einen Baum, der Ihnen gefällt oder von dem Sie sich angezogen fühlen. Vielleicht gibt es ja in Ihrer Gegend einen jener uralten Baumriesen, die schon Jahrhunderte auf dem Buckel haben.

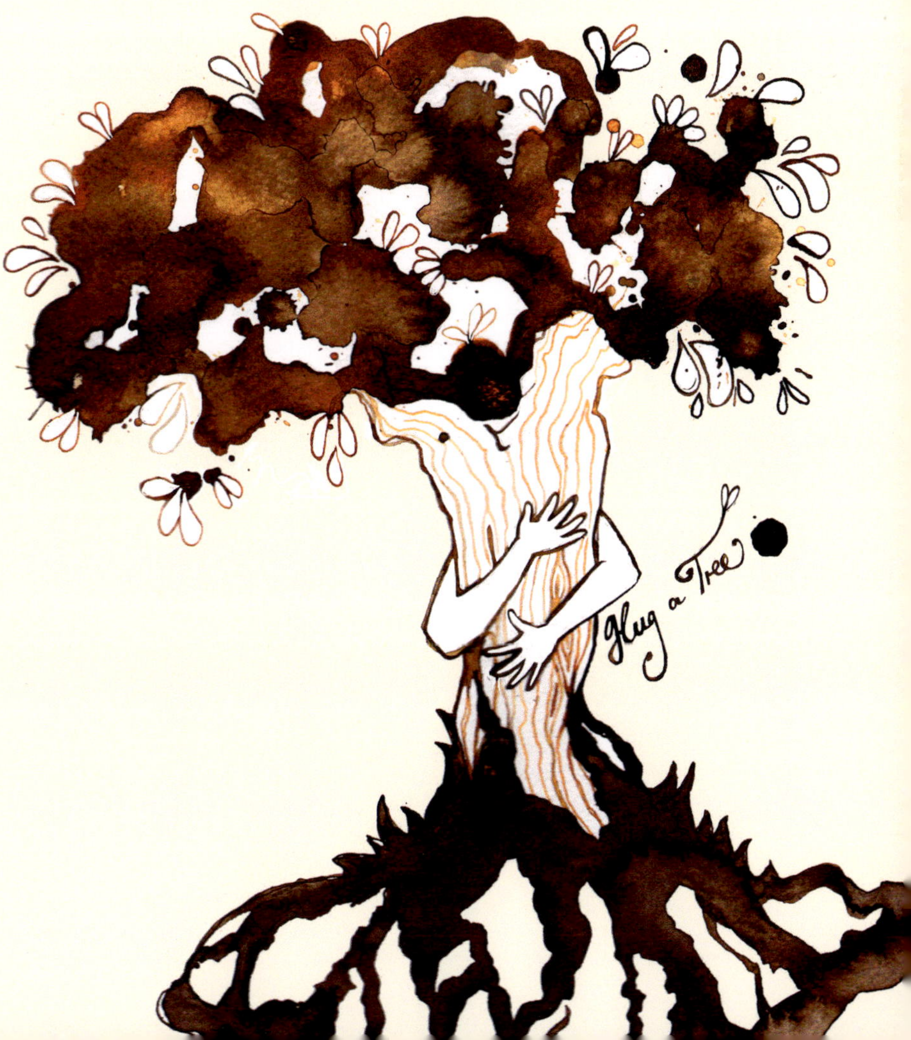

ZUTATEN:

*etwas Zeit,*
*eine halbe Stunde sollte*
*es mindestens sein*

SO WIRD'S GEMACHT:

- Setzen Sie sich unter den Baum und berühren Sie ihn oder lehnen sich an seinen Stamm oder umarmen ihn. Letzteres ist vielleicht nicht an jedem Ort ratsam, da es bei einigen Mitmenschen bestimmt großes Erstaunen auslösen wird.

- Atmen Sie nun tief ein und lassen Sie beim Ausatmen alle Sorgen und Ängste entweichen. Sie spüren die Energie, die Kraft und den Schutz des Baumes. Sein Energiefeld hüllt Sie ein und eine innere Ruhe breitet sich in Ihnen aus. Ein Baum ist ein kleiner Kosmos; in diesem Moment sind Sie ein Teil davon. Nehmen Sie alle Eindrücke in sich auf, das Blätterrauschen, den Vogelgesang, das Bienensummen, die krabbelnden Insekten, die Blütendüfte, den Saftstrom unter der Rinde.

Vielleicht gelingt es Baumseele und Menschenseele, sich bei dieser Meditation zu berühren. *In solchen Momenten haben wir Zugang zu unserer steinzeitlichen Intuition.* Dann kann es durchaus zu erstaunlichen Erkenntnissen und Emotionen kommen. Aber auch ohne die Erfahrung einer geistigen Verbindung zum Baum werden Sie gestärkt und ausgeruht nach Hause gehen.

Vergessen Sie nicht die alte Tradition des „Gebens und Nehmens" und bedanken Sie sich bei dem Baum (siehe Seite 110).

## Holunderküchle

In vielen Gegenden blüht der Holunder schon im Mai. So kommen wir oft schon an Pfingsten in den Genuss einer alten Kultspeise, die ursprünglich ihren Platz bei den Sonnwendfeiern hatte. Früher glaubte man, wer an Johanni Hollerküchle aß, war ein ganzes Jahr lang vor Krankheiten geschützt. Gehen wir davon aus, dass die weißen Blüten des sagenumwobenen Kraftbaumes auch schon vor der Sonnwende ihre Zauberwirkung entfalten.

ZUTATEN:

*12 frische, gerade*
*aufgeblühte*
*Holunderblütendolden*

FÜR DEN TEIG:

*350 ml Milch*
*3 Eier*
*200 g Dinkelmehl*
*2 EL Honig*
*1 Prise Salz*
*Öl zum Ausbacken*

SO WIRD'S GEMACHT:

- Eier trennen, dann Mehl, Milch, Eigelb, Honig und Salz zusammengeben und verrühren.

- Das Eiweiß steif schlagen und unterheben.

- Die Blütendolden am Stiel in den Teig tauchen und in der Pfanne oder Friteuse goldbraun backen. Abtropfen lassen und mit Puderzucker oder Zimtzucker bestäuben und mit Schlagsahne servieren.

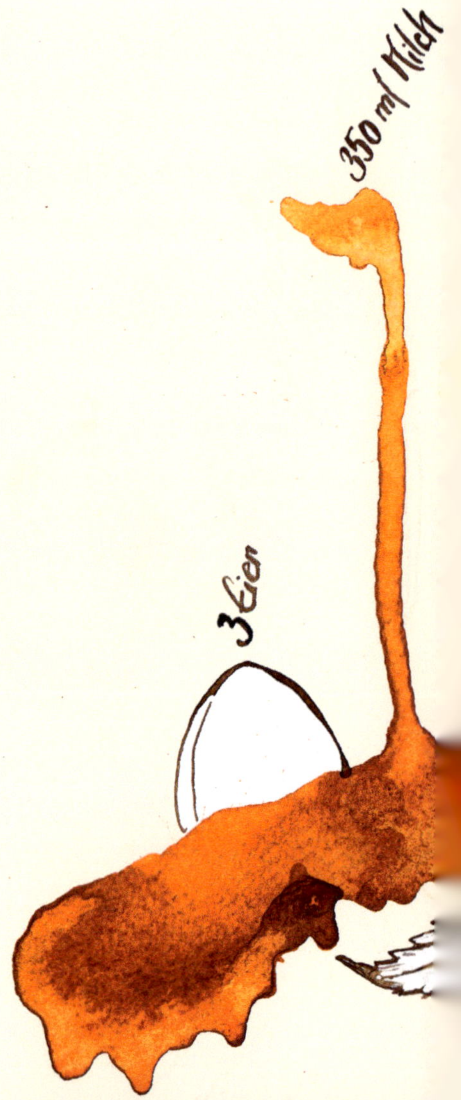

*Sie können die abgezupften Blüten auch unter den Teig mischen und daraus ganz normale Pfannkuchen backen.*

**MÖGLICHE NEBENWIRKUNGEN FÜR PAARE:**
Sie sollten nicht vergessen, dass der Holunder nicht nur in dem Ruf stand, die Liebeslust zu entfachen, sondern auch als Kinderbaum galt, der reichen Kindersegen versprach (siehe Seite 31).

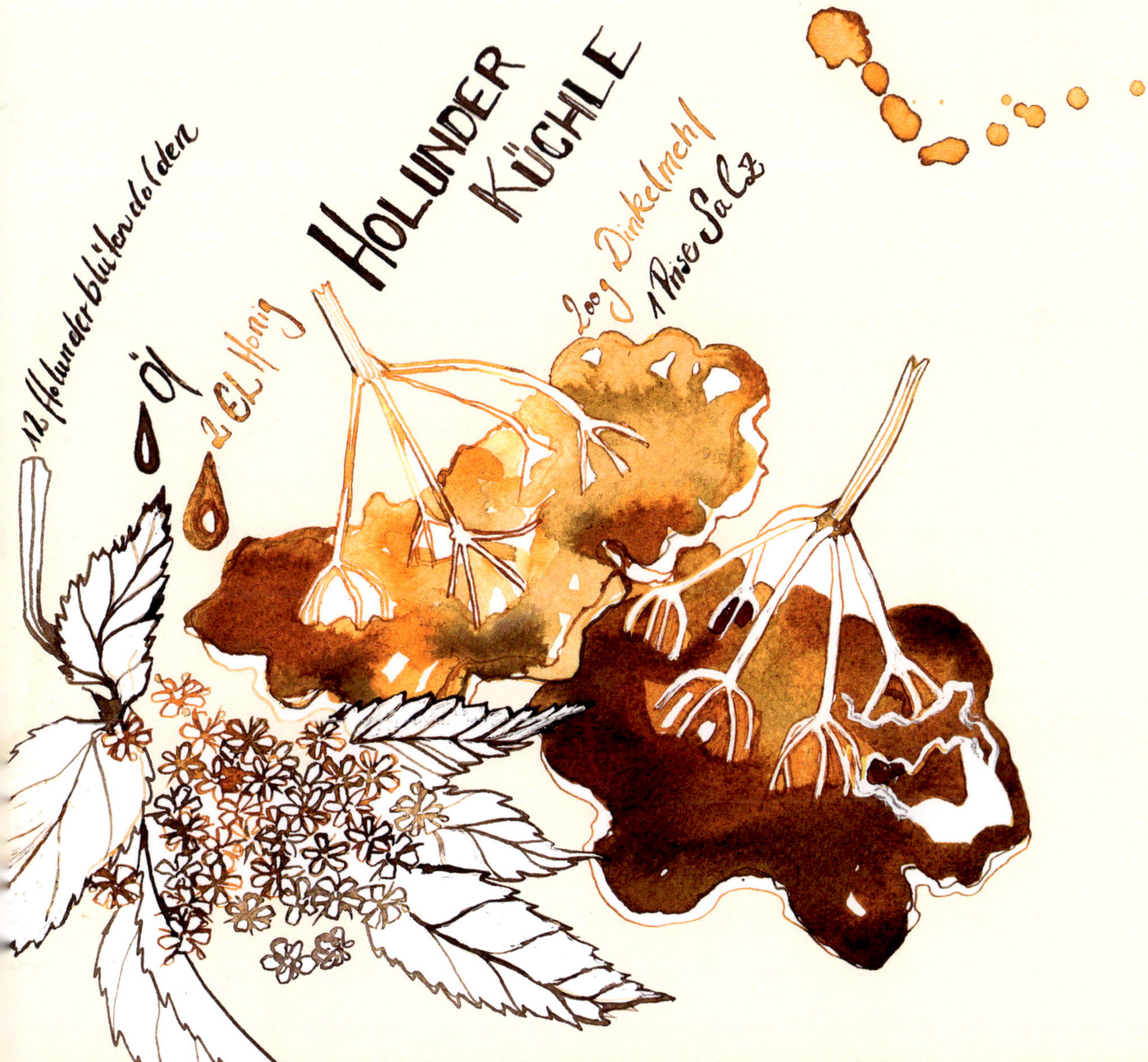
12 Holunderblütendolden
Öl
2 EL Honig
HOLUNDER KÜCHLE
200 g Dinkelmehl
1 Prise Salz

# Sommersonnwende: Sonnenkraft am Höhepunkt

*Das Jahr erreicht zur Sommersonnwende seinen Höhepunkt, sie markiert den längsten Tag und die kürzeste Nacht. Doch gleichzeitig kündigt sich kaum merklich die Wende an: Die Sonne wird nun von Tag zu Tag schwächer. Die Vegetation blüht und fruchtet langsam ihrem Niedergang entgegen. Das Sonnenrad dreht sich in Richtung Winter.*

## Fronleichnam: der Sommer wird begrüßt

Fronleichnam liegt immer auf einem Donnerstag zwischen dem 21. Mai und dem 24. Juni, womit er schon in den sommerlichen Festkreis gehört. Das Fronleichnamfest wird als Fest des Leibes Christi bezeichnet. Es wurde im Jahr 1264 eingeführt, aufgrund einer Vision der Nonne Juliane von Lüttich. Seinen besonderen Charakter erhält Fronleichnam durch die feierliche Prozession. In Gestalt einer Hostie wurde der Leib Christi durch Dorf und Felder getragen und segnete dabei Menschen, Vieh und Vegetation. Die Teilnehmer trugen Fahnen und Heiligenfiguren. Die Wegränder waren durch Maien, meist Birkenzweige, geschmückt und überall standen blumenumkränzte Altäre. Auf die Prozessionswege legte man kunstvolle Blumen- und Grasteppiche, wie es noch heute in einigen katholischen Orten üblich ist. Gerne nahm man Pfingstrosen, die deshalb auch den Volksnamen „Antlaßrosen“ trugen. Der Name „Antlaß“ kommt von Ablass oder Nachlass. Am Antlaßtag wurden Büßer von ihren Sünden losgesprochen und wieder in die Gemeinschaft der Kirche aufgenommen. Den großen Pomp der Prozessionen kritisierte Martin Luther, der Fronleichnam als „allerschändlichstes Jahresfest“ bezeichnete. Vielleicht konnte man sich damals noch erinnern, dass beim Kult der Göttinnen Nerthus und Holla ähnliche Flurumzüge üblich waren. *Flurprozessionen, bei denen Götterbilder feierlich durch die Stadt und über die Felder getragen oder gefahren wurden, sind ein uralter heidnischer Brauch.*

In Bayern hieß Fronleichnam Prangertag, weil die Mädchen für den Festtag neue Kleider bekamen, womit sie prangen, also auffallen konnten. Sie schmückten sich mit Kränzen, den sogenannten Pranger- oder Antlaßkränzen. Die darin enthaltenen Kräuter sollten dem Haushalt Segen und seinen Mitgliedern Gesundheit bringen. Häufig nahm man Quendel, aber auch Gänseblümchen und Weinraute wurden eingeflochten. In manchen Orten verwendete man für die Kränzchen Mauerpfeffer (*Sedum acre*), ein Kraut, das für seine Blitzabwehr berühmt war. Dementsprechend wurden die aufbewahrten Kränzchen bei Gewittergefahr im Herdfeuer verbrannt. Hierbei offenbart sich wiederum die Verbindung zum Donnerstag, dem Tag des Gewittergottes Donar! Manche Kräuter galten am Fronleichnamstag als besonders zauberkräftig. Dazu gehörten das vierblättrige Kleeblatt und die Kornblume. Mit dem vor Sonnenaufgang gefundenen und bei der Fronleichnamsprozession mitgeführten Kleeblatt konnte man alle Hexen des Dorfes erkennen. Die am Fronleichnamstag mit Wurzel geerntete Kornblume sollte das Nasenbluten stillen, sobald man sie einige Zeit in der Hand hielt.

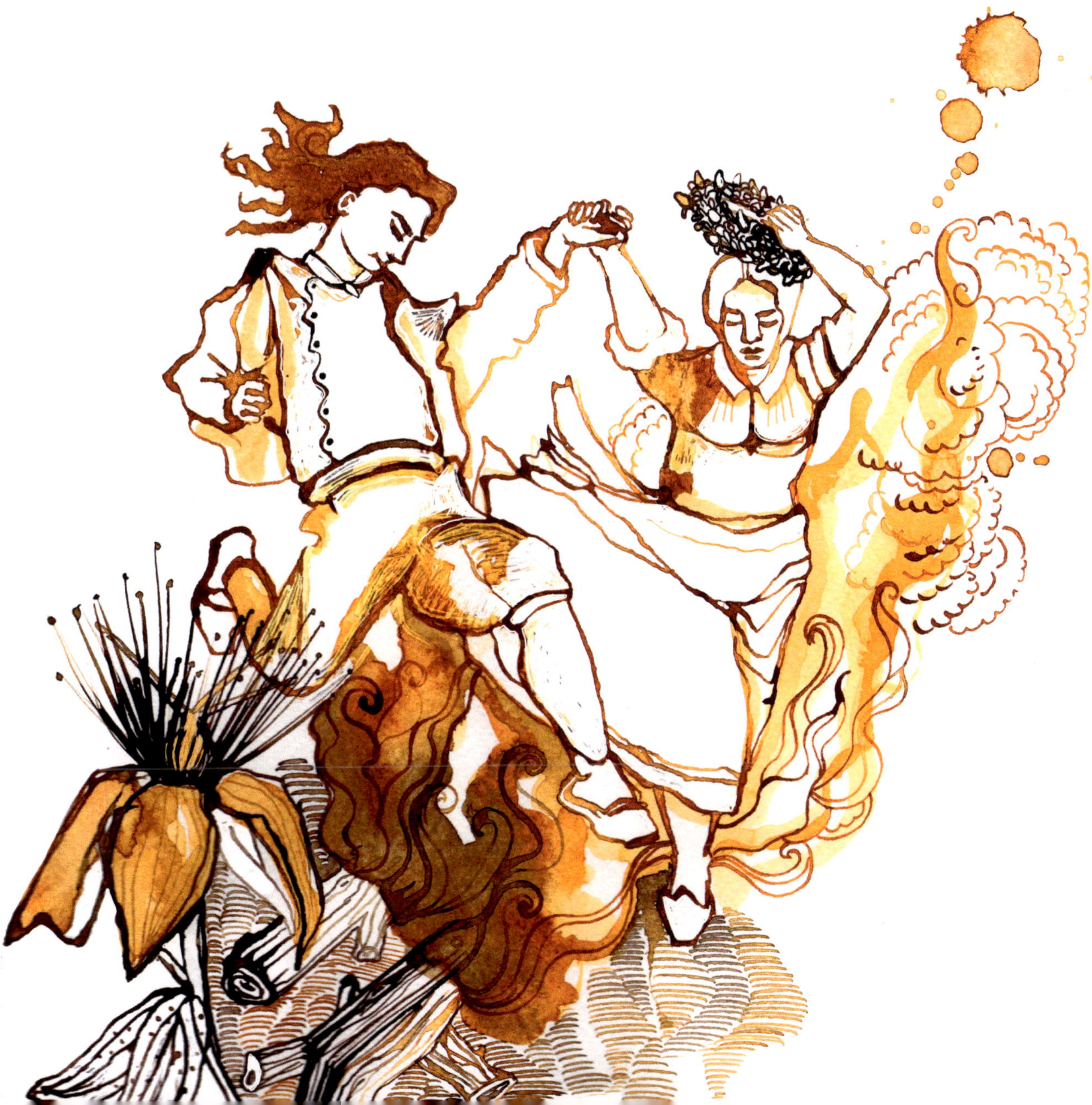

## Sommersonnwende: das Rad dreht Richtung Winter

In der Bilderwelt unserer Vorfahren offenbarte sich die langsam abnehmende Sonnenkraft als die große Erdmutter, die alles Leben aussandte und wieder in ihren Schoß zurückholte. Sie ließ ihre Vegetationskinder und ihren Sonnengeliebten Stück für Stück absterben. *In ganz alten Mythen werden die abnehmende Sonnenkraft und das Dahinwelken der Vegetation durch die Zerstückelung einer Gottheit dargestellt:* Eine Göttin oder ein Gott starben dann im Herbst den Opfertod. Das war symbolisch zu verstehen: Die Sonnenkraft und die Vegetation sterben nach und nach ab, werden aber wiedergeboren, indem die Große Göttin alles Zerstückelte wieder zusammensetzt und zu neuem Leben erweckt. Hinter diesem Drama verbarg sich nicht nur der Wechsel von Sommer zu Winter und die Wiederkunft des Frühlings, sondern auch das menschliche Mysterium von Sterben, Tod und Wiedergeburt.

## Johanni überlagert das heidnische Fest

Die Sonnwendfeiern lagen um den 21. Juni herum und dauerten meist mehrere Tage. Nach der Bekehrung der Bevölkerung führte die Kirche zunächst einen erfolglosen Kampf gegen die heidnische Sommersonnwende. Schließlich wurde das Geburtsfest Johannes des Täufers in die Sonnwendzeit gelegt, und zwar auf den 24. Juni. Das uralte Fest bekam nun eine christliche Deutung und ein Großteil der alten Bräuche wurde auf Johanni übertragen. Aus Sonnwende und Mittsommer wurde Johanni. Man sprach fortan auch von Johannisfeuer, Johanniskraut und Johannisbeeren. Die Geburt des Bußpredigers Johannes liegt im Jahresrad der Geburt Christi gegenüber, so wie einst das Mittsommerfest dem Julfest gegenüberstand. Seine biblische Aussage „Er (Christus) muss wachsen, ich aber muss abnehmen“ versinnbildlicht das Abnehmen des Sonnenlichts.
Da in den alten vorchristlichen Mythen Enthauptungs- und Zerstückelungsvorstellungen zum Sonnwendkult gehörten, passte der von Herodes enthauptete Johannes sehr gut in diese Zeit des Jahres. Die Enthauptung fiel im Kirchenkalender auf den 29. August. Sein Sterben stimmte so mit dem herbstlichen Opfertod vieler Vegetationsgottheiten, wie Adonis, Baldur, Dionysos oder Osiris, überein. So konnte er leicht in das alte Brauchtum eingegliedert werden.
Bei einigen angelsächsischen Stämmen hieß das Mittsommerfest Litha. Mit diesem Namen wurden die Sommermonate Juni und Juli bezeichnet. Historische Hinweise auf eine Göttin dieses Namens gibt es aber nicht. In der germanischen Mythologie ist der Lichtgott Balder/Baldur mit der Sommersonnwende verbunden. Als sterbender Vegetationsgott wird er zur Wintersonnwende wiederauferstehen. Mit seiner Rückkehr aus der Unterwelt sollte wieder Gerechtigkeit in der Welt herrschen. Seine Geburt und sein Tod repräsentierten den Kreislauf der Vegetation.

## Johannisfeuer: Kraft für die Sonne

Bei allen Jahreskreisfesten drehte sich der Kult um die immer gleichen Elemente. Es ging um den reibungslosen Übergang in einen neuen Jahresabschnitt, um die Fruchtbarkeit des Landes und die Verehrung der Ahnen. Zu den wichtigsten Begleitritualen der Jahreskreisfeste gehörten Feuer, Tanz, Opfer, Wasser sowie Schutz- und Heilkräuter.

Mit mächtigen Feuern feierte man die Sonnwende. *Auf Bergen und Hügeln wurden große Holzstöße aufgeschichtet und entzündet.* Jeder Haushalt, dem an einer guten Ernte gelegen war, steuerte Holz bei. Oft waren Kinder damit beauftragt, es unter Absingen von Heischeliedern zu erbetteln. Am besten war es, wenn sich das Feuerholz aus dreierlei, siebenerlei oder neunerlei Holzarten zusammensetzte. Am Vorabend des Johannistages, sobald die Sonne am Horizont verschwunden war, wurde das Mittsommerfeuer entzündet. Mit seiner Hilfe wollte man die abnehmende Sonne für ihren beschwerlichen Kampf gegen den Winter stärken. Außerdem sollten die Flammen die Luft reinigen, böse Geister verscheuchen und eine gute Ernte sichern. Auch das Vieh wurde am reinigenden Feuer vorbeigetrieben, als Schutz gegen Krankheiten. Die Kohlenreste des heiligen Feuers verteilte man auf den Feldern. Auch andere Feuerrituale, wie Scheibenschlagen und Fackelläufe, sollten die Sonnenkraft stärken und die Felder fruchtbar machen.

## Der ekstatische Feuertanz

Die Feuer wurden umtanzt und übersprungen. Der Segen bringende Feuersprung symbolisierte den Wechsel in einen neuen Abschnitt im Jahreslauf. Es war auch ein Fruchtbarkeits- und Reinigungsritus. Man reinigte sich von Unglück und Krankheit und sicherte sich Gesundheit für das ganze Jahr. Auch die Höhe des Sprunges war entscheidend für die Wuchshöhe von Korn, Hanf oder Flachs. „Flachs, Flachs, werde lang!", rief man beim Sprung. Wer den Sprung über das Feuer versäumte, dessen Ernte würde wohl missraten. Oft wurde das Feuer auch paarweise übersprungen. *Liebespaare sprangen Hand in Hand und schworen dabei Liebesschwüre.*

Der Sonnwendtanz wurde vielerorts auch Veitstanz genannt. Damit gemeint war ein ekstatischer Tanz, bei dem die teilweise berauschten Tänzer wild zuckend alle Glieder von sich warfen und schließlich erschöpft zusammenbrachen. Möglicherweise steht diese im Mittelalter häufig überlieferte Tanzwut auch in Verbindung mit der Einnahme psychedelischer Pflanzen. Der Tanz hat seinen Namen von dem christlichen Märtyrer St. Veit, dem Schutzpatron der Tanzwütigen und Epileptiker; er soll im Jahr 304 in siedendem Öl zu Tode gefoltert worden sein. Das Fest Sankt Veit fiel auf den 15. Juni und war vielerorts der Beginn der Sonnwendfeiern. Durch den ungenauen Julianischen Kalender galt er einige Zeit als längster Tag des Jahres. Alte Sprüche wie „Nach Veit ändert sich die Zeit, sie geht auf die andere Seit" oder „Hier mag die Sunn (Sonne) nit höher" erinnern daran.

Die Tanzfeste waren offenbar sehr freizügig. Überlieferungen deuten darauf hin, dass die Tänzer in vorchristlicher Zeit nackt waren. Der heilige Eligius soll im 7. Jahrhundert gegen die heidnischen Tänze gewettert haben: „Kein Christ feiert die Sonnwende mit Tänzen oder Sprüngen oder teuflischen Gesängen am Fest des Heiligen Johannes oder am Festtag eines anderen Heiligen." Die Tanzlust war aus Sicht der Kirche schlimmstes Heidentum. Schon der heilige Augustinus (354–430) sagte: „Der Tanz ist ein Kreis, dessen Mittelpunkt der Teufel bildet, und jeder Sprung, der dabei gemacht wird, ist ein Schritt zum Teufel in die unterste Hölle." Die ausgelassenen Tänze, deren erotische Anteile den Dorfgeistlichen missfielen, waren vermutlich der Anlass für die schaurigen Geschichten über die Hexen, die sich zur Sonnwende oder an Johanni zum Tanze versammelten. Viel Schaden konnten sie wohl nicht anrichten, da schließlich an jedem Haus Büschel von abwehrenden Johanniskräutern hingen.

## Das reinigende Feueropfer

Im lodernden Sonnwendfeuer wurden Opfer dargebracht. Meist waren es Kränze oder Büschel aus verschiedenen Kräutern. Der aufsteigende Sonnwendrauch sollte die Wünsche davontragen, die Atmosphäre reinigen und die Felder segnen. Der Rauch der Johanniskräuter sollte gegen Blitz und Donner schützen und Stürme beschwichtigen. Beim Feuersprung und beim Tanzen trug man einen Sonnwendgürtel, geflochten aus Johanniskräutern wie Beifuß, Johanniskraut oder Eisenkraut. *Am Ende des Festes wurden die Kräuter ins Feuer geworfen, damit zusammen mit ihnen das Unglück verbrenne.* So meinte man sich aller Krankheiten entledigen zu können. Man rief beim Hineinwerfen zum Beispiel: „Keine Beule an meinem Leib, kein Bruch an meinem Fuß!"
Der Schriftsteller Sebastian Franck (1499–1543) schrieb über die Sitten der Franken sinngemäß: „Am St. Johannistag machen sie ein Sonnwendfeuer / tragen auch an diesem Tag besondere Kränze / weiß nicht aus welchem Aberglauben / von Beifuß und Eisenkraut gemacht / und fast jeder hat ein blaues Kraut / Rittersporn genannt / in der Hand / wer dadurch in das Feuer schaut / dem tut das ganze Jahr kein Auge weh / so der Aberglaube / wer vom Feuer jetzt nach Hause gehen will / der wirft sein Kraut ins Feuer und spricht / es geh hinweg und werde verbrannt mit diesem Kraut all mein Unglück."

## Die geheimnisvollen Johanniskräuter

Die Sommersonnwende galt als bester Zeitpunkt für das Sammeln von Kräutern. Die Pflanzenwelt befindet sich in üppiger Entfaltung, die Kraft der Kräuter erreicht ihren Höhepunkt. Man glaubte, viele Kräuter würden erst dadurch heil- oder zauberkräftig, dass man sie am Johannistag sammelte. Interessanterweise unterschied sich der Sonnwendtag bezüglich der Erntezeiten sehr von den anderen Kulttagen, wo meist „vor Sonnenaufgang" gesammelt wurde. Am Tag mitten im Sommer bevorzugte man die Mittagsstunde (11–12 Uhr) oder alternativ die Mitternachtsstunde (23–24 Uhr). Gemeint war allerdings die Mitternachtsstunde des Vorabends, also des 23. Juli, da die vorangehende Johannisnacht nach alter Auffassung zum Johannistag gehörte.
Jene Kräuter, die traditionell zur Sonnwendzeit gesammelt wurden, nannte man Johanniskräuter. Die sie sammelnden Frauen hießen Johannisweiblein. Je nach Region variierten die Kräuter, aber einige Arten zählten fast immer dazu, neben dem Echten Johanniskraut zum Beispiel Arnika, Beifuß, Wiesenmargerite, Eisenkraut, Holunder, Quendel und Kamille.
Am Vorabend vor Johanni band man aus den Johanniskräutern Sonnwendbüschel. Neben den genannten Kräutern fanden sich darin auch Hasel- und Eichenzweige, Klee, Gänseblümchen, Schafgarbe, Klatschmohn, Kornblume, Rittersporn sowie Glockenblumen und Wiesenknopf. Am besten nahm man sieben oder neun verschiedene Kräuter. Sie wurden in Haus oder Stall aufgehängt, um Krankheiten und Hexen fernzuhalten. Gegen Brand und Gewitter warf man sie auf Hausdächer oder opferte sie im Johannisfeuer. Manchmal wurden die Büschel nur kurz in die Flammen gehalten und dann für Heilzwecke aufbewahrt. *Das Sonnwendfeuer stand nämlich in dem Ruf, die Heilkraft zu steigern.* Das Kirchenkonzil von Ferrara (1612) verurteilte das Sammeln von Kräutern in der Johannisnacht, so dass dieser Brauch nach und nach in Vergessenheit geriet. Teile davon verlagerten sich auf Maria Himmelfahrt.

## Die Zauberkräuter der Sommersonnwende

Die meisten Sonnwendkräuter waren klassische Gewitterabwehrpflanzen, allen voran das Echte Johanniskraut (siehe Seite 190). Johanniskraut wurde aber auch genutzt, um das kranke Vieh zu heilen. Es wurde am Johannistag in der Mittagsstunde gepflückt, zwischen zwei Brotschnitten gelegt und dann verfüttert.

Arnika, auch Sonnwendblümel genannt, diente vor allem zum Schutz des Getreides. Am Johannisabend wurden in die Ecken der Felder blühende Arnikastängel gesteckt. Man glaubte dadurch Hexen und Korndämonen fernzuhalten. Der „Bilmesschnitter“ oder „Bilwis“ galt ursprünglich als Krankheitsdämon, der mit Geisterpfeilen Krankheiten verbreitete. Im Mittelalter entwickelte er sich zu einem Korndämon, der in manchen Gegenden als wohltätig, in anderen wiederum als schädigend angesehen wurde.

Als schädigender Dämon trug er kleine Sicheln an den Füßen und schnitt damit das Korn ab. Vermutlich besaß der Bilwis einst die positiven Aspekte einer Vegetations- oder Erntegottheit. Im Rahmen der Christianisierung wurde er entthront und dämonisiert.

Aus der Raute (*Ruta graveolens*) konnte man sich am Johannistag ein Amulett gegen den „Blitzstrahl“ fertigen. Dazu wurden die Früchte in ein weißes Tüchlein gebunden. Die Früchte nutzte man auch, um sie Kindern zum Schutz gegen Hexen in die Wiege zu legen.

Ein ganz besonderes Sonnwendkraut war der Beifuß (siehe Seite 226), aus dem man die Sonnwendgürtel flocht. Der Arzt Leonhard Fuchs (1501–1566) schrieb in seinem Kräuterbuch: „Dann sich etlich damit an St. Johanns des Täufers Tag gegürtet haben und darnach in das St. Johannsfeuer geworfen mit Zutun etlicher Sprüche und Reime.“

Das Gänseblümchen konnte am Johannistag ebenfalls Zauberkraft entwickeln. Pflückte man es zwischen 11 und 12 Uhr und trocknete es, konnte man sicher sein, dass sich alle Geschäfte zum eigenen Vorteil entwickelten. Die getrockneten Blüten musste man in Papier gehüllt bei sich tragen.

Aber auch andere Kräuter galten an Johanni als besonders wirksam. So sollte Kümmel, geerntet während des Zwölfuhrläutens, besonders gut gegen Leibschmerzen helfen. Gleiches glaubte man von der Kamille. Grüne Walnüsse und Nussblätter mussten am Johannistag Punkt 12 Uhr mittags gepflückt werden, nur dann besaßen die Johannisnüsse Heilkraft.

Auch Holunderblüten wurden beim Zwölfuhrläuten gepflückt, denn dann waren sie besonders gut für Halsschmerzen. Die daraus hergestellten Hollerküchle (siehe Seite 176) schützten gegen Zahnweh und Fieber. Wer viel von ihnen gegessen hatte, sprang am höchsten über das Johannisfeuer. Das beim Backen zurückgebliebene Backschmalz galt als Universalheilmittel für Wunden und Geschwüre.

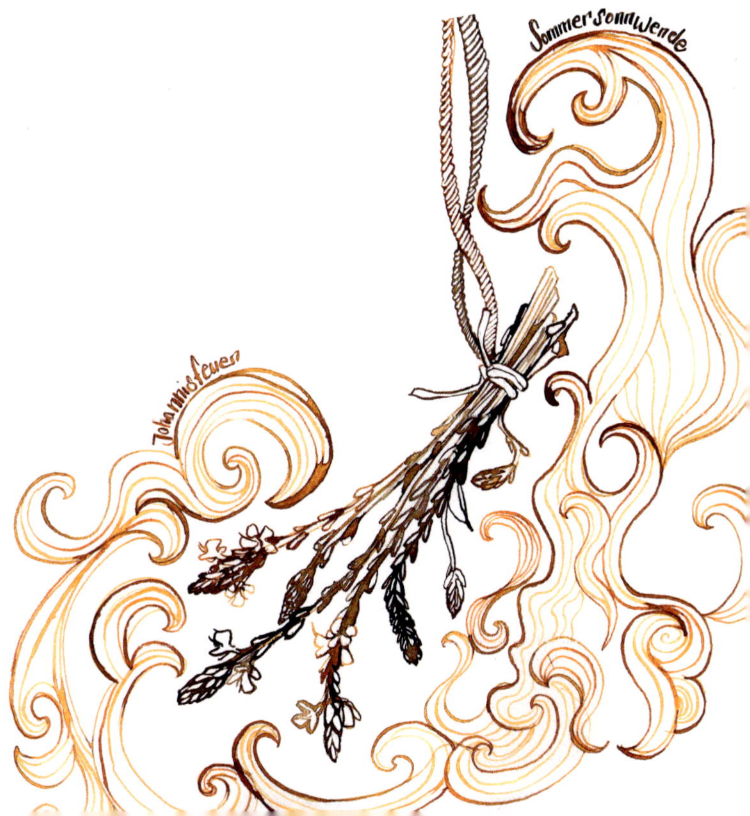

## Geheimnisvoller Farnsamen

Zu den Sonnwendzauberkräutern zählte auch das Farnkraut, das angeblich nur in der Johannisnacht blühte und Samen produzierte. Um den zauberkräftigen „Samen" zu gewinnen, gab es vielfältige Rituale. Mit dem Farnsamen meinte man wahrscheinlich die Sporenhäufchen an der Blattunterseite, denn Farne sind ja keine Blütenpflanzen, die Samen ausbilden. *Das Samenholen in der Johannisnacht war gefährlich, weil dabei der Teufel angerufen werden musste.* Wer trotz aller Gefahren den wundertätigen Farnsamen ergattern konnte, dem winkten Reichtum, Gesundheit und Kraft. Der Samen sollte beim Auffinden von Schätzen helfen, unverwundbar und zudem noch unsichtbar machen. Darüber gibt es eine nette Sage: Ein Mann suchte in der Johannisnacht (zwischen 23 und 24 Uhr) sein verloren gegangenes Fohlen. Dabei fiel ihm unbemerkt Farnsamen in die Schuhe. Nach vergeblicher Suche ging er zurück nach Hause und wunderte sich, dass er von niemandem beachtet wurde. Da sprach er laut: „Das Fohlen habe ich nicht gefunden!" Alle in der Stube Anwesenden erschraken zutiefst und riefen nach ihm, wo er sich versteckt habe. Da merkte er, dass er unsichtbar war, zog sich die Schuhe aus und stäubte den Farnsamen heraus, so dass ihn alle wieder sehen konnten.

## Allerlei Liebeszauber

Im Mittelpunkt der Sommersonnwende stand die Fruchtbarkeit, weshalb das Fest starke erotische Züge trug. Der Fruchtbarkeitskult bezog sich einerseits auf die Felder, auf die man die Asche des Sonnwendfeuers streute, aber auch auf die Fruchtbarkeit der Frauen. Deshalb waren es vor allem unverheiratete Frauen, die sich an den Ritualen beteiligten: Sie wälzten sich nackt im Tau der Sonnwendnacht oder tanzten unbekleidet um den Flachs. So wurde der Bezug zwischen weiblicher Fruchtbarkeit und Fruchtbarkeit der Erde hergestellt. Frauen mit Kinderwunsch gingen in der Sonnwendnacht über eine blühende Blumenwiese und wünschten sich dabei, ein Kind in den Armen zu tragen. Je nach Klima fand bei einigen Völkern zur Sommersonnwende die Heilige Hochzeit statt (siehe Seite 37). Damals war Mittsommer der Zeitpunkt, an dem die Kinder gezeugt wurden. Sie kamen dann im Frühjahr zur Welt, wenn die Entbehrungen des Winters vorüber waren. Entsprechend zahlreich sind die Liebesorakel, die uns zu diesem Tag überliefert sind. Mit einem Kranz aus neunerlei Sommerblumen konnten junge Frauen einen Blick in die Zukunft werfen. Der Kranz musste allerdings schweigend in der Johannisnacht zwischen 23 und 24 Uhr oder am Johannistag zwischen 11 und 12 Uhr mittags gepflückt und zusammengebunden werden. *Nahm man ihn mit ins Bett, träumte man in der Nacht von seinem Zukünftigen.* Oder man warf den Kranz rückwärts in einen Baum. Sooft wie man werfen musste, bis er hängen blieb, so viele Jahre würden bis zur Hochzeit vergehen. Wie wichtig die Magie der Zahlen war, sieht man daran, dass die neunerlei Blumen an neunerlei Plätzen gesammelt werden mussten!

## Viagra aus Orchideen

Einen sehr eindeutigen Zauber bezweckten junge Frauen, wenn sie am Johannistag um 12 Uhr Wurzelknollen von bestimmten Orchideenarten ausgruben. Legte man sie sich unters Kopfkissen, träumte man in dieser Nacht vom Liebsten. Noch wirksamer war es allerdings, wenn man dem Auserwählten daraus einen Liebestrank braute, *denn die hodenähnlichen Wurzeln standen im Ruf, die Liebeslust anzufachen.* Man glaubte, der Genuss der Pflanze bringe den Penis zum Stehen. Der italienische Arzt Mattioli (1501–1577) beschreibt die Wirkung folgendermaßen: „Stendelwurz, die untere weiche Wurzel in gutem Wein trinken oder unter heißer Asche braten, mit weißem Pfeffer bestreuen, stärkt die ehelichen Werke und mehret den geilen Samen." Die alten Volksnamen der Orchideen sprechen eine deutliche Sprache: Geilwurz, Ragwurz, Bocksgeil, Knabenkraut oder Stendelwurz. Dezentere Andeutungen beinhalten die Namen Venusblume und Heiratsblume.

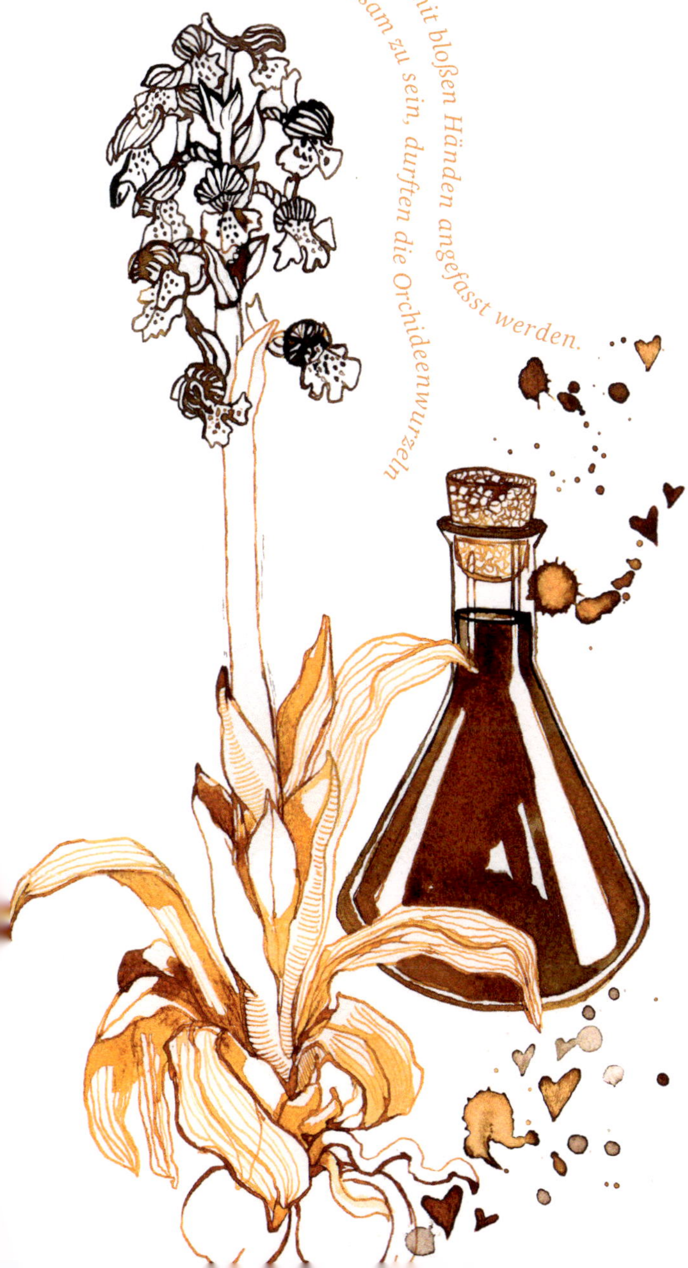
Hände weg! Um wirksam zu sein, durften die Orchideenwurzeln
nicht mit bloßen Händen angefasst werden.

## Peter und Paul

Wie St. Veit (15. Juni) gehörte auch Peter und Paul (29. Juni) zum Kreis der Sonnwendfeiern, an denen ein Feuer entzündet und getanzt wurde. An dem Feiertag der zwei Apostel galten einige Pflanzen als besonders zauberkräftig. So wurden beispielsweise in der Nacht zuvor Eisenkraut- und Wegwartenwurzeln gegraben. Das Eisenkraut fand im Liebeszauber Anwendung, die Wegwartenwurzel konnte sogar Unverwundbarkeit garantieren. An Peter und Paul war außerdem ein günstiger Saattermin für Petersilie. Doch bevor sie aufgehen konnte, vergingen sechs Wochen, da die Saat zuerst nach Rom zu St. Peter reisen musste, um dort die Erlaubnis zum Keimen einzuholen. Damals dauerte die Reise in den Vatikan noch etwas länger als heute; daher die außergewöhnlich lange Keimzeit der Petersilie. Die Nacht zu Peter und Paul zählte neben St. Veit und St. Johannes zu den Freinächten, in denen die gefürchteten Bilmesschnitter unterwegs waren (siehe Seite 183).

# Ritυale für die Sommersonnwende

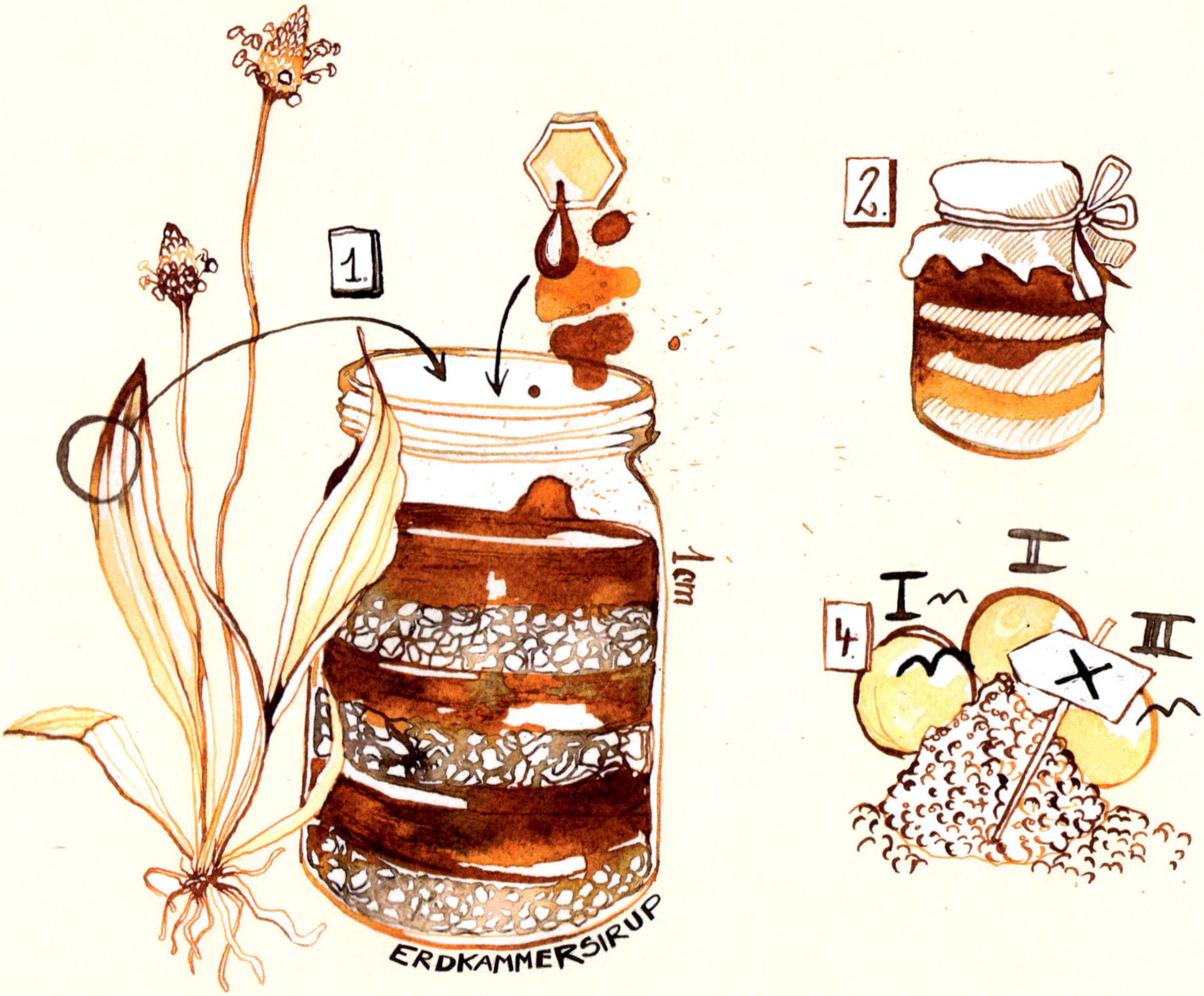


## Magische Heilmittel selbst herstellen

Nicht nur das Sammeln und Ausgraben der Kräuter war von Ritualen begleitet, auch bei der Heilmittelherstellung versuchte man, die Wirkung entsprechend zu verstärken. Am Beispiel zweier traditioneller Heilmittel soll dies veranschaulicht werden. Es handelt sich um Heilpflanzen, die schon in der Jungsteinzeit sehr hoch geschätzt waren: Johanniskraut und Spitzwegerich.

## Spitzwegerichsirup (Erdkammersirup)

Der Spitzwegerich und auch sein großer Bruder der Breitwegerich waren in früherer Zeit sehr wichtige Wundheilpflanzen. Bekannt war aber auch die heilende Wirkung

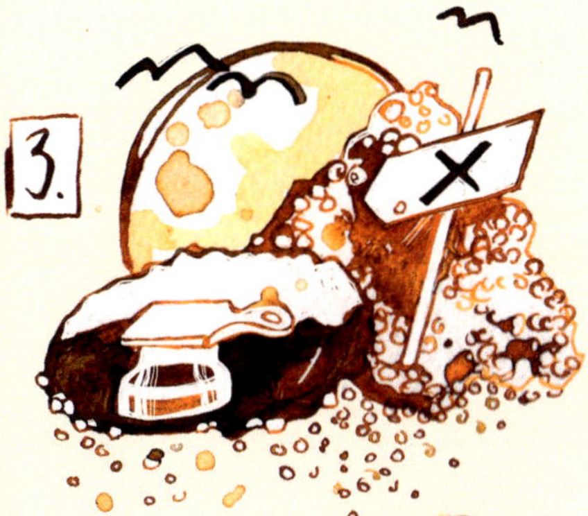


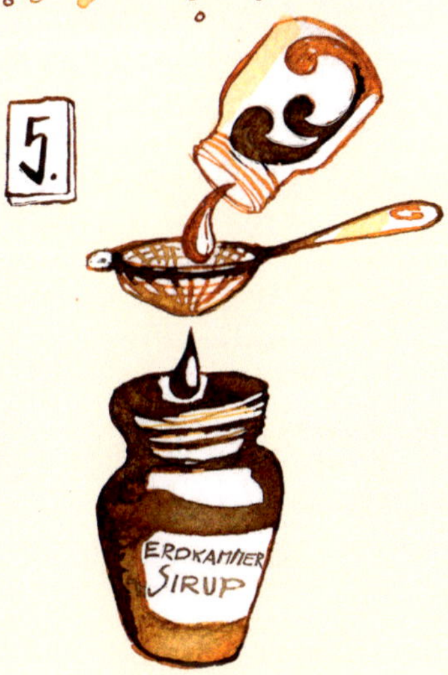


auf die Bronchien. Das Heilmittel, das wir daraus herstellen können, bezieht seine magischen Kräfte nicht aus der Sonne, sondern aus der Erde. *In früheren Zeiten wurden Arzneien häufig in der Erde vergraben, um ihre Wirkung zu steigern.*

Warum der Erde diese Kraft zugesprochen wurde, ist leicht erklärt: Bei unseren Vorfahren wurde sie als Göttin angesehen, die alles Leben gebiert. Ihr Schoß war Segen spendend und alles, was in ihr ruhte, nahm ihre unermessliche Kraft in sich auf. Deshalb legte man früher nach der Geburt auch die Kinder auf die „Erdmutter", damit deren Kraft auf das junge Leben überströmte. Die Erdkräfte können Sie für ein altes Hustensiruprezept nutzen, den Erdkammersirup.

### ZUTATEN:

*Flüssiger Honig*
*Frische Spitzwegerichblätter*
*1 Einmachglas mit Deckel*

### SO WIRD'S GEMACHT:

- Die klein geschnittenen Blätter des frischen Spitzwegerichs schichtweise im Wechsel mit Honig in das Glas füllen. Die Schichten sollten jeweils etwa 1 cm hoch sein.
- Den Vorgang so lange wiederholen, bis das Glas auf zwei Fingerbreit unter dem Rand gefüllt ist. Die oberste Schicht sollte Honig sein. Dann verschließen Sie das Glas und binden zur Vorsicht über den Deckel noch ein Pergamentpapier.
- Nun das Glas in ein 50 cm tiefes Erdloch stellen und auf den Deckel ein kleines Holzbrett legen. Dann das Loch vorsichtig mit Erde auffüllen und die Stelle markieren. Noch mehr Magie gefällig? Vollführen Sie das Ritual in einer Vollmondnacht in der Nähe der Sommersonnwende.
- Drei Vollmonde sollen ihre Mondkräfte in die Erde schicken, dann können Sie den Sirup ausgraben.
- Durch ein Sieb abfiltrieren und abfüllen. Bei Husten nehmen Sie ihn teelöffelweise ein oder rühren ihn unter den Hustentee.

*Nehmen Sie zusätzlich zum Spitzwegerich noch etwas Quendel, das steigert die Heilkraft des Sirups noch. Wenn Sie auf Magie verzichten wollen, stellen Sie das Glas zum Ausziehen einfach in den kühlen Keller.*

## Johanniskrautöl

Johanniskraut war schon in der Antike eine wichtige Pflanze für die Wundversorgung. Das daraus hergestellte „Rotöl" ist wundheilend und entzündungshemmend. Die Pflanze hat als Sonnwendkraut eine besondere Beziehung zur Sonne, ihre leuchtend gelben Blüten vermitteln den Eindruck kleiner Sonnen. Deshalb wundert es nicht, dass man schon vor Jahrhunderten ein Heilmittel daraus herstellte, das die Kraft der Sonne in sich trug. Die Sonne wirkte jedoch nicht nur durch die Blüten der Pflanze, sie wurde auch eingesetzt, um das Heilmittel durch ihre Wärme zu veredeln.

### Zutaten:

*0,5 Liter bestes Olivenöl*
*80 g frisches Johanniskraut*
*1 braunes Glas mit weitem Hals*

### So wird's gemacht:

- Ernten Sie das Johanniskraut zur Zeit der Sommersonnwende an einem sonnigen Tag in der Mittagsstunde. Sie benötigen den oberen Blühhorizont mit Blättern und Blüten. Am besten ist es, wenn ein großer Teil der Blüten schon abgeblüht ist und die grünen Samenkapseln sichtbar sind. In ihnen sitzt nämlich ein besonders wichtiger Wirkstoff. Was man erst in neueren Studien festgestellt hat, wussten interessanterweise auch schon unsere Vorfahren, denn sie verwendeten immer auch die zerstoßenen Samenhülsen!

- Die frisch geernteten Blätter, Blüten und Samenkapseln klein schneiden, in das Glas geben und mit Öl übergießen, bis alles gut bedeckt ist.

- Das Glas mit einer Baumwollkompresse verschließen, damit ein Teil des in den Kräutern befindlichen Wassers verdunsten kann, dann drei Tage lang der direkten Sonnenstrahlung aussetzen.

- Stellen Sie das Glas danach für sechs weitere Tage an einen warmen, halbschattigen Platz. Bei Regen und über Nacht holen Sie es selbstverständlich ins Haus. Nach drei mal drei (= neun) Tagen ist der Auszug fertig und kann durch ein feines Sieb abgefiltert werden.

Mithilfe der magischen Drei haben wir nun ein hochwirksames Sonnenheilmittel hergestellt. Nicht nur „Magie" kam dabei zum Einsatz, sondern auch modernes Wissen. Man hat nämlich festgestellt, dass lange Auszugszeiten in der Sonne der Qualität schaden. Deshalb verwenden wir dunkles Glas, um zu verhindern, dass die UV-Strahlung das Öl zersetzt, außerdem haben wir die Auszugszeiten reduziert. Das ist auch deshalb sinnvoll, weil der Konzentrationsausgleich zwischen Pflanzenteilen und Öl schon nach wenigen Tagen erreicht ist. Danach löst sich ohnehin nichts mehr heraus!

*Ersetzen Sie einen Teil des Johanniskrauts durch frische Lavendelblüten. Diese beiden Pflanzen ergänzen sich zu einem hervorragenden Wundöl, denn auch der Lavendel hat wundheilungsfördernde Eigenschaften. Wenn wir dann noch die Farben dieser beiden Pflanzen betrachten, stellen wir fest, dass sich hier der blaue Himmel mit der strahlenden Sonne vereinigt.*

## Feuerritual zur Sonnwende

Wenn Sie die Möglichkeit haben, im Freien ein Feuer abzubrennen, sollten Sie sie unbedingt nutzen. Die Faszination von offenem Feuer fesselt die meisten Menschen, denn dabei werden Emotionen aus unserem „Steinzeitgehirn" aktiviert. Man kann einfach nur hineinstarren und seine Gedanken treiben lassen, man kann aber auch Tanzen oder Trommeln und Lieder singen und über dem Feuer Grillen oder Stockbrote backen.

Ein kontrolliertes Feuer galt einst als gefesselte Naturkraft. In der gebändigten Form bedeutet es Schutz, Wärme und Geborgenheit. Man verbrannte darin seine Sorgen, vertraute ihm seine Wünsche an und reinigte sich von Krankheiten. Probieren Sie es aus!

### Zutaten:

Papier
Stift
Kräuterzweige

### So wird's gemacht:

- Schreiben Sie Ihre Sorgen und Probleme auf. Rollen Sie dann den Sorgenzettel zusammen und binden Sie ihn an ein Büschelchen mit Sonnwendkräutern (Johanniskraut, Beifuß).

- Werfen Sie das Ganze ins Feuer mit dem Gedanken: „Alles wird gut!" Auch Wünsche können vom Rauch des Sonnwendfeuers davongetragen werden.

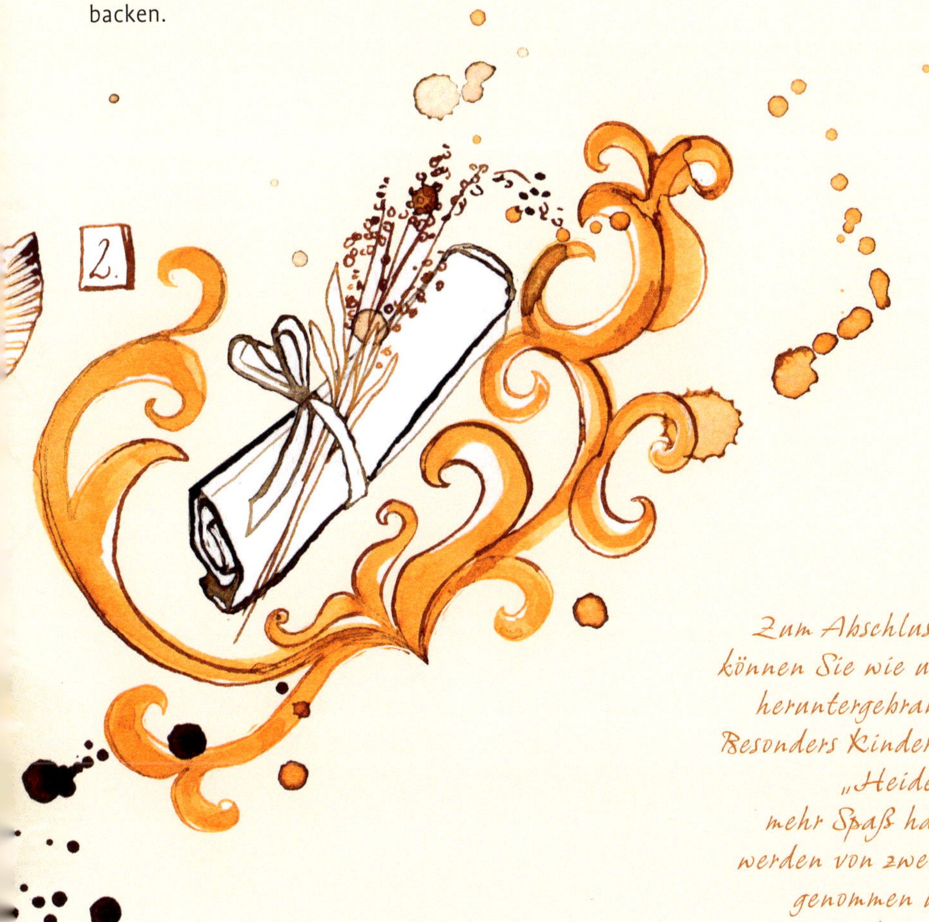


*Zum Abschluss Ihres Sonnwendfestes können Sie wie unsere Vorfahren über das heruntergebrannte Sonnwendfeuer springen. Besonders Kinder haben daran einen „Heidenspaß" (ob die Heiden mehr Spaß hatten?). Kleine Kinder werden von zwei Erwachsenen in die Mitte genommen und über das Feuer hinweggeschwungen.*

# Johanniskraut eng verbunden mit der Sonnwende

## Geheimnisvolles Kraut der Sommersonnwende

Johanniskraut ist mit der Sommersonnwende besonders eng verknüpft. Schon früh erkannten die Menschen, dass in dieser Sonnenpflanze die volle Kraft des Sommers lebt; sie galt als Symbol des Lichts. Daher war das *Sonnwendkraut* eine mächtige Zauberpflanze im Pflanzenkult der Sonnwendfeier. Es diente bei dem heidnischen Fest als Altarschmuck, und die um das Feuer Tanzenden trugen Johanniskrautkränze im Haar. In manchen Gegenden wurden die Kränze am nächsten Tag über das Hausdach geworfen, um die Bewohner vor Krankheiten und Unheil zu schützen. Wer in der Johannisnacht über das Feuer sprang, reinigte sich von Unglück und Krankheit. Dabei trug man einen Johannisgürtel, geflochten aus Johanniskraut und Beifuß. Ans Fenster, unters Dach oder in den Stall gehängt vertrieb das magische Sonnwendkraut Krankheiten, Unwetter und Dämonen. Man glaubte es könne nur dann seine volle Zauberwirkung entfalten, wenn es am Sonnwendtag zur Mittagszeit geerntet wurde.

## Sonnwendkraut wird Johanniskraut

Im Zuge der Christianisierung wurde das heidnische Sonnwendtreiben umgeformt. Die Kirchenmänner verlegten das Fest um drei Tage und widmeten es Johannes dem Täufer. Dessen Geburt wurde nun am 24. Juni mit Johannisfeuern gefeiert. Aus der Sonnwende wurde Johanni und das alte Sonnwendkraut bekam seinen christlichen Namen Johanniskraut. Nach einer frommen Legende entstand das *Johannisblut*, der Saft des Johanniskrauts, aus dem vergossenen Blut des enthaupteten Täufers. Einer anderen christlichen Legende zufolge, war es das Blut des

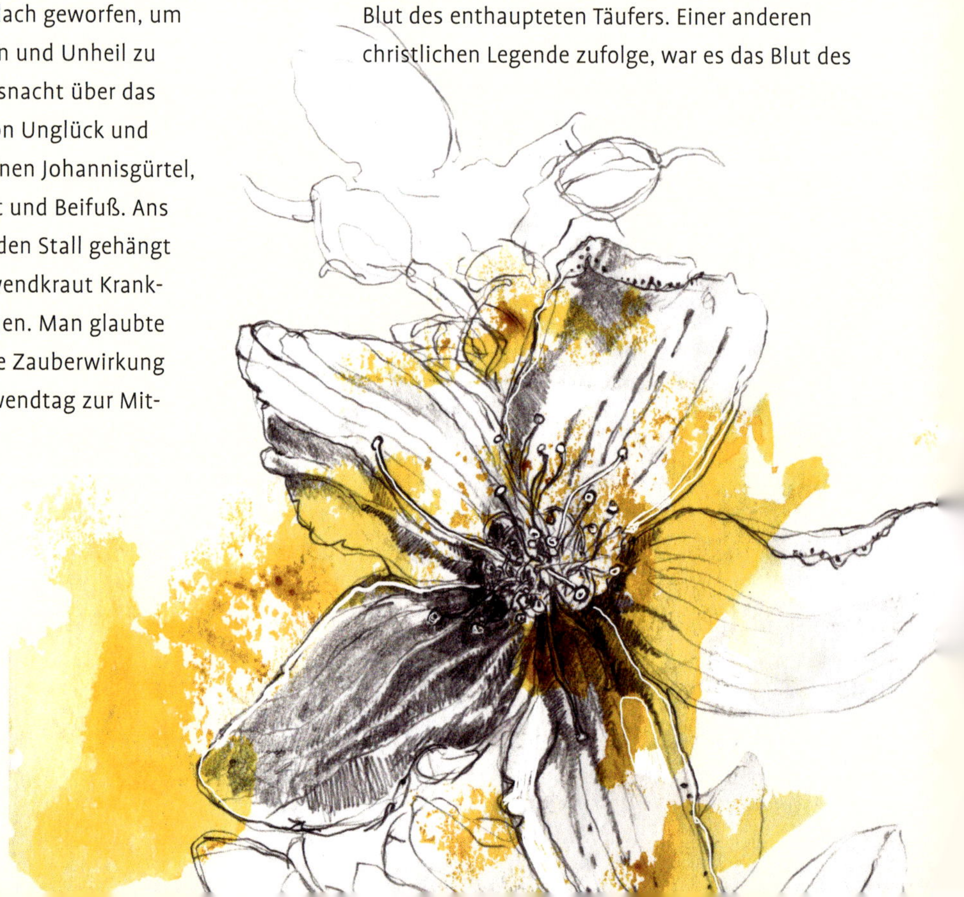

gekreuzigten Jesu, das auf die Pflanze floss und somit den roten Saft in den Blüten verursachte. *Herrgottsträne* oder *Christi Wundkraut* wurde es deshalb auch genannt. Die heidnischen Germanen vermuteten im roten Saft der Blüten Elfenblut, mit dem man Wunder vollbringen konnte. Trotz aller Versuche, das Brauchtum der Sommersonnwende auszurotten, wurden die alten Rituale vom Volk weiter gepflegt. Die Priester wetterten von der Kanzel herab gegen das abergläubische Treiben in der Johannisnacht. Doch die Hexen ließen sich davon nicht beeindrucken und sammelten weiterhin in der Johannisnacht das Johanniskraut. Doch inzwischen wurde das mächtige Zauberkraut bereits gegen sie selbst eingesetzt.

## Schutzzauber gegen Hexen

An die Wand gehängt, als Amulett getragen oder unters Kopfkissen gelegt schützte das *Walpurgiskraut* vor Hexen, Dämonen und dem Teufel. Die alten Bezeichnungen *Teufelsbanner, Jageteufel* und *Teufelsflucht* erinnern noch daran. Auch die Hexenjäger waren von der Wirkung des ehemals heidnischen *Hexenkrautes* überzeugt. Um die Macht des Teufels zu brechen, flößten sie ihren wehrlosen Opfern während der Folter Johanniskrautsaft ein. Bis in die Neuzeit setzte die katholische Kirche Johanniskrautzubereitungen ein, um beim Exorzismus die Dämonen auszutreiben. Der Arzt Otto Brunfels beschrieb im 16. Jahrhundert die Nutzung des Krautes folgendermaßen: „Von etlichen auch fuga daemonum (Teufelsvertreiber) genannt, darum dass man meint, wo solches Kraut behalten wird, da kommt der Teufel nicht hin, möge auch kein Gespenst bleiben, und darum beräuchert man in etlichen Landen die Kindbetterin damit, lassen es aber vorher segnen auf unserem ‚Frauenuffartstag' (Maria Himmelfahrt), und haben also ihre Kurzweil damit." Das Johanniskraut war also auch eine wichtige Pflanze im Kräuterbüschel, das in katholischen Orten noch heute geweiht wird. Der Strauß sollte Haus, Mensch und Tier vor Krankheit und bösem Zauber schützen.
Die Kraft des Johanniskrautes, böse Geister zu vertreiben, wird in einer alten Volkssage hervorgehoben. Sie erzählt von einer jungen Frau, die einen Bund mit dem Teufel hatte. Eines Tages verfolgte sie der Teufel, um sie ganz in seine Gewalt zu bekommen. In ihrer Not erblickte die Arme am Wegrand ein auch *Hartenau* genanntes Johanniskraut. Sie setzte sich schnell auf die gelbe Blume und der Teufel war machtlos. Da schrie er zornig: „Hartenau, du verfluchtes Kraut, du hast mir entführt meine Braut!"
Auf so ein Kraut musste der Teufel natürlich wütend sein! In einer Sammlung abergläubischer Geschichten aus dem 16. Jahrhundert steht geschrieben, aus Wut habe er die Blätter des Johanniskrautes mit einer Nadel tausendmal durchlöchert. Hält man ein Blatt des *Tausendlöcherkrautes* gegen das Licht, kann man die Folgen seiner Untat betrachten: Durchscheinende Punkte, die wie Nadelstiche aussehen. Es handelt sich dabei um Sekretbehälter, die mit ätherischem Öl gefüllt sind.

## Gewitter vertreiben

Die *Dunderblume* hatte eine große Bedeutung als Schutzkraut gegen Blitz und Donner. Gegen das Einschlagen des Blitzes wurde es ans Fenster oder unter das Dach gesteckt. In manchen Gegenden verbrannte man das Kraut bei aufziehendem Gewitter im Herdfeuer und sprach dazu entsprechende Beschwörungen: „Hartenau und Dill / macht's Gewitter still." Sehr verbreitet war auch dieser Reim: „Ist denn keine einzig Frau /

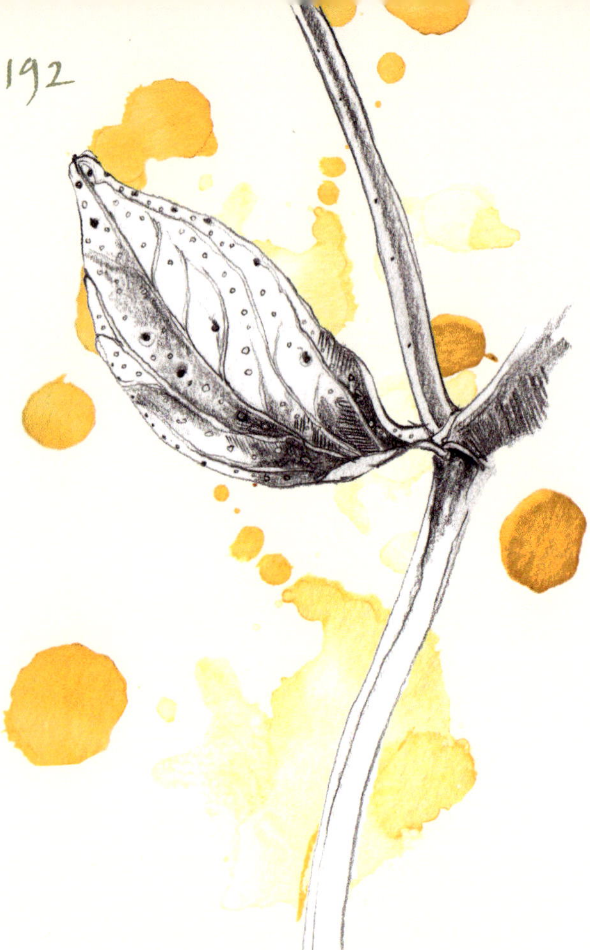

die da weiß von Hartenau!", rief es bei einem starken Gewitter aus den Wolken. Das daraufhin geholte Johanniskraut vertrieb das Gewitter. *Hartheu* oder *Hartenau* sind alte Namen des Johanniskrautes, weil die harten Stängel ein schlechtes Heu ergaben.

## Frauenkraut und Wundkraut

Als *Frauenkraut* war Johanniskraut der altgermanischen Göttin Freya geweiht – der Hüterin von Fruchtbarkeit, Liebe und Ehe. In Form von *Freyas Bettstroh* diente es den Wöchnerinnen und ihren Neugeborenen als heilbringende Lagerstätte und zum Schutz vor schädlichen Einflüssen. Die Bettstrohkräuter waren heilige Pflanzen der Göttin, die in die Matratze der Gebärenden gestopft wurden. Im christlichen Mittelalter wurde daraus *Marias Bettstroh*.

Als *Jungfernkraut* diente es zur Behandlung der „Jungfernkrankheit" (Menstruationsbeschwerden) und sollte auch „der Weiber Zeit befördern", was nichts anderes heißt, als „die Menstruation auslösen". Im schwäbischen Volksglauben galt der rote Farbstoff des Blutkrauts sogar als Menstruationsblut der Gottesmutter.

Die Äbtissin Hildegard von Bingen hielt nicht viel vom Johanniskraut. Möglicherweise haftete ihm damals noch zu viel Heidnisches an, um in die Klostermedizin Eingang zu finden. In der Volksmedizin war es jedoch ein geachtetes Heilmittel. Der blutähnliche Pflanzensaft schien ein deutlicher Fingerzeig der Natur zu sein, um es als *Wundkraut* bei Verletzungen einzusetzen. Der berühmte Arzt Paracelsus (1493–1541) meinte, es sei „nicht möglich, dass eine bessere Arznei für Wunden in allen Ländern gefunden wird".

## Gut für Liebeszauber und Gegenzauber

Heiratswillige Mädchen pflückten Johanniskraut um Mitternacht des Johannistages und stellten es ins Wasser. Blühte es auf, so sollte noch im selben Jahr Hochzeit sein, verwelkte es, gab es vorerst keinen Mann. Bei einem anderen Brauch wurden in der Johannisnacht gepflückte Blüten in ein Tüchlein gewickelt. Dabei dachten die Mädchen an ihren Liebsten und zerrieben das Ganze unter folgender Beschwörung: „Walcher, Walcher, Walchermut, („walchern" von „walken, kneten") / Bist mir gut, gibst mir Blut, / Bist mir gram, gibst mir Schlam" (Schleim, Schaum). Falls der Stoff rot wurde, war dies der Beweis, dass der Bursche es mit seiner Liebe ernst meinte. *Möglicherweise war dieser Brauch aber nichts anderes als ein mittelalterlicher Schwangerschaftstest.* Es könnte sich durchaus um die besorgte Anfrage bezüglich einer ungewollten Schwangerschaft handeln. Kommt das Menstruationsblut, dann ist's gut! Ein Arzneibuch aus dem Jahre 1499 empfiehlt demjenigen Johannisblumen, „der nit schlafen mag von der buhlschaft (Liebschaft) wegen". Also sollte es wohl auch gegen angezauberte Liebe hilfreich sein. Dazu gibt es ein nette Geschichte aus dem Jahr 1717: Ein Schreinergeselle aus Halberstadt in Sachsen-Anhalt hatte wohl von einem Mädchen einen Zauber verabreicht bekommen, so dass er nicht mehr von ihr lassen konnte. Seiner Mutter war das nicht geheuer. Sie kaufte ihm ein paar Schuhe und stopfte Johanniskraut hinein. In diesen Schuhen musste er von Halberstadt nach Werningerode rennen, dass ihm der Schweiß tropfte. Kein Wunder, denn das ist mehr als ein Halbmarathon! Dort ließ er sich eine Kanne Bier geben, goss den Inhalt in den rechten Schuh und trank ihn aus. Von dem Moment an wollte er das Mädchen nicht mehr sehen und mochte nicht einmal mehr ihren Namen hören.

## Verwendung heute

Johanniskraut wächst gerne an sonnigen Böschungen und Wegrändern. Man erntet das blühende Kraut von Juni bis August. Daraus hergestellte Medikamente sind in der modernen Phytotherapie sehr gebräuchlich. Tee oder Tinktur aus Blüten und Blättern wirken nervenstärkend und antidepressiv. Sie sind hilfreich bei leichter Depression, Stimmungsschwankungen, Angstzuständen und nervösen Schlafstörungen.

Das daraus hergestellte Johanniskrautöl ist wundheilend, entzündungshemmend und wird gerne äußerlich bei Verbrennungen und Sportverletzungen eingesetzt.

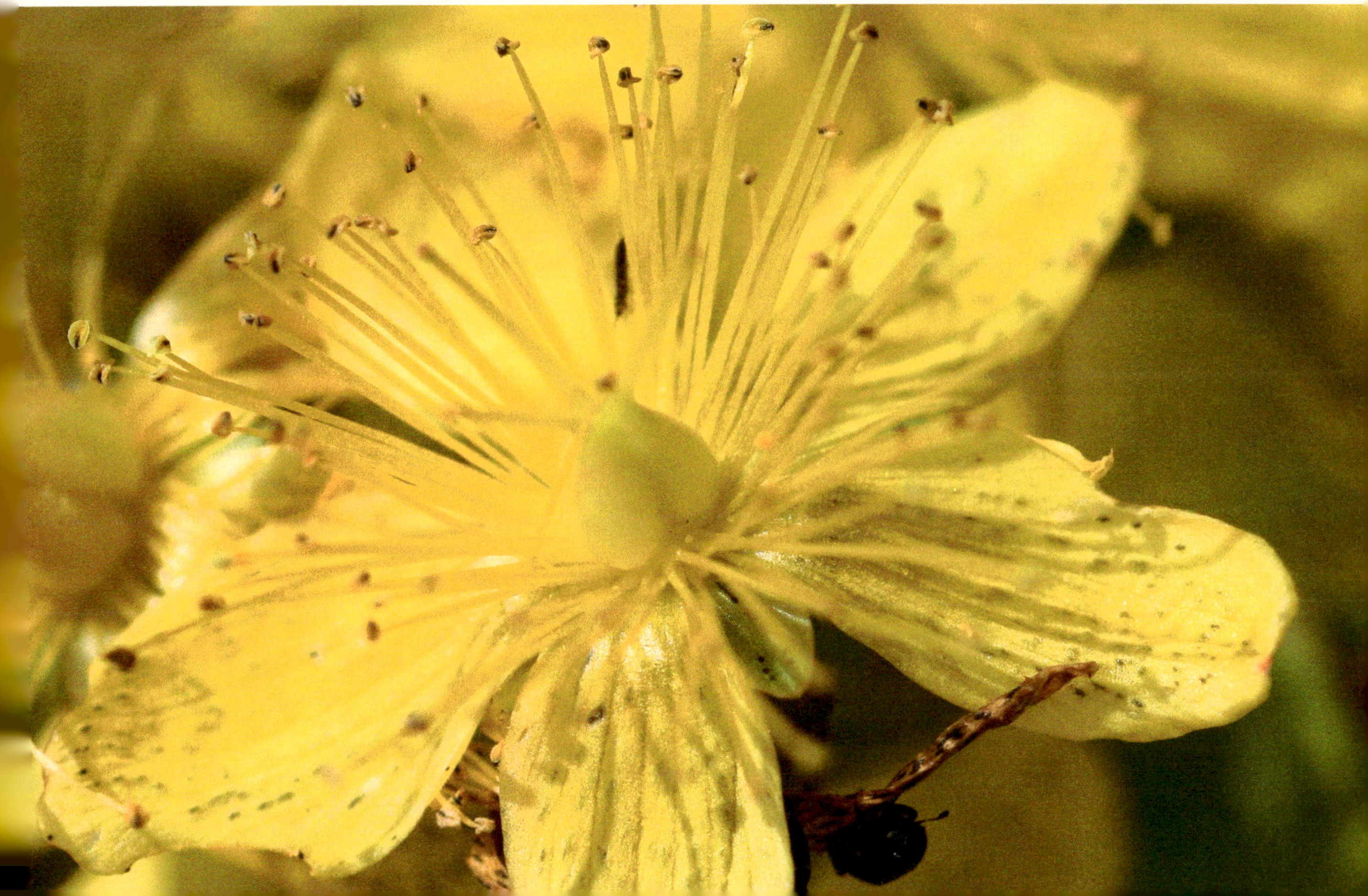

# Sommermitte: die Ernte beginnt

Der August war die Zeit der Erntefeste. Im Mittelpunkt des „Schnittmonats" standen Korn-, Obst- und Kräuterernte. Eine Besonderheit ist die sogenannte Kräuterweihe, die am 15. August an Maria Himmelfahrt stattfindet. Maria übernahm bei diesem alten Erntedankfest die Rolle der vorchristlichen Großen Göttin. Ursprünglich war es die Sommergöttin, die die Heilpflanzen segnete; nun bekamen sie ihre Kraft durch die Muttergottes.

## Der Erntemonat August

Die keltischen Stämme feierten am 1. August Lugnasad (Versammlung des Lug), das Fest des Licht- und Feuergottes Lug (germanisch Loki), dessen Sonnenglut das Getreide zur Reife brachte. An seinem Festtag wurden mächtige Feuer entzündet. Sein Name ist in den Städten Lyon und London verewigt. Im jungsteinzeitlichen Denken war er der Sohngeliebte der Muttergöttin Dana (Ana), der den Opfertod sterben musste, um die Fruchtbarkeit der Felder zu bewahren und den Zyklus des Werdens und Vergehens zu garantieren.
Die germanischen Angelsachsen begingen zur gleichen Zeit Lammas, das Fest des ersten Brotlaibs, bei dem die Frauen aus dem ersten reifen Getreide das allererste Brot buken. Dieses wurden zu Gebildebroten geformt, wobei Sonnen- oder Fruchtbarkeitssymbole genutzt wurden. Das Backen und Verzehren dieses „Erstlingsbrotes" war eine kultische Handlung, die nur verständlich wird, wenn man weiß, welch existenzielle Bedeutung die Kornernte für das Überleben der Menschen damals hatte. Ursprünglich wurden die Erntefeiern zu Ehren der Großen Göttin gehalten, die das Korn zur Reife brachte und mit der Sichel schnitt. Die Ernte war der Göttin geweiht, die für die Fruchtbarkeit der Erde sorgte: Im Römischen Reich war es Ceres, im antiken Griechenland Demeter, bei den irischen Kelten Dana und bei den germanischen Völkern Freya.

Spuren dieses alten Göttinnenglaubens finden sich noch im Mittelalter, teilweise wurde er bis ins 19. Jahrhundert ausgeübt: Die Schnitterinnen setzten sich nach der Mahd auf den Ackerboden, um dem Feld neue Fruchtbarkeit zuzuführen. *Die ersten geschnittenen Garben wurden für „die Alte“, „die Kornmutter“ oder „Frau Holle“ auf den Acker gelegt.* Es wurden daraus auch Erntekränze geflochten und mit Feldblumen verziert.

Auch die letzten Halme des Getreidefeldes blieben ungemäht stehen, um dem Feld nicht die Kraft zu nehmen. Oft wurden sie mit Blumen und Gras zu einer Garbe zusammengebunden und mit Wein oder Schnaps besprengt. Die letzte Garbe galt somit als Opfer für Fruchtbarkeitsgötter oder Vegetationsdämonen. In einigen Gegenden wurden aus den letzten Getreidegarben Erntepuppen hergestellt, die als Opfergabe auf dem Feld verblieben oder verbrannt wurden.

Die aus den Getreidehalmen gebundene Puppe sollte die Kornmutter darstellen. Sie ist vermutlich ein Symbol für die Große Göttin, das im Brauchtum Jahrtausende überlebt hat, auch wenn ihre einstige Existenz längst in Vergessenheit geraten war.

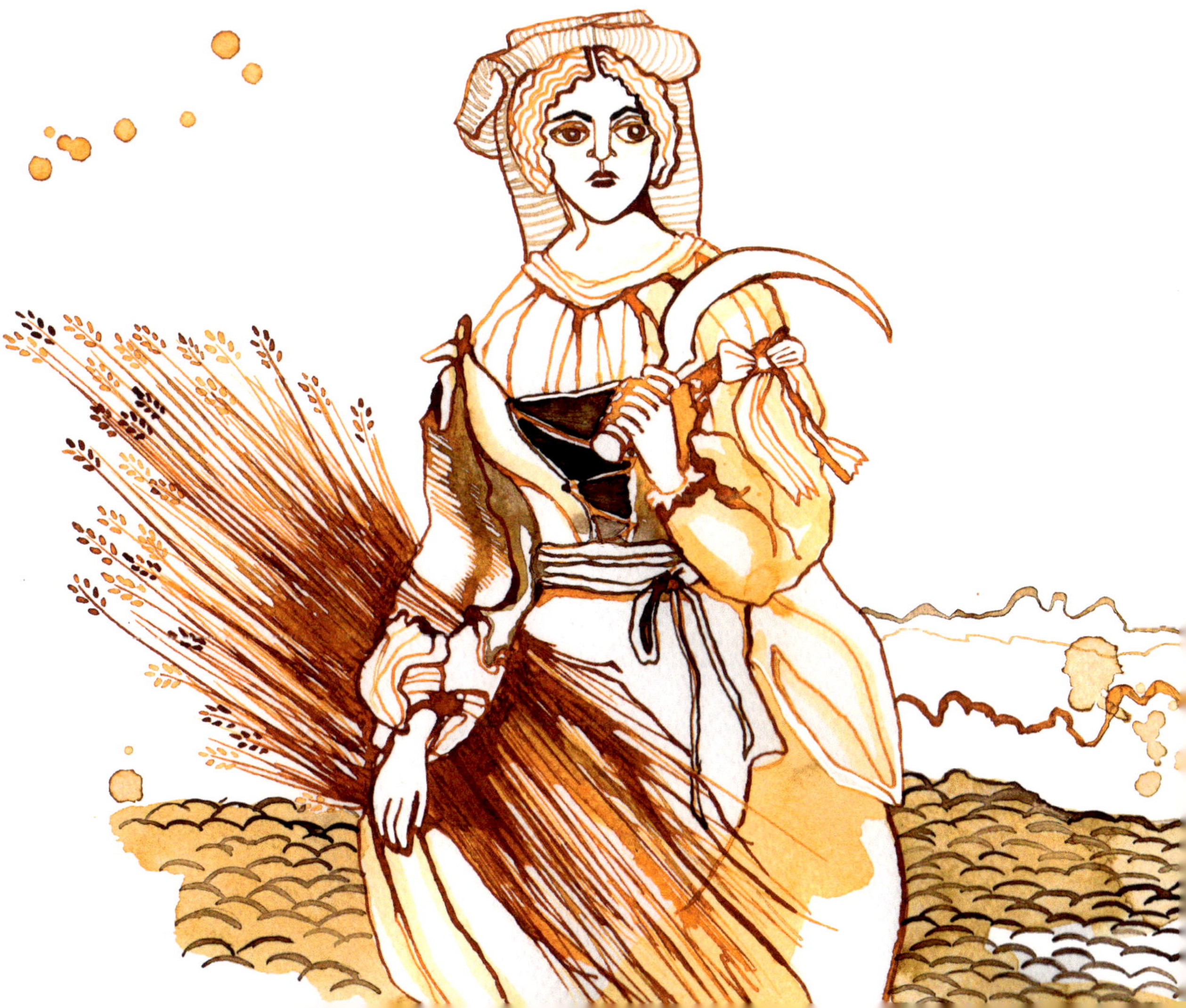

# Rituale für die Sommermitte

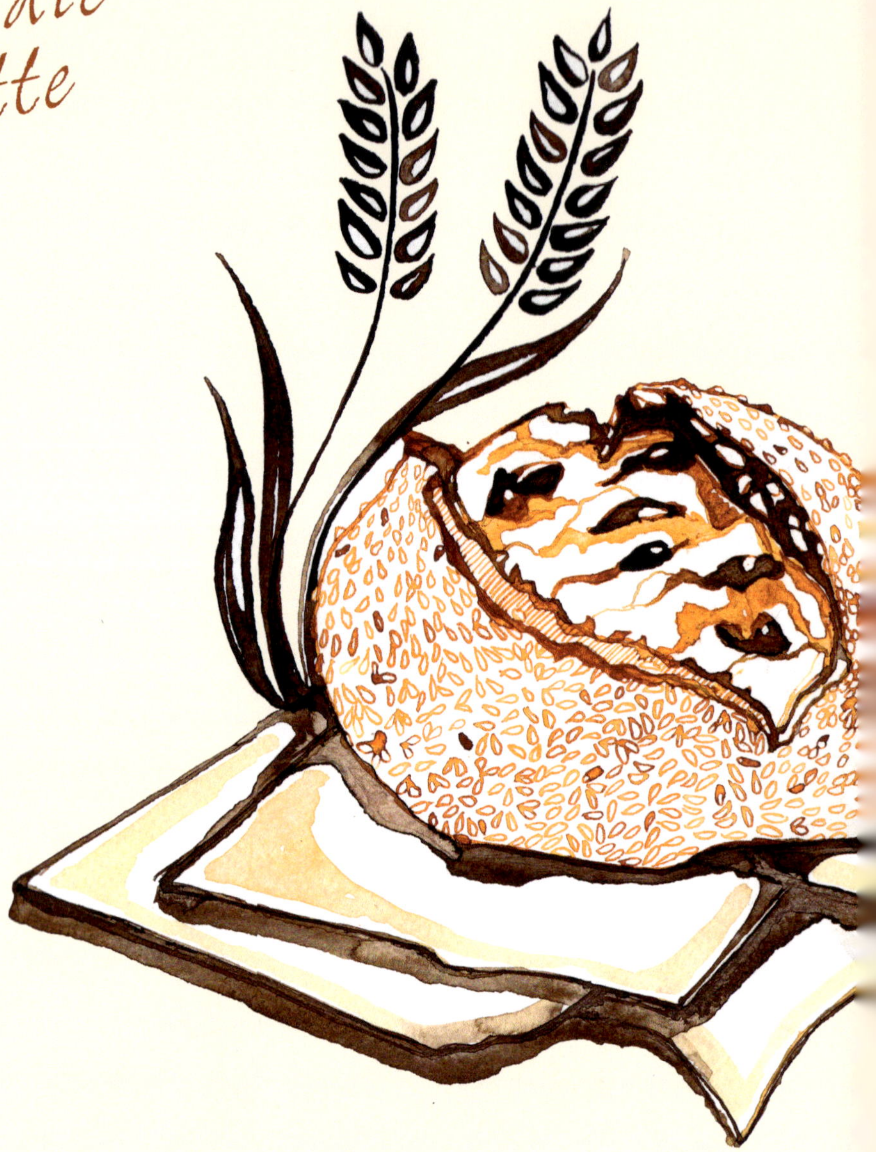

## Kornmutters Kräuterbrot

Zwar bauen heutzutage die wenigsten von uns noch eigenes Getreide an; aber dennoch ist es schöner Brauch, zur Zeit der Getreideernte selbst ein Brot zu backen. *Wir sollten uns dabei bewusst sein, wie komfortabel unsere Nahrungsmittelversorgung heute geworden ist.* Wir gehen zum Bäcker und wählen aus einem riesigen Angebot ein Brot aus. Wir müssen keinen Gedanken daran verschwenden, wo das Korn gewachsen ist und ob die Ernte zufriedenstellend verlief. Im Gegensatz dazu war die Situation für unsere Vorfahren immer unsicher und es konnte stets passieren, dass eine Missernte Hungersnöte hervorrief. Mit dieser Nahrungsmittelknappheit haben nach wie vor viele Menschen in den armen Ländern dieser Erde zu kämpfen.

Das Brotgetreide war früher eng mit Agrargöttinnen, wie Demeter und Ceres, verknüpft, denen das erste Brot geopfert wurde. Ihnen dankte man für die Nahrung, die Jahr für Jahr in ihrem Schoß fruchtete. Der Kornmutter wurde auf dem abgeernteten Feld geopfert. Auch das christliche Tischgebet drückt die Dankbarkeit für die vorhandene Nahrung aus.

**ZUTATEN:**

550 g Dinkelvollkornmehl
330 ml lauwarmes Wasser
1 Päckchen Trockenhefe
oder 1 Würfel Frischhefe
2 TL Salz
3 EL Olivenöl
1 kleine Zwiebel
4 EL feingehackte
frische Kräuter
(Petersilie, Schnittlauch,
Bohnenkraut, Dill,
Thymian, Rosmarin,
Salbei)

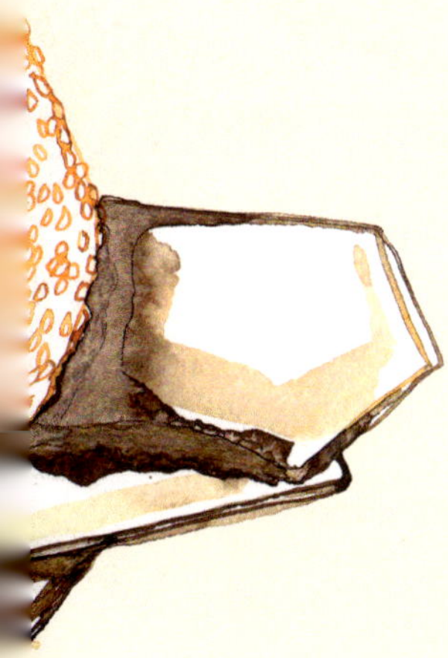

**SO WIRD'S GEMACHT:**

› Die Zwiebel fein schneiden und in Öl anrösten.

› Die Hefe im lauwarmen Wasser auflösen, unter das Mehl mit dem Salz mischen und zu einem glatten Teig verkneten. Dann die abgekühlte Zwiebelmasse, Öl und Kräuter in den Teig einarbeiten und einige Minuten kneten.

› Den Teig an einem warmen Ort 30 Minuten gehen lassen und danach zu einem Brot formen. Dieses auf ein gefettetes Backblech setzen und weitere 15 Minuten gehen lassen. Inzwischen den Ofen auf 200 Grad vorheizen. Den Teig mit etwas Wasser besprühen und dann auf dem Blech in den vorgeheizten Ofen schieben. Nach 40–45 Minuten ist das Kräuterbrot fertig.

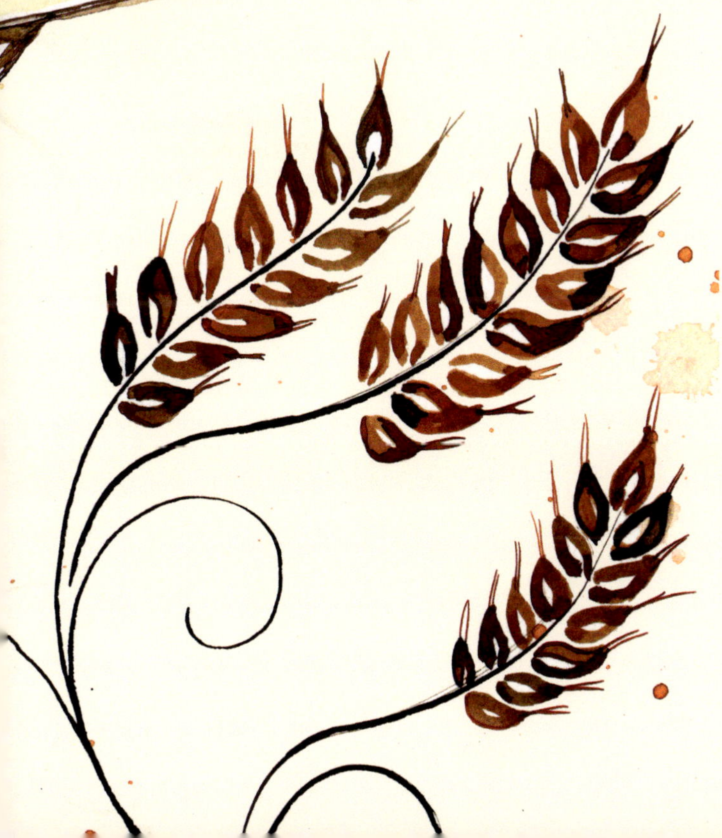

*Ersetzen Sie das Wasser zur Hälfte durch Milch, dann bekommt das Brot eine besonders weiche Krume. Sie können dem Teig auch traditionelle Ölsaaten wie Leinsaat oder Mohn hinzufügen. Sie galten als Symbol der Fruchtbarkeit.*

Unsere Vorfahren gaben ihren Broten symbolträchtige Formen. Machen Sie es ihnen nach! Der Fantasie sind dabei keine Grenzen gesetzt: Soll es ein langes Phallusbrot nach Franzosenart sein oder ein runder Laib mit traditionellem „Vulvaschnitt“? Oder doch lieber ein Zopfbrot, das einst ein Haaropfer an die Ahnen symbolisierte? Verliebte könnten auch die Herzform wählen, denn Liebe geht bekanntlich durch den Magen! Den Teig des Brotrezepts können Sie auch am Lagerfeuer zusammen mit Kindern als Stockbrot rösten.

## Maria Himmelfahrt und Kräuterweihe

An Maria Himmelfahrt wird der leiblichen Aufnahme Marias in den Himmel gedacht. Es ist das älteste Marienfest, denn es wurde in der Ostkirche (Oströmisches Reich) seit dem 5. Jahrhundert gefeiert. In der Westkirche setzte es sich erst Ende des 6. Jahrhunderts durch. Im 9. Jahrhundert wurde es allgemein eingeführt und fand so den Weg in die neu missionierten germanischen Gebiete.
In einem alten klösterlichen Kalender aus dem 15. Jahrhundert heißt es: „Um Maria Himmelfahrt sollen die Kräuter und Wurzeln für die Apotheke gesammelt werden." Man könnte denken, es handele sich bei der Kräuterweihe um einen urchristlichen Brauch, so eng ist er mit der Kirche verwoben. In manchen Gegenden nannte man das Marienfest einfach nur Kräuterweihtag oder Würzbüschelweihe, woran man sieht, wie wichtig die Kräuter dabei waren. Die kirchliche Bedeutung der Aufnahme Marias in den Himmel hatte für das Volk jedoch einen wesentlich geringeren Stellenwert als das alte Weiheritual. Die Kräuterweihe, die fast ausschließlich im deutschsprachigen Raum überliefert ist, muss also getrennt von der Himmelfahrt Marias gesehen werden. Vermutlich liegen die Wurzeln im Brauchtum germanischer Stämme.
Anfangs hatte die Kirche Schwierigkeiten, diesen Brauch zu akzeptieren. Der Missionar Bonifatius (672–754) versuchte noch, die im Frankenreich verbreitete Kräuterweihe zu verbieten. Er war nicht nur Gegner der „geweihten Bündel", sondern machte auch Schlagzeilen durch das Fällen der Donar-Eiche in Geismar im Jahr 723. Am Ende wurde er von heidnischen Friesen erschlagen. Als sich das Verbot der Kräuterweihe nicht durchsetzen ließ, wurde sie schließlich zum Marienbrauch. Seit dem Jahr 818 werden die Kräuter

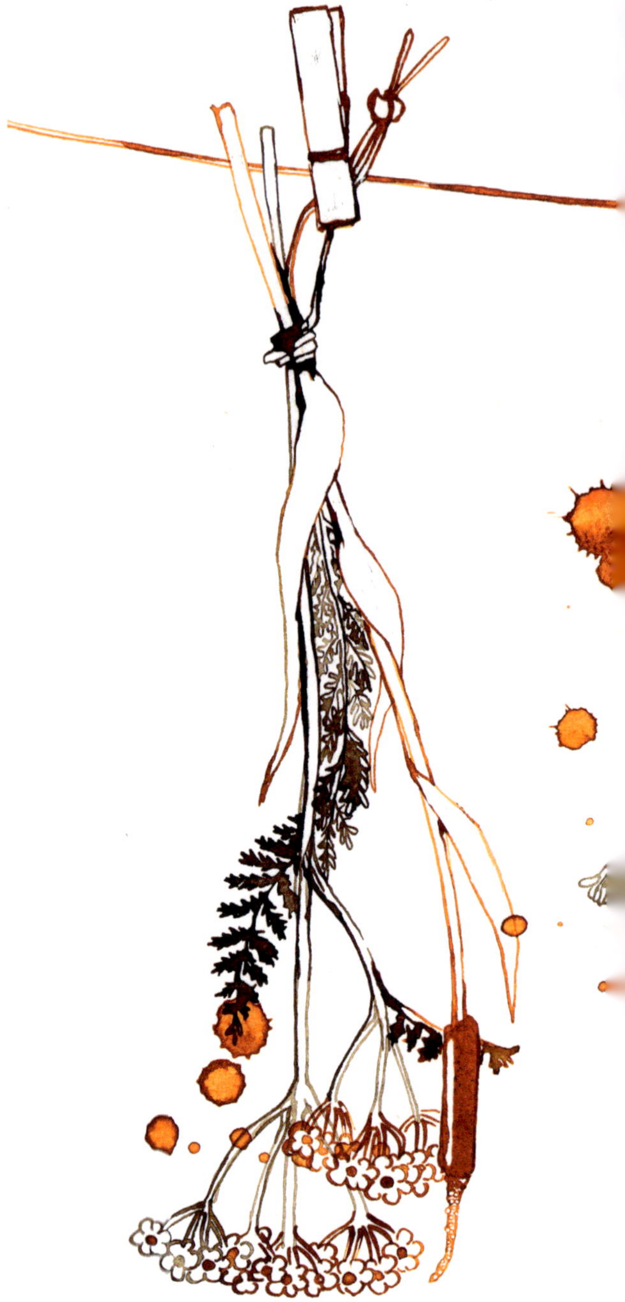

beim Marienfest in der Kirche geweiht. In katholischen Gegenden ist diese Tradition noch heute lebendig.
Maria hatte die Stelle der heidnischen Agrargottheiten eingenommen. Die Namen, die man ihr verlieh, waren allesamt schon vorchristlichen Göttinnen (Astarte, Isis, Venus) gegeben worden: „Himmelskönigin", „Gottesmutter" oder „Gottes-

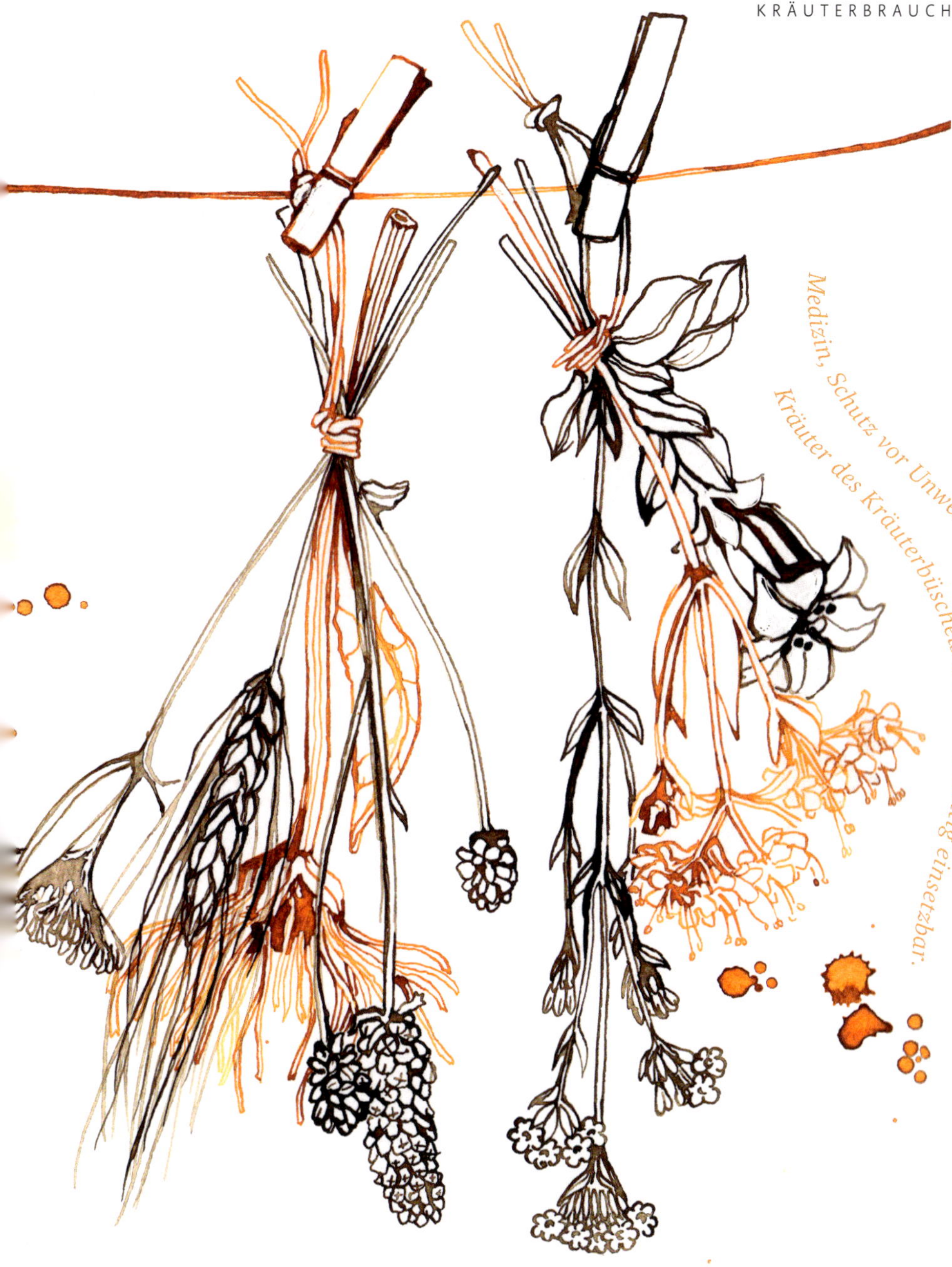

*Medizin, Schutz vor Unwetter, Hexen und Dämonen: Kräuter des Kräuterbüschels waren vielseitig einsetzbar.*

gebärerin". *Vor allem die Frauen verehrten Maria und suchten Schutz unter ihrem Mantel.* In der Kirche war das anfangs nicht ohne Widerspruch. Nestorios (381–451), der Patriarch von Konstantinopel, sagte dazu: „Lasst uns Maria nicht Gottesgebärerin nennen, dass wir nicht in Versuchung kommen, sie zu einer Göttin zu machen, und also Heiden werden."

## Büschelweise Heilkräuter

Am Tag vor Himmelfahrt durchstreiften Frauen und Kinder die Wiesen und sammelten körbeweise Heilkräuter. Die Kräuterweiber und Hebammen holten sich besonders viel, um später genug für die Krankenversorgung zu haben. Nach alter magischer Tradition mussten alle

Pflanzen, die in den Würzbusch kamen, vor Sonnenaufgang ohne Messer mit der linken Hand und „unbeschrien" gesammelt werden. In manchen Gegenden wurde schon am Donnerstag vor Maria Himmelfahrt gesammelt. Der heilige Tag des Wettergottes Donar war wichtig, denn die Kräuter dienten häufig der Gewitterabwehr. *Auffallend viele Pflanzen des Würzbüschels hatten eine Beziehung zu Blitz und Donner*, was sich aus den Volksnamen Donnerkraut oder Donnerwurz ablesen lässt. Zudem fällt auf, dass viele von ihnen als Periodenkräuter galten. Einige waren sogar bekannte Abtreibungsmittel. Die Kräuter band man zu Sträußen oder gab sie einfach in Körbe, um sie dann in der Kirche weihen zu lassen. Die Segnung sollte die Heilkraft der Kräuter erhöhen. Sie standen nun unter „göttlichem Schutz". Danach wurden sie nach Hause getragen und getrocknet. Je nach Gegend hießen die Büschel Würzwisch, Wiehenne, Wurzbüschel, Krautwisch oder Weihbuschen. Eine Hochburg der Würzweihe war im Mittelalter die Stadt Würzburg, die davon sogar ihren Namen ableitet. Das Wort Wurz ist eine alte Bezeichnung für Kräuter.

Im Marienfest finden sich viele Rituale aus heidnischer Zeit. So spielte beispielsweise die Zahlenmagie eine große Rolle. Es sollten Sträuße aus 7, 9, 12 oder gar 33, 72, 77 und 99 Pflanzen sein (siehe Seite 92). Die Zahl 72 geht auf eine fromme Marienlegende zurück: Die Muttergottes soll im Alter von 72 Jahren gestorben sein. Die Jünger hatten sie begraben, nur der in Indien weilende Thomas kam zu spät zur Bestattung. Als er schließlich eintraf, wurde für ihn das Grab geöffnet. Zu seiner Überraschung war es leer, dafür aber vom lieblichen Wohlgeruch von 72 Blumen erfüllt.

## Nicht jede Pflanze darf ins Büschel

Nach alter Überlieferung wurden für die Büschel nur ganz bestimmte Pflanzen verwendet. Ursprünglich durften es nur wild wachsende Heilpflanzen sein, heute werden auch Gartenblumen genommen. Mit der Zeit wurden die Buschen immer stattlicher. Es hieß: *„Je größer und schöner der Buschen desto größer der Bauer!"* Die Zusammensetzung der Sträuße variierte von Region zu Region. Trotzdem sind einige Pflanzen auffallend oft vertreten, meist solche, die eine alte Tradition im Schutz- und Abwehrzauber haben. Die bedeutendsten Himmelfahrtskräuter waren Alant, Baldrian, Beifuß, Blutweiderich, Dost, Eisenkraut, Enzian, Frauenmantel, Großer Wiesenknopf, Haselnusszweige, Johanniskraut, Kamille, Kornblume, Königskerze, Labkraut, Leinkraut, Odermenning, Quendel, Rainfarn, Rohrkolben, Schafgarbe, Tausendgüldenkraut, Wasserdost, Wegwarte und Weidenröschen. Daneben spielten auch einige südeuropäische Pflanzen eine Rolle, die über die Klöster in die Bauerngärten gelangt waren: Dill, Eberraute, Liebstöckel, Salbei, Weinraute und Wermut. Außerdem kamen je drei Ähren der vier wichtigsten Getreidearten Gerste, Hafer, Roggen und Weizen in die Sträuße. Das zeigt die Verbindung zu alten Erntekulten, wo das Schneiden des Korns eine große Rolle spielte. Manchmal wurden auch Zwiebeln und Knoblauch eingebunden. Mit „Alpranken" (Bittersüßer Nachtschatten) oder mit einem weißen Tuch wurden die Kräuter dann zusammengebunden, am besten dreimal umwunden.

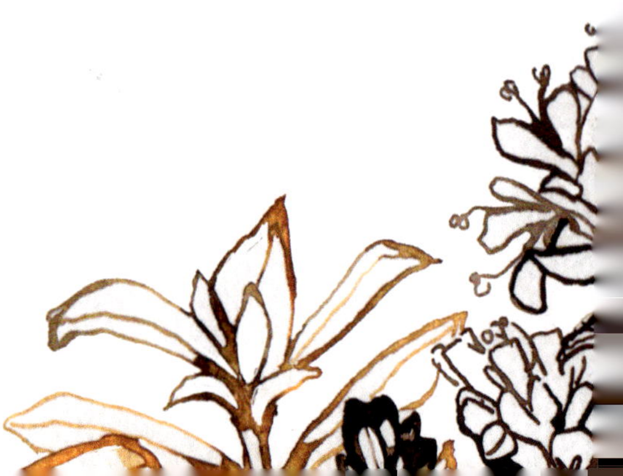

## Mächtiger Schutzzauber

Sebastian Franck schrieb 1534 in seinem *Weltbuch* über die Nutzung der Würzbüschel an Himmelfahrt: „Mit diesen Kräutern geschieht sehr viel Zauberei." In der Tat galten die geweihten Kräuter als besonders zauberkräftig. Sie wurden in Haus oder Stall aufgehängt und sollten dort gegen alles mögliche Unheil schützen.
*Der Hauptbuschen kam auf den Dachboden, um das Haus vor Feuer, Hagel und Gewitter zu schützen.* Einige kleine Büschel wurden im Haus verteilt und hinter die Kruzifixe gesteckt. Bei heraufziehendem Gewitter warf man Teile davon ins Feuer, wodurch der Blitz abgehalten werden sollte. Wenn jemand im Haus krank wurde, bekam er Tee vom Weihbüschel. In Leinensäckchen genäht kamen sie ins Ehebett, damit die Ehe glücklich blieb und mit vielen Kindern gesegnet wurde. Schwerkranke besprengte man mithilfe einiger Zweige aus dem Büschel mit Weihwasser, selbst den Toten legte man ein Zweiglein in den Sarg. Beim Neubau eines Hauses wurde ein Zweig unter die Türschwelle platziert. Und auch den Verreisenden beschützte ein kleines mit Würzbüschelkräutern gefülltes Kräutersäckchen. Zudem wurde immer etwas aufgehoben für das Räuchern in den Raunächten zur Weihnachtszeit (siehe Seite 136), wodurch man Geister und Dämonen zu vertreiben gedachte.

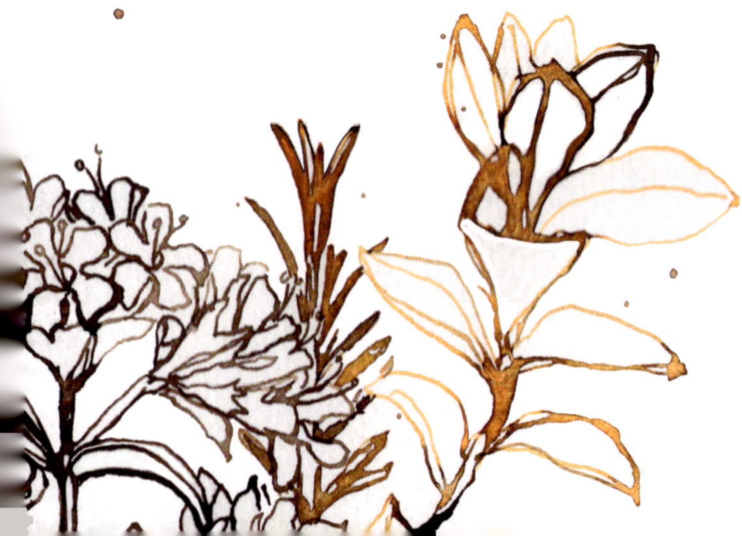

## Dreißig Tage Kräuterpower

Nicht nur die an Maria Himmelfahrt gesammelten Kräuter hatten enorme Kraft, auch alles, was im sogenannten Frauendreißiger gesammelt wurde, bekam wunderbare Eigenschaften. Der Frauendreißiger ist die Zeit von Maria Himmelfahrt (Großer Frauentag am 15. August) bis Maria Geburt (Kleiner Frauentag am 8. September).
Damit man genau auf die Zahl 30 kam, hängte man noch ein paar Tage dran, so dass vom 15. August bis zum 13. September gesammelt wurde. Für die bäuerliche Bevölkerung war es eine heilige Zeit, in der die Marienverehrung Konjunktur hatte, und zusammen mit Johanni stellte es die wichtigste Kräutersammelzeit des Jahres dar. Man glaubte, hier sei die Natur den Menschen freundlich gesinnt und die Kräuter seien besonders heilkräftig, angeblich sogar dreimal mehr als sonst.
Aber auch die Kühe gaben nun ihre beste Milch und die Hühner legten die schönsten und größten Eier („Fraueneier"). *Es hieß sogar, giftige Tiere verlören an diesen Tagen ihr Gift.*
Selbst die gefährlichen Kröten (Hexentiere) galten nun als nützlich. Angeblich konnten sie im Frauendreißiger alles vorhandene Gift an sich ziehen, weshalb man sie fing und an Ställen und Häusern aufgespießte.
Das im Frauendreißiger gesammelte Immergrün schützte, vor Sonnenaufgang gepflückt, gegen jeden Zauber, aber vor allem gegen den Teufel. Eberwurz und Frauenmantel halfen nur gegen Frauenkrankheiten, wenn sie zwischen den beiden Frauentagen geerntet wurden. Im Frauendreißiger gesammelte Brennnesselsamen wurden an die Hühner verfüttert, die dann sehr gut Eier legen sollten.

# Rituale für Maria Himmelfahrt

## Magisches Kräutersammeln

Nutzen Sie die magischen Kräutersammelzeiten unserer Vorfahren. In der Zeit zwischen St. Veit und Johanni (15. bis 24. Juni) und im Frauendreißiger (15. August bis 13. September) sammelte man einst die gesamten Kräutervorräte für die Hausapotheke. Da die Heilkräuter ihre Wirkstoffe mithilfe des Sonnenlichts produzieren, sind sie in den Sommermonaten besonders heilkräftig. Vielleicht gilt das auch für den Zauber? Unsere Vorfahren unterstützten die Zauberkraft der Kräuter durch vielfältige Ernterituale (siehe Seite 74). Dazu gehörten auch Dankbarkeit und Achtung gegenüber der Pflanzenwelt. Ein Nehmen musste immer durch ein Geben ausglichen werden. Die magische Wirkung von Ritualen ist nicht zu unterschätzen; sie ist das große Potential der schamanischen Heilkunde. *Wir nennen das heute nicht mehr Magie, sondern eher Suggestivwirkung oder Placeboeffekt*, was den positiven Einfluss jedoch nicht schmälert.

Ein modernes Ernteritual wäre die Beachtung des richtigen Erntezeitpunkts, denn wie angedeutet haben Heilkräuter zu bestimmten Jahres- und Tageszeiten besonders viele Heilstoffe. *Sammeln Sie deshalb an einem leicht bewölkten, nicht zu heißen Tag*, denn sonst würden die ätherischen Öle in der Hitze verdunsten. Die beste Tageszeit ist in der Regel die Mittagszeit zwischen 11 und 14 Uhr. Die gesammelten Kräuter sollten nicht zerkleinert werden, denn jede Bruchstelle sorgt für Verluste. Streifen Sie Blätter und Blüten ab und trocknen Sie diese als Ganzes. Die Kräuter werden in einer dünnen Schicht ausgebreitet und an einem warmen, schattigen Ort getrocknet. *Sie werden überrascht sein, wie viel Aroma unzerkleinerte Kräuter besitzen.* Sie behalten ihre Düfte wie kleine Konserven.
Sie können allerdings auch kleine Sträußchen binden und diese zum Trocknen aufhängen. Nutzen Sie wie unsere Vorfahren magische Zahlen, indem sie 7, 9 oder 13 Zweige zusammenbinden. Diese sollten etwa 15 cm lang sein. *Kleine Büschel haben den Vorteil, dass sie schneller und besser trocknen.* Die Büschel werden dann als Ganzes aufbewahrt und können auch in dieser Form in die Teekanne gegeben werden. Wunderschön sieht es aus, wenn Sie eine große Glaskanne benutzen. Sie können die Büschelchen auch aus verschiedenen Kräutern zusammenstellen und diese dann gemeinsam aufbrühen. Eine schöne Idee ist außerdem das Zusammenbinden von Heilkräutern nach Indikationen. So ein Sträußchen wird dann mit etwa 1,5 Liter heißem Wasser übergossen und maximal 10 Minuten ziehen gelassen:

ZUTATEN:

*3 Zweige Melisse*
*3 blühende Lavendelähren*
*und 1 Zweig*
*Johanniskraut für einen*
*entspannenden Tee*
*4 lange Spitzwegerichblätter,*
*3 blühende Dostzweige*
*und 2 Thymianzweige für*
*einen Hustentee*
*3 Zweige Schafgarbe,*
*3 Zweige Melisse*
*und ein kleines*
*Sträußchen Kamille*
*für einen menstruations-*
*regulierenden Tee*

Segnen oder weihen Sie ihre Kräuterernte. *Damit nutzen Sie eine uralte Form der Wirkungsverstärkung.* Sie können dazu an Maria Himmelfahrt in die Kirche gehen, aber letztendlich ist das Segnen nicht an eine Religion gekoppelt. Unsere Vorfahren segneten mit Wasser aus heiligen Quellen oder mit Weihwasser.

Oder sie hielten die Kräuter kurz an ein kraftvolles Jahreskreisfeuer oder hoben sie am Sammelort hoch in die Luft und weihten sie den Himmelrichtungen und den Naturgeistern. Oder sie beschworen die Kräuter, indem sie mit ihnen die Verwendung und Wirkung „besprachen" („Du bist stark genug, um 99 Fieber zu besiegen!"). Sich die Heilwirkung auszumalen (Visualisierung) passt durchaus in unser modernes Medizinsystem. Wichtig ist dabei, dass man selbst es für stimmig hält.

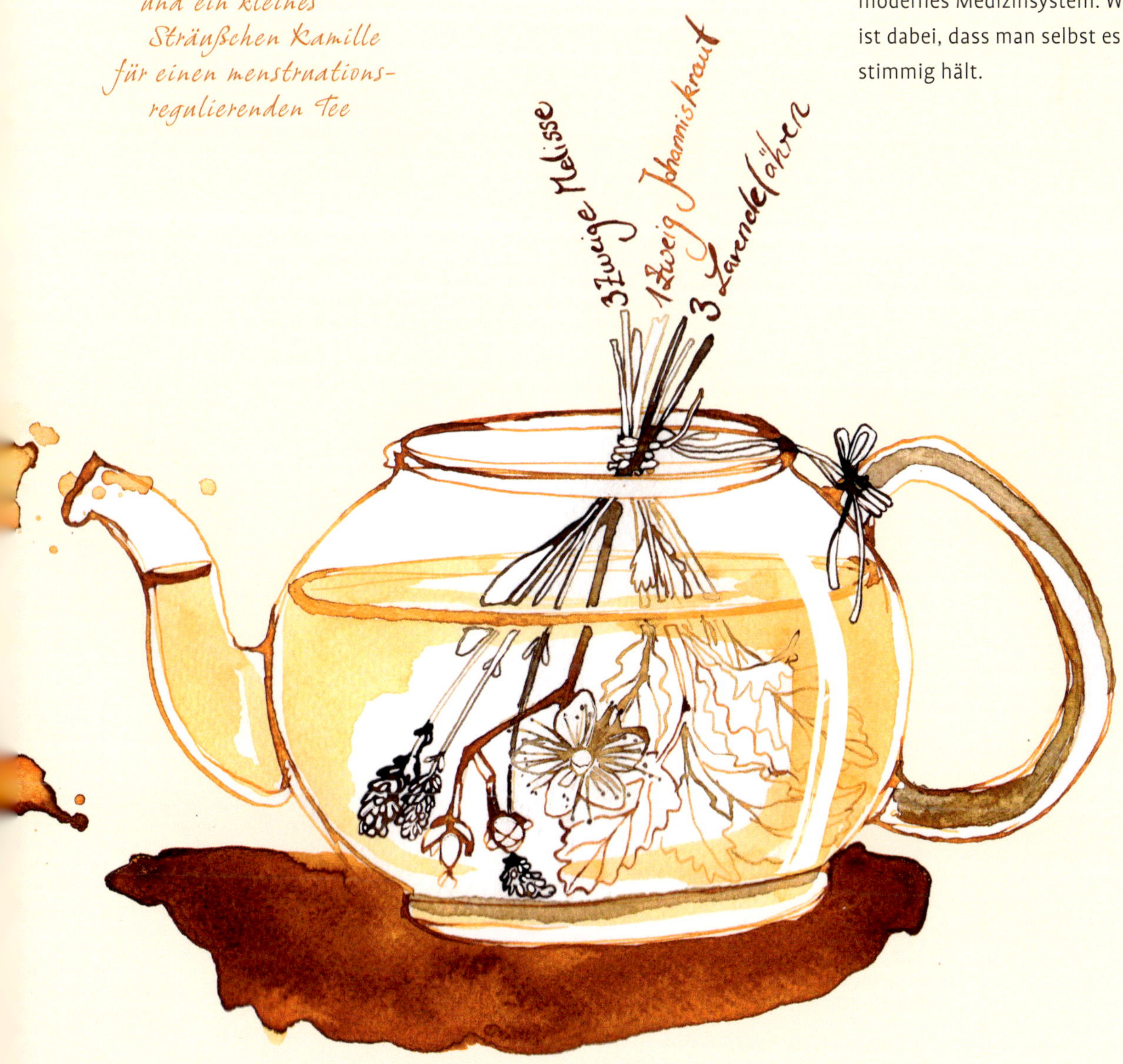

# Herbsttagundnachtgleiche: die Vegetation stirbt

Im Herbst werden die Nächte deutlich länger. Es beginnt das sichtbare Sterben der Vegetation. Im Glauben der alten Agrarkulturen bereitete sich der Vegetationsgott auf seinen Opfertod vor. Damit verband sich die Hoffnung auf eine Wiedergeburt des Lebens im kommenden Frühling. An den Herbstfesten feierte man auch den endgültigen Abschluss der Ernte.

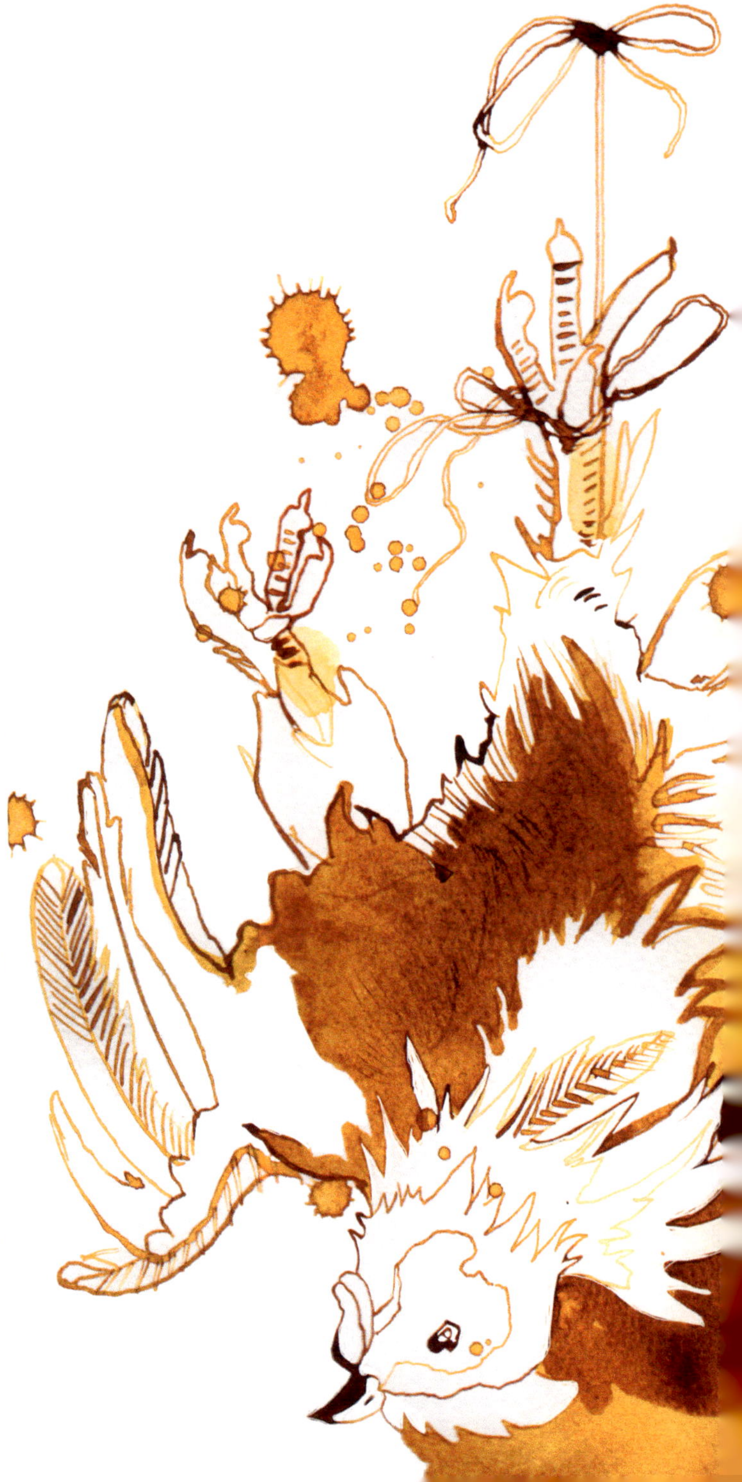

## Beginn der Herbstfeste

Im Herbst rüstete sich die Große Göttin für den Gang in die Unterwelt, um dort zur Wintersonnwende das Sonnenkind zu gebären. Bei den germanischen Stämmen hieß die hinabsteigende schwarze Göttin Tamfana oder auch Nerthus, bei den Griechen Persephone.

In Mexiko wurde die alte Maisgöttin getötet, um im Frühling als junge Maisgöttin wieder aufzuerstehen. Nach einem walisischen Heldenmythos wird das Herbstfest heute auch Mabon genannt. Im Gegensatz zu Imbolc oder Beltaine ist dies allerdings keine historisch belegbare keltische Bezeichnung, sondern eine neuheidnische Benennung.

Da das Pflanzenwachstum im Herbst in die Ruhephase geht, finden sich nun nur noch wenige Pflanzenrituale. Lediglich das Ausgraben der Heilwurzeln spielte noch eine gewisse Rolle. Von allen vier Sonnenfesten ist der Herbstbeginn (22. September) das unbedeutendste, was vermutlich daran liegt, dass das Jahr erst seit jüngerer Zeit als viergeteilt betrachtet wird. Außerdem gilt der Herbst als Zeit der Fruchtreife, wobei die geografische Lage und das Klima eine wichtige Rolle spielen. Deshalb waren die *Erntefeste nicht an ein festliegendes Datum geknüpft*, sondern begannen mancherorts schon im August, meist lagen sie jedoch im September und Oktober.

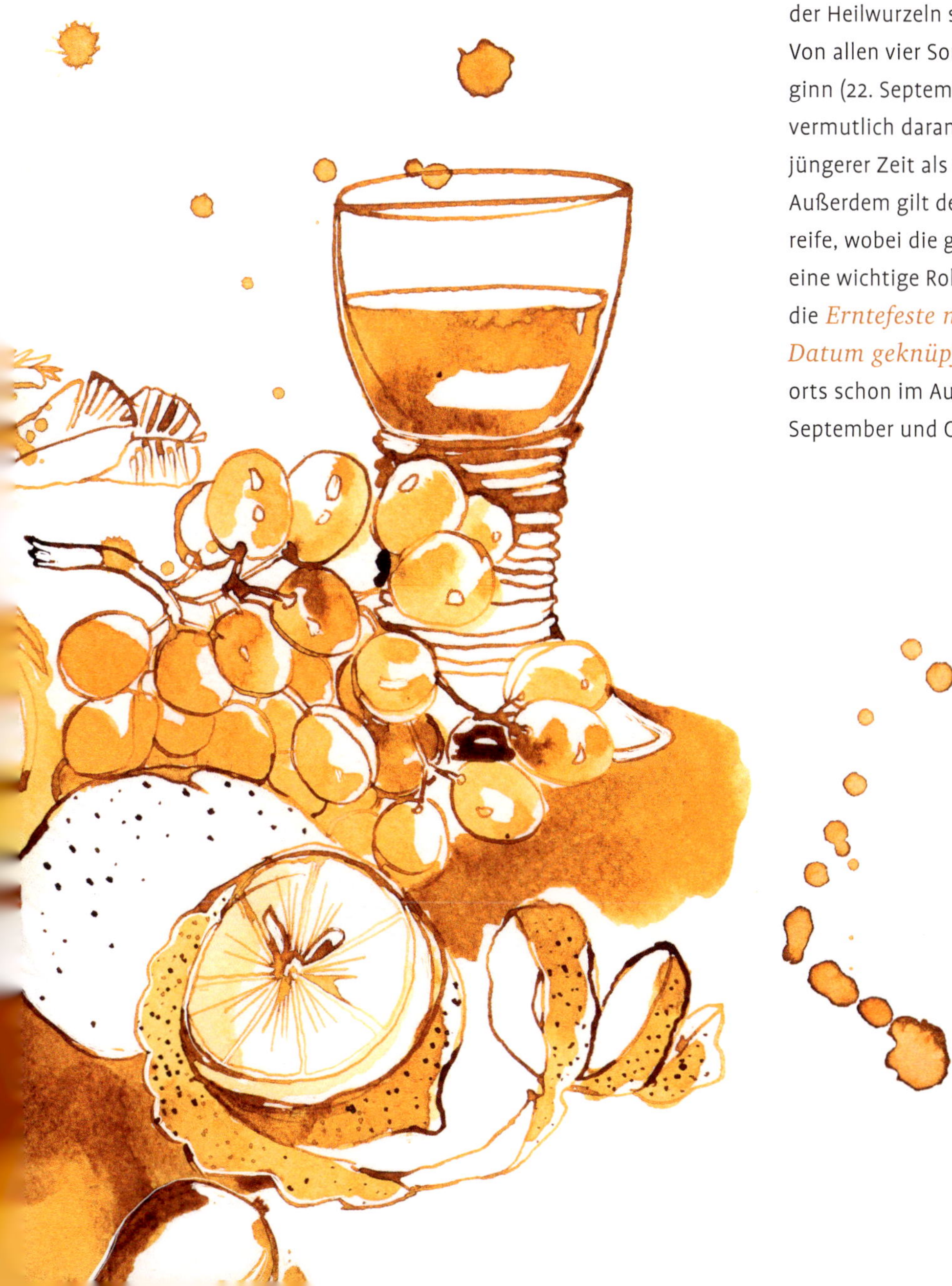

Im Herbst waren die Getreide- und Heilkräuterernte schon eingebracht. Nur Obst, Nüsse und Wein waren noch zu ernten. Die Herbstsaat wurde ausgebracht und in den Alpenregionen begann der Almabtrieb, bei dem die Tiere bunt geschmückt waren. Zuhause angekommen, wurde die Herde dreimal um den Hof getrieben, bevor sie in den Stall kam.
*Der Abschluss der Ernte und die Ankunft des gesunden Viehs boten Anlass zu Dank und Feier.* Die Gaben der Göttin wurden dabei zur Schau gestellt und geweiht, damit das folgende Jahr ebenso fruchtbar wurde. Tanzfeste wurden gefeiert, Märkte abgehalten und Herbstfeuer entzündet.

## Wilde Kirchweih

Nach der Christianisierung übernahm die Kirche die Erntedankfeiern. Erntegaben schmückten den Altar und Körbe voller Früchte erwarteten den christlichen Segen. Die beliebten Kirchweih- oder Kirmesfeste haben ihren Ursprung in den heidnischen Erntefesten. Dass es hierbei nicht gerade „kirchlich" zuging, zeigt sich in einer Beschreibung der Straßburger Kirchweih aus der Zeit um 1500: „Alljährlich kam auf das Kirchweihfest eine so große Menge beiderlei Geschlechtes in die Kathedrale wie in einem Wirtshaus zusammen. So schien diese Straßburger Versammlung eher an die Orgien des Bacchus, an den Dienst der Venus und an Plutos unterweltliches Fackelfest zu erinnern als an christliche Zeremonien oder an die Vigilien (christliche Andachten) frommer Christen." Bei den Festen gab es üppige Ess- und Trinkgelage, denn die Vorratskammern und Scheunen waren reichlich gefüllt. Ähnlich dem Maibaum gab es auch einen Kirmesbaum, der umtanzt wurde und mit Blumen, Eiern, Würsten, Trauben und bunten Tüchern geschmückt war.

Auch Tieropfer waren im Herbst üblich, meist nahm man dazu männliche Tiere wie Hahn oder Ziegenbock. Die blutigen Opfer erinnern an den herbstlichen Opfertod des Jahreskönigs in den jungsteinzeitlichen Kulturen.

## Mit St. Michael beginnt die dunkle Zeit

Der Michaelstag (29. September) war ein beliebter Festtag in der Nähe der Tagundnachtgleiche am 22. September. Der Erzengel Michael, der als Namensgeber fungierte, soll den gefallenen Lichtengel Luzifer besiegt haben. Auch sollte er die Seelen der Verstorbenen in den Himmel geleiten. Dementsprechend war es ein Gedenktag der Toten, an dem man mit der Sippe die Gräber besuchte. Sein Gedächtnistag wurde im Jahr 813 mit Absicht auf den 29. September gelegt, an dem die Germanen zu Ehren ihres Gottes Wodan ein Totenfest feierten. *So mancher Michaelsberg hieß früher Wodansberg.* Wegen der aufziehenden Herbstnebel glaubte man, nun beginne die geheimnisvolle Geisterzeit, die eng verknüpft war mit dem Umherziehen der Seelen (Wilde Jagd).
Am Michaelstag begannen in vielen Regionen die Frauen mit den Spinnarbeiten: „Michael steckt das Licht an, das Gesinde muss zum Spinnen ran." Die giftige Herbstzeitlose (*Colchicum autumnale*), die in dieser Zeit ihre hübsche Blüte aus den Wiesen streckt, zerrieben die Frauen zwischen den Händen, damit diese beim Spinnen nicht wund wurden.

Der aus den zerriebenen Blüten austretende Saft der Lichtblume oder Spinnblume, wie man sie auch nannte, wurde zudem auf die Augenlieder gestrichen, damit man an den dunklen Winterabenden die Spinnarbeiten verrichten konnte. Außerdem fertigte man aus den Blüten eine Salbe, die im Winter gegen Erfrierungen helfen sollte.

Den Namen *Colchicum* hat die Herbstzeitlose von dem Landstrich Kolchis am Schwarzen Meer, wo die griechische Zauberin und Giftmischerin Medea ihre Zaubertränke mixte. Sie war eine Priesterin der dreigestaltigen Göttin Hekate. Nach einer Sage entstand die Giftpflanze aus ein paar versehentlich vergossenen Tropfen eines Verjüngungstrankes.

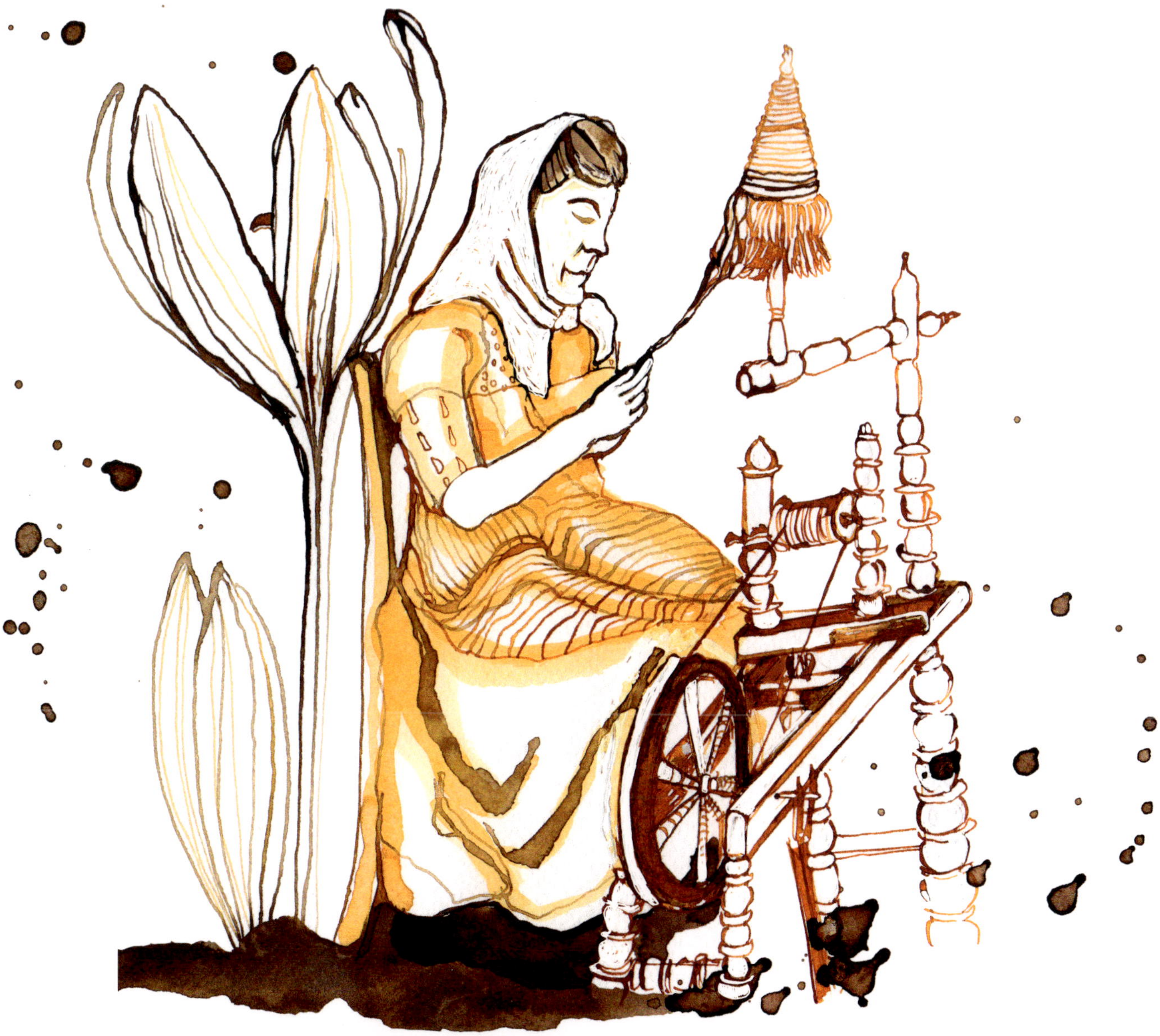

# Rituale für den Erntedank

Die Menschen begriffen sich früher als Teil der göttlichen Schöpfung oder des Naturkreislaufs, der letztendlich das Überleben sicherte. Deshalb bot das Ende der Erntetätigkeiten immer auch Anlass zu Dank und Feier. Durch die Industrialisierung der Landwirtschaft, die Globalisierung des Lebensmittelhandels und die Entfremdung von der Natur hat sich das geändert. *Heute ist Dankbarkeit für die geerntete Nahrung immer seltener geworden.* Weinfeste und Kirmes zeigen nur noch wenig von dem ursprünglichen Brauchtum. Lediglich in der katholischen Kirche haben sich noch Reste des Erntedanks erhalten. In vielen Dörfern werden noch heute Erntegaben zur Segnung zum Altar gebracht.

## Magisches Kräutersalz herstellen

*Im Kräutersalz können wir den Sommerduft aromatischer Kräuter einfangen* und für den Winter konservieren. Sowohl Kräuter als auch Salz spielten im Kultus unserer Vorfahren eine bedeutsame Rolle. Beide waren wichtige Bestandteile des Magie- und Zauberglaubens. Salz war seit Urzeiten nicht nur ein unentbehrliches Lebensmittel, sondern auch eine wichtige Opfergabe. Es galt als eines der wirksamsten Abwehr- und Schutzmittel gegen Schadenszauber und böse Mächte. Den Teufeln und Hexen soll Salz so verhasst gewesen sein, dass es in den Hexenküchen und bei den teuflischen Gelagen des Hexensabbats grundsätzlich fehlte. Gegen Behexung hatte man am besten immer etwas Salz bei sich. Seine schützenden und segnenden Kräfte machte man sich auch bei Geburt, Krankheit und Hochzeit zunutze. Wie sehr Salz in früheren Zeiten geachtet wurde, zeigt der Aberglaube, dass derjenige, der Salz verschüttet, für jedes Körnlein einen Tag in der Hölle sitzen müsse.

Der Kräuteranteil eines guten Kräutersalzes beträgt 15–20 Prozent. In keinem handelsüblichen Produkt finden Sie so viele Kräuter, da die Hersteller deren Anteil mit billigem Gemüse wie Sellerie, Zwiebeln, Karotten oder Knoblauch strecken. Für die Salzherstellung eignen sich alle bekannten Würzkräuter. In einem „Zaubersalz" sollten aber auf jeden Fall einige altüberlieferte Abwehrkräuter enthalten sein, etwa Dost, Dill, Majoran, Quendel und Rosmarin.

### Zutaten:

*500 g Meersalz*
*Jeweils 20 g Dost, Majoran, Quendel*
*Jeweils 10 g Bohnenkraut, Dill, Thymian, Rosmarin*

### So wird's gemacht:

- Zerreiben Sie die getrockneten Kräuter zwischen den Handflächen. Mischen Sie sie unter das Salz und reiben Sie alles nach und nach im Mörser ganz fein. Das Mörsern ist sehr wichtig, da sich dabei die Aromastoffe und die Farbe der Kräuter mit dem Salz verbinden. Sie benötigen dazu einen Mörser mit rauer Innenfläche. Sehr empfehlenswert ist die japanische Suribachi-Reibeschale. Sie werden erstaunt sein, welch ein Duft sich in ihrer „Hexenküche" verbreitet.

- Füllen Sie nun das Salz in dicht schließende Behälter, damit der Duft erhalten bleibt und das Salz keine Feuchtigkeit zieht.

*Sie können das Kräutersalz weihen oder segnen. Dies kann in einer Kirche geschehen oder durch eigene Dankbarkeit. Der Duft des Salzes erinnert bei jeder Mahlzeit an die reiche Kräuterernte und die fruchtbare Fülle des Sommers.*

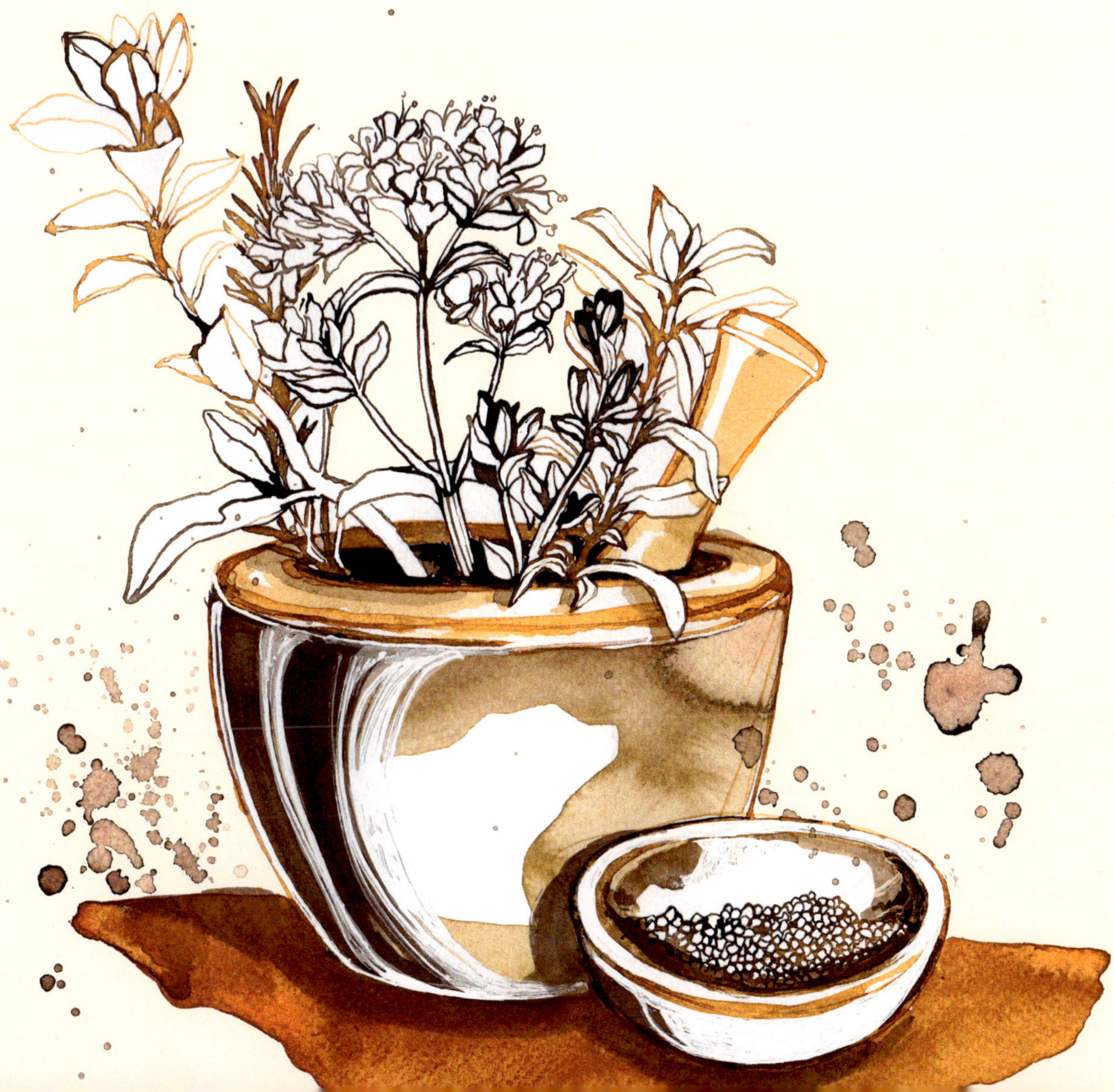

# Herbstmitte: Zeit der Ahnen

Zu Beginn des Monats November lag die Hauptzeit der Ahnenverehrung. Das Brauchtum drehte sich vor allem um die Verstorbenen. Viele Dinge erschließen sich uns erst durch den Glauben der damaligen Menschen, dass das Leben nach dem Tod nicht zu Ende sei und die Seelen in einer anderen Welt weiterlebten.

## An Halloween beginnt die Geisterzeit

Bei den irischen Kelten begann in der Nacht zum 1. November Samhain, eines der vier wichtigen großen Feste. Samhain bedeutet Sommerende. Es war der Beginn des keltischen Jahreskreises, der mit der dunklen Jahreshälfte, dem Winter, einsetzte. Wie bei allen altirischen Versammlungen wurden Feuer entzündet und man glaubte, die Zugänge zu der „anderen Welt" stünden offen. Außerdem wurden Opfer dargebracht und man dankte für die sicher eingebrachte Ernte. Auch bei den germanischen Stämmen war der November der Opfermonat, an dem man zu Ehren der Götter und der Ahnen Tiere opferte. Der in neuheidnischer Literatur oftmals erwähnte Kult um einen Totengott Samhain entstammt der Fanatasie, ein keltischer Gott dieses Namens ist nicht bekannt.

Das irische Samhain hat sich unter christlichem Einfluss zu Halloween (Heiligen-Abend) entwickelt. Ursprünglich wurden die Heiligen an Ostern und Pfingsten geehrt, aber im 8. Jahrhundert erhielten sie im christianisierten Irland einen neuen Festtermin: den 1. November. Viele

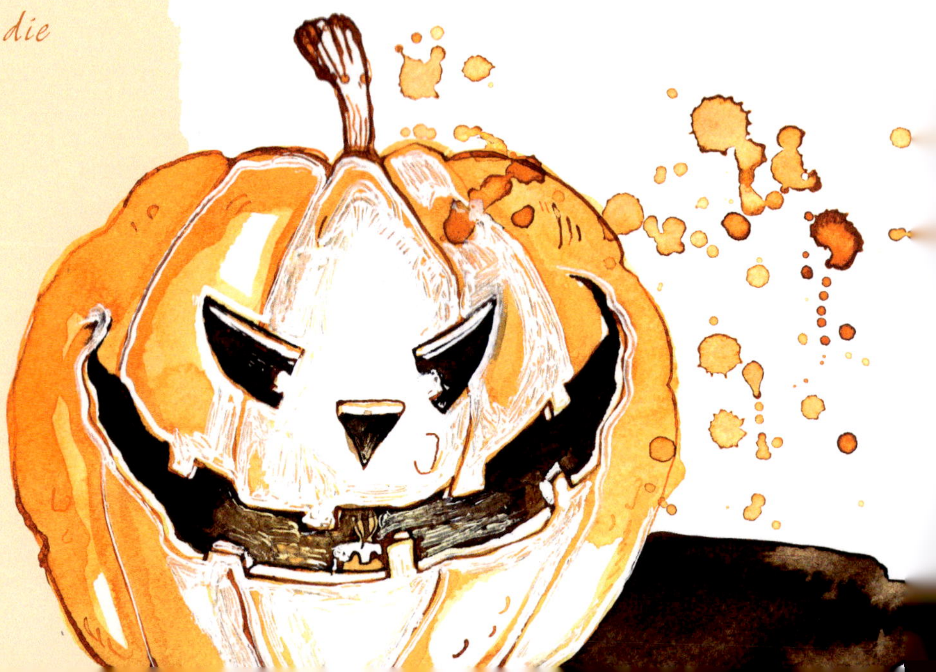

vorchristliche Brauchtumselemente aus dem irischen Samhain haben sich dabei erhalten. *Die irischen Missionare verbreiteten das Allerheiligenfest auf dem Kontinent.* Und schließlich transportierten im 19. Jahrhundert irische Siedler das altirische Neujahrsfest nach Nordamerika, wo es sich zum heutigen Klamauk entwickelte. Von dort ausgehend verbreitete es sich schließlich in der ganzen Welt.

## Hilfe für die armen Seelen

Zu dem christlichen Heiligen-Gedenktag Allerheiligen hat sich dann noch der Totengedenktag Allerseelen gesellt. Auch dieser Tag lag ursprünglich in der Osterzeit und wurde dann im 10. Jahrhundert auf den 2. November verlagert. Das geschah nicht von ungefähr, denn in den vorchristlichen Kulturen spielte der November eine besondere Rolle im Totenkult. Unterweltsgöttinnen und Seelenhüterinnen, wie Persephone, Perchta oder Hel, wurden hier verehrt.
Viele Allerseelenbräuche sind inzwischen zu Allerheiligen „gewandert“. Ursprünglich war Allerheiligen kein Trauertag, doch im Lauf der Zeit gerieten die Heiligen ins Hintertreffen und von da an prägte das Gedenken an die Verstorbenen den Novemberbeginn. Auf den christlichen Friedhöfen wurden die Gräber geschmückt und Lichter aufgestellt, als Zeichen der *Hoffnung auf ein ewiges Leben*. Für die „armen Seelen“ wurde geopfert, gebetet und gefastet. An diesem Tag stiegen sie aus dem Fegfeuer zur Erde auf, wo sie sich von ihren Qualen erholen konnten. Das Fegefeuer hatte in der mittelalterlichen Kirche eine große Bedeutung. Man glaubte, die Seelen müssten in einem Feuer im Innern der Erde für ihre zu Lebzeiten nicht getilgten Sünden büßen. Man buk sogenannte Seelenzöpfe oder Seelenbrote und legte sie für die armen Seelen bereit oder verteilte sie an jene, die aufopfernd für die armen Seelen beteten. Die Gabensammler („Armenseelengeher“) bedankten sich mit „Vergelt's Gott für die armen Seelen“. Hier liegt vermutlich der Ursprung des Halloweenbrauchs, bei dem die Kinder um Süßigkeiten bitten.

## Besuch aus der Ahnenwelt

Man glaubte, in der Halloweennacht würden sich die Pforten zur Geisterwelt öffnen und die Seelen würden ihre alten Wohnungen aufsuchen. *Um den Segen und die Hilfe der Totengeister zu erlangen, stellte man Speise und Trank für sie bereit.* Besonders gerne mochten sie angeblich Milch, Haselnüsse und Hirsebrei. Man war sehr um das Wohl der Ahnenseelen besorgt: Leere Pfannen durften nicht auf dem Herd stehen, damit sich keine arme Seele daran verbrannte, und weder Rechen, Messer noch Gabel durften verkehrt herum liegen, damit keine Seele daran Schaden nahm. Wurde im Ahnenkult ursprünglich noch ein positiver Austausch zwischen Ober- und Unterwelt gesehen, setzte sich im Christentum immer mehr der Geister- und Dämonenaspekt durch. Wer in dieser Nacht unterwegs war, verkleidete sich am besten selbst als Geist, so war er vor Übergriffen geschützt. In ausgehöhlte Rüben wurden Geisterfratzen geschnitzt und Kerzen hineingestellt, um so unliebsame Dämonen abzuschrecken. Daraus entwickelten sich, über den Umweg der USA, die Kürbisgesichter und gruseligen Gestalten von Halloween.
Mithilfe der Ahnen wurden auch Orakelspiele gespielt: Verliebte legten Haselnüsse ins Herdfeuer, dem Sitz der Ahnen. Wenn die Nüsse ruhig verglühten, stand die Beziehung unter einem guten Stern, zerplatzten sie jedoch, war Streit vorprogrammiert.

# Rituale für Allerheiligen

Im November begann die „dunkle Jahreszeit", die Zeit der Ahnen. An diesen Tagen hatten sie die Möglichkeit, ins Diesseits zurückzukehren und ihre alten Wohnorte aufzusuchen. Deshalb wurden für sie überall Lichter entzündet. Zum einen damit sie den Weg fanden, zum anderen, um unerwünschte Geister fernzuhalten. *Das Umherwandern der Toten hat sich im Halloweenbrauchtum erhalten*, zu dem auch die ausgehöhlten und erleuchteten Kürbisse gehören. Das Schnitzen eines Kürbisgesichts macht vor allem Kindern einen Heidenspaß – kein Wunder, denn es ist ein heidnischer Brauch.

## Halloweenkürbis

ZUTATEN:

*Kürbis*
*Messer*
*Löffel*
*Kerze*

SO WIRD'S GEMACHT:

- Von einem großen Kürbis einen flachen Deckel abschneiden, so dass Sie das weiche Fruchtfleisch und die Kerne mit einem Löffel herauskratzen können.

- Es entsteht ein hohler Kürbis, aus dessen Wand Sie nun mit einem Messer von außen fantasievoll Löcher für Augen, Mund und Nase herausschneiden. In die Mitte stellen Sie eine Kerze oder ein Teelicht, dann setzen Sie den Deckel als Hut wieder auf.

- Jetzt können Sie mit dem Kürbis die dunkle Novembernacht erleuchten. Je nach Schnitzkunst empfängt das Kürbisgesicht die durchziehenden Geister freudig, mürrisch, traurig oder angsteinflößend. Für den Wohnbereich sind auch kleine Zierkürbisse geeignet.

## Kürbissuppe

Kennzeichnend für die Feiertage Allerseelen und Allerheiligen waren die „Seelenspeisungen". Man stellte den einkehrenden Seelengeistern Speisen bereit. Als Gegenleistung für die Bewirtung erwartete man im kommenden Jahr eine gute Ernte. Die Speisen wurden am nächsten Tag unter den Armen der Gemeinde verteilt.
In die Novemberzeit passt vorzüglich eine wärmende Kürbissuppe. *Sie können am Esstisch ein Gedeck für einen Verstorbenen herrichten, dem Sie an diesem Tag gedenken möchten.* Falls Sie keinen Besuch von einer Seele erwarten, können Sie den Platz für einen unangekündigten Gast reservieren oder Sie laden Freunde ein. Kürbisse haben in Europa keine sehr lange Geschichte, denn sie wurden erst im 17. Jahrhundert bei uns eingeführt. In Süd- und Nordamerika zählen sie jedoch zu den ältesten Kulturpflanzen. Dort züchtet man sie schon seit über 8000 Jahren. Sie sind auch Bestandteil des Thanksgiving-Festes, das darauf zurückgeführt wird, dass Indianer englische Siedler im Jahr 1642 mit heimischen Lebensmitteln versorgten. Dazu gehörte unter anderem der Kürbis. Auch die im folgenden Rezept verwendete Kartoffel stammt ursprünglich aus Südamerika, wo sie schon seit Jahrtausenden gegessen wird.

**ZUTATEN:**

500 g Kürbis
200 g Kartoffeln
1 Zwiebel
2 EL Butter
1 Liter Gemüsebrühe
5 EL Créme Fraîche
Kräutersalz
Frisch gemahlener Pfeffer
Curry

**SO WIRD'S GEMACHT:**

Kartoffeln schälen und klein schneiden.

Den Kürbis entkernen und würfeln. Sehr schmackhaft ist der japanische Hokkaidokürbis.

Die Zwiebel klein schneiden und in Butter glasig dünsten, dann mit Gemüsebrühe aufgießen und die restlichen Zutaten hinzugeben.

Kurz aufkochen und dann auf kleiner Flamme etwa 15 Minuten leise köcheln lassen, anschließend pürieren. Mit Gewürzen abschmecken und mit Créme fraîche verfeinern. Reichen Sie dazu aus Brotteig geflochtene Seelenzöpfe – das schmeckt nicht nur den Armen Seelen!

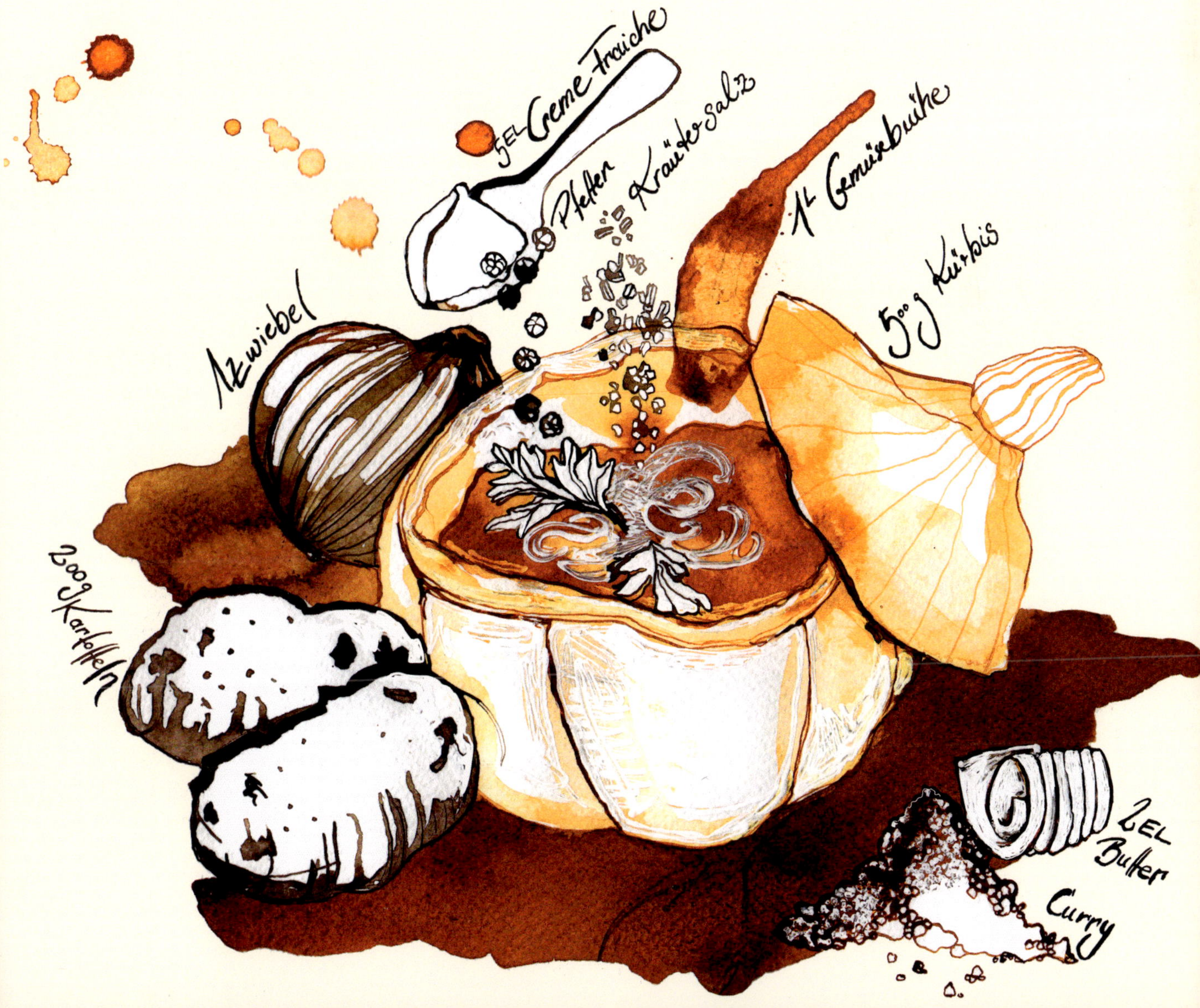

## An St. Martin zieht der Winter ein

Der heilige Martin ist bis heute einer der bekanntesten und beliebtesten Heiligen der katholischen Kirche. Er lebte im 4. Jahrhundert und wurde Bischof von Tours. Martin betätigte sich als Heidenbekehrer und wurde schon kurz nach seinem Tod im Jahr 397 als Heiliger verehrt. Bekannt ist die Legende, derzufolge er als römischer Soldat seinen Mantel mit einem frierenden Bettler teilte. Daraufhin erschien ihm Jesus, weshalb er sich taufen ließ. Sein Feiertag (11. November) galt im bäuerlichen Kalender als Winteranfang und als Ende des Wirtschaftsjahres. Die Pachtzinsen wurden gezahlt und das Gesinde durfte den Dienstherrn wechseln. Da der 11. November ein Symbol für den Jahreswechsel war, galt er als wichtiger Lostag, vor allem was die Strenge des Winters betraf.
Eng verbunden mit den Lebensrutenritualen an Nikolaus und am Barbaratag ist die sogenannte Martinsgerte. An St. Martin brachten Hirten in jedes Haus ein mit Wacholderzweigen und Eichenlaub umwundenes Birkenreis, das im kommenden Frühjahr genutzt wurde, um das Vieh nach dem Winter zum ersten Mal aus dem Stall zu treiben. Bei der Gertenübergabe sprachen die Hirten einen Fruchtbarkeitszauber: „Kimmt der hali sanct Mirte mit siner girte, so vil kranewittbir, so vil ochsen und stir, so viel zwei, so vil fuder hai“ (Kommt der heilige Sankt Martin mit seiner Gerte, so viele Wacholderbeeren, so viele Ochsen und Stiere, so viele Zweige, so viel Futterheu). Ähnlich wie beim Nikolausbrauchtum (siehe Seite 132) tauchten in manchen Gegenden vermummte Gestalten mit Rute auf, die ebenfalls Gaben verteilten. Sie hießen Pelzmärte, Nussmärte oder Schellenmärte (Märte = Plural von Martin). Hier zeigt sich, dass auch beim Martinskult vorchristliches Brauchtum im Spiel war.

Zum Ende des landwirtschaftlichen Jahres entzündete man Freudenfeuer, die auch eine Reinigungssymbolik hatten. Im Martinsfeuer wurde endgültig das alte Jahr verbrannt, man nannte es „den Sommer verbrennen“. Ins Feuer kamen häufig Erntekörbe und Stroh, zum Zeichen, dass die Ernte vorüber war. Vermutlich lebte darin auch noch die Erinnerung an den Vegetationsgott, der im Herbst als Vorbedingung für ein Wiedererwachen im Frühjahr geopfert wurde. *Aus den Martinsfeuern entwickelten sich die Laternen- und Fackelumzüge, die noch heute Kinderaugen zum Leuchten bringen.* Die Martinslampen wurden aus ausgehöhlten Runkelrüben hergestellt und auf einen Stock gespießt. Die Verbindung zum Halloweenbrauchtum ist sehr augenfällig. In den Feuer- und Lichtbräuchen spiegelt sich auch die Sehnsucht der Menschen nach der Wiedergeburt des Lichts, nach dem Frühling.

## Martinsbrauchtum mit heidnischen Anleihen

Da das Martinsfest einen Bezug zum Ende der Ernte hatte, gehörten auch großzügige Ess- und Trinkgelage dazu. Da nun die Buß- und Fastenzeit vor Weihnachten begann, war es bis dahin das letzte üppige Festmahl. Dabei ging es anscheinend hoch her, denn im Jahr 585 verbot die Kirchensynode von Auxerre die ausschweifenden und orgiastischen Feste in der Nacht zu St. Martin. Ein typischer Festbraten war die Martinsgans, aber auch das Schlachten von Martinsschweinen gehörte zum Martinstag dazu. Interessanterweise handelt es sich dabei um Tiere, die in matrizentrischer Zeit als heilige Begleittiere der Großen Göttin galten und eine uralte Tradition als Opfertiere besaßen. Die Gans war auch ein Opfertier des germanischen Gottes

Wodan. Gewürzt wurde die Martinsgans mit Beifuß, dem Kraut der Göttin Artemis.
Sehr beliebt waren auch spezielle Martinsgebäcke in Kipfel- oder Hörnchenform („Martinshörnli“). Diese Form weist auf einen kultischen Gebrauch hin. Gebildebrote waren Festtagsgebäcke, die, in bestimmter Weise geformt, zu religiösen Anlässen gebacken und verzehrt wurden. Hörnchen mochten einerseits den Mond symbolisieren. Andererseits werden sie auch als Phallussymbole und stilisierte geweih- oder horntragende Tiere interpretiert. *Gebäck in Form von Tierfiguren diente als Ersatz für reale Tieropfer*. Meist standen die Opfer in Verbindung mit Ahnenkult und Fruchtbarkeitsriten. Dementsprechend gab es häufig phallische und vulvaförmige Gebäcke.

Auch der Martinstrunk („Martinsminne“) hat enge Beziehungen zum germanischen Heidentum. Dem norwegischen König Olaf Tryggwason erschien der heilige Martin im Traum und forderte, die Trankopfer zu Ehren von Thor (Donar) und Odin (Wodan) sollten durch den Martinstrunk ersetzt werden. Der 993 in England getaufte König versuchte während seiner Regentschaft, das Christentum einzuführen.
Im frühen Mittelalter begann die Adventszeit schon nach Martini, so dass sich hier der Jahreskreis schließt. Der am 30. November folgende Andreastag gehörte schon zum Kreis der Winterfeste. Die christliche Adventszeit war die Vorbereitung auf das Licht, die Ankunft des Erlösers.

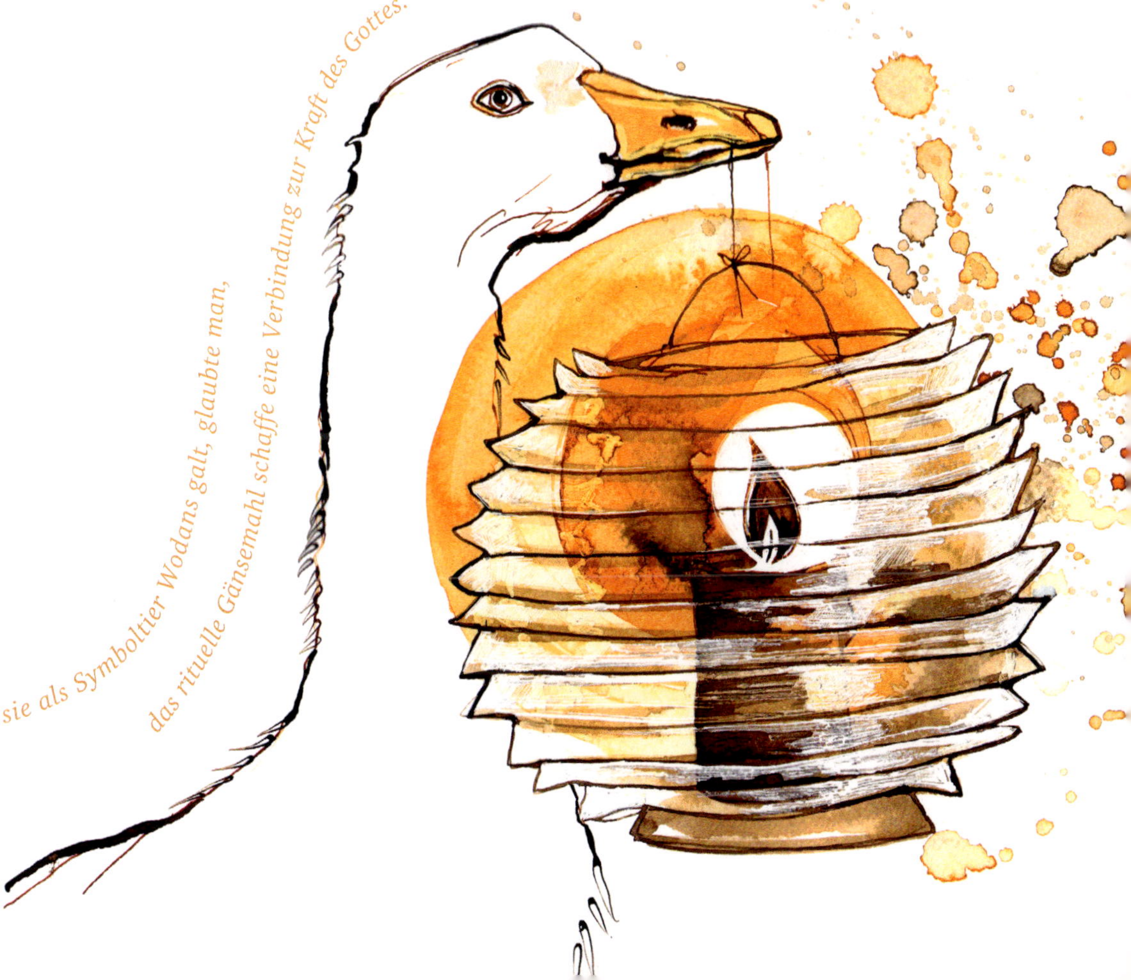

*Da sie als Symboltier Wodans galt, glaubte man, das rituelle Gänsemahl schaffe eine Verbindung zur Kraft des Gottes.*

# Mit Kräutern durch das ganze Leben

*Kräuterbrauchtum steckt auch*
*im Zyklus eines Menschenlebens.*
*Die zauberkräftigen Pflanzen*
*begleiteten unsere Vorfahren bei*
*Geburt, Taufe, Hochzeit und Tod.*
*Mit ihrer Hilfe versuchte man*
*bei entscheidenden Übergängen*
*böse Mächte fernzuhalten und*
*Glück herbeizuzwingen.*

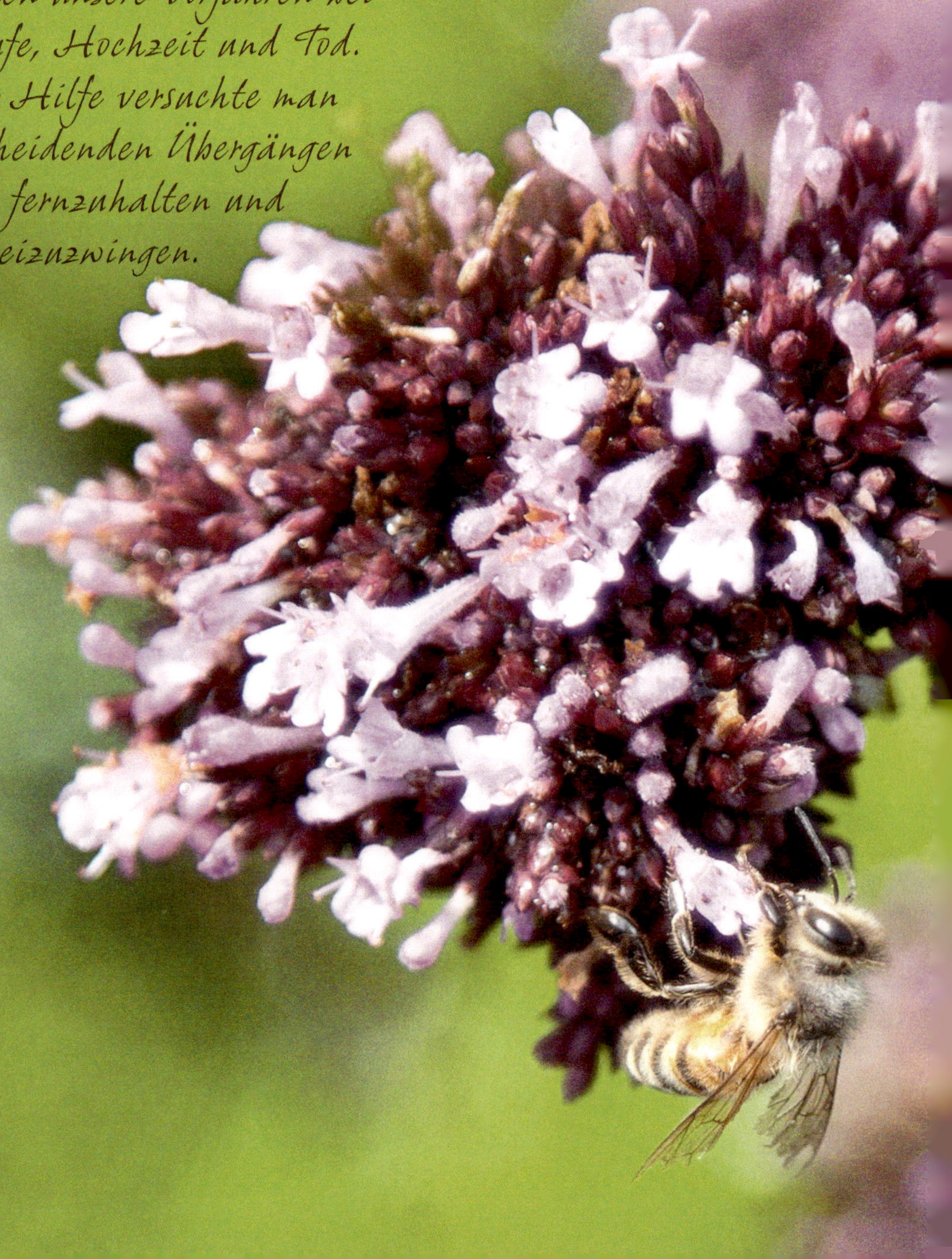

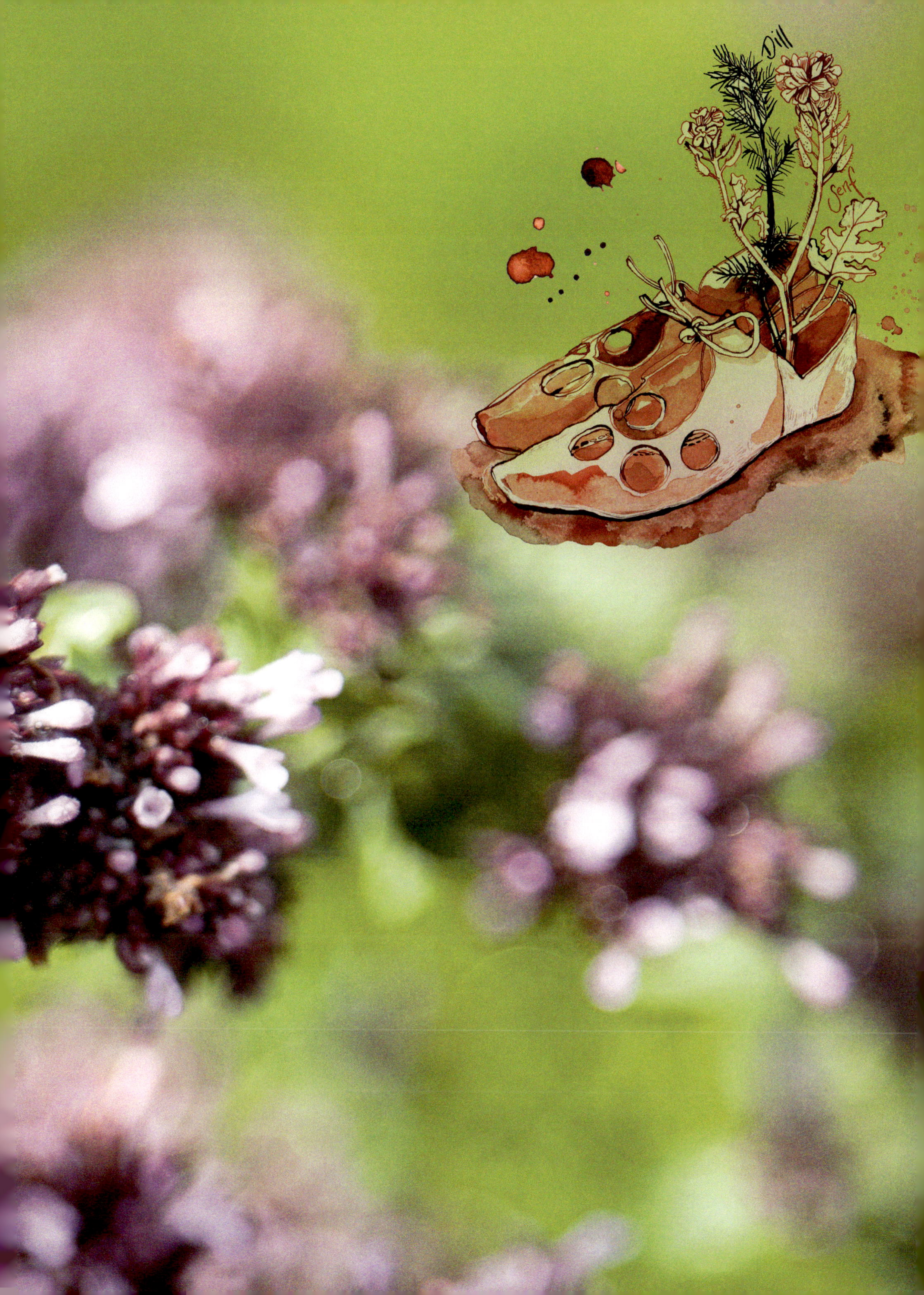
Dill
Senf

# Übergangs-rituale bieten Schutz

*Das Übertreten einer „Schwelle" war in früheren Zeiten mit besonderer Ehrfurcht belegt. Der Schritt ins Fremde und Unbekannte war ein kritischer Moment, den man sicher überstehen wollte. Deshalb bedurften diese Phasen der rituellen Begleitung. Denn Rituale bieten Schutz und geben Orientierung. Sie fördern den Zusammenhalt und das Miteinander in der Gruppe. Und sie schaffen einen heiligen Raum, durch den sie sich vom Alltag deutlich abgrenzen.*

## Die dreifache Göttin – Herrin über Leben und Tod

Bei den jungsteinzeitlichen Völkern spiegelten sich die Lebenszyklen auch in der Religion. Die Große Göttin wurde oft als Dreiergestalt (Dreifache Göttin) verehrt, wobei jede dieser Gestalten einen Aspekt von ihr verkörperte. Sie war in ständigem Wandel begriffen, ihre Veränderungen zeigten sich im Jahreszyklus der Natur. Gleichzeitig symbolisierte jede „Teilgöttin" einen Abschnitt im Leben des Menschen (siehe Tabelle). Da die jungsteinzeitlichen Gesellschaften noch überwiegend matrizentrisch organisiert waren, stand die dreigestaltige Göttin vor allem für den Lebenszyklus der Frau. Sie verkörperte als jungfräuliche weiße Frühlingsgöttin die kindliche Tochter. Als fruchtbare rote Sommergöttin stand sie für die reife Frau als Mutter. Schließlich wandelte sie sich in die todbringende schwarze Wintergöttin, die als alte Frau das Leben mit sich ins Jenseits nahm. Die Totengöttin war nach altem Glauben aber gleichzeitig die Hüterin des Lebens. Deshalb galt sie auch häufig als Göttin der Geburt und war eine Schutzgöttin der Hebammen und Gebärenden. So wie die Natur sich erneuerte, so wandelte sich der Tod in Wiedergeburt. Zur Wintersonnenwende regenerierte sich die „alte Göttin" und wurde wieder zur jungfräulichen Göttin, die Licht und Vegetation zurückbrachte. Als machtvolle Begleiterin im Werden und Vergehen allen Lebens stand die Große Göttin somit im Zentrum frühen Brauchtums um die Übergangsrituale.

## Die dreifache Göttin

| Weiße Göttin | Rote Göttin | Schwarze Göttin |
|---|---|---|
| Frühling | Sommer | Herbst/Winter |
| Jungfrau | Mutter | Alte Frau |
| Lichtmess / Ostern | Maifest / Johanni / Fronleichnam / Maria Himmelfahrt | St. Michael / Allerseelen / Wintersonnwende |
| Zunehmender Mond | Vollmond | Abnehmender Mond / Schwarzmond |
| Kindheit, Jugend | Sexualität, Hochzeit, Fruchtbarkeit | Weisheit, Tod, (Wieder-)Geburt |
| Persephone / Holla | Demeter / Freya | Hekate / Perchta / Hel |

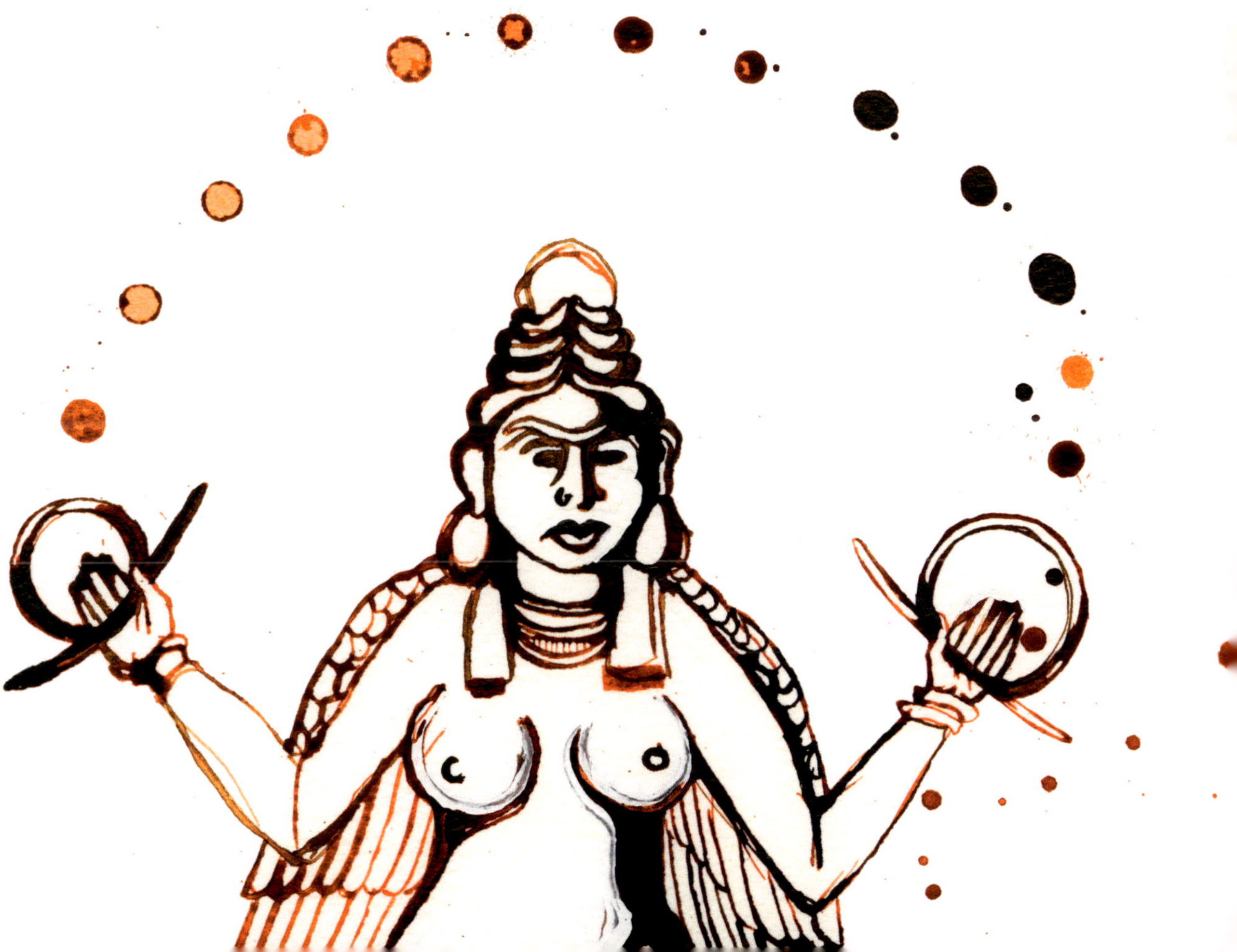

# Geburt: der Kreislauf beginnt

*Die Geburt ist ein unglaubliches Wunder und für viele Eltern das schönste Erlebnis überhaupt. Für unsere Vorfahren war sie eng mit dem Göttlichen verknüpft. Da nur die Frau die Fähigkeit besitzt, Leben zu schenken, waren die Geburtsgötter ausschließlich weiblicher Natur.*
*Im frühen Mittelalter trat Maria in ihre Fußstapfen. Mit ihrer Hilfe und der von Geburtskräutern versuchte man schädliche Einflüsse abzuwehren.*

## Ein neuer Mensch tritt ins Leben

Im Denken vorchristlicher Religionen war die Erdgöttin die Hüterin der Seelen. Aus der Unterwelt entließ sie die Ungeborenen durch Höhlen, Teiche, Brunnen oder durch besondere Pflanzen, von wo aus schwangere Frauen sie dann empfingen. *Sie öffnete die Pforte, die der normal sterbliche Mensch nur bei Geburt und Tod durchqueren konnte.* Reste dieses alten Glaubens waren noch im christlichen Mittelalter anzutreffen. Dazu gehörte auch der Brauch, die werdende Mutter direkt auf die Erde zu legen. Die Erdgöttin sollte dadurch der Gebärenden Kraft verleihen. Frauen, die sich Kinder wünschten, pilgerten zu den Verehrungsorten der Göttinnen, um eine Schwangerschaft zu erwirken. Später beteten sie an den Bildnissen der Jungfrau Maria, die nahezu übergangslos den Platz ihrer Vorgängerinnen einnahm.
Schwangerschaft und Geburt gehören zu den einprägsamsten Erlebnissen einer Frau. In früheren Zeiten, als medizinische Betreuung und hygienische Bedingungen schlecht waren, kam es oft zu gefährlichen Situationen. Die Gefahr, dass bei der Geburt Kind oder Mutter starben, war immer präsent. Die Kindersterblichkeit war im Mittelalter sehr hoch; nur jedes dritte Kind überlebte die ersten Jahre. Deshalb waren Mutter und Neugeborenes in besonderer Weise auf Schutz angewiesen. Diesen erhoffte man sich von Geburtsamuletten, Weihwasser, Gebeten und Kräuterritualen. Ein beliebtes Hilfsmittel waren getrocknete „Geburtshelferkröten", die Gebärmuttersymbolik trugen. *Ein anderer Gebärzauber war das Auflösen der Haare und der Strumpf- und Schuhbänder.*

Selbst Türschlösser mussten entriegelt sein, um den Geburtsakt auf magische Weise zu erleichtern. Nichts Geknotetes durfte die Geburt behindern. Gerne gesehen wurden diese Zauberrituale von geistlicher Seite nicht, weshalb Kirchenvorsteher angewiesen waren, jeden Gebrauch von Zaubersprüchen, Hexerei und Anrufungen zu melden, besonders dann, wenn Frauen in den Wehen lagen.

## Hebammen unter Verdacht

Hebammen waren besonders verdächtig, da sie angeblich die neugeborenen Kinder dem Teufel weihten. Im *Hexenhammer* von 1484 hieß es: „Niemand schadet dem katholischen Glauben mehr als die Hebammen. Denn wenn sie die Kinder nicht töten, dann tragen sie die Kinder aus der Kammer hinaus, und sie in die Luft hebend, opfern sie dieselben den Dämonen."

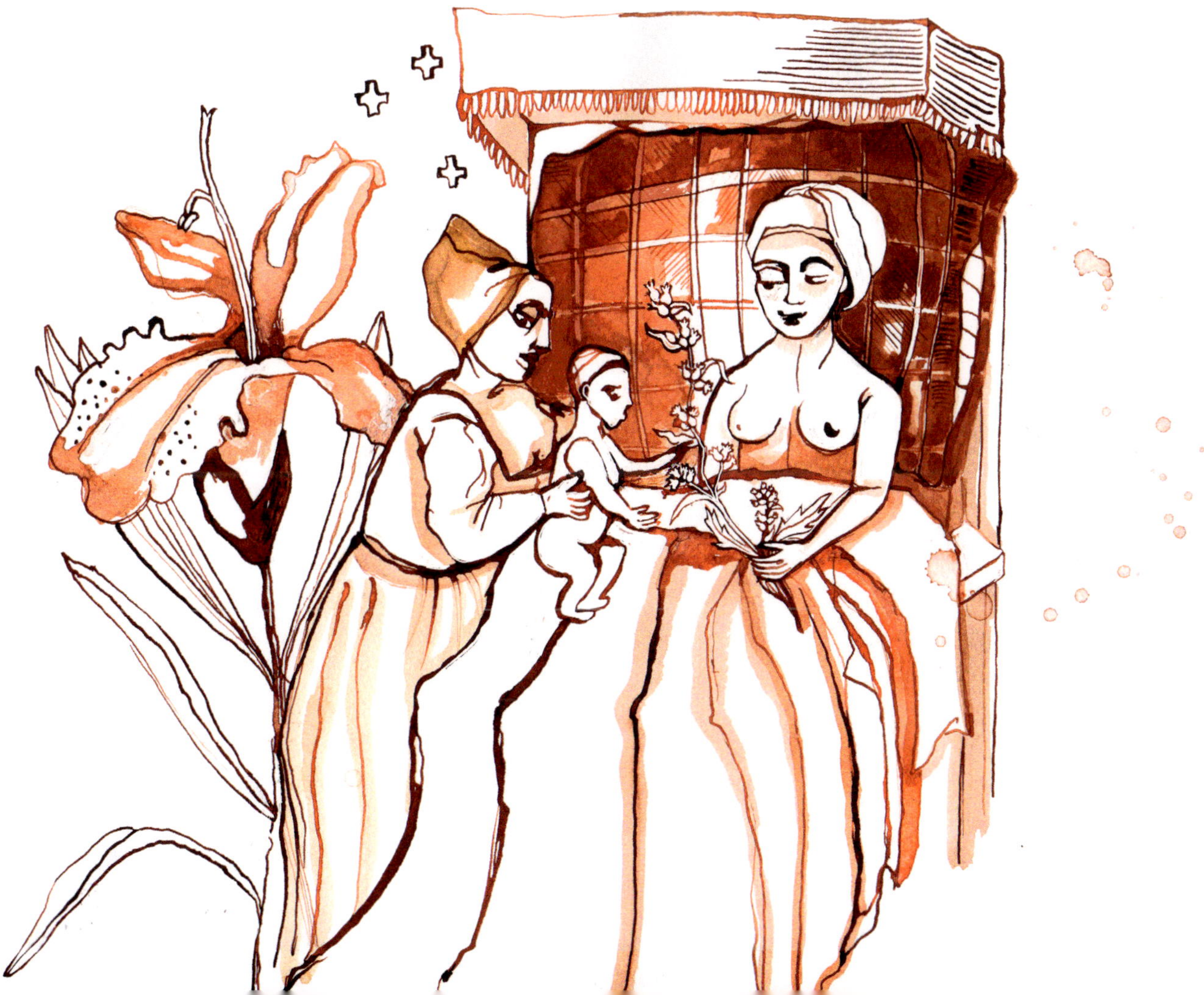

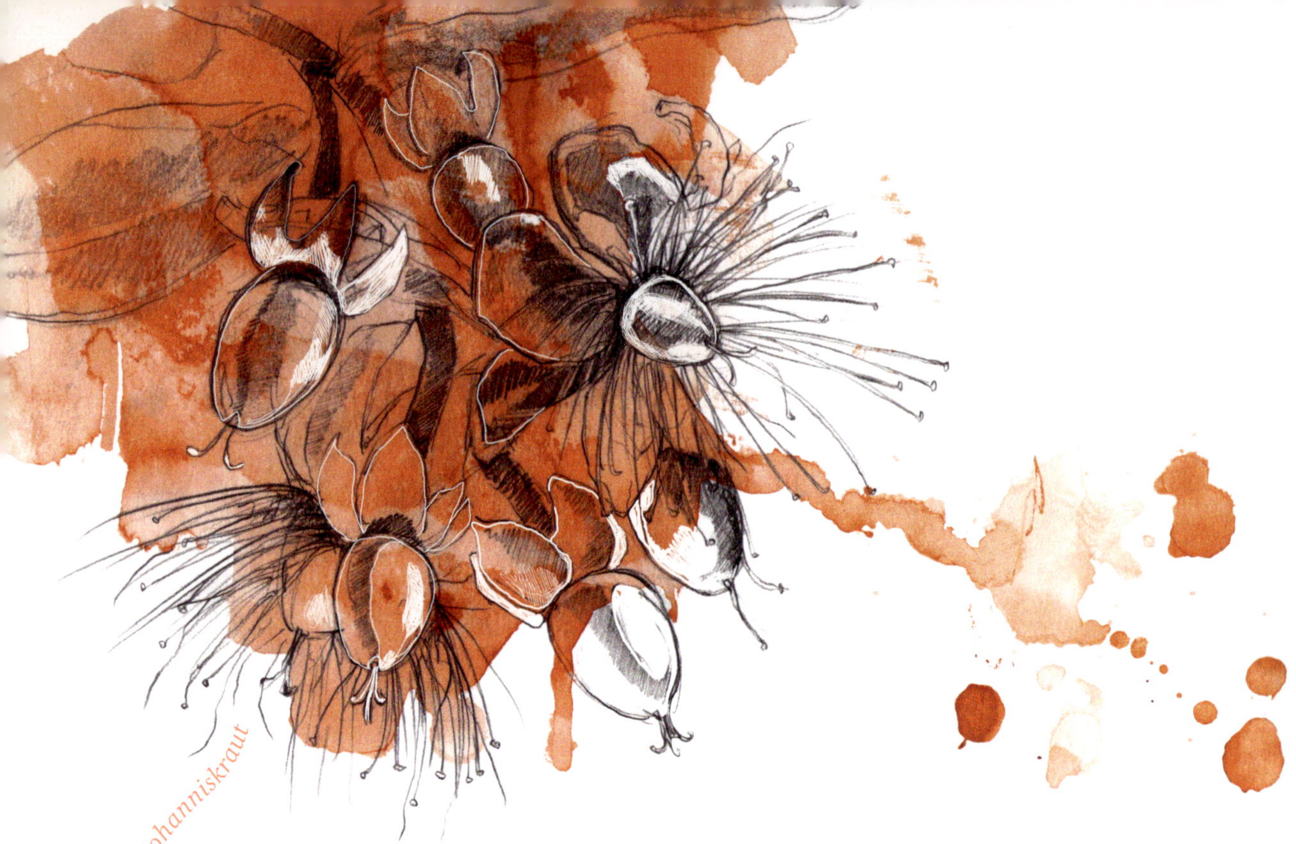


Verschiedene Überlieferungen deuten daraufhin, dass es damals tatsächlich Geburtsrituale gab, die vermutlich Überbleibsel aus heidnischer Zeit waren. Die Hebammen legten das Kind nach der Entbindung vor dem Haus auf den Erdboden. Damit wurde es zuerst der Erdmutter geweiht, bevor es in die Gemeinschaft der Sippe aufgenommen wurde. Dann umschritt die Hebamme das Kind dreimal und hob es wieder auf. Daher der Name Hebe-Amme.

Eine besondere Rolle spielte die Nachgeburt, die „unbeschrien" an einem besonderen Ort vergraben werden musste. Manchmal übergab man sie auch einem fließenden Gewässer oder verbrannte sie im Herdfeuer. Die Nabelschnur dagegen wurde sorgfältig aufgehoben und dem Kind ins Essen gegeben.

## Mit Bettstrohkräutern das Unheil fernhalten

Um die Geburt zu erleichtern oder zu beschleunigen, räucherte man mit geweihten Kräutern. Dazu gehörte vor allem das „Frauenkraut" Beifuß, das schon hilfreich sein konnte, wenn die Frau es während der Wehen in der linken Hand hielt. Die Hebammen kannten eine Reihe von Pflanzen, die die Geburt förderten und die schmerzhaften Krämpfe linderten. Dazu gehörten beispielsweise Rosmarin und Frauenmantel. Einer uralten schamanischen Tradition folgend nutzten sie auch Zaubersprüche und -rituale, um den Frauen beizustehen und das Neugeborene zu segnen. Um diese alten Bräuche auszurotten, sollte in christlichen Zeiten möglichst immer ein Pfarrer anwesend sein, um mit seinen Gebeten den Aberglauben zu unterbinden.

Schon vor der Geburt ergriff man Maßnahmen, um Mutter und Baby zu schützen. Dazu gehörten die sogenannten Bettstrohkräuter, die im Rahmen der Christianisierung den Namen „Marienbettstroh“ oder „Liebfrauenbettstroh“ erhielten. Das Christuskind soll nach seiner Geburt im Stall darauf geruht haben. Das waren beispielsweise Labkraut, Quendel, Dost, Johanniskraut, Leinkraut und Waldmeister. Diese Schutzpflanzen wurden in die Bettmatratze gestopft oder einfach unters Kopfkissen gelegt, um bösen Zauber fernzuhalten. Denn während und nach der Entbindung sah man Mutter und Kind besonderen Gefahren durch neidische und böse Dämonen ausgesetzt. Mancherorts wurde das Neugeborene mit diesen Kräutern gebadet. Das erste Bad war sehr bedeutsam, da es sich um ein Reinigungs- und Schutzritual handelte. Doch nicht nur Kräuter dienten dem Schutz und Segen der Neugeborenen. *Man nutzte auch die antidämonische Kraft des Salzes, indem man es dem Badewasser hinzufügte.*
Das erste Bad war ursprünglich eine kultische Wasserweihe. Weihehandlungen mit dem Lebenselement Wasser finden sich in vielen alten Kulturen. Es war ein Begrüßungs- und Aufnahmeritual: Ein neuer Mensch wurde Teil der Gemeinschaft. Die christliche Taufe hingegen sollte die Kinder von der Sünde befreien. Denn in der christlichen Mythologie lud Eva die Erbsünde auf sich, weil sie die Vertreibung aus dem Paradies verschuldet hat. Seitdem müssen alle Frauen „unter Schmerzen gebären“. Die Kinder kommen sündig zur Welt, weil sie die Schuld der Frauen in sich tragen. Erst die Taufe kann sie reinwaschen. Mit der Taufe verbunden war auch die Namenswahl, wobei in alter Zeit die Namen der verstorbenen Großeltern eine bedeutsame Rolle spielten. Das hängt mit dem Glauben an die Wiedergeburt der Seele zusammen.

## Einen Geburtsbaum pflanzen

Ein Brauch, der sich bis in die heutige Zeit gehalten hat, ist das Pflanzen eines Geburtsbaumes. Am ersten Neumond nach der Geburt wurde er in die Erde gesetzt. Oft gab man dabei die Plazenta mit ins Pflanzloch. *Der Geburtsbaum gehörte dann dem Kind und trug sogar oft dessen Namen.* Das erste Badewasser goss man unter diesem Baum aus. Allerdings war auch das Schicksal des Kindes mit dem des Baumes verknüpft. Man glaubte, das Kind gedeihe und sterbe mit seinen Geburtsbaum. Aus diesem Grund wurden solche Bäume besonders fürsorglich behandelt. In südlichen Ländern nutzte man häufig Zypressen, Zedern, Oliven und Myrten als Lebens- und Geburtsbäume. In Mitteleuropa wurden, neben den heiligen Bäumen Linde und Eiche, besonders gerne Obstbäume und Rosensträucher gewählt. In vielen Gegenden wurde dabei nach Geschlecht unterschieden: *Jungen bekamen meist einen Apfelbaum gepflanzt und Mädchen einen Birn- oder Walnussbaum*. Das erstaunt zunächst, da der Apfelbaum als weiblich galt und man im Birnbaum männliche Attribute sah. Vielleicht kommt der vermeintliche Widerspruch daher, dass man das männliche mit dem weiblichen Prinzip zu verbinden suchte!
Doch wurde diese Einteilung nicht überall gleich gehandhabt. So pflanzte etwa der Großvater Johann Wolfgang von Goethes bei dessen Geburt einen Birnbaum. Auch heißt es, wenn die Mutter die Nachgeburt unter einem Apfelbaum begräbt, dann gebe es das nächste Mal ein Mädchen; unter einem Birnbaum vergraben bekommt sie einen Jungen.

## Mit der Kraft des Apfels ein gesundes Kind

Bei der ersten Übergangsstufe des Lebens spielte die Frucht des Apfelbaumes eine wichtige Rolle. Eine alte Aberglaubensammlung namens Rocken-Philosophie sagt dazu: „Wenn man einem Wochenkinde statt eines Breies von einem roten gebratenen Apfel zu essen gibt, so bekommt das Kind rote Backen.“ Auch bei der Taufe nahm man einen rotbackigen Apfel mit und sprach: „So rot die Äpfel prangen, so rot des Kindes Wangen.“ *Der Apfel galt als Quell des Lebens und spendete somit Lebenskraft*, die sich in den roten Bäckchen äußerte! Überhaupt hatte der Apfel einen besonderen Ruf als Gesundheitsbringer, wie es auch das alte englische Sprichwort „*One apple a day, keeps the doctor away*“ ausdrückt. Von der Rose sind ähnliche Bräuche überliefert. So trug die Hebamme die Nachgeburt oft zu einem Rosenstrauch und vergrub sie darunter. Dadurch, so glaubte man, würde das Kind schöne rote Wangen bekommen.

*Er stand einerseits für Fruchtbarkeit, Liebe und Wohlstand, andererseits galt er als Symbol der Sünde.*

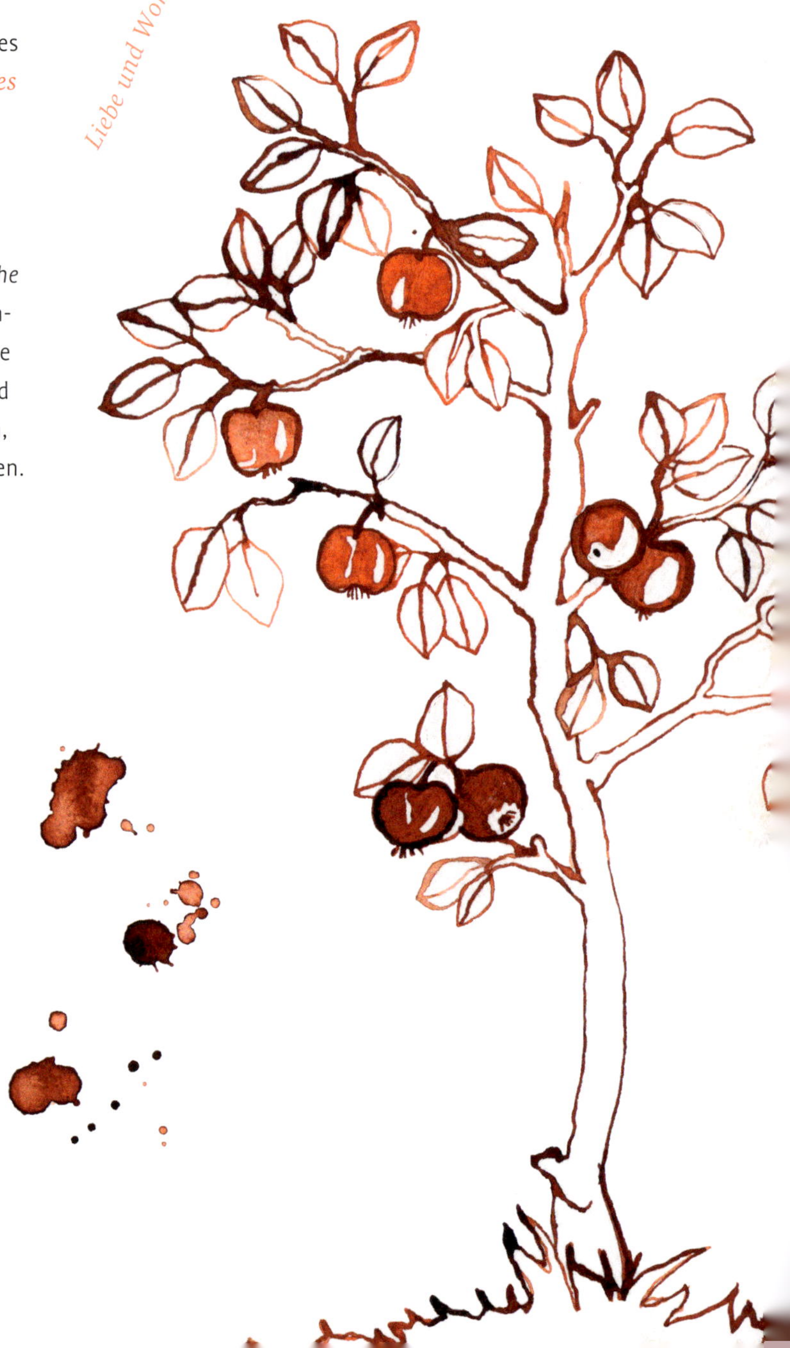

## Rosmarin als Geburtspflanze

Rosmarin spielte in allen Stufen des menschlichen Lebens eine große Rolle, so auch bei der Geburt. Es ist erstaunlich, dass gerade er im Pflanzenbrauchtum des Lebenszyklus so bedeutsam wurde. Denn der Rosmarin ist bei uns gar nicht heimisch. Er stammt aus dem Mittelmeerraum und gelangte erst durch die Benediktinermönche in den Norden. Sie hatten ihn vor etwa 1200 Jahren in ihrem Reisegepäck, als sie über die Alpen kamen, um die germanischen Gebiete zu missionieren. Aber nicht nur die fremde Pflanze fand den Weg in die Bauerngärten, auch das an sie gebundene Brauchtum verbreitete sich rasch und wurde ebenfalls heimisch. *Der Zweck des Pflanzenbrauchtums war überall auf der Welt identisch, nur wurden je nach Region unterschiedliche Pflanzen genutzt.*

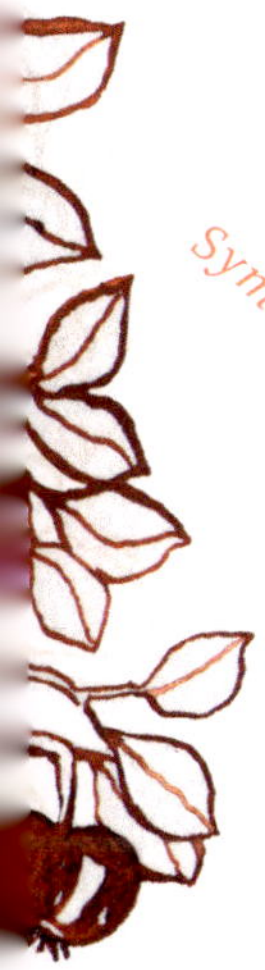

*Symbolträchtige Frucht: der Apfel im Mittelalter.*

Dem Rosmarin sagte man antidämonische Wirkung nach. Deshalb hatte man bei der Taufe zum Schutz des Kindes einen Rosmarinstängel in der Hand. In der Gegend um Aschaffenburg gab es den Brauch, dass eine Frau während der Taufe heimlich Geld einsammelte, es in einen Beutel füllte, einen Rosmarinzweig hineinsteckte und dann den Beutel zuband. Das Päckchen wurde dem Taufpaten überreicht mit den Worten: „Hier bring ich dem Paten einen Strauß herein, / der riecht nach lauter Rosmarein. / Die Wurzel wird wohl das beste sein.“ *In manchen Gegenden übernahm der Rosmarin sogar die Rolle eines „Kinderbaumes“.* Man glaubte, die Kinderseelen würden darin auf ihre (Wieder-)Geburt warten. Ähnliche Überlieferungen gibt es vom Holunder (siehe Seite 31). In England und Frankreich vermutete man im Kohl den Aufenthaltsort der Kinder.

In Frankreich war es üblich, den Neugeborenen ein Lavendelsträußchen als Schutzpflanze übers Bett zu hängen. Er galt als Mittel gegen das „Beschreien“ und den „bösen Blick“. Aus heutiger Sicht ist dies ein äußerst sinnvoller Brauch, denn der ausgleichende Duft des Lavendels entspannt den Geist und fördert den Schlaf.

Der Wermut hieß früher auch Wiegenkraut, weil er den Neugeborenen ins Bettchen gelegt wurde. Er sollte ihnen einen geruhsamen Schlaf schenken, indem er das „Nachtvolk“ fernhielt. Wieder einmal war es Luther, der über den abergläubischen Brauch schimpfte, das Kind durch Räuchern mit Wermut gegen den Teufel zu schützen. Man fürchtete nämlich, der Teufel könne das Kind austauschen. Vermeintlich gewechselte Kinder nannte man Wechselbalg. Solche untergeschobenen Kinder meinte man an Missbildungen zu erkennen. Um den Tausch zu verhindern, kamen auch andere Pflanzen zum Einsatz, zum Beispiel Dill, Dost oder Knoblauch.

# Beifuß
## hilfreiche Frauenpflanze

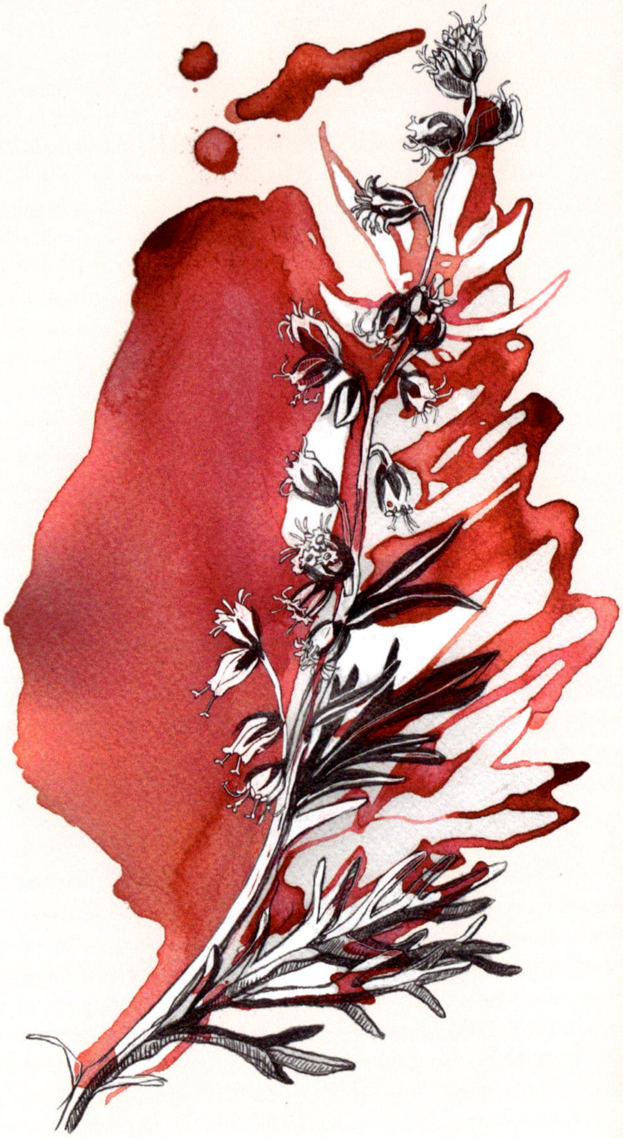

### Heilpflanze der Frauen

Der Beifuß ist heute fast völlig aus der Pflanzenheilkunde verschwunden. In der Steinzeit, der Antike und im Mittelalter zählte er jedoch zu den hoch gepriesenen Heil- und Zauberkräutern. In der Altsteinzeit wurden die Verstorbenen auf Beifuß gebettet. Bei der Reise ins Jenseits spielte er als Schutzkraut und Kraftpflanze eine große Rolle. Vor allem aber war er eine wichtige Frauenpflanze.

Die antiken Schriftsteller lobten den Beifuß unter dem Namen *Artemisia* als Periodemittel. Das Ausbleiben der Periode bedeutete eine Unsicherheit, der man dadurch begegnete, dass man einige Tage vor dem erwarteten Datum Periodemittel aus Beifuß und Rosmarin trank. Ebenso wurden Sitzbäder und Zäpfchen daraus hergestellt.

Als menstruationsauslösendes Mittel war Beifuß nur dann hilfreich, wenn bei der Ernte die Blätter von oben nach unten gestreift wurden (Analogiezauber). Anders herum gestreift wirkte er entgegengesetzt, und konnte somit einen zu starken Monatsfluss stillen. Beifuß war aber genau wie seine Geschwister Wermut und Eberraute auch als Abtreibungsmittel bekannt. Der englische Volksname *felon herb* (Verbrecherkraut) weist eindeutig in diese Richtung. Die Dosierung musste dafür allerdings sehr stark sein.

Der Einsatz in der Frauenmedizin ist universell, er findet sich für verschiedene Beifußarten in Nordamerika, China und Indien. Auch im Mittelalter galt der Beifuß als gynäkologisches Mittel: Das „sonderlich frawenkraut" sollte die Menstruation fördern, die Menstruationsschmerzen lindern, die Geburt beschleunigen und die Nachgeburt austreiben. Um der Erschöpfung der Gebärenden entgegenzuwirken, genügte es angeblich oft schon, das Kraut um das Becken oder einen Schenkel zu legen. *Schoßwurz, Jungfernkraut* und *Weiberkraut* wurde es wegen seiner frauenspezifischen Wirkungen genannt.

Der botanische Name *Artemisia* ist von der griechischen Göttin Artemis abgeleitet, die von den Frauen als Geburtshelferin angerufen wurde. Die Kleider von Frauen, die bei der Geburt gestorben waren, wurden ihr geopfert. In Rom war der Beifuß der Göttin Diana geweiht, die sich nur durch ihren Namen von der griechischen Artemis unterschied. Diese beiden Göttinnen galten als Beschützerinnen der Gebärenden und der Hebammen.

## Schutz vor Dämonen

In dem Buch *Gart der Gesundheit* von 1485 wird der Beifuß als besonders zauberwidriges Mittel beschrieben: „Wer Beifuß in seinem Haus hat, dem mag der Teufel kein Schaden zufügen … wer Beifußwurzeln über die Tür des Hauses legt oder hängt, dem Haus mag nichts Übles oder Ungeheuerliches zugefügt werden.“ Die Dämonen vertreibende Wurzel wurde vielerorts als schützendes Amulett getragen oder im Stall aufgehängt, um das Vieh vor Behexung zu schützen. Auch von Indianervölkern ist überliefert, dass sie die dort heimische Beifußart (*Artemisia ludoviciana*) nutzten, um bösen Zauber unwirksam zu machen und kultische Gegenstände zu reinigen. Auch das weltweit verbreitete Räuchern mit Beifußarten diente letztendlich dem Zweck, schädliche Einflüsse zu beseitigen oder fernzuhalten.

## Unentbehrlich im Bett

Der heimische Beifuß galt auch als gutes Abwehrmittel gegen das gefürchtete „Nestelknüpfen“ und „Schoßschließen“ und verjagte alle Geister, die der Ehe schaden wollten. Nestelknüpfen bedeutete angezauberte Impotenz, Schoßschließen war angezauberte Frigidität. Eine zauberkundige Hexe konnte mit dem Hosennestel einen Knoten binden, der den Trieb des Mannes zum Versiegen brachte. Mit Beifuß ließ sich dieser Zauber brechen. So berichtet Andreas Mattioli (1501–1577) in seinem Kräuterbuch: „Unter Bett oder Kissen gelegt bringt Beifuß unkeusche Begier.“ Im Klartext heißt das: Beifuß steigert die Lust.
Der alte Name Biboz für Beifuß kommt von bozen (stoßen) und heißt so viel wie „beim Stoßen“. Stoßen hat in diesem Fall eine pikante Bedeutung, es meint nämlich die Stoßbewegungen während der sexuellen Vereinigung. *So wurde Beifuß denn auch als Liebes- und Fruchtbarkeitszauber unters Bett gelegt.* Biboz hängt auch mit dem Wort „Butz“, einem alten Wort für Bett zusammen, somit ist der Butzemann der Buhle (Bettgefährte, Liebhaber). Beifuß bedeutet also eigentlich „beim Stoßen“ oder „beim Bett“ – ein Kraut, das man beim Sex im Bett haben sollte! Auch der Name *Fliegenkraut* oder das englische Mugwort (Mückenwurz) haben einen Bezug zur körperlichen Liebe, denn Mücken und Fliegen sind uralte Sexualsymbole.

## Gürtel aus dem Sonnwendkraut

Beifuß gehörte zu den Sonnwendkräutern, was sich auch in seinen volkstümlichen Namen niedergeschlagen hat: *Sonnwendgürtel* oder *St.-Johannskraut*. Der am Johannistag geerntete Beifuß galt als besonders heil- und zauberkräftig. Zur Sommersonnwende gürteten sich die Feiernden mit dem Gürtlerkraut und warfen die Kränze anschließend ins Feuer, um sich aller Übel und Krankheiten zu entledigen. Dabei rief man: „Es geh hinweg und werd verbrennet mit diesem Kraut all mein Unglück.“ In einem Spruch aus dem Jahr 1560 heißt es: „Hättest du auf St. Johannes Nacht / elf mal Beifuß um dich

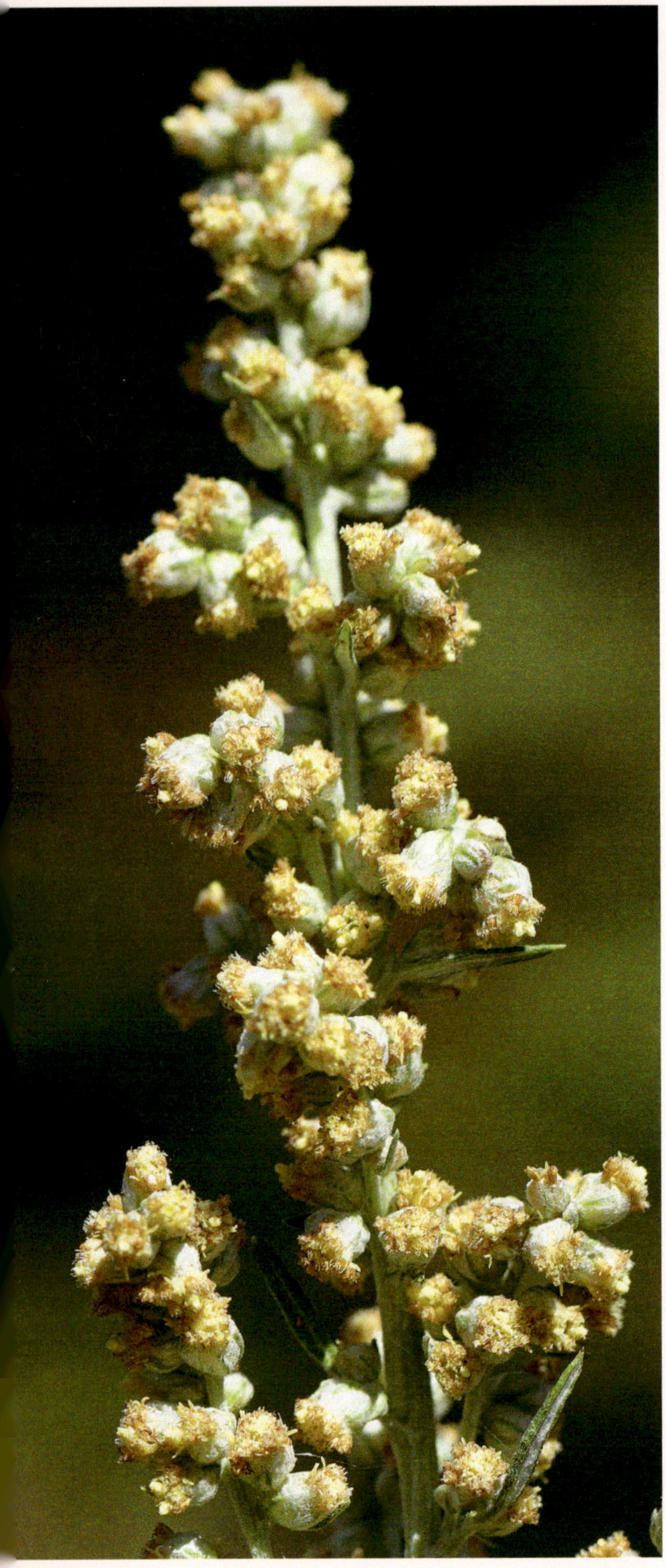

gemacht / und zwölf mal um das Feuer gerannt / dann wär dein Unglück mitverbrannt." Um den heidnischen „*Sonnwendgürtel*" in den christlichen Johannistag (24. Juni) einzubetten, entwickelte sich die Legende, Johannes der Täufer habe diese Pflanze als *Johanniskrautgürtel* in der Wüste getragen. Vielleicht um damit den Teufel fernzuhalten?

Auch für Heilzwecke trug man Beifußgürtel. Der Gallier Marcellus gab im 4. Jahrhundert den Rat, die Artemisia vor Sonnenaufgang mit der linken Hand aus der Erde zu ziehen und sich damit zu umgürten. Dies sei ein gutes Mittel gegen Lendenschmerzen.

Wie viele andere Pflanzen, die ursprünglich einer Göttin geweiht waren, ist der Beifuß in den Kräuterbüschel der Muttergottes gewandert.

## Zauberkräftige Beifußkohlen

Gegen den Aberglauben rund um den Beifuß schimpfte Hieronymus Bock 1530: „Dies ehrwürdige Kraut, Beifuß oder Bucken, St. Johanneskraut und -gürtel ist auch in die superstition (Aberglauben) gekommen, also dass etliche dies Kraut auf gewissen Tag und Stunde graben wie Verbenam (Eisenkraut), suchen Kohlen und Narrenstein darunter für Fieber, andere hängen es um sich, machen Kränze daraus, folglich werfen sie das Kraut mit ihrem Unglück ins Johannisfeuer mit ihren Sprüchen und Reimen. Dies Affenspiel und Zeremonien treiben nicht die Geringsten zu Paris in Frankreich." Er nannte die Kohlen verächtlich Narrensteine, weil nur Narren danach suchten.

Der von Bock angedeutete Glaube an die geheimnisvollen Kohlen war weit verbreitet. „Wenn man am Johannistag, mittags Schlag 12 Uhr, unter einer Beifußpflanze nachgräbt, so findet man unter der Wurzel eine brennende Kohle; sobald die Glocke ausgeschlagen, ist sie verschwunden. Wenn man sie stillschweigend wegnimmt, hilft sie gegen allerlei Krankheiten", heißt es in einem alten Kräuterbuch. *Vor allem gegen Fieber und Epilepsie sollten die geheimnisvollen Kohlen wirken.* Der Kräuterbuchautor Otto Brunfels will diese Kohlen sogar gesehen haben: „Die Magier graben diese Wurzel auf St. Johannisabend, so die Sonne untergegangen, so finden sie dabei schwarze Körnlein an der Wurzel hängen. Und das dem also, hab ich selbst gesehen, ist ein sonderlich Geheimnis, was damit gehandelt wird."

Der Botaniker Linné (1707–1778) meinte, bei den Kohlen handele es sich um abgestorbene Wurzeln der Pflanze. Andere erklären die schwarzen Körnlein damit, dass Beifuß sehr häufig an Schuttplätzen wachse, wo Asche- und Kohlenreste von Feuerstellen häufig seien.

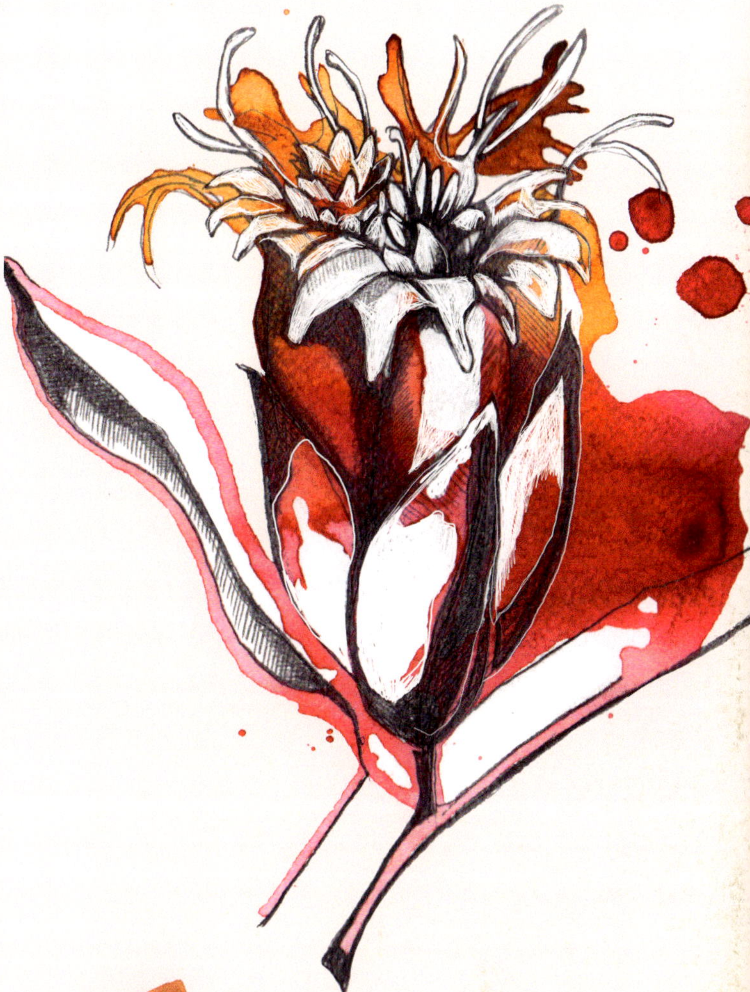

## Kraut gegen Reisemüdigkeit?

Der römische Schriftsteller Plinius erzählte im 1. Jahrhundert, Beifuß, an die Füße gebunden oder in die Schuhe gelegt, lasse den Wanderer nicht müde werden. Zugleich schütze dieser Brauch den Wanderer vor wilden Tieren und Schlangenbissen. Diese Geschichte wurde seither immer wieder aufgegriffen und fand auch Eingang in den deutschen Aberglauben. In der christlichen Legende war es dann der heilige Josef, der seine wund gelaufenen Füße mit Beifuß heilte. Auch die Deutung des deutschen Namens, wonach Beifuß von „bei Fuß" komme, nimmt Bezug auf diese Geschichte. Sprachforscher halten das jedoch für unwahrscheinlich. Der Name Beifuß entwickelte sich ihnen zufolge aus dem althochdeutschen Namen „biboz", und der hat, wie schon ausgeführt, mit einem ganz anderen Körperteil zu tun.

### Verwendung heute

*Beifuß wächst häufig an Wegrändern und Böschungen. Das blühende Kraut wird von Juli bis September geerntet. Die alte Heilpflanze nutzt man heute nur noch in der Volksmedizin. Sie wirkt vor allem appetitanregend und krampflösend. Durch seine verdauungsfördernde Wirkung macht Beifuß fette Speisen bekömmlicher. Beifußtee hat auch eine menstruationsfördernde Wirkung, weshalb er während der Schwangerschaft nur sparsam getrunken werden sollte. In der Frauenheilkunde wird er zur Linderung der Menstruationsbeschwerden eingesetzt.*

# Initiation: erwachsen werden

Initiation bedeutet Einführung oder Einweihung in ein Geheimnis. Die Jugendlichen wurden mithilfe von Ritualen in den neuen Lebensabschnitt des Erwachsenendaseins eingeführt. Die Initiationsriten boten Hilfe beim Loslösen vom Alten und waren Wegweiser im neuen Lebensabschnitt. Oft wurde der Übergang als eine Art Tod mit anschließender Wiedergeburt wahrgenommen.

## Die Tür in die Welt der Erwachsenen

Die Initiation war Voraussetzung für die Heiratsfähigkeit und ging einher mit der biologischen Reifung. Beim Mädchen war das Zeichen der Reife das Einsetzen der ersten Menstruation. Es wurde dadurch zur Frau, ein wichtiges Ereignis, das von den anderen Frauen gefeiert wurde. Eine der älteren von ihnen bereitete die Mädchen vor und wies sie in die Riten und Mysterien des Frauseins ein. Das Menstruationsblut galt als heilig, es symbolisierte die Schöpfung. Das Bestreichen der Initianten mit roter Farbe als Symbol für das Mentruationsblut sollte auf das (Wieder-)Geborenwerden hinweisen.

*Man glaubte, menstruierende Frauen verfügten über besondere Heil- und Zauberkräfte.* In vielen alten Mythen wurde die Menschheit aus Lehm und dem „Blut des Lebens“ (Menstruationsblut) geschaffen. Dieses besaß aus Sicht der Männer einen mächtigen Zauber, vor dem sie sich fürchteten. Erst in männerdominierten Kulturen wurde es als „unrein“ gebrandmarkt. In vorchristlicher Zeit „begleitete“ die jungfräuliche Göttin die Mädchen durch die Initiationsriten. In Griechenland waren Aphrodite und Artemis das Sinnbild der jung-

fräulichen Göttin. Die römischen Entsprechungen waren Venus und Diana. Die ihnen zugeordneten Kräuter waren die Menstruationskräuter Beifuß, Schafgarbe und Rosmarin.
Die männliche Initiation benötigte als Pendant zur Menstruation ebenfalls ein blutiges Ritual. Die Beschneidung des Penis imitierte die weibliche Blutung. Rituelle Beschneidung gab und gibt es allerdings auch bei Frauen. Diese grausamen Verstümmelungsriten entwickelten sich aber erst in einer männerdominierten Welt, wo es vor allem darum ging, Frauen in ihrer Eigenständigkeit zu beschneiden. Darüber täuscht auch die Tatsache nicht hinweg, dass die Beschneidung von Frauen vorgenommen wird.

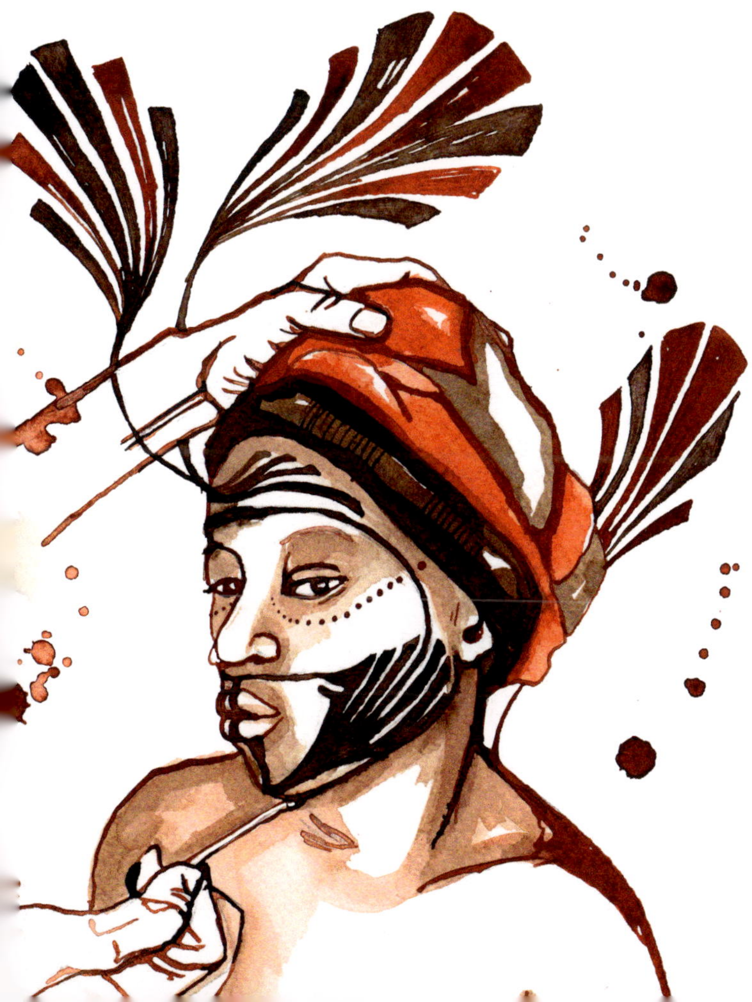

## Rausch als Bestandteil der Männerinitiation

Das Hauptthema der männlichen Initiation war die Einweihung in ein Leben als Krieger und Jäger. Neben den Beschneidungsritualen gab es vielfältige schmerzhafte Mutproben. Bei den Initiationsritualen für junge Männer spielten oftmals pflanzliche Rauschdrogen eine große Rolle. Die Einnahme der psychoaktiven Substanzen stand jedoch unter der Kontrolle erfahrener Schamanen. Gebrauch und Zubereitung waren strengen Vorschriften unterworfen. Sie wurden nur für magische und religiöse Zwecke eingesetzt und entzogen sich einem Gebrauch für Genusszwecke. Die Wirkung der halluzinogenen Pflanzen wurde nicht nur durch die pharmakologischen Inhaltsstoffe hervorgerufen, sondern auch durch die kulturspezifischen Glaubenssysteme in eine bestimmte Richtung gelenkt. Das Eingebundensein in einen rituellen Kontext gab der Droge einen ganz anderen Stellenwert. Ihre Verwendung ist daher nicht vergleichbar mit dem heutigen Drogenmissbrauch. Jede Kultur hatte ihre eigenen psychoaktiven Pflanzen, die auch eine besondere Stellung in der Spiritualität des Stammes oder Volkes innehatten. Manche davon wurden sogar als Gottheit betrachtet und verehrt. Im europäischen Kulturraum spielten Alraune, Bilsenkraut, Fliegenpilz, Hanf, Tollkirsche, Taumel-Lolch, Schlafmohn, Sumpfporst und Stechapfel eine Rolle. Oftmals wurden die Rauschmittel mit Alkohol kombiniert. Die germanischen „Göttertränke" waren Biere mit halluzinogenen Pflanzen. Die männlichen Götter, zu deren Ehren sie getrunken wurden, waren vor allem Wodan und Thor. Im alten Griechenland wurde entsprechend „angereicherter" Wein kredenzt. Der dazugehörige Gott war Dionysos; sein Kult war geprägt von Wein, Tanz und Ekstase.

# Liebe: ohne Zauberei geht nichts

*Mit dem Erwachsenwerden ist das Reifen der Sexualität verbunden, so dass in diesem neuen Lebensabschnitt vor allem Pflanzenrituale in den Vordergrund treten, bei denen es um Liebesorakel, Liebeszauber und Hochzeitsrituale geht.*

## Ungleiche Voraussetzungen

Die Frau galt im christlichen Mittelalter als Mensch von minderem Wert. Das Weib war, durch die Bibel bekräftigt, „dem Manne untertan“ und auch rechtlich weitaus schlechtergestellt. Während das Heiratsalter bei Männern bei 20 bis 22 Jahren lag, waren Frauen meist erst 13 bis 15 Jahre alt. Hochzeiten wurden von den Eltern beschlossen und waren alles andere als „Liebesverbindungen“. *Vermutlich waren für die jungen Mädchen Liebeszauber und -orakel deshalb so bedeutsam.* Sie versuchten, mithilfe von Magie die trostlosen Aussichten möglichst zum Positiven zu verändern. Vielleicht ließ sich ja durch Zauberei der „richtige Mann“ finden?

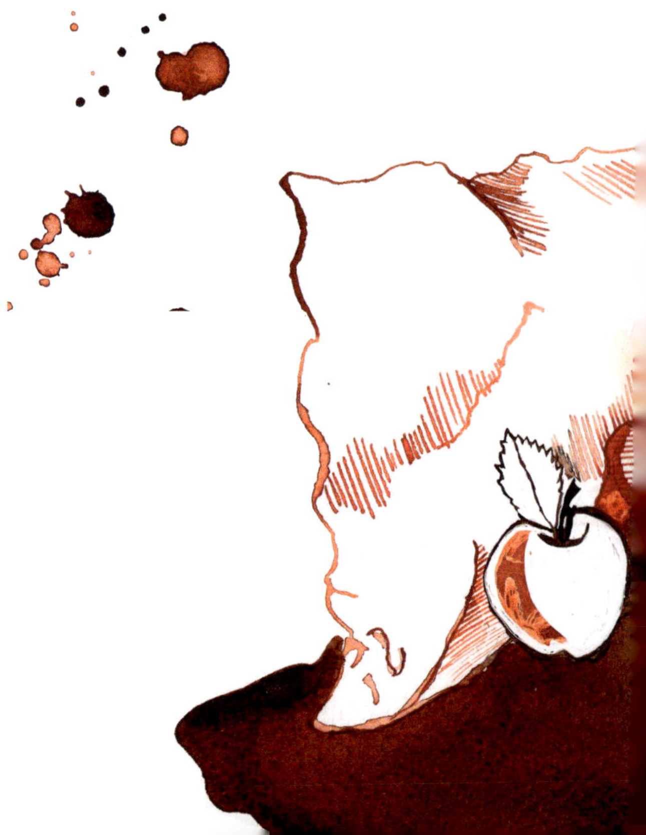

## Wer wird der Zukünftige sein?

Blüten standen schon immer in enger Verbindung zur Liebe. Deshalb spielen sie bei Liebesorakeln eine bedeutende Rolle. Am bekanntesten ist das Orakel mit der Wiesenmargerite (*Chrysanthemum leucanthemum*) oder dem Gänseblümchen, deren Strahlenblüten unter Aufsagen bestimmter Sprüche ausgerissen wurden: *„Er liebt mich von Herzen, mit Schmerzen, ein wenig, gar nicht.“* Dass letzte Blütenblatt entschied! Am sichersten funktionierte der Zauber in der Johannisnacht.

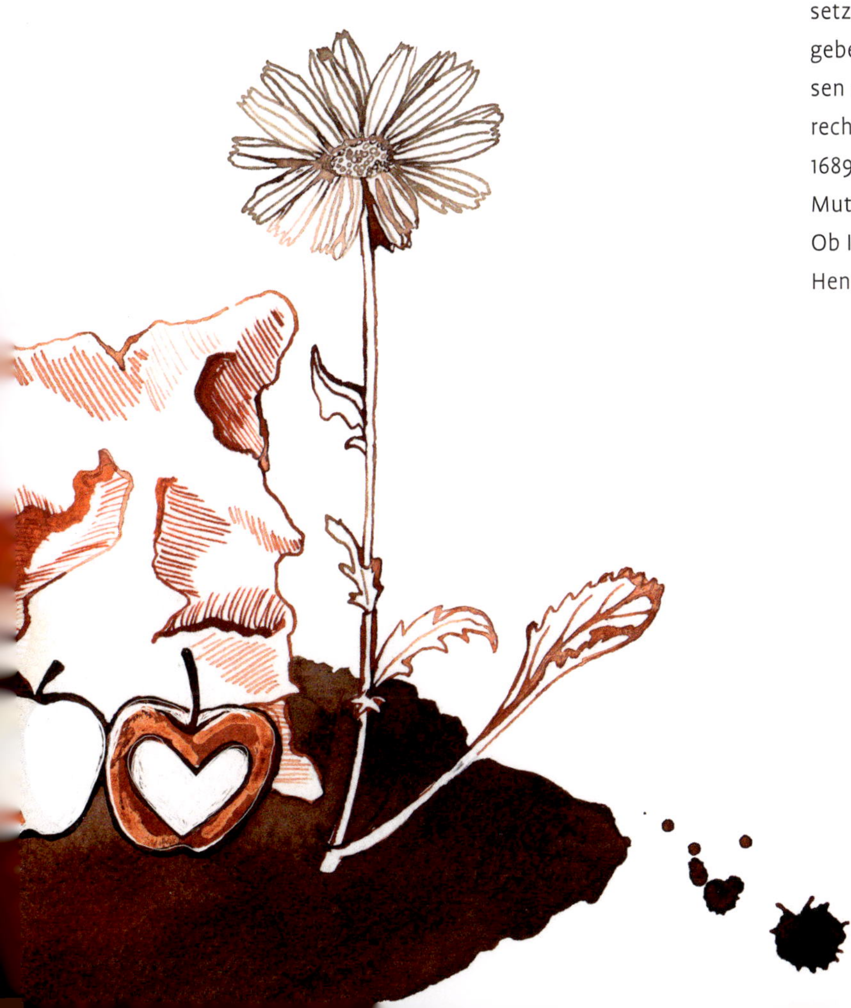

Viele Orakel sind überliefert, bei denen es darum ging, wer wohl der Zukünftige werde. So gab es viele Orakel, bei denen die jungen Frauen schon eine Vorauswahl bezüglich der Heiratskandidaten treffen konnten (siehe Seite 128 Barbarazweige und Seite 234 Liebesapfel). Bei einem anderen Auswahlverfahren steckten sie sich beim Jäten auf den Feldern Erdrauch (*Fumaria officinalis*) in die Schuhe. Der erste Mann auf dem Nachhauseweg wurde nach dem Namen gefragt, und dies war dann auch der Name des Zukünftigen. Oder sie steckten sich den Erdrauch an den Busen und gingen damit spazieren. Dann würde einem der zukünftige Mann begegnen. Erdrauch trug deshalb den Namen Bräutigamskraut.

Weit verbreitet in ganz Mitteleuropa war der Brauch, an Johanni zwei Pflanzen der Fetthenne (*Sedum maximum*) auf den Stubenbalken zu setzen und ihnen die Namen der Liebenden zu geben. Blieben beide Pflanzen grün und wuchsen aufeinander zu, war mit einer Hochzeit zu rechnen. In einer Hexenprozessakte aus dem Jahr 1689 kam dieser Brauch zur Anklage: „Ob Zeugin Mutter fette Henne unter den Balken gesteckt? Ob Inquisitin (Angeklagte) bei Pfeffers fette Henne hätte sehen unter dem Balken stecken?“

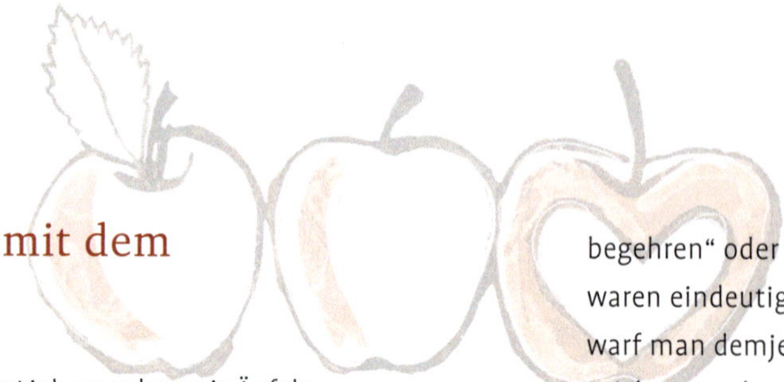

## Partnersuche mit dem Liebesapfel

Sehr verbreitet war Liebeszauber mit Äpfeln. Der Apfel war schon in vorchristlicher Zeit ein Symbol der Liebes- und Fruchtbarkeitsgöttinnen (Aphrodite, Venus, Freya). Dementsprechend gab es zahlreiche Liebesorakel, die vorzugsweise in der Andreasnacht (30. November) oder Thomasnacht (21. Dezember) ausgeübt wurden. *Die Orakel fanden meist in aller Heimlichkeit im Zimmer statt.* Die jungen Frauen legten sich drei mit Namen beschriebene Äpfel unters Kopfkissen. Wenn sie nachts erwachten, bissen sie in einen Apfel und konnten sich auf die Heirat mit demjenigen freuen, dessen Apfel sie erwischt hatten. Bei einem anderen Zauber legte man sich nackt ins Bett und biss dreimal in einen Apfel, um dann im Traum dem Zukünftigen zu begegnen. Dabei wurden verheißungsvolle Beschwörungen gesprochen wie: „Lieber Apfel ich beiß dich an, komm her mein Schatz beiß auch einmal."

Sehr verbreitet war auch der Brauch, dem heimlich Auserwählten einen präparierten Liebesapfel zu schenken. Der Apfel wurde zuvor einige Zeit unter die Achsel, an den Busen oder auf die Scham gelegt, um Geruch und Schweiß aufzunehmen. *Diese magische Methode könnte durchaus den Segen der modernen Wissenschaft erhalten, da hier mit Sexualduftstoffen gearbeitet wurde.* Einer alten Erzählung zufolge, hat diesen Brauch auch ein Junge bei einem Mädchen ausprobiert. Sie verfütterte den Apfel jedoch an ein Schwein, das von nun an den „Zauberlehrling" gnadenlos verfolgte.

Wie eng der Apfel mit der Sexualität verknüpft war, kann man an dem Ausspruch „Sie hat des Apfels Kunde nicht!" sehen. Er galt für diejenigen Mädchen, die noch keinen Geschlechtsverkehr hatten. Auch Sprichwörter wie „das Äpfelchen begehren" oder „vom Äpfelchen essen mögen" waren eindeutige Anspielungen. In der Antike warf man demjenigen einen Apfel als Liebeszeichen zu, den man sich als Partner wünschte. Wurde er angenommen, dann galt die Anfrage als erhört.

Durch den Mythos der Paradiesvertreibung wurde der Apfel auch zum Symbol für den Teufel und die weibliche Verführung. Zwar steht in der Bibel nichts davon, dass es sich bei der verbotenen Frucht um einen Apfel gehandelt hat, aber durch seine erotische Bedeutung eignete er sich sehr gut für diesen Zweck. Von nun an galt die Frau als sündige Verführerin.

## Mit Zauberei Liebe erzwingen

Wenn natürliche Mittel des Werbens und Flirtens versagten, griff man zu magischen Mitteln, um den anderen im eigenen Sinne zu beeinflussen. Der Zauber sollte Liebe oder Leidenschaft erwecken. Der sogenannte Liebeserzwingungszauber war in der Antike und im Mittelalter sehr geläufig (siehe Pflanzenporträt „Brennnessel" Seite 250). Er wurde besonders von Frauen angewendet, weil sie zu eigenständigen Liebeserklärungen gesellschaftlich nicht berechtigt waren. Da die Männer es mit der Treue nicht so genau nahmen, wurde mit diesem Zauber auch versucht, verheiratete Männer in der Ehe zu binden. Beging eine Frau Ehebruch, wurde sie mit dem Tode bestraft, der Mann hingegen hatte nichts zu befürchten. Bei Männern war Liebeszauber wesentlich seltener in Gebrauch. Dies hatte zwei Gründe: Zum einen hatten sie es aufgrund ihrer gesellschaftlichen Position kaum nötig, denn sie nahmen sich, was sie wollten. Zum anderen war das Wissen um Zauberpflanzen eine Domäne der Frauen.

*Liebeszauber vollführte man am besten bei zunehmendem Mond an einem Freitag, denn das war der Tag der Liebesgöttin.*
Oft wurde dabei etwas verbrannt und das Brennen in der Flamme auf die erhoffte Liebe projiziert, damit „dir so heiß werde nach mir in diesem Feuer, dass du keine Ruhe haben magst".
Für einen „Nachlaufzauber" wurden Pflanzenamulette oder Pflanzenteile an der Kleidung des Opfers befestigt. Häufig waren es die Schuhe, die ja eine besondere Analogie zum Nachlaufen haben und außerdem eine erotische Bedeutung besaßen. Im Jahr 1016 rechtfertigte ein Erzbischof seinen Testosteronüberschuss damit, dass die verliebte Stiftsdame angeblich seine Stiefel verhext habe. Sein Gefolge, das die Stiefel zur Demonstration seiner Unschuld ebenfalls anziehen musste, verspürte den gleichen starken Nachlaufzwang. Auch die Ringelblume nutzte man für den Nachlaufzauber. Weil sie so üppig und lange blüht, assoziierte man sie mit der Liebe. Dazu grub man Erde aus der abgedrückten Fußspur des Auserwählten, gab sie in einen Topf und setzte eine Ringelblume hinein. Sobald sie zu blühen begann, war der Zauber besiegelt. Pech hatte man allerdings, wenn man den falschen Fußabdruck erwischte.

## Liebesglück mit Gottes Hilfe

Aufgrund ihrer Sexualfeindlichkeit verurteilte die Kirche in ihren Bußbüchern den Liebeszauber schärfstens. Dennoch wurden von Seiten des Volkes immer wieder religiöse Motive eingearbeitet, wie beispielsweise bei der folgenden Beschwörung, bei der man sich wünschte, „dass die Person mich so lieb habe, als Maria ihren Sohn liebte, da sie ihn gebar". Da in vorchristlicher Zeit die Liebesgöttinnen beim Erlangen des Liebesglückes bereitwillig halfen, erwartete das Volk diese Unterstützung nun auch von Maria. Trotz des Verbots wurde sehr häufig versucht, die für den Zauber benötigten Kräuter heimlich in der Kirche zu weihen. Man versteckte sie unter dem Altartuch oder im Messbuch, um es später mit christlicher Macht ausgestattet wieder mitzunehmen.
Ein harmloses Liebesrezept mit christlichen „Zutaten" lautete folgendermaßen: „Um die Liebe einer Person zu erwecken, nimm 3 Salbeiblätter und schreib auf das erste Adam + Eva, auf das andere Jesus + Maria und auf das dritte deinen und ihren Namen. Brenn diese Blätter zu Pulver und bring dies der Person beim Essen oder Trinken bei."
Obwohl die Praxis des Liebeszaubers im christlichen Europa sehr verbreitet war, haftete ihr immer der Beigeschmack des Unmoralischen an. Das spiegelt sich auch in den Formulierungen der alten Kräuterbücher, die nicht davon sprechen, dass „die Lust gesteigert wird", sondern eher warnen, man würde „zur Unkeuschheit verführt". Auf anderen Kontinenten hatte man zur selben Zeit einen wesentlich unverkrampfteren Bezug zur Sexualität. Sexualität und Fruchtbarkeit wurden dort mit Kraft und Stärke gleichgesetzt. Eine Ausnahme bildete Hildegard von Bingen, die so manches Liebeszauberrezept kannte. So sollte die Wurzel der Nelkenwurz als Amulett getragen Liebe und Leidenschaft entflammen lassen. Und über die Arnika sagte sie: „Wenn ein Mann oder eine Frau vor Begierde brennt, dann solle er den anderen mit Arnika berühren, schon werde die Liebe entbrennen."
Das Bereiten von Liebestränken wurde in der Zeit der Hexenverfolgung als todeswürdiges Vergehen angesehen. Man glaubte, die Tränke kämen mit Hilfe des Teufels zustande.

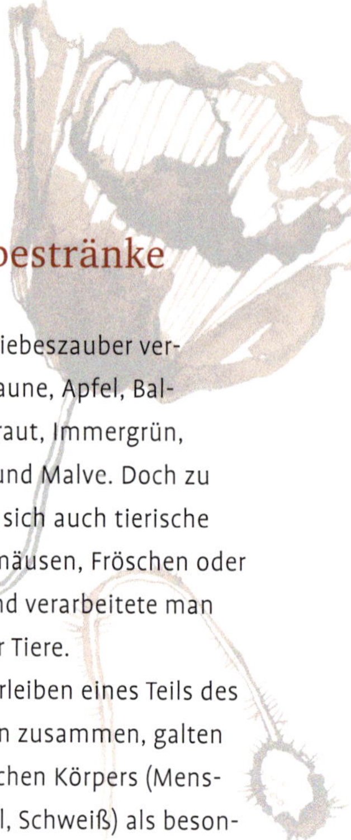

## Eigentümliche Liebestränke

Pflanzen, die häufig zum Liebeszauber verwendet wurden, waren Alraune, Apfel, Baldrian, Brennnessel, Eisenkraut, Immergrün, Knabenkraut, Liebstöckel und Malve. Doch zu den pflanzlichen gesellten sich auch tierische Zutaten, gerne von Fledermäusen, Fröschen oder Hasen. Der Analogie folgend verarbeitete man meist die Sexualorgane der Tiere.
Da man glaubte, das Einverleiben eines Teils des anderen führe am stärksten zusammen, galten Bestandteile des menschlichen Körpers (Menstruationsblut, Haare, Nägel, Schweiß) als besonders wirksam. *Diese Zutaten mischte man in Tränke oder Speisen*, teilweise wurden sie zuvor in einer Zeremonie zu Asche verbrannt. Schabte das verliebte Mädchen „unbeschrien" etwas von ihrem Fingernagel in den Wein, dann wurde der davon trinkende Bursche vor Liebe zu ihr schier wahnsinnig. Aber auch Kleidungsstücke, wie Socken oder Unterwäsche, die mit dem nackten Körper in Berührung gekommen waren, konnten durchaus nützlich sein. Mit ihnen wurde der sogenannte Sudzauber betrieben, bei dem die Kleidungsstücke zusammen mit bestimmten Kräutern gekocht wurden, um dann den Sud zu trinken. So konnte man den Geliebten herbeizwingen. Wohl bekomms!
Bei den meisten Liebeszauberritualen war die Nacktheit der Zaubernden Voraussetzung für das Gelingen (siehe „Nacktheit stärkt den Zauber" Seite 104). In Thüringen zündeten „liebeshungrige Mädchen" in ihrem Zimmer ein Feuer aus neunerlei Holz an, warfen ihre Kleider vor die Tür und riefen den Namen des Liebsten in das Feuer. Vermuteten sie womöglich, er werde so hereinkommen, um ihnen ihre Kleider zu bringen?

## Wie man die Liebe loswird

Gegen den Liebeszauber gab es natürlich auch eine Reihe von Gegenmitteln, wie zum Beispiel einen über dem Bett aufgehängten Strauß Johanniskraut, frisch gepressten Wegerichsaft oder einen Tee aus Sauerklee. Die Weinraute vermochte nicht nur den Samen des Mannes auszutrocknen, sondern war auch hilfreich, um angezauberte Liebesbande abzustreifen.
Es gab auch Zauber, mit dem Untreue oder Abweisung bestraft werden konnte. So stach man etwa mit einer Nadel in eine Kerze und sprach: „Ich stech das Licht, ich stech das Herz, das ich liebe." *Der untreue Geliebte sollte so den Tod erleiden.* Der afrikanische Voodoo-Zauber war in früheren Zeiten also durchaus auch in Mitteleuropa gebräuchlich. Sollte ein untreuer oder gewalttätiger Ehemann bestraft werden, sammelte seine Frau lehmige Erde aus einer von ihm hinterlassenen Fußspur. Diese Erde wurde von einer zauberkundigen Frau zu einer Hexenpuppe geformt und mit einem Teil seines Körpers, Haaren etwa oder Fingernägeln, versehen. Dann malträtierte man die Puppe mit einer ungebrauchten Nadel an jenen Körperstellen, wo der Mann Schmerzen spüren sollte. Aus Angst vor solchem schwarzmagischem Zauber wurden ausgekämmte Haare, ausgefallene Zähne oder abgeschnittene Nägel sorgsam vergraben. Vorzugsweise vertraute man diese Dinge dem Hofholunder an, dem man genügend Kraft zusprach, jeden Schadzauber zu unterbinden.
Auch der Zauber des Nestelknüpfens gehört in den Bereich des „störenden Liebeszaubers", womit die Liebe unterbunden werden sollte. *Das Nestelknüpfen war ein von Männern sehr gefürchteter Zauber*, von dem es hieß, er mache impotent. Mit den Nesteln (Schnürriemen) seiner Hose wurde ein Knoten geknüpft und dieser anschließend ins Wasser geworfen,

um unauffindbar zu bleiben. Die Manneskraft war so dahin. Solch ein Schadzauber war nicht unwirksam, da man damals an Zauberei und Hexerei glaubte. Ein Mann, der seine Hosennestel vermisste, konnte durchaus Opfer dieses Zaubers werden, wenn seine Psyche diesen unterstützte.

## Aus dem Garten der Aphrodite

Neben den Liebestränken, die den Geliebten magisch binden sollten, gab es auch Mittel, die die männliche Potenz steigern, Impotenz aufheben, Hemmungen lösen oder die Fruchtbarkeit der Frau fördern sollten.

*Die Wahrheit über Liebestränke …*

*Hier fanden sich häufig Pflanzen, die aufgrund ihrer Wirkstoffe Einfluss auf die menschliche Psyche besitzen.*

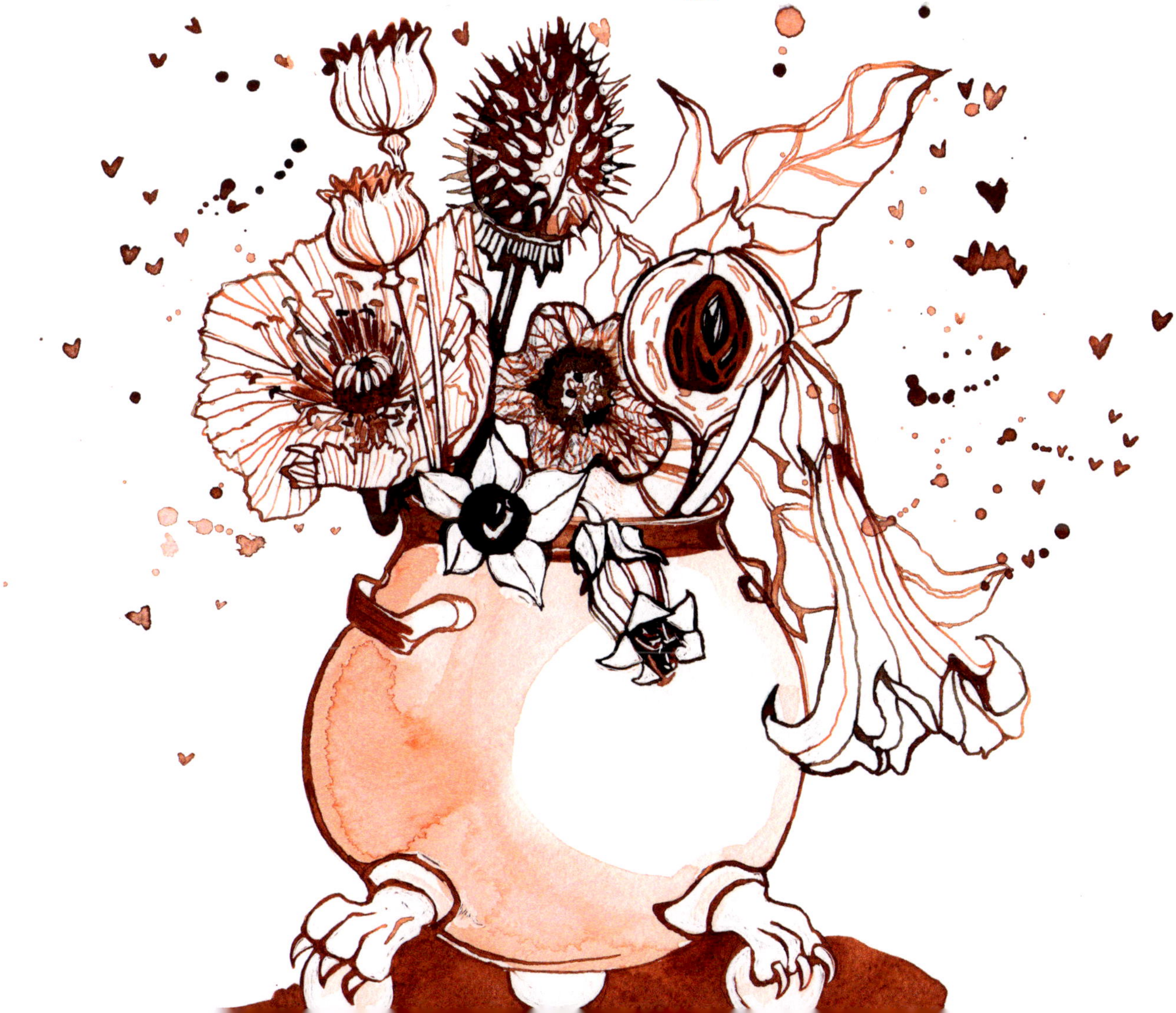

*Diese luststeigernden Mittel nannte man schon damals Aphrodisiaka*, benannt nach Aphrodite, der griechischen Göttin der Liebe und Schönheit, die in der antiken Götterwelt eine herausgehobene Stellung hatte. Sie ließ keine Gelegenheit für ein erotisches Abenteuer ungenutzt, und ihr Sohn Eros hatte die Funktion des Liebesboten.

Bei den Aphrodisiaka nutzte man oft die gleichen Zutaten wie schon beim Liebeszwang beschrieben. Besonders beliebt waren Menstruationsblut und Schamhaare, aber auch tierische Bestandteile von besonders fruchtbaren und sexuell aktiven Tieren, wie Hengst, Hirsch, Hahn, Hase, Stier oder Ziegenbock.

Die Liste der in Liebestränken verwendeten Pflanzen ist lang. Häufig waren auch gifthaltige und halluzinogene Pflanzen (kursiv) darunter: Alraune, Anis, *Bilsenkraut*, Bohnen, Bohnenkraut, Brennnessel, Eisenkraut, Galgant, Granatapfel, *Hanf*, Ingwer, Kalmus, Knabenkraut, Knoblauch, Koriander, Kümmel, Lein, Liebstöckel, *Muskatnuss*, Myrte, Nelken, Nüsse, Petersilie, Pfeffer, Rosmarin, Safran, Salbei, *Schlafmohn*, Sellerie, Spargel, *Stechapfel*, *Tollkirsche*, Wein, Zimt und Zwiebeln. Aufgelistet sind hier nur jene Pflanzen, die im europäischen Kulturraum eine Rolle spielten. Vor allem die bewusstseinsverändernden Pflanzen können durchaus die sexuelle Begierde fördern. Viele der verwendeten Zutaten hatten jedoch nur eine suggestive Wirkung.

Aphrodisiaka wurden nicht nur unter Tränke und Speisen gemischt, sondern auch verräuchert.

*So soll es etwa unter dem Einfluss des Bilsenkrautrauches in mittelalterlichen Badehäusern zu regelrechten Sexorgien gekommen sein.*

Natürlich gab es auch Pflanzen, denen man das Gegenteil zutraute, die sogenannten Anaphrodisiaka. Sie sollten auf die männliche Lust dämpfend wirken. Deshalb waren sie ein geeignetes Mittel für die Kirchenleute, die ein Keuschheitsgelübde zu erfüllen hatten. Diese Pflanzen standen im Ruf „des Fleisches Brunst und Begierde" zu löschen: Dill, Fingerhut, Hopfen, Giftlattich (*Lactuca virosa*), Salbei, Weinraute, Mönchspfeffer (Keuschlamm). Erstaunlicherweise galt der hochgiftige Schierling zugleich als vorzügliches Mittel, um die unerwünschten Triebe im Zaum zu halten. Da bestand dann doch die Gefahr, dass sich das „Problem" endgültig erledigte. Die Wurzel der Seerose wiederum sollte schon nach wenigen Tagen das männliche Glied erschlaffen lassen und auch die unkeuschen Träume vertreiben.

## Ein neuer Lebensabschnitt beginnt

Die Heirat war ein bedeutsamer Einschnitt im Leben eines Menschen, weil sich damit nicht nur zwei Individuen, sondern auch zwei Sippen verbanden. Besonders tief war der Einschnitt für denjenigen, der seine Sippe verlassen musste. In patriachaler Zeit war dies die Frau. Als Nicht-Blutsverwandte, zudem noch weiblichen Geschlechts, hatte sie in der Familie ihres Mannes einen schweren Stand. Hinzu kam, dass es in der Regel keine Liebeshochzeit war. Daher die unzähligen ritualisierten Bräuche, die den schmerzlichen Abschied von der Herkunftssippe der Frau erleichtern sollten: Das Weinen und sich Sträuben der Braut, der Scheinraub oder der bedeutungsvolle Übertritt über die Schwelle des Bräutigamhauses. Auch der Brautpreis hat hier seinen Ursprung, denn zwischen den zwei Sippen musste ein wirtschaftlicher Ausgleich gefunden werden. Weil mit den Sippen auch immer die Verstorbenen verbunden waren, war die Hochzeit an das Ahnengedenken geknüpft. Man besuchte beispielsweise am Hochzeitstag die Gräber. Die Ahnen wurden um den Segen für die Ehe gebeten. Dies war Voraussetzung für die Fruchtbarkeit der Ehe, die damals einen ganz anderen Stellenwert hatte, da Kinder die „Altersversicherung" der frühen Gesellschaften waren.

## Hochzeit war nicht frauenfreundlich

Viele mittelalterliche Hochzeitsbräuche kennzeichneten die niedere Stellung der Frau. Dazu gehörten Brautentführung, Brautversteigerung, Brauthänseln, Bettbesteigung, Jungfräulichkeitskontrolle und Ehevollzug unter Zeugen. In diesem frauenfeindlichen Klima versuchten die Frauen, sich mithilfe von Zauberei möglichst viele Vorteile zu sichern. So nahm die Braut zum Beispiel in ihren Schuhen heimlich Senf und Dill mit zur Trauung und sagte leise: *„Ich hab Senf und Dille, Mann wenn ich rede, schweigst du stille."* Ein anderer Beschwörungsspruch ging so: „Ich bring Kümmel und Dill, jetzt muss mein Mann tun, wie ich es will." Auch Schwarzkümmel (*Nigella sativa*) war für diesen Zauber sehr nützlich.

In Niederösterreich glaubte man, die Frau könne die Herrschaft im Hause erhalten, wenn sie ihrem Mann gleich nach der Hochzeit das Rosmarinkränzchen vom Hut nehme. Machte er es selber, blieb er „Herr im Haus".
Um sich vor Prügel in der Ehe zu schützen, zerbrach die Braut vor dem Altar heimlich ein kleines Stöckchen. Außerdem versuchte sie in der Hochzeitsnacht als Erste ins Bett zu steigen, denn „derjenige regiert die Ehe". *Oder sie legte sich die Hosen ihres Mannes unters Kopfkissen, um später eben jene „anzuhaben".*

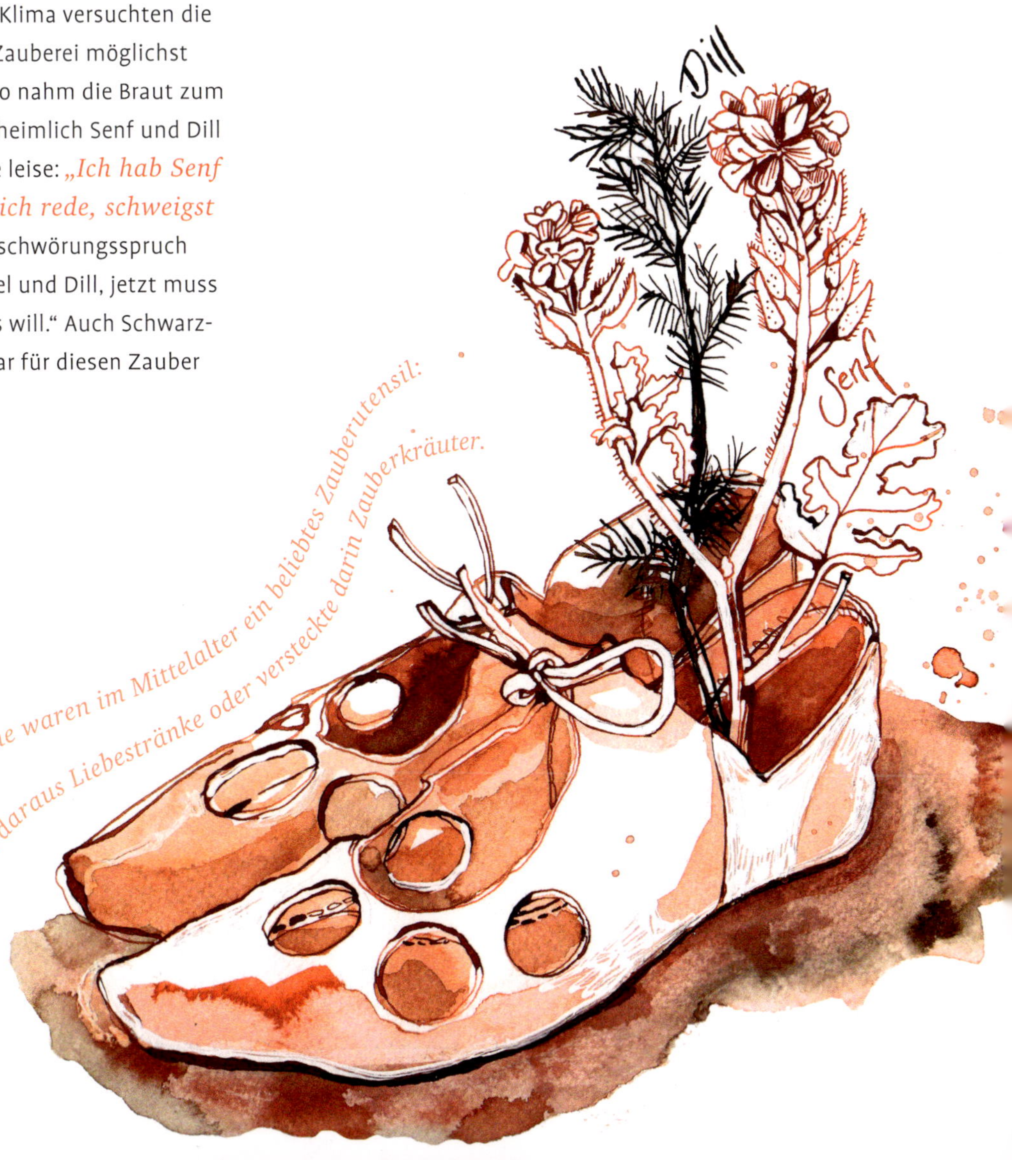


*Schuhe waren im Mittelalter ein beliebtes Zauberutensil: Man trank daraus Liebestränke oder versteckte darin Zauberkräuter.*

In manchen Gegenden wurde das üppige Wachstum des Rosmarinstrauchs im Garten dahingehend gedeutet, dass in diesem Haus die Frau das Sagen habe. Um nicht von den anderen Männern gehänselt zu werden, war der Mann gezwungen, den Wurzeln der Pflanze nachts heimlich Schaden zuzufügen. Eingehen durfte die Hochzeitsblume allerdings nicht; man glaubte, sonst müsse im Haus ebenfalls jemand sterben.

## Jungfrauen erwünscht

Ausgehend von der kirchlichen Theorie der „unbefleckten Jungfräulichkeit" Marias, bekam die Jungfräulichkeit bis zur Ehe einen immer höheren Stellenwert. Um die „Unberührtheit" der Mädchen festzustellen, existierten unzählige Rezepte und Verfahren. Im Gegenzug gab es natürlich auch verzweifelte Versuche, den ursprünglichen Zustand wiederherzustellen und ein intaktes Hymen vorzutäuschen. Dazu

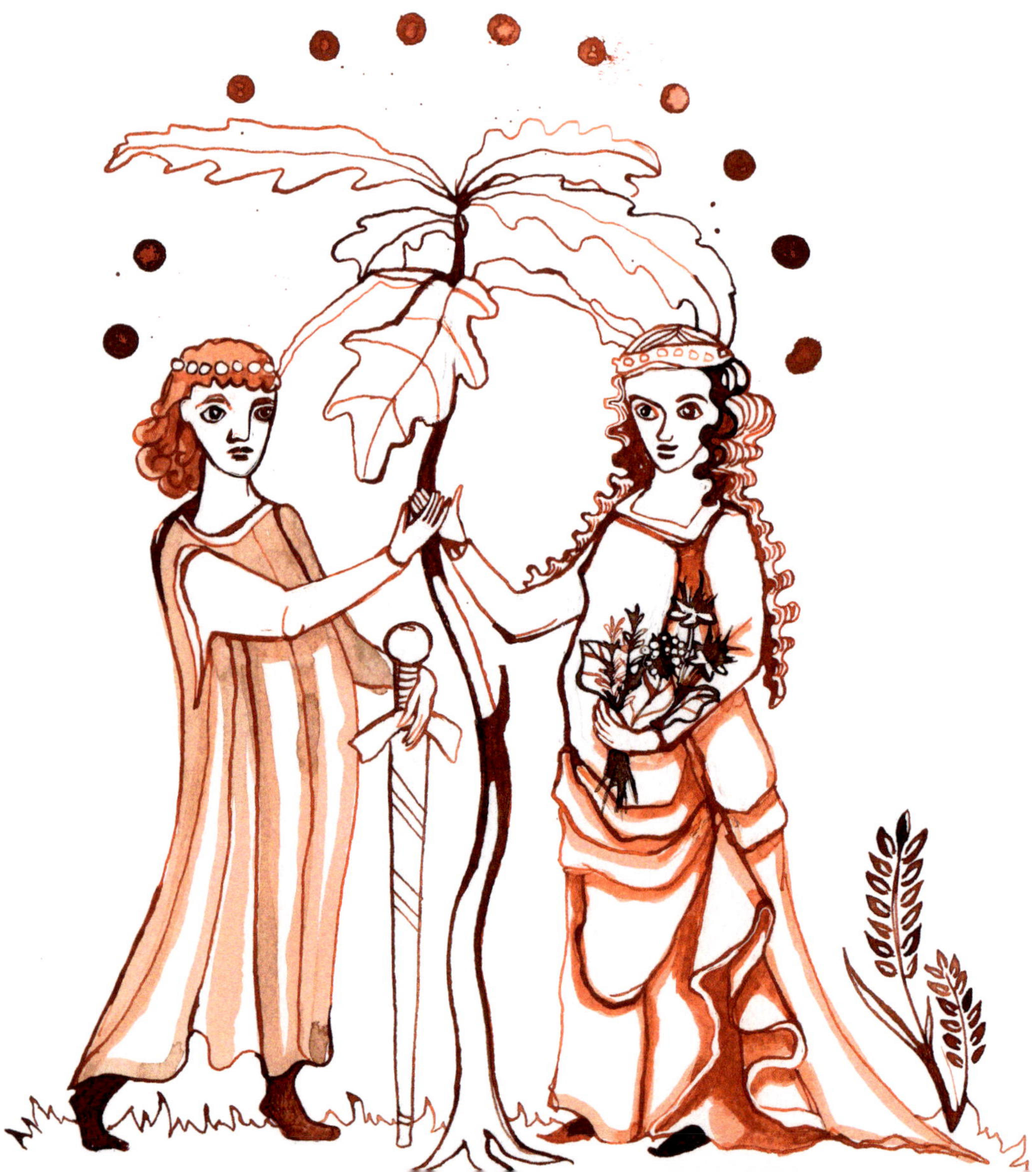

wurden beispielsweise Sitzbäder mit zusammenziehenden Substanzen genutzt. So schreibt der Kräuterbuchautor Tabernaemontanus 1613 über einen Frauenmantelabsud: „Mit demselbigen Wasser die heimlichen Örter der Weiber gewaschen / dringet es dieselbigen zusammen / als wann sie Jungfrauen wären." Oder man nahm ein Bad im Morgentau, von dem es hieß, „dass damit das Mädchen, das sieben Hurenkinder geboren habe, wieder zur Jungfrau werde". Vielversprechender klingt das Rezept einer Pomade aus Eiweiß, dem Milchsaft des Spargels, Lärchenharz und etwas Hafermehl, mit der das beschädigte Hymen repariert werden sollte. Auch die vorchristlichen Göttinnen wurden wie Maria als Jungfrauen verehrt. Hier bedeutete Jungfräulichkeit allerdings nicht Unberührtheit, sondern keinem Mann untertan zu sein.

## Rosmarin als Hochzeitskraut

Bei Hochzeit und Trauung spielte der Rosmarin eine wichtige Rolle. Im antiken Griechenland war er der Liebesgöttin Aphrodite geweiht und diesen Ruf behielt er auch, als er in mitteleuropäischen Gärten Einzug hielt. Außerdem konnte er als Abwehrpflanze bösen Zauber fernhalten. Somit erfüllte er zwei wichtige Kriterien, um für das Hochzeitsbrauchtum eingespannt zu werden: Er eignete sich sowohl zum Fruchtbarkeitszauber als auch zum Schutzzauber. Deshalb schmückten sich Brautpaar und Hochzeitsgäste mit der Hochzeitspflanze Rosmarin. In manchen Gegenden trug ihn nur die Braut und hütete ihn während des gesamten Hochzeitstages. Oftmals flocht man daraus einen Kranz, den sie auf dem Kopf trug. Ein schlechtes Zeichen war es, wenn der Rosmarin während der Trauung anfing zu welken. *Das warf ein übles Licht auf die Jungfräulichkeit der Braut.* Da Rosmarin auch als Symbol der Treue galt, steckte die Braut ein Zweiglein heimlich in die Kleidung des Bräutigams. Die Rosmarinzweige wurden nach der Hochzeit in die Erde gesteckt. Wenn sie wurzelten und gut gediehen, war das ein günstiges Zeichen für die Ehe.

Genau wie der Rosmarin gehörte auch die mediterrane Myrte (*Myrtus communis*) zu den Hochzeitsblumen. Neben der Rose war sie die bedeutendste Pflanze der Aphrodite. In Rom war sie der Göttin Venus geweiht. Sie galt als Schutzpflanze aller Liebenden, symbolisierte Schönheit und gehörte schon im Altertum zum Hochzeitskranz der Braut. Im 16. Jahrhundert tauchte sie auch in Mitteleuropa als Brautpflanze auf und verdrängte teilweise den damals schon sehr beliebten Rosmarin. An seiner Stelle wurde sie in Brautstrauß und Brautkranz verarbeitet.

Eine weitere Schutzpflanze für die Hochzeit war die Raute (*Ruta graveolens*), die sich die Braut entweder in die Schuhe legte, in den Brautkranz flocht oder als Strauß auf die Hochzeitstafel stellte. *Selbst im Brautbett durfte sie nicht fehlen.* Im Iran wird noch heute bei den Hochzeitsfeiern wilde Weinraute verräuchert.

Eines musste die mittelalterliche Braut allerdings bedenken: Sie sollte ihre Jungfräulichkeit bewahrt haben, denn die Raute war ein gebräuchliches Abtreibungsmittel und man glaubte, schon die Berührung mit ihr könne einen Abort auslösen.

Gegen Behexung steckten sich die Brautleute beim Gang in die Kirche Wermut in die Tasche, und auch Quendel konnte zur Abwehr schädlicher Einflüsse genutzt werden, indem die Braut ihn im Brautkranz oder im Strauß unterbrachte.

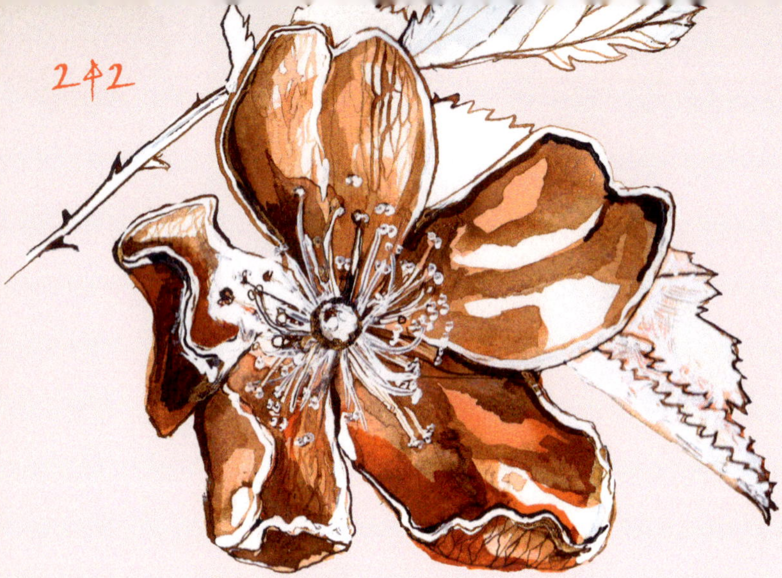

# Bedeutungsvolle Hochzeitsrituale

### Herdfeuer

In sehr vielen Kulturen gehörte es zum Hochzeitsritual, das Herdfeuer zu umschreiten. Der Herd war Zentrum des Hauses und Sitz der Ahnen. Es war der heiligste Platz des Hauses und in vorchristlicher Zeit der Ort der Göttinnenverehrung. Hier wurden auch Opferzeremonien abgehalten. Die Braut oder das Brautpaar umkreisten oder umtanzten dreimal den Herd. Dadurch wurden die Ahnen in die Begrüßung des neuen Sippenmitgliedes eingebunden. Oftmals verbrannte man auch den Brautkranz mit der Bitte um Eheglück auf dem Herd.

### Ring

Der Ehering ist Bestandteil der christlichen Trauungszeremonie. Er bedeutete in früheren Zeiten Bindung und Schutz. *Die Ringform steht für Ewigkeit und Unendlichkeit.* Somit symbolisiert der Ring eine Liebe, die zusammengehört und nicht enden soll. Das Tauschen der Ringe sollte die Unauflöslichkeit der Verbindung unterstreichen. Im Alten Ägypten galt der vierte Finger der linken Hand als Liebesfinger. Man glaubte, er stünde in direkter Verbindung zum Herzen, daher trug man an ihm den Liebesring. Im Mittelalter bedeutete das Ablegen des Ringes durch die Ehefrau, dass sie dem Teufel ausgeliefert war.

### Brautstrauss

In den Brautstrauß gehörten unbedingt Pflanzen, die Schutz gewährten, denn er diente der Abwehr negativer Einflüsse. Außerdem waren Pflanzen vertreten, die Liebe, Treue und Fruchtbarkeit symbolisierten. Dementsprechend kamen in den traditionellen Hochzeitsstrauß Rosmarin und Efeu, die Treue symbolisieren, sowie Rose und Myrte, die für die Liebe stehen. Getreideähren wiederum wurden als Symbol für Fruchtbarkeit und Kindersegen hinzugefügt. Mit roten Bändern band man den Strauß dann zusammen (siehe Farbe Rot Seite 97). Der Brautstrauß wird nach der Trauung rückwärts den versammelten unverheirateten Frauen zugeworfen. Diejenige, die ihn fängt, kann damit rechnen, die nächste Braut zu sein.

### Über die Schwelle tragen

Die Schwelle hatte einstmals großen Symbolcharakter. *Zwei Welten stießen an diesem Ort des Übergangs aufeinander.* Deshalb glaubte man, dass hier Gefahr drohe. Unter der Schwelle könnten sich Geister aufhalten, die dem Paar das Glück missgönnten. Deshalb wurde die Braut vom Bräutigam schützend über die Schwelle getragen oder gehoben. In der patriarchalen Gesellschaft war dies für die Frau ein schwieriger Eintritt in eine neue soziale Gemeinschaft, die Sippe des Mannes. Aus vielen

Ländern ist überliefert, dass die Braut, bevor sie erstmals über die Schwelle trat, ein Opfer hinterlassen musste. Dazu wurde eine Münze auf die Schwelle gelegt oder man bestrich sie mit etwas Butter oder Honig. Interessanterweise war unter der Schwelle wie auch unter dem Herd einstmals ein Bestattungsort für Familienmitglieder. Auch außerhalb der Hochzeitsrituale wird der Türschwellenübertritt mit besonderen Gesten wie Anklopfen oder Schuhe-Ablegen eingeleitet.

### Bewerfen mit Fruchtbarkeitssymbolen

Das Brautpaar hatte bei der Hochzeitszeremonie oftmals Weizenkörner in der Tasche. Dies hatte die gleiche Bedeutung wie das Bewerfen oder Bestreuen mit Getreide, Erbsen, Leinsamen oder Mohnsamen. In manchen Gegenden wird dazu heute Reis genommen, auch wenn er nicht aus unserem Kulturraum stammt. *Der Brauch sollte zum einen vor Nahrungsmangel schützen; zum anderen waren Saaten ein Symbol für reichen Kindersegen.* Deshalb durfte Hirsebrei auf keiner Hochzeit fehlen. Diese alte Getreideart besaß wegen ihrer vielen kleinen Samen ebenfalls eine Fruchtbarkeitssymbolik. Im Gegensatz zu diesen positiven Fruchtbarkeitsritualen wurde Brautpaaren, denen man Kinderlosigkeit wünschte, Spreu vor die Türschwelle gestreut.

### Brot und Salz

Oft bekam das Brautpaar Brot und Salz geschenkt. *Brot war das Grundnahrungsmittel schlechthin.* Als lebensnotwendiges Gut sollte es immer zur Verfügung stehen. In vorchristlicher Zeit waren mit Demeter und Ceres einflussreiche Göttinnen mit dem Brot verbunden. *Salz wiederum war ein äußerst wertvolles und teures Gewürz*, weshalb es als Opfergabe genutzt wurde. Zudem hatte es durch seinen Geschmack eine Verbindung zu Blut. Salz gehörte zu den wichtigsten Abwehrmitteln, um sich vor bösen Einflüssen zu schützen. Deshalb trug das Brautpaar bei der Hochzeit auch oftmals Salz in der Tasche oder in den Schuhen. Man glaubte auch, dass man sich damit vor Impotenz schützen könne. Salz über die Schulter zu werfen ist ein alter Schutzzauber, um den Tod fernzuhalten.

### Polterabend

Der Brauch des Polterabends, bei dem in großen Mengen Geschirr zerbrochen wird, ist teilweise immer noch lebendig. Zum einen war das Zerbrechen, genauso wie das Zerreißen, eine Trennungssymbolik. Zum anderen versuchte man durch Lärmen (Poltern) böse Geister fernzuhalten. Außerdem war Lärm auch ein Ausdruck von Freude und je mehr es polterte, desto größer wurde das Glück. Die Glück bringenden Scherben sollten dann von dem Paar gemeinsam aufgefegt werden. Zerschlagen wurden allerdings nur Porzellan und Steingut, zertrümmertes Glas dagegen galt als Unglückssymbol.

### Baumpflanzung

Ein schöner Brauch aus dem Mittelalter ist die sogenannte Bräutigamspflanzung. Das starke Bevölkerungswachstum im 13. Jahrhundert sorgte für einen Holzmangel. Holz war nicht nur wichtiger Bau- und Heizstoff, die Wälder waren auch wichtig für die Mast von Schweinen und Ziegen mit Eicheln und Bucheckern. Deshalb waren Baumpflanzungen zur Hochzeit in vielen Gegenden gesetzlich vorgeschrieben: „Jede Mannsperson in den Holzdörfern, die sich zu verheiraten gedenkt, soll vorher zehn junge Eichen oder fünfzehn Buchen pflanzen." Seit dem 17. Jahrhundert tauchen solche Anweisungen in den Holzverordnungen auf. Das Brautpaar pflanzte vor allem Eichen und Buchen, vereinzelt auch Birken. Die Bäume standen symbolisch für die Dauerhaftigkeit der Ehe. Die „kräftigen" Eichen wurden den Männern zugeordnet, die „zärtlichen" Buchen den Frauen. Der äußerst nachhaltig gedachte Brauch lebt inzwischen wieder auf; in einigen Gemeinden gibt es richtige „Hochzeitswälder".

# Tod: nicht Ende, sondern Übergang

Die Vorstellung von einem Leben nach dem Tod findet sich in den meisten Weltreligionen. In den alten Kulturen war der Tod meist an eine weibliche Gottheit gebunden. Da er eng mit der Wiedergeburt verknüpft war, vermochte nur eine Göttin, die auch Leben gebären kann, dieses wieder zu sich zurückzunehmen. Sie begleitete die Toten über die Schwelle in ihr Reich. In ihrem Schoß warteten die Seelen dann auf ihre Wiedergeburt.

## Das Reich der Unterweltsgöttin

Die Jenseits- oder Unterweltsgöttin der Germanen war Hel. Nach der Christianisierung wurde ihr Totenreich zum Qualort für sündige Menschen. Denn von ihr leitet sich das englische Wort „*hell*“ und das deutsche Wort „Hölle“ ab. Ihre Entsprechung im alten Griechenland war die dreigesichtige Mondgöttin Hekate, die man noch im Mittelalter verehrte. Daher wurde sie von der Kirche besonders verteufelt und als „Königin der Hexen“ bezeichnet. Auch die Göttin Persephone war einst Hüterin der Unterwelt. Später, mit der Durchsetzung des Patriarchats, übernahm ihr Gatte Hades (röm. Pluto) diese Funktion.

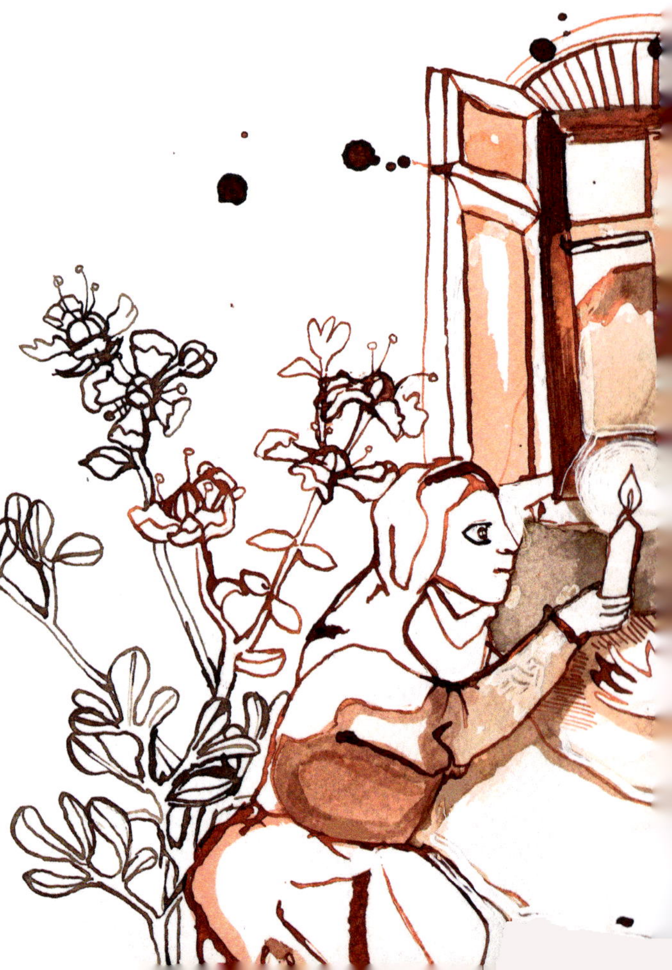

## Pflanzen als Schicksalsboten

Der Tod eines Menschen ist ein tragischer Einschnitt für die Familie. Deshalb versuchte man von den Pflanzen, die rund um das Haus wuchsen, Anzeichen für einen bevorstehenden Tod abzulesen. Man gestand ihnen offensichtlich die übersinnliche Fähigkeit zu, diesen Schicksalsschlag vorherzusehen. Zum einen wurden die Geburtsbäume (siehe Seite 223) genauestes beobachtet. Verdorrten sie, war dies ein schlechtes Zeichen für den daran gebundenen Menschen. Aber auch andere Phänomene aus der Pflanzenwelt wurden zum Orakeln genutzt. So glaubte man zum Beispiel, dass ein Todesfall bevorstand, wenn Obstbäume oder Holunder im Herbst ein zweites Mal zur Blüte kamen. Auch das gleichzeitige Erscheinen von Kirschblüten und reifen Kirschen wurde so gedeutet. Ebenso wies eine Gelb- oder Weißfärbung der Kohlpflanzen darauf hin, dass der Besitzer des Feldes bald sterben oder schwer verunglücken werde.

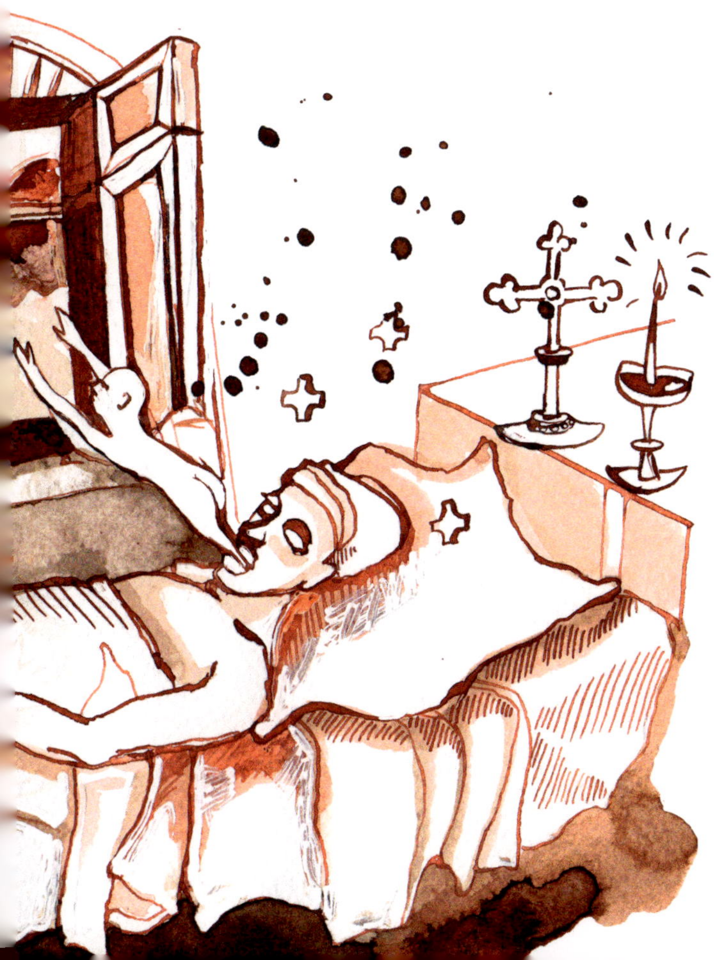

## Rosmarin beim Begräbnis

Eine besondere Rolle beim Tod spielte abermals der Rosmarin, der ja schon als Begleiter bei Geburt und Hochzeit auftauchte. Die Teilnehmer des Begräbnisses trugen Rosmarinzweige bei sich und dem Verstorbenen gab man sie mit in den Sarg. Sehr deutlich wird dies in dem alten Spruch: „Rosmarei, Rosmarei, gebt mer in mei Sarg enei, gebt mer in mei kalte Händ, wenns zu End." So sollten böse Geister ferngehalten werden.

Man glaubte außerdem, der Rosmarin im Garten gehe ein, wenn der Hausherr zu Grabe getragen wurde. Dies konnte man jedoch verhindern, wenn man den Rosmarin „anklopfte" oder „schüttelte" und den Tod des Besitzers „ansagte". Das zeigt sehr eindrücklich den alten Glauben, dass man Pflanzen als beseelt wahrnahm und so mit ihnen kommunizieren konnte. Das „Anklopfen" erinnert an die „Weckrituale" der Obstbäume im Winterschlaf (siehe Seite 142). Dass der Rosmarin auch eine beliebte Friedhofspflanze war, zeigt sich in einem alten Volkslied: *„Ich hab die Nacht geträumet, / wohl einen schönen Traum, / es wuchs in meinem Garten / ein Rosmarienbaum. / Ein Kirchdorf war der Garten, / ein Blumenbeet das Grab."*

## Totenkult mit Pflanzen

Eine andere beliebte Totenpflanze war die Weinraute (*Ruta graveolens*), die ursprünglich wie der Rosmarin aus dem Mittelmeerraum stammt. Der alte Name Totenkraut nimmt Bezug auf den Brauch, die Raute zu Kränzen zu binden und dem Toten auf die Brust zu legen. Man glaubte sogar, sie habe eine konservierende Wirkung, wie aus dem schon erwähnten Kräuterbuch des Arztes Mattioli hervorgeht: „Wenn man die toten Leichnam mit Rauten einwickelt, so bleiben sie lang unverwesen." Ähnliches sagte man auch über das Immergrün, das jung Verstorbenen mit ins Grab gegeben wurde.

Die Bestattung von Toten auf Kräutern oder Blüten war schon in der Steinzeit üblich. Damals spielte der Beifuß eine wichtige Rolle. Auch der verwandte Wermut war ein Begleiter in den Tod, als „Grabekraut" wurde er ins Grab oder in den Sarg gelegt. *Pflanzen galten als Mittler zwischen dem Diesseits und dem Jenseits.* Sie sollten die schutzlose Seele sicher zu den Ahnengeistern geleiten.

Eine weitere Totenpflanze war der immergrüne Buchsbaum (*Buxus sempervirens*), dessen Blätter man vor dem Haus des Verstorbenen auf die Straße streute, während man die Zweige auf den Sarg legte. Wie wir schon gesehen haben, galt auch der Holunder als wichtiger Begleiter für die letzte Lebensstation. Vielerorts trug man dem Sarg ein Holunderkreuz voran. Selbst das Ausmessen der Särge geschah mit einem Holunderzweig. Bemerkenswert ist, dass alle sechs bedeutsamen Totenpflanzen auch bei Geburt und Hochzeit Verwendung fanden. Das zeigt zum einen ihre wichtige kultische Funktion, zum anderen wird deutlich, dass die Lebensstufen nicht voneinander losgelöst betrachtet wurden, sondern dem Ganzen ein zyklisches Denken zugrunde lag: *Der Tod war die Voraussetzung für die Geburt.*

## Die Pflanzen der Gräber

In vielen Völkern galten Bäume als Aufenthaltsort der Seelen. Auf den Friedhöfen wurden deshalb ganz bestimmte Bäume gepflanzt. Allen voran die Eibe, der Baum der Totengöttin. Schon bei den Kelten war die Eibe ein Symbol für Tod und Ewigkeit. Weitere klassische Friedhofsbäume waren Lebensbaum, Wacholder und Holunder. Zum Grabschmuck gehörten auch Immergrün (*Vinca minor*), Efeu, Rosmarin und Ringelblume. In Griechenland ist Basilikum eine beliebte Friedhofspflanze, zum Würzen wird es dort kaum benutzt. Schon im alten Indien und in Ägypten spielte es im Totenkult eine wichtige Rolle. In Mexiko galt die gelborange Tagetes als Toten- und Grabpflanze. Vom Haus des Verstorbenen bis zur Stelle, wo das Totenfest gefeiert wurde, streute man damit einen Blumenpfad. Abschiedsfeste für die Toten, bei denen ausgiebig getanzt, gesungen und gezecht wurde, gab es früher auch in Mitteleuropa. Man glaubte, der Tote sei dabei anwesend. Allerdings verbot die Kirche die „gotteslästerlichen Gebräuche bei den Gräbern". Übrig geblieben ist in manchen Regionen das sogenannte Leichenessen, das gewöhnlich nach der Beerdigung stattfindet.

## Alte Beerdigungsrituale

Früher war es üblich, die Verstorbenen bis zur Beerdigung nicht allein zu lassen. Zunächst wurden sie gewaschen und neu eingekleidet, dann teilte man die Totenwache ein. *Man glaubte, die Seele verschwinde nicht im Augenblick des Todes, sondern bleibe noch drei Tage lang in der Nähe des Leichnams.* Deshalb stellte man ihr beispielsweise einen Stuhl hin und achtete darauf, dass ein Fenster geöffnet war. Auch musste Tag und Nacht ein Licht bren-

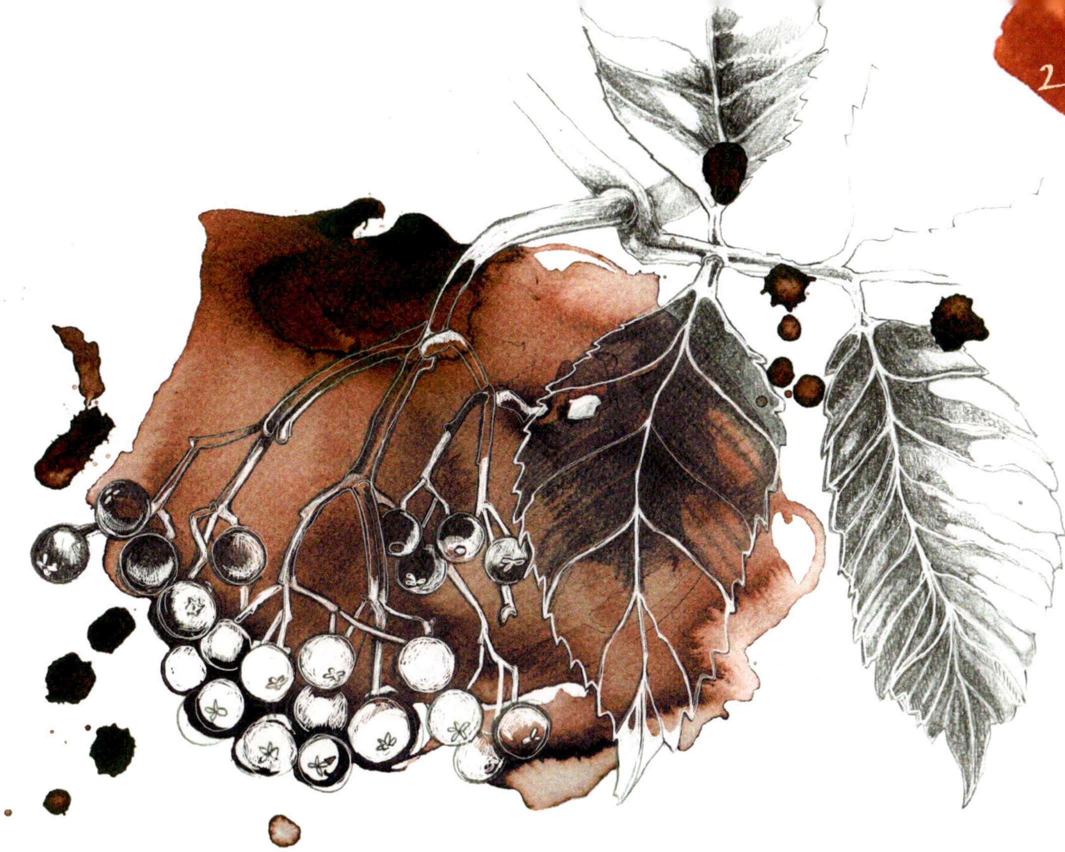

nen. In einer alten Sage rief der Tote, der in einer dunklen Kammer lag: „Einem Toten gehört ein Licht!" Das Licht ließ man noch drei Tage nach dem Begräbnis brennen. Um den Verstorbenen für die Totenreise vorzubereiten, wurde er mit Weihwasser besprengt oder mit Abwehrkräutern umräuchert. Gebete, Lieder und Bestattungskräuter boten Schutz bei seinem Übergang ins Jenseits.

Im Ahnenglauben ging man davon aus, dass die Seelen der Toten in der Nähe der Lebenden blieben. Man glaubte, sie würden zu bestimmten heiligen Zeiten zu Besuch kommen. Deshalb wurden die Menschen ursprünglich in unmittelbarer Nähe ihres Hauses beerdigt.

*Im Zuge der Christianisierung wurden die Ahnengeister dämonisiert.* Deshalb schwingt in vielen abergläubischen Überlieferungen immer auch die Angst vor der Rückkehr der Toten mit.

Dementsprechend gab es viele Rituale, die verhindern sollten, dass sie den Weg zurückfanden. Zum Beispiel wurde die Leiche vor der Beerdigung lange Zeit im Kreis herum getragen, damit sie die Orientierung verlor. Auch die in vielen Gegenden verbreitete Fesselung oder Einschnürung der Leiche sollte sie am Wiederkommen hindern. Aus dem gleichen Grund wurden alle persönlichen Gegenstände den Verstorbenen mit ins Grab gegeben oder vernichtet.

Auch beim Begräbnis wurde Heilmagie eingesetzt. Man glaubte, das Läuten der Glocken bei der Beerdigung wäre der ideale Zeitpunkt zum Vertreiben von Warzen und Hühneraugen. Man rieb sich die Warze und sprach: „Sie läuten einer Leiche / Meine Warze zu gleiche / Sie läuten ins Grab / meine Warze geht ab."

# Brennnessel bringt brennende Liebe

## Kleider aus der Nessel

Vermutlich waren es eigene schmerzhafte Erfahrungen, die den Römer Plinius dazu bewegten, die Brennnessel als „die am meisten verhasste aller Pflanzen" zu bezeichnen. Aber sie hatte auch eine andere Seite: Für viele Menschen war sie eine mächtige und hilfreiche Heil- und Nutzpflanze. *Möglicherweise ist sie sogar die erste Pflanze, aus deren Fasern man Stoffe und Kleider herstellte.* Das Wort Nessel hat den gleichen Wortstamm wie nesteln, nähen oder Netz. Ähnlich wie beim Lein stellte man aus den Stängelfasern der *Hanfnessel* einen Nesselstoff her. Die Faserpflanzen waren in der Jungsteinzeit der Großen Göttin geweiht, denn sie war zuständig für das Spinnen und Weben. Es gibt eine schöne alte Sage, in der die Nessel als Rohstofflieferant im Mittelpunkt steht: Ein böser Vormund wollte auf keinen Fall zulassen, dass das ihm anvertraute Mündel ihren Liebsten heiratete. Um sein Verbot zu untermauern, zeigte er boshaft auf ein paar Brennnesseln und sagte zu der jungen Frau, sie dürfe den Mann erst heiraten, wenn sie aus diesem Unkraut für sich ein Brautkleid und für ihn selbst ein Totenhemd gewebt habe. Nachts erschienen der verzweifelten Frau zwei Engel, nahmen sie bei der Hand und gingen mit ihr zu den Nesseln. Dort brachten sie ihr die aufwendige Fasergewinnung bei sowie das Spinnen und Weben. Schon am nächsten Tag begann sie mit der Arbeit und als sie endlich das Brautkleid und das Totenhemd fertig hatte, starb der böse Vormund auf der Stelle und sie konnte Hochzeit halten.
In einer anderen Variante war es ein hartherziger Vogt, der es einer Magd nicht erlauben wollte, den Gärtner des Schlosses zu heiraten. Aus den Nesseln, die auf dem Grab ihrer Eltern wuchsen, sollte sie die zwei Hemden fertigen. Ihr halfen dabei keine Engel, sondern ein wildes Bergweiblein.

## Krankheiten loswerden

Orte, an denen viele Brennnesseln wuchsen, galten unseren Vorfahren als etwas Besonderes. Schon die brennenden Nesselhaare zeigten, dass hier wohl ein wehrhafter Pflanzengeist wohnte. Die Redensart „Er ist in die Nesseln gegangen" bedeutete, dass jemand gestorben war. *Möglicherweise galten diese Plätze früher als Eingang zur Unterwelt* oder die Nessel selbst war eine Seelenpflanze, in der die Seelen der Verstorbenen auf ihre Wiedergeburt warteten. Bei den Sinti und Roma glaubte man, hier befänden sich die Eingänge zu den Wohnungen von Erdgeistern.
Plätze, die mit dem Seelenglauben zu tun hatten, eigneten sich auch immer gut zum Übertragen und Abstreifen von Krankheiten. Insbesondere das Fieber passte natürlich zum „brennenden Charakter" der Nessel. So nahm der Fieberkranke beispielsweise eine Handvoll Salz, warf sie auf eine Brennnessel und sprach: „Nesselstang, ich

klage dir / Mein sieben und siebzigerlei Fieber plaget mich. / Nimm es mir ab, / Behalt es an dir!“ Um das heiße oder kalte Fieber (Wechselfieber, Schüttelfrost) loszuwerden, ging der Fiebernde an drei aufeinanderfolgenden Tagen vor Sonnenaufgang zu einer Brennnessel und sagte: „Guten Abend, du Alte. Ich bringe dir das heiße und das kalte. Mir soll es vergehen und du sollst es nehmen.“ Das direkte Ansprechen der Pflanze zeigt, dass man sie als beseelt wahrnahm.

## Potenzmittel und Urintests

Dem Samen der Brennnessel wurde schon von den alten Griechen einen aphrodisische Wirkung zugeschrieben. *Nesselsamen, so glaubte man, mache in der Liebe feurig.* Zudem galt er als wirksames Fruchtbarkeitsmittel. Frauen tranken ihn in Rosinenwein, um die Lust auf Sex zu wecken. Auch im Mittelalter wurde diese Praxis ausgeübt. So schrieb der Arzt Andreas Mattioli: „Nesselblätter, in Wein gesotten und getrunken, locken zur Unkeuschheit, Nesselsamen noch kräftiger, in süßem Wein gesotten.“ *Kein Wunder, dass es den Mönchen und Nonnen verboten war, den Samen der Brennnessel zu kosten.* Die frischen Brennnesselzweige wurden im alten Rom zum erotischen Geißeln der Genitalien benutzt. Angeblich sollten dadurch impotente Männer die Fähigkeit zur Erektion wiedererlangen.

Manche behaupteten sogar, wenn man auf Nesseln uriniere, würde man von Wollust ergriffen. Gleichzeitig galt diese Praxis auch als „Jungferntest“ für junge Frauen. Man ließ die Braut auf Nesseln harnen und falls diese dann verdorrten, war sie keine Jungfrau mehr! Den Urintest nutzte man auch als Fruchtbarkeitstest: Das Verdorren bedeutete in dem Fall Unfruchtbarkeit. Es gab

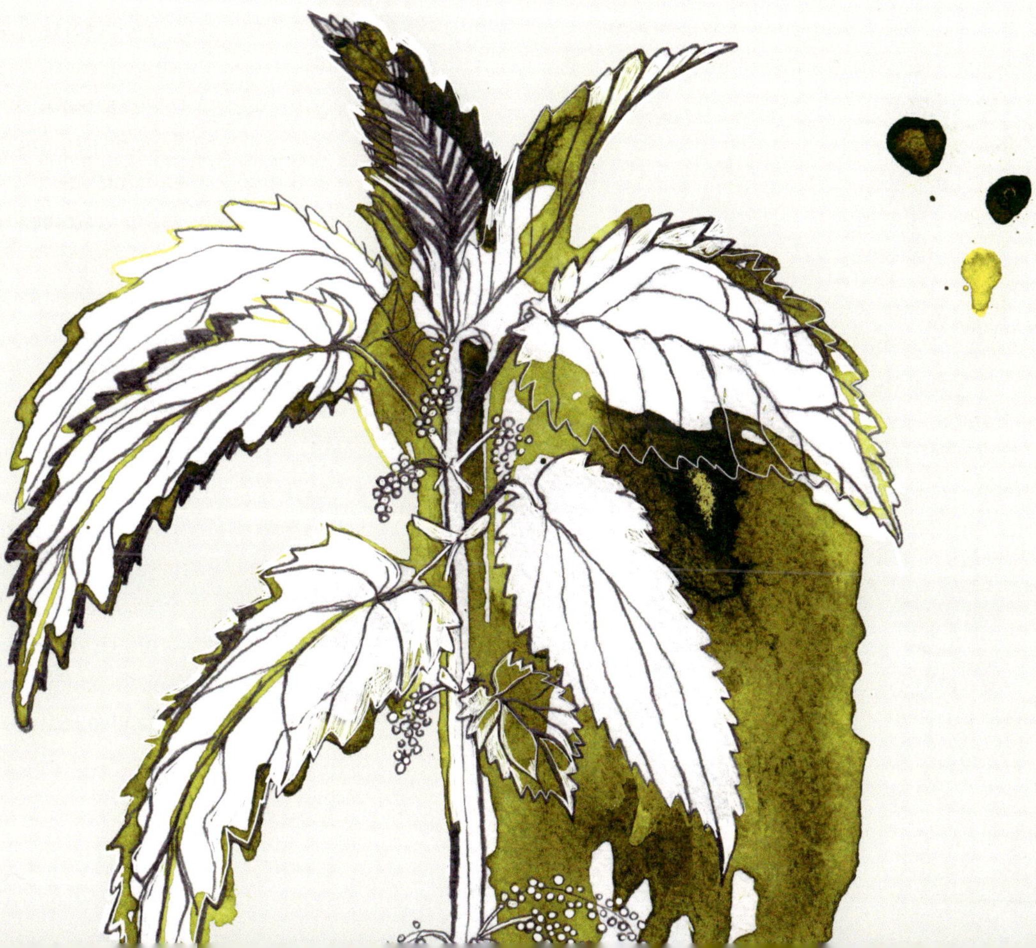

auch den Glauben, man könne eine Schwangerschaft verhindern, wenn man nach dem Sex auf Brennnesseln uriniere.
Überhaupt hatte die Brennnessel eine enge Verbindung zum Harn. *Schließlich ist es auch eine ihrer medizinischen Hauptwirkungen, den Harn zu treiben.* Der Urin von Kranken konnte als Orakel genutzt werden, um die Heilungschancen zu erkunden. Blieben die damit begossenen Nesseln grün, so würde der Betroffene gesund werden, falls sie verwelkten, waren seine Tage gezählt! Diese Anweisung aus dem 12. Jahrhundert war äußerst verhängnisvoll, weil der Glaube an diesen Zauber durchaus in der Lage war, die Lebenskräfte schwinden zu lassen. Jede Hoffnung auf Genesung wurde aufgegeben!

## Die Liebe soll erbrennen!

Mithilfe der Brennnesseln glaubte man, jedem, der einem gefiel, eine brennende Liebe anzaubern zu können. Genau genommen war dies ein Erzwingungszauber. Ein altes Liebeszauberrezept mit Nesselsamen lautete folgendermaßen: Man kochte den Samen in Wasser und sprach während des Rührens die Beschwörung: „Wie Jesus jeden Menschen liebt, / Auch selber den der ihn betrübt, / So sollst auch du in Liebe mein, / So brennend als die Nesseln sein." Diesen Zaubertrank goss die junge Frau dann auf die Türschwelle des Auserwählten. Sobald der die Schwelle übertrat, musste er in heißer Liebe zu der Zaubernden entbrennen. Die Türschwelle hatte früher als Grenze zwischen Innen und Außen starken Symbolcharakter. Deshalb wurden darunter zum Zweck der Zauberei häufig Gegenstände vergraben.
Ein anderes Zauberritual ging so: Man ging an einem Freitagmorgen (Tag der Liebesgöttin!) vor Sonnenaufgang zu einer Nessel, sprach dort den Namen der angebeteten Person aus und streute Salz auf die Nessel. Dann ging man nach Hause, um nach Sonnenuntergang zurückzukehren und die Pflanze samt Wurzel auszugraben. Schließlich wurde sie in der Glut verräuchert, wobei ein Beschwörungsspruch die Erfüllung der Sehnsüchte beförderte. Der Verzauberte musste nun unweigerlich in Liebe erbrennen. Häufig wurde bei Zauberritualen Salz eingesetzt. Salz war früher sehr teuer und daher eine wertvolle Opfergabe. Außerdem glaubte man, Salz habe dämonenabwehrende Kräfte.

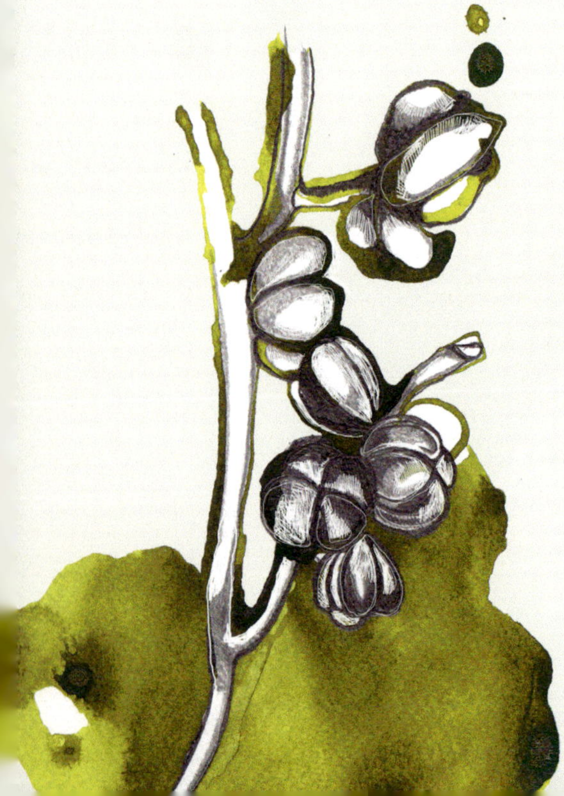

## Schutz vor Gewitter und Hexerei

Als brennende Pflanze musste die Nessel eine Beziehung zum Himmelsfeuer, dem Blitz haben. Als *Donnernessel* war sie, wie alle Gewitterpflanzen, dem germanischen Gott Donar geweiht. *Beim ersten Donnergrollen warf man sie ins Herdfeuer, damit der Blitz nicht ein-*

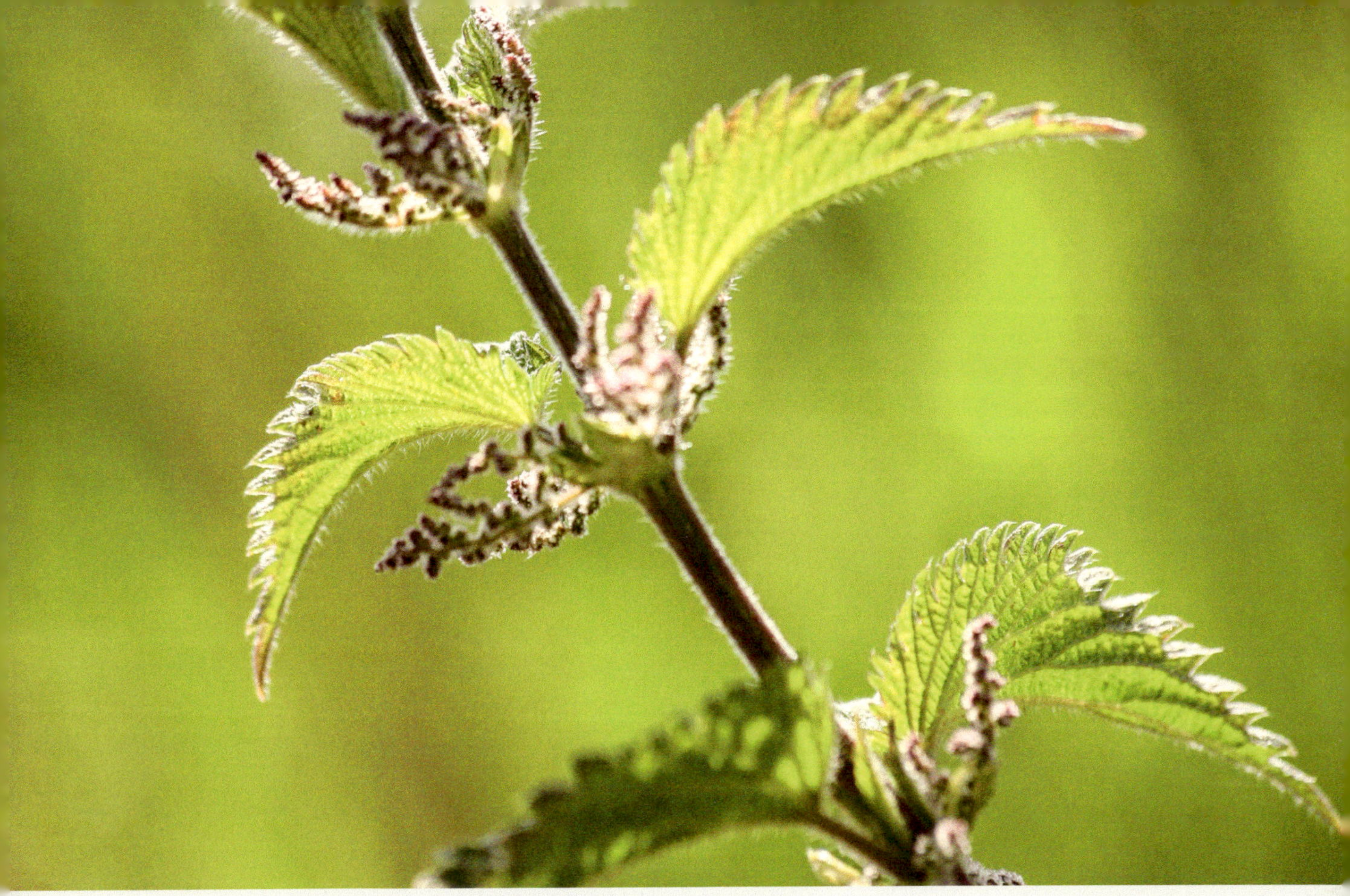

*schlage.* Auch wurde sie donnerstags gesammelt und auf dem Dachboden aufgehängt, um das Haus vor Blitzschlag zu schützen. Bei Gewittern konnte es durch die schwüle Witterung passieren, dass Bier oder Milch sauer wurden. Dies ließ sich verhindern, indem man beim Bierbrauen einen Strauß Nesseln an den Bottichrand legte. Stacheligen oder brennenden Pflanzen sprach man antidämonische Wirkung zu. Man nutzte sie um bösen Zauber fernzuhalten. Die Brennnessel setzte man deshalb hauptsächlich im Stallzauber ein. *Hängte man ein Büschel im Stall auf, waren Ziegen und Kühe vor dem Behexen sicher.* Auch im Milchzauber leistete sie gute Dienste. Wenn das Buttern oder Käsen nicht gelingen wollte, konnten Rituale mit der Nessel Abhilfe schaffen. So wurde beispielsweise das Butterfass mit Brennnesseln gegeißelt. Vor hundert Jahren war es noch üblich, die Milch durch Einlegen von Brennnesseln vor dem Sauerwerden zu schützen.

## Verwendung heute

Brennnesseln findet man an Zäunen, Waldrändern, Hecken und Gräben. Die beste Sammelzeit ist kurz vor der Blüte von Mai bis Juni. Die Brennnessel ist eine anerkannte Medizinpflanze. Sie wirkt vor allem harntreibend und stoffwechselanregend. Tee oder aus ihr hergestellter Frischpflanzensaft werden deshalb gerne begleitend zu Fasten- und Frühjahrskuren getrunken. Sie hilft auch bei Gicht, Rheuma, Hautunreinheiten und Harnwegsentzündungen. Eine Tinktur aus den Wurzeln wirkt positiv bei gutartiger Prostatavergrößerung. Die jungen Blätter können als spinatartiges Wildgemüse genutzt werden.

# Service

## Zum Weiterlesen


Abraham, H., Thinnes, I.: Hexenkraut und Zaubertrank. Urs Freund Verlag, 1997

Aigremont: Volkserotik und Pflanzenwelt, Band 1 und 2. Verlag für Wissenschaft und Bildung, 1997

Bächtold-Stäubli, H. (Hrsg): Handwörterbuch des deutschen Aberglaubens, Band 1–10, 1927–1942. Weltbild, 2005

Becker-Huberti, M.: Lexikon der Bräuche und Feste. Herder, 2007

Beckmann, D.: Lexikon der Pflanzen- und Tiermythen. Cornelia Goethe Literaturverlag, 2005

Beiser, R.: La Luna Kräuterbuch Band 1. Selbstverlag

Beiser, R.: Mein Heilpflanzengarten. Ulmer, 2012

Beiser, R.: Tee aus Kräutern und Früchten. Kosmos, 2010

Bellinger Gerhard J., Lexikon der Mythologie. Droemer Knaur, 2005

Breuers Dieter, Ritter Mönch und Bauersleut. Bastei Lübbe, 2007

Bühring, U.: Alles über Heilpflanzen. Erkennen, anwenden und gesund bleiben. Ulmer, 2011

Bühring, U.: Kuren für Körper und Seele. Organe pflegen mit Heilpflanzen. Ulmer, 2012

Fester, R., König, M.E., Jonas, D.F., Jonas, A.D: Weib und Macht. Fischer Verlag, 1980

Fischer-Rizzi, S.: Medizin der Erde. Heilanwendung, Rezepte und Mythen unserer Heilpflanzen. AT Verlag, 2010

Göttner-Abendroth, H.: Das Matriarchat, Band 1 bis 4. Kohlhammer, 1995

Grimm, J.: Deutsche Mythologie, Band 1 und 2. Marix Verlag, 2007

Hägermann, D.: Das Mittelalter. Tosa Verlag, 2005

Höfler, M.: Volksmedizinische Botanik der Germanen. Verlag für Wissenschaft und Bildung, 1990

Mannhardt, W.: Wald- und Feldkulte, Band 1 und 2. Adamant Media Corp., 2004

Marzell, H.: Bayerische Volksbotanik. 1925, Nachdruck, Fritsch, 1968

Marzell, H.: Geschichte und Volkskunde der deutschen Heilpflanzen. 1938, Nachdruck, Reichl, 1996

Marzell, H.: Zauberpflanzen, Hexentränke. Franckhsche Verlagshandlung, 1964

Mayer, J.G., Goehl, K.: Kräuterbuch der Klostermedizin. Der ‚Macer Floridus'. Medizin des Mittelalters. Reprint Verlag, 2003

Meier-Seethaler, C.: Ursprünge und Befreiungen. Opus Magnum, 2011

Metzner, R.: Der Brunnen der Erinnerung. Arun Verlag, 2012

Rätsch, Ch., Müller-Ebeling, C., Storl, W.-D.: Hexenmedizin, AT Verlag, 2012

Nießen, J.: Rheinische Volksbotanik, Band 1 und 2. Ferdinand Dümmlers Verlag, 1937

von Ranke-Graves, R.: Die weiße Göttin, Rowohlt, 2002

Ritter von Perger: Deutsche Pflanzensagen. Zentralantiquariat der DDR, 1987

Scherf, G.: Die geheimnisvolle Welt der Zauberpflanzen und Hexenkräuter. BLV, 2007

Siek, A., Siek, J.-R.: Heilerinnen im Mittelalter. Tosa Verlag, 2011

Storl, W.-D.: Kräuterkunde, Aurum Verlag, 2011

Storl, W.-D.: Pflanzen der Kelten. Heilkunde – Pflanzenzauber – Baumkalender. Knaus, 2010

Storl W.-D.: Von Heilkräutern und Pflanzengottheiten. Aurum Verlag, 2004

Walker, B.G.: Das geheime Wissen der Frauen. Arun, 2007

Walker, B.G.: Die geheimen Symbole der Frauen. Heyne, 2000

Wiegele, M.: Zauberpflanzen. Ulmer Verlag, 2003

## Zum Weiterlernen

Die Homepage des Autors:
La Luna Kräutermanufaktur
www.lalunakraeuter.de

Freiburger Heilpflanzenschule
www.heilpflanzenschule.de

Heil- und Wildkräuterschule
www.sonnetra.de

Rund um Brauchtum und Festtage
www.religioeses-brauchtum.de
www.brauchtumsseiten.de
www.zauber-pflanzen.de

Spannendes zur Matriarchatsforschung
www.hagia.de
matriarchat.info

## Dank!

Das Brauchtum und die Mythen rund um die Zauberpflanzen faszinieren mich seit über 30 Jahren. In meinen Heilpflanzenseminaren stellte ich überraschend fest, dass die magischen Geschichten auch den Nerv der Kursteilnehmer trafen. Seit diesem Zeitpunkt begann dieses Buch zu wachsen! Deshalb an dieser Stelle mein Dank an die interessierten TeilnehmerInnen, die mich mit ihrem Feedback anstachelten. Danke vor allem an meine Familie, die meine Pflanzenleidenschaft unterstützte und auf manchen Spaziergängen auch geduldig „ertrug". Danken möchte ich auch meinen Lektorinnen Christine Schneider und Antje Munk, die von Anfang an an unser Projekt geglaubt und es einfühlsam unterstützt haben.

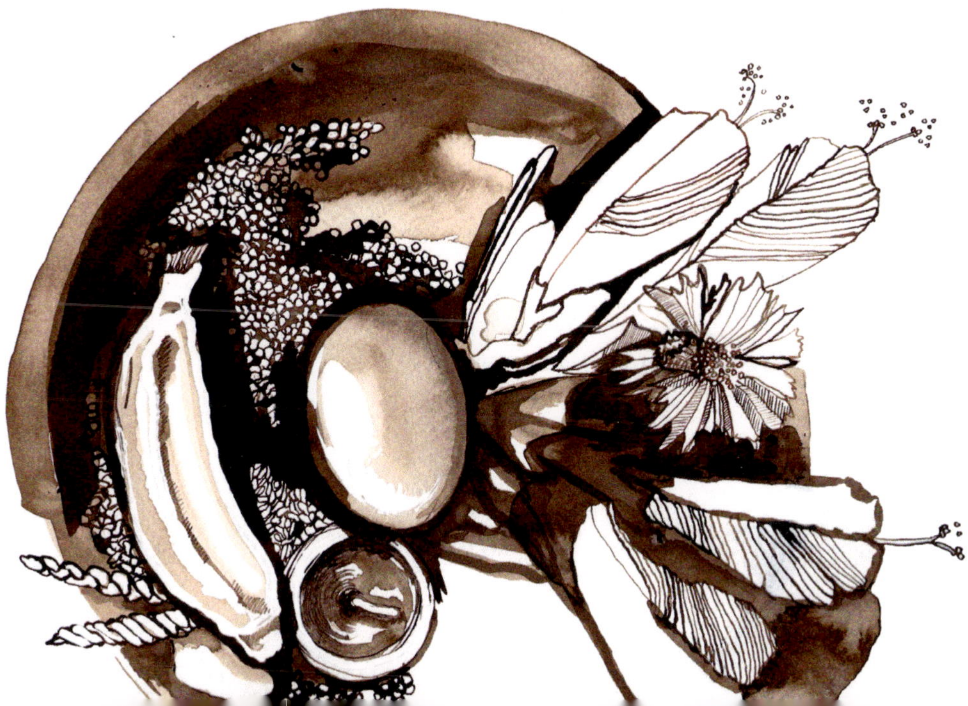

257

# Nachgeschlagen

## Bildquellen

Titelfoto: Martina Kemkes; Zoonar/Arvidas Saladauskas: Seite 10/11; Zoonar/fmf: Seite 72/73 Zoonar/gero. b: Seite 31; Zoonar/Himmelhuber: Seite 228; Zoonar/janeM: Seite 46; Zoonar/Jens Dittmar: Seite 100; Zoonar/Joerg Hemmer: Seite 113; Zoonar/Lothar Hinz: Seite 164; Zoonar/Martina Berg: Seite 251; Zoonar/PIXELROHKOST: Seite 216/217; Zoonar/sunnyceleste: Seite 116/117; Zoonar/Walter J. Pilsak: Seite 70, 193
Alle Zeichnungen stammen von Stephanie Böhm, Hamburg.

*Hinweis: Die in diesem Buch enthaltenen Empfehlungen und Angaben sind von dem Autor mit größter Sorgfalt zusammengestellt und geprüft worden. Eine Garantie für die Richtigkeit der Angaben kann aber nicht gegeben werden. Autor und Verlag übernehmen keine Haftung für Schäden und Unfälle. Bitte setzen Sie bei der Anwendung der in diesem Buch enthaltenen Empfehlungen Ihr persönliches Urteilsvermögen ein. Der Verlag Eugen Ulmer ist nicht verantwortlich für die Inhalte der im Buch genannten Websites.*

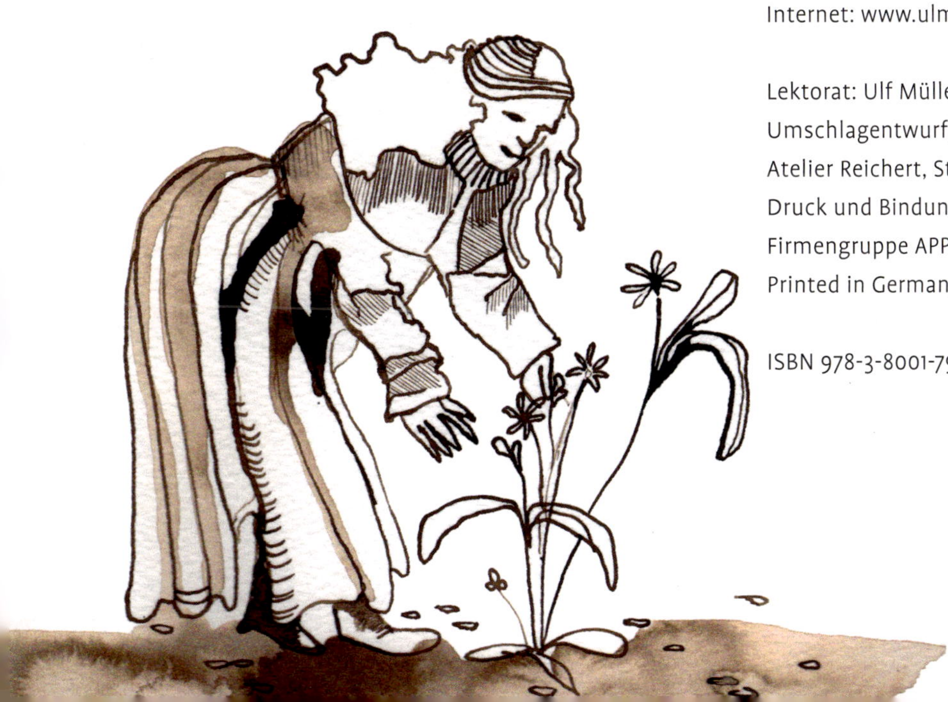

## Der Autor

Rudi Beiser beschäftigt sich seit über 30 Jahren mit Heilpflanzen. Er vermittelt sein reichhaltiges Wissen als Dozent an verschiedenen Institutionen, unter anderem an der renommierten Freiburger Heilpflanzenschule.

**Bibliografische Information der Deutschen Nationalbibliothek**
Die Deutsche Nationalbibliothek verzeichnet diese Publikation in der Deutschen Nationalbibliografie; detaillierte bibliografische Daten sind im Internet über http://dnb.d-nb.de abrufbar.


Wollgrasweg 41, 70599 Stuttgart (Hohenheim)
E-Mail: info@ulmer.de
Internet: www.ulmer.de

Lektorat: Ulf Müller, Christine Schneider
Umschlagentwurf, Innenlayout und DTP:
Atelier Reichert, Stuttgart
Druck und Bindung:
Firmengruppe APPL, aprinta druck, Wemding
Printed in Germany

ISBN 978-3-8001-7962-6